安徽省高等学校一流教材

普通高等医学院校规划教材

护理药理学 第2版

主　　编　郑书国　杨解人

执行主编　汪五三　宋建国

副 主 编　洪宗元　熊　波　黄帧桧

编　　委　丁伯平(皖南医学院)　　　　王　娟(皖南医学院)

王宏婷(皖南医学院)　　　　杨解人(皖南医学院)

李先伟(皖南医学院)　　　　汪五三(皖南医学院)

宋建国(皖南医学院)　　　　张俊秀(皖南医学院)

金欢欢(皖南医学院)　　　　郑书国(皖南医学院)

郭莉群(皖南医学院)　　　　黄帧桧(皖南医学院)

韩　军(皖南医学院)　　　　熊　莺(皖南医学院)

宋　珏(安徽医科大学)　　　洪宗元(皖南医学院)

张　锋(遵义医科大学)　　　孔　祥(皖南医学院弋矶山医院)

王桐生(安徽中医药大学)　王雅娟(安徽中医药大学)

王天笑(复旦大学附属华山医院)

吴向华(复旦大学附属肿瘤医院)

熊　波(复旦大学附属肿瘤医院)

朱玲敏(复旦大学附属上海市第五人民医院)

施国伟(复旦大学附属上海市第五人民医院)

苏　青(上海交通大学医学院附属新华医院)

中国科学技术大学出版社

内 容 简 介

　　本书以培养能够从事预防保健、临床和康复护理工作的高等护理专业实用型人才为主要目标,按照科学性、思想性、先进性、启发性、适用性的原则进行编写,在注重基本知识、基本理论、基本技能的基础上,以国家基本药物为主干,对各类常用药做简要概述,并与同类药物进行比较,在内容上,不仅强化了药物不良反应和护理对策以及药物相互作用等部分,也涵盖了国家执业护士资格考试要求的内容。

　　本书知识丰富,重点突出,实用性强,具有创造性,可作为高等学校本科、专科护理专业的教材使用。

图书在版编目(CIP)数据

护理药理学/郑书国,杨解人主编. —2 版. —合肥:中国科学技术大学出版社,2021.8
ISBN 978-7-312-05242-2

Ⅰ.护… Ⅱ.①郑… ②杨… Ⅲ.护理学—药理学—高等学校—教材 Ⅳ.R96

中国版本图书馆 CIP 数据核字(2021)第 131005 号

护理药理学
HULI YAOLI XUE

出版	中国科学技术大学出版社
	安徽省合肥市金寨路 96 号,230026
	http://press. ustc. edu. cn
	https://zgkxjsdxcbs. tmall. com
印刷	安徽国文彩印有限公司
发行	中国科学技术大学出版社
经销	全国新华书店
开本	787 mm×1092 mm　1/16
印张	31.75
字数	812 千
版次	2016 年 9 月第 1 版　2021 年 8 月第 2 版
印次	2021 年 8 月第 3 次印刷
定价	72.00 元

前　言

　　药理学是联系医学与药学、基础医学与临床医学的桥梁学科,是医学教育的核心课程,在医学教育中居于十分重要的地位。对于护理学专业而言,药理学知识更是贯穿于护理程序的各个环节。因此,加强护理学专业的药理学教材建设,是深化药理学教学改革、提高药理学教学质量、培养高素质护理学专业人才的重要环节。

　　本书以2016年中国科学技术大学出版社出版的《护理药理学》为基础,总结多年使用经验,并结合临床实践和相关学科新进展修订而成,现为安徽省省级"一流教材"。在教材修订过程中,编委会严格遵循质量第一的原则,注重教材的权威性、科学性、适用性和时效性,准确阐释药理学基本理论与基本概念。通过广泛的临床调研,充分把握临床用药实际,对临床淘汰或濒于淘汰的药物予以删减,并及时增补近年上市的新药,以充分体现教材的前沿性和时效性。此外,编委会依据《护理学类教学质量国家标准》,在教材内容编排上力求突出护理学专业特点,如在介绍药物药理作用和临床应用的基础上,增加药物相互作用及药物不良反应与护理对策等条目,旨在提高学生用药护理、药物不良反应监测及处置等方面的能力,为培养创新型护理学人才奠定基础。

　　全书共47章,其中第一章至第四章为药理学总论部分,简要介绍了药理学的学科性质与任务、药理学基本理论及影响药物作用的因素等。第五章至第四十七章为各论部分,介绍了临床常用药物的体内过程特点、药理作用及机制、临床应用、不良反应与护理对策、药物相互作用等。在各类药物编排中,根据《国家基本药物目录(2018年版)》,对国家基本药物加以标注,并在书中予以重点介绍,对其他同类药物特点简要介绍,以方便读者对重点药物的学习和把握,以利于将来从事医药学相关工作。

　　本书的编写得到皖南医学院多个部门及相关教研室老师的帮助与支持,在此一并表示感谢!

　　由于编者水平有限,书中不足之处在所难免,敬请广大读者批评指正。

编　者

2021年3月

目　　录

第一章 绪 论

第一节 药理学的性质和任务

一、药物与药理学

药物(drug)是指可以用于预防、诊断或治疗疾病的物质。药物可以调节机体生理功能并规定有相应的适应证、剂量和用法。正确地使用药物,可以使机体紊乱的功能和病理状态得到纠正,抑制或消除致病因素,使机体康复。但药物是一把"双刃剑",使用不当会给患者造成不良反应,甚至引起药源性疾病(drug induced diseases)。因此,全面、辩证地认识药物的作用和不良反应,是保证临床安全合理用药的前提。

药物经加工制成制剂后称为药品。作为一种特殊的商品,药品有不同于其他商品的特殊规定:应用范围的专一性,药物仅适用于适应证患者;保存时间的有限性,药物只能在有效期内使用;质量标准的唯一性,药品只有合格与不合格之分,不能有次品或等外品;鉴定评价的权威性,药品需经专业人员按法定标准和专业测试方法检测后,才能对其质量做出鉴定结论。

药理学(pharmacology)是研究药物与机体(含病原体)相互作用及作用规律的科学。药理学的研究主要包括两方面:一方面研究药物对机体的作用及其机制,称为药物效应动力学(pharmacodynamics,药效学)。通过药效学的研究和学习,掌握药物的药理作用及可能引发的各种不良反应,掌握药物的适应证和禁忌证,掌握药物的临床用法、剂量、用药时间和疗效之间的关系,以指导临床正确选择和使用药物。另一方面研究机体对药物的处置,即研究药物在机体内的吸收、分布、代谢和排泄过程及其规律,称为药物代谢动力学(pharmacokinetics,药动学)。药动学的研究和发展,推动了药理学由定性向定量发展,为临床用药剂量个体化奠定了基础。

二、药理学的学科任务与研究方法

药理学的学科任务主要有以下几方面:① 阐明药物的作用、作用机制及作用规律,为临床合理用药提供理论依据,以最大限度地发挥药物疗效,减少不良反应;② 研究开发新药物,发现药物的新用途;③ 为其他相关生命科学的研究提供科学依据和研究方法。

药理学既是一门理论学科，又是一门实践学科。药理学研究，应当在严格控制的条件下，从整体、器官、组织、细胞以至分子水平，研究药物的作用及其机制。药理学既依托于其他生命科学及化学、物理学的理论与知识，又具有自身的特点和重点。随着学科间相互交叉与渗透，越来越多的新技术、新方法被引入药理学的研究，如计算机技术、分子生物学技术、基因工程等，极大地提高了药理学研究水平。

药理学的研究方法根据研究对象的不同，可以分为基础药理学和临床药理学两类。基础药理学方法以实验动物为研究对象，其中以正常动物（包括麻醉状态下的动物）、正常器官、组织、细胞或受体分子为研究对象的称为实验药理学方法，常用于研究药物作用、作用机制及药动学；以病理模型动物或器官组织为研究对象的称为实验治疗学方法，常用于观察药物的治疗作用。对肿瘤细胞、细菌、病毒等病原生物的体外实验，也属于该方法范畴。临床药理学方法以健康志愿者或临床病人为研究对象，研究药物与人体相互作用的规律，阐明药物在人体内的药效学、药动学及不良反应，研究的主要目的是对药物的有效性和安全性做出科学评价，确保安全合理用药，推动药物研发。

第二节　药理学在护理工作中的地位和应用

一、药理学在护理工作中的地位

药理学是医学教育的核心课程，它既是医学和药学之间的桥梁学科，又是基础医学与临床医学、护理学之间的桥梁学科。药理学的基本理论以生理学、生物化学、病理学及病原生物学等医学知识为基础，为临床药物治疗和药物监护提供理论依据和指导，是一门理论性和实践性都很强的学科。

药理学在护理学中占有十分重要的地位。首先，实施治疗药物监护是护理工作的一项重要任务。在整个药物治疗过程中，制订严谨的护理程序，开展有系统、有计划、有组织的护理活动，是确保临床安全合理用药必不可少的环节。另一方面，药物治疗过程离不开医护人员的密切合作，尤其是护理人员位于临床治疗的第一线，在药前评估、用药、疗效评价、不良反应监测等方面，都起着不可替代的作用。因此，学习并掌握药理学的基本知识，是学好护理学的基础和前提。

二、药理学在护理工作中的应用

护理人员处于临床一线，在药物治疗中，护理人员不仅是用药的实施者，也是监护者，在确保安全合理用药方面承担着与临床医师同等重要的责任和义务。

1. 药前评估

药前评估是护理评估的重要组成部分。在药物治疗前，护理人员需进行的评估内容主要有以下几方面：

（1）了解治疗目的。护理人员首先要了解医师的用药目的,包括对患者的诊断、病情、所用药物的用途及不良反应等。

（2）进行护理评估。护理人员必须根据医疗要求,完整收集、分析患者的病情及用药相关资料,进行患者病史评估。资料应包括患者的基本情况如年龄、性别、营养状况、体质、活动能力、生理和心理状态,患者有无急慢性病史及现状等;进行用药史评估,了解患者既往用药、药物耐受性、依赖性、药物相互作用及生活习惯、烟酒嗜好等可能影响药物作用的因素;评估患者及其家属的药物知识,包括他们对药物的作用、用途、用法、不良反应及保管等知识的了解程度。

（3）收集患者基础资料为评价疗效提供依据。如应用降压药需测定用药前基础血压,应用解热药需测量给药前基础体温等。

（4）识别高危及特殊患者。了解患者对所用药物有无禁忌证及过敏史,如使用青霉素等药物时应了解过敏史,进行过敏试验。肝肾功能减退者需调整用药方案,妊娠期内不宜用子宫兴奋药物等。

2. 用药

临床工作中,用药通常由护理人员实施。在执行医嘱给患者用药时,应认真核对患者姓名、药物名称、给药剂型、剂量、时间、次数及途径。剂量核对应准确,必要时应由 2 人核对。药液稀释时应注意药物配伍禁忌。

用药时应注意某些药物的特殊性,如去甲肾上腺素静脉滴注时若漏出血管,会造成局部组织损伤坏死,用药时应格外小心,一旦发生外漏,应立即停药,并采取相应救治措施。又如,吗啡的口服剂量远大于注射量,一旦混淆,会引发严重后果。

3. 疗效评价

及时、正确地评价药物的疗效,是药物治疗的重要环节。只有通过疗效评价,才能确定治疗是否需要继续、调整或中止。护理人员经常接触患者,处于疗效评价的最直接位置。因此,护理人员必须熟练掌握药物疗效的表现、疗效指标及起效时间,才能在实际工作中做出快速、准确的评价。对有多种适应证的药物,尚要了解医师的用药目的。例如普萘洛尔等 β 受体阻滞剂常用于治疗高血压、心绞痛。若用药目的是降压,应监测血压变化;若用于抗心绞痛,则应监测心电变化及患者胸痛情况、发作次数等。应及时向医师反馈评价印象,并提出建议,以免延误治疗。

4. 监测不良反应

治疗过程中,护理人员应密切观察患者的反应,及时发现各种不良反应。这就要求护理人员掌握治疗药物的相关知识,如药物可能产生何种不良反应及发生时间、表现、预防、救治措施、药物的禁忌证及与其他药物的相互作用等。一旦发生不良反应,应立即向医师报告并采取相应救治措施。

5. 做出 PRN 决定

PRN(pro re nata)意为"必要时"可由护理人员做出决定。临床上,为了向患者提供优质的医疗服务,保障用药安全,PRN 决定必不可少。例如,当患者急需镇痛、镇静、催眠治疗而医师又不在现场时,可由护理人员一次性给药。又如,静脉滴注用药时,若患者发生输液反应,护理人员应当机立断,做出停药的决定。护理人员只有熟练地掌握必备的药理学知识,才能在工作中做出正确的 PRN 决定。

6. 提供用药指导、咨询

指导患者正确地遵医嘱用药,积极配合治疗是护理人员的重要工作,对门诊及出院患者尤为重要。应向患者及其家属重点说明的药物知识主要包括以下几方面:

(1) 药物名称。应详尽说明各种药物的名称。对一药多名者,要逐一交代,以防患者重复用药。

(2) 用药剂量和时间。应详尽说明各药的用药剂量、次数及时间。对多药联用者,应说明是否可同时服用。

(3) 用药方法。应详尽说明各药的用法,尤其对一些特殊制剂及注射剂用法,应逐一说明。如硝酸甘油应舌下含服,肠溶片不能嚼碎等。又如,对长期注射胰岛素的患者,应教会患者或家属注射方法并指导他们如何调整注射剂量、摄入热量、日常活动量等。

(4) 用药持续时间。应详尽说明用药疗程。如对急性疼痛者,疼痛缓解后即可停药。对需长期服药者,应指导患者根据病情变化正确调整用药或及时就诊。

(5) 药物保管。应详尽说明药物保管方法,对某些性质不稳定的药品,应指导患者注意避光、避热、冷藏保存。要特别告知患者不得使用过期、变色、变味的药剂。

此外,护理人员还应就与药物治疗相关的注意事项对患者及其家属给予指导,如指导患者通过运动、锻炼、情绪调节、合理饮食、戒除烟酒等措施,支持和加强药物疗效。

三、如何学好药理学

药理学是医学、护理学教育的重要课程,为了学好这门课程,应重视和掌握以下学习方法:

1. 纵向联系地学习

学习药理学应以药物的作用机制及主要作用特点为中心,掌握药物的药理作用、临床应用、不良反应及注意事项。通过纵向联想,举一反三,切忌死记硬背和不求甚解。

2. 横向对比地学习

学习中应重点掌握各章节具有代表性的典型药物,对比其他同类药物的主要特点,掌握各药在临床选用及联合用药时的主要依据。

3. 前向发展地学习

随着科学的发展,人们对药物作用机制的认识不断深入,新药层出不穷,老药也会不断发现有新用途。所以学习药理学一方面要重视理论的学习,重视对具体药物的了解,另一方面更应重视对基本原理和学习方法的掌握,努力提高分析问题、解决问题的能力。

(宋建国)

第二章　药物效应动力学

药物效应动力学（pharmacodynamics），简称药效学，是研究药物对机体作用及作用机制的科学。药效学重点研究药物对机体产生的生理生化效应和产生这些效应的机制以及药物效应与药物剂量之间的关系。药效学是药理学的重要理论基础，也是临床合理用药的主要依据之一。

第一节　药物的基本作用

一、药物作用与药物效应

药物作用（drug action）是药物与机体细胞间的初始作用，药物效应（drug effect）是药物作用的结果，表现为机体功能的改变。例如，肾上腺素对呼吸道的初始作用是激动支气管平滑肌细胞膜上的 β_2 受体，经过一系列生化反应，最终产生支气管平滑肌松弛的效应。

一般来说，药物作用决定药物的效应，但并非药物具有某种效应就一定具有相应的疗效。与药物效应不同，临床疗效是指药物治疗某种疾病的良性效果。例如，有降低血压作用的药物并不一定都是良好的抗高血压药。如神经节阻断药有明显的降压作用，即使对高血压危象患者也可在短期内控制血压，但由于其作用过快、过强、过短，有广泛的不良反应，故这类药物多数已被淘汰。

二、药物作用的基本类型

（一）兴奋作用与抑制作用

药物作用是在机体原有的生理生化功能基础上产生的，其结果有两种：使机体功能增强的作用，称为兴奋作用（excitation），如使腺体分泌增加、呼吸加深加快、肌肉收缩等；反之，使机体功能减弱的作用，称为抑制作用（inhibition），如使酶活性降低、呼吸变浅变慢、平滑肌松弛等。主要引起兴奋作用的药物称为兴奋药，而主要引起抑制作用的药物称为抑制药。药物的兴奋作用与抑制作用并非一成不变，在一定条件下，兴奋药可产生抑制作用，抑制药也可产生兴奋作用,例如,兴奋药尼克刹米用量过大可致呼吸中枢抑制;镇痛药吗啡兴奋胃肠道平滑肌反使其蠕动减弱引起便秘。

(二) 局部作用与全身作用

局部作用(local action)是指药物在用药部位产生的作用,如硫酸镁口服后在胃肠道不被吸收,产生导泻作用。全身作用(general action)是药物被吸收进入血液循环后产生的作用,也称为吸收作用,如硫酸镁注射用药可产生抗惊厥和降压作用。

(三) 选择作用与普遍作用

药物对机体各器官、组织的作用强度不一定完全相同,有可能会对某些组织的作用明显强于其他部位,这种情况称为药物的选择作用。例如,奥美拉唑只抑制胃酸,而对胃液、胃蛋白酶、胃平滑肌没有影响。有些药物对所接触的器官、组织作用相似,称为普遍作用。如消毒防腐药对细菌和人体蛋白质均可使其变性。

一般来说,药物作用特异性高,其药理效应的选择性也较高。但两者并不完全平行,例如阿托品特异地作用于 M-胆碱受体,对心脏、血管、腺体、平滑肌及中枢神经有广泛作用,但对有些脏器呈兴奋作用,有些则呈抑制作用。这是由于决定药物效应选择性的因素除了与药物化学结构有关外,还受药物受体在不同脏器中分布不均匀等因素的影响。

药物的选择作用具有重要的临床意义。药物的选择性高,临床应用范围窄,不良反应较少;反之,选择性低,应用范围广,不良反应多。需要指出的是,药物的选择性是相对的。有些药,随着用药剂量的增大,作用范围逐渐扩大,选择性逐渐降低,如尼可刹米主要兴奋延髓呼吸中枢,但用量过大,也可兴奋脊髓,导致惊厥。

三、药物作用的双重性

药物作用具有双重性:一方面药物可纠正机体的生理生化过程或病理过程,有利于疾病的治疗;另一方面,药物也可引起机体生理生化过程紊乱或组织结构改变,危害机体。药物对疾病的治疗作用称为疗效(therapeutic effect);药物对机体所产生的无益有害的作用称为不良反应(adverse reaction)。

(一) 治疗作用

药物的疗效表现为对疾病的预防和治疗作用,其中治疗又分为对因治疗和对症治疗。对因治疗(etiological treatment)是指药物可消除原发致病因子,治愈疾病,又称"治本",如抗生素的杀菌作用等;对症治疗(symptomatic treatment)指药物改善疾病症状或增强机体的抵抗力,而不能祛除病因,又称"治标",如阿司匹林的镇痛、退热作用等。对因治疗和对症治疗在临床上都很重要。能对因治疗固然理想,但当病因未明或某些重危急症时(如休克、惊厥、高热、剧痛等),对症治疗也至关重要。一般应提倡"急则治标,缓则治本,标本兼治"的治疗原则。

有些药物既不能消除致病因子,也不是简单改善临床症状,而是阻断发病机制的中间环节,如溶栓药溶解血栓使组织免于坏死,抗酸药降低胃酸治疗消化性溃疡等。还有一些药补充体内代谢物质的缺乏以治疗疾病,如铁剂治疗缺铁性贫血,胰岛素治疗糖尿病等。

（二）不良反应

药物引起的不符合用药目的甚至给患者带来痛苦的有害反应统称为不良反应。多数不良反应是药物固有效应所致，可以预知。少数较严重的不良反应难以逆转，称为药源性疾病（drug-induced disease），如庆大霉素引起的神经性耳聋等。

不良反应包括以下几种情况：

1. 副作用（side effect）

药物在治疗量时产生的与治疗目的无关的不适反应称为副作用。副作用是由于药物作用选择性低，作用广泛或同时有多种效应，当其中某一效应作为治疗目的时，其他效应就成为副作用。如阿托品治疗胃肠痉挛时有口干、心悸、便秘等副作用；而抑制腺体分泌时，又有肠胀气等副作用。副作用一般较轻微，且可预知，但常常难以避免。

2. 毒性反应（toxic reaction）

药物剂量过大或用药时间过久对机体造成的危害反应。毒性反应一般较严重，可引起机体的病理性改变，有些难以逆转。因短时间大剂量用药引起的毒性反应称为急性毒性（acute toxicity），多损害呼吸、循环及神经系统功能；因长期药物蓄积引起的毒性反应称为慢性毒性（chronic toxicity），多损害肝、肾、骨髓、内分泌等功能。

"三致"反应指药物引起的致癌、致畸胎、致突变等慢性毒性。国家规定新药用于临床前，应进行严格的"三致"实验。致突变是某些药物使 DNA 碱基对排列顺序发生改变，造成基因突变；致癌是某些药物影响遗传物质，导致恶性肿瘤；致畸胎是某些药物能影响胚胎的正常发育，导致胎儿畸形。妊娠早期（孕 3 个月内）胎儿对药物的致畸作用特别敏感，易导致胎儿畸形，如腭裂、唇裂、骨骼及身体发育不全等，故妊娠早期用药应十分慎重。

3. 后遗效应（residual effect）

药物停用后，血药浓度降至阈浓度以下时残存的药理效应。如服用催眠药后，次晨会有乏力、困倦等"宿醉"现象。

4. 停药反应（withdrawal reaction）

长期用药后突然停药，原有疾病复发或症状加重，又称"反跳反应"，例如长期服用降压药可乐定，停药次日血压回升甚至超过用药前水平。麻醉药品成瘾患者突然停药会出现严重的生理功能紊乱，称为戒断症状（abstinence syndrome）。

5. 变态反应（allergic reaction）

过敏体质患者用药后产生的异常免疫反应，又称过敏反应。许多药物可作为半抗原与机体蛋白质结合成为抗原后，引起变态反应。变态反应的临床表现因人而异，严重程度也各不相同，从轻微的皮疹、水肿、药热到肝、肾功能损害、造血系统抑制，甚至休克等。变态反应性质与药物原有效应不同，与用药剂量关系不大，药理拮抗药无效，症状一般停药后可逐渐消失，再用再发。致敏物质可以是药物或其代谢物，也可以是药剂中的杂质。变态反应往往难以预测，青霉素等药物虽可进行皮肤过敏试验，但仍需警惕假阳性或假阴性反应。

6. 特异质反应（idiosyncracy）

极少数人对某些药物特别敏感，药物反应与常人不同，但这类反应与药物的药理作用基本一致，反应程度与剂量成正比，并可用药理拮抗药对抗。药物的特异质反应多与遗传缺陷有关。例如对琥珀胆碱有特异质反应的患者是由于先天性血浆胆碱酯酶缺乏所致。

第二节　药物剂量与效应的关系

一、剂量与效应关系

在一定范围内药物的效应与剂量（或浓度）成正比,效应随剂量的增加而增强。准确地说,药物效应强度与靶器官药物浓度呈正相关,但多数药物在体内分布达到平衡时,靶器官药物浓度与血浆药物浓度呈平行变化,故常可用血药浓度间接反映靶器官的药浓度,用于分析药物的剂量-效应关系。

随着用药剂量的增加,药物效应经历了从无到有、从小到大,直至产生毒性反应的过程。根据药物所产生的效应性质,可将用药剂量依次称为无效量、最小有效量、常用量、极量、最小中毒量、最小致死量等(图 2.1)。最小有效量与最小中毒量之间的范围为药物的安全范围,该范围越大,说明药物越安全。为确保用药安全,规定最大治疗量为极量。临床常用量为最小有效量与极量之间的剂量,除特殊需要,一般用药量不宜超过极量。

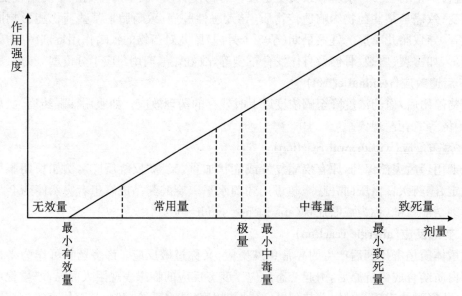

图 2.1　药物剂量与效应关系

药物剂量增加,不仅可表现为效应强度的增大,也可能表现为作用性质的改变。如苯巴比妥随剂量的增加其效应依次表现为镇静(15 mg/kg)、催眠(30 mg/kg)、麻醉(60 mg/kg)、昏迷(120 mg/kg),更大剂量可致呼吸衰竭甚至死亡。故临床用药时切忌盲目增加剂量。

二、量效曲线

以药物剂量(或浓度)为横坐标,以药物效应为纵坐标作图,绘制的曲线称为量效曲线(图 2.2)。根据药效性质不同,量效曲线可分为量反应量效曲线和质反应量效曲线两类。

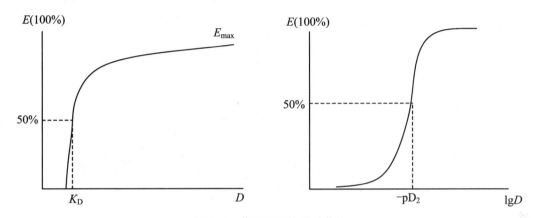

图 2.2 药物作用的量效曲线
横坐标为剂量(D)时,量效曲线呈双曲线(左);
横坐标为对数剂量($\lg D$)时,量效曲线呈"S"形曲线(右)

(一)量反应量效曲线

药理效应随用药剂量的增减呈连续变化,这类反应称为量反应(graded response)。例如呼吸、心率、血压、血糖等,药效强度可用具体数量表示,当药物剂量由小到大增加时,药效相应由弱到强,直至达到最大效应。低剂量时,药效随药量增加的趋势明显,以后药效增加的趋势逐渐减弱,达某一限度时,剂量再增加效应增大不明显。如将药物剂量转换成对数值,可得对称的"S"形曲线,即通常所指的量反应量效曲线,由该曲线可获得以下信息:

1. 最小有效量(minimal effective dose)

即引起可观测药效的阈剂量(threshold dose)或阈浓度(threshold concentration)。

2. 效能(efficacy)

药物所能产生的最大效应(E_{max})。

效能由药物本身的内在活性决定,是药物的重要特征。镇痛药与解热镇痛药的主要区别之一就是前者的效能高,能解除剧痛;后者效能较低,仅能解除钝痛或中度疼痛。

3. 半最大效应剂量(dose for 50% of maximum effect)

引起 50%最大效应的药物剂量或浓度。

4. 效价强度(potency)

能引起等效反应(一般用 50%最大效应量)的药物相对剂量或浓度。效价强度反映药物与受体的亲和力,其值越小表明药物的效应强度越大。评价药物优劣时应兼顾药物的效能及效价强度,并非效价强度高就一定优于其他药。例如环戊噻嗪 1 mg 能引起相当于呋塞米100 mg 的排钠利尿效应(图 2.3),即前者的效价强度为后者的 100 倍。但前者的排钠利尿效能却远不如后者,所以临床上在应用噻嗪类无效时改用呋塞米常能奏效。

5. 曲线斜率(slope)

量效曲线中段基本呈直线,斜率平缓提示药效温和,陡峻则提示药效剧烈。

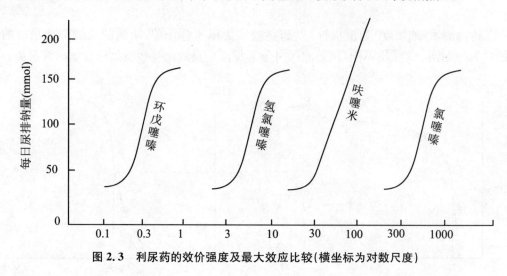

图 2.3　利尿药的效价强度及最大效应比较(横坐标为对数尺度)

(二) 质反应量效曲线

药物效应随剂量增减呈全或无、阴性或阳性反应者,称质反应或计数反应(all-or-none response or quantal response),如动物存活或死亡、惊厥或不惊厥等。由于药物引起此类反应需达到某一临界值才能产生,且同一剂量对不同个体的作用有差异,因此该临界剂量必须用多个或多组实验,测定反应百分率。以对数剂量为横坐标,以累加阳性率为纵坐标作图,可获得对称的"S"形曲线,为质反应量效曲线(图 2.4)。该曲线具有如下特点:

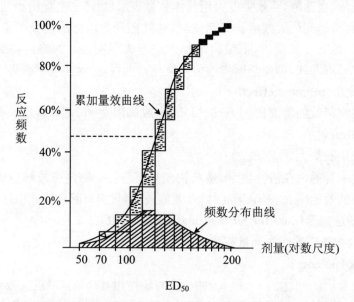

图 2.4　质反应频数分布曲线和累加效应曲线

频数分布曲线:反应剂量分布情况(常态分布);累加效应曲线:频数
分布曲线中每个长方形的累加曲线

（1）曲线中段基本呈直线，表明在此范围内反应阳性率与对数剂量成正比，且反应敏感。因此，以能引起 50％动物产生阳性反应的剂量反映药物的效应最为合理。若反应指标为药效，则称为半数有效量（median effective dose，ED_{50}）；若反应指标为毒性，则称为半数中毒量（median toxic dose，TD_{50}）；反应指标为死亡，则称半数致死量（median lethal dose，LD_{50}）。

（2）曲线中段斜率不仅反映药效强度，也反映受试个体差异的离散度，斜率陡峻提示标准差较小。

三、药物安全性评价

研究药物的剂量-效应关系，对于评价药物的安全性有重要意义。常用的评价药物安全性的指标，主要有以下几种：

1. 半数致死量（median lethal dose，LD_{50}）

LD_{50}是最常用的评价药物毒性的指标。LD_{50}值越小，说明药物的毒性越大。但由动物实验测得的药物 LD_{50}对临床安全性判断只有参考意义。

2. 治疗指数（therapeutic index，TI）

TI 为 LD_{50}与 ED_{50}的比值，是评价药物安全性较为常用的指标。TI 越大，表示药物的有效量与致死量间距离越大，药物越安全。但应当指出，临床常见的一些毒副反应，如头晕、头痛、恶心、腹痛等在动物实验中难以发现；同一药物可能会有多种毒性，TD_{50}值各不相同，ED_{50}值也可有多个，所以用 TI 评价药物的安全性有时不够全面；各药药效及毒效的量效曲线斜率不同，即使两药 TI 相等，它们的安全性也有可能不同。

3. 可靠安全系数（certain safety factor，CSF）

CSF 为 1％致死量（LD_1）与 99％有效量（ED_{99}）的比值。CSF＞1，表示药物较为安全。

4. 治疗安全范围

5％中毒量（TD_5）与 95％有效量（ED_{95}）的对数值之差，差值越大表示药物越安全。

第三节　用药时间与效应的关系

一、时效曲线

药物在给药后大致可经历呈现药效、达到药效峰值、效应消失、药物从体内消除的过程，称药物的时效关系。时效关系大致可分为三期：从给药开始到效应出现为潜伏期；从效应出现到效应消失为持续期；从效应消失到体内药物完全消除为残留期，此期体内残留的药物虽不能产生明显的效应，但对随后用药可产生影响（图2.5）。一般情况下，药物的时效关系与药物的体内过程密切相关，也往往与血药浓度密切相关。但有些前体药物需在体内转化成活性药物后才产生疗效，也有些药物的代谢物仍具有药理活性，这些药物的时效关系可能与其血药浓度关系不明显。

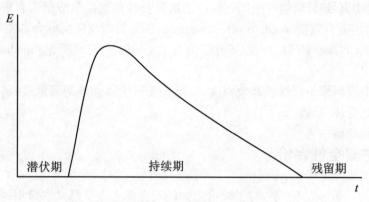

图 2.5　药物的时效曲线

二、时间药效学

时间药效学(chronopharmacodynamics)是在对药物作用的时间生物学研究的基础上发展起来的药理学新分支。大量事实证明,机体对药物的反应性受体内生物钟的影响,呈时间节律性变化。例如,皮内注射利多卡因,其局麻作用可因用药时间不同而变化,早上用药,作用仅维持 20 min,而相同剂量在下午用药,可维持 50 min。药物的毒性作用也可因用药时间不同而有很大差异。例如,茶碱、普萘洛尔等药物对小鼠的急性毒性,均在白昼(休息期)高于夜间(活动期)。

药物的时间敏感性,常与受体敏感性的昼夜节律变化有关。例如,多巴胺受体阻滞剂氟哌啶醇对大鼠的镇静作用及其激动剂阿扑吗啡对大鼠行为的影响,都呈现出昼夜节律性改变,但两药在脑内的浓度并无昼夜差异,现已证实,这种差异与脑内多巴胺受体的昼夜节律性变化有关。药物的时间感受性也与机体的生理生化功能的生物节律有关。研究发现,小鼠脑啡肽水平傍晚时高于早晨,对疼痛的敏感性也在下午较低,使其对镇痛药的反应呈周期性差异。

时间药理学研究表明,在制订用药方案时,不仅应选择合理的用药剂量和疗程,而且还应根据机体敏感性节律变化以及药物的时间药理学特征,选择合理的用药时间。择时用药对实现临床安全用药有重要意义。

第四节　药物作用的受体学说

不同的药物有不同的作用,但就作用机制而言,它们都是通过改变机体原有的生理、生化过程而发挥作用的。有的药物通过改变作用部位的理化环境而发挥疗效,如抗酸药中和胃酸治疗溃疡病;有的药物参与或干扰细胞物质代谢,如维生素、铁剂、磺胺类药物;有的药物影响酶的活性,改变机体的物质代谢,如新斯的明抑制胆碱酯酶活性,使体内乙酰胆碱堆积;有的药物影响细胞膜上的离子通道,如钙通道拮抗剂等。但大多数药物可以与受体结合,通过细胞生物信号转导而产生药理效应,这是药物最重要的作用机制。

一、受体的基本概念

1878 年英国学者 Langley 在研究毛果芸香碱与阿托品对猫唾液腺分泌的影响时,提出了两药是与细胞受体(受体这个概念应该是 Ehrlich 首先提出的,Langley 提出了两药可能与神经末梢或腺细胞中某种物质发生作用)结合而发挥作用的观点,其后又证实两药是通过作用于神经肌肉间的受体物质发挥作用的。该学说得到 Ehrlich 等人的支持,认为药物必须与受体结合才能发挥作用。1933 年 Clark 提出了药物与受体结合的"占领学说",奠定了受体学说的基础。

受体(receptor)是一类介导细胞信号转导的功能蛋白质,它能识别某些微量化学物质,并特异地与之结合,通过中介信息放大系统,触发后续的生物效应。能与受体特异性结合的物质称为配体(ligand),包括体内的神经递质、激素、自身活性物质(autacoid)及外源性药物等。受体上具有高度选择性的立体构型,称为结合位点或受点(binding site),能准确识别配体并与之结合。

受体具有以下性质:① 灵敏性高。在很低的浓度下配体就能产生明显的效应。受体在组织中含量极微,但对配体识别能力很强,配体浓度在 $10^{-15} \sim 10^{-12}$ mol/L 即可被识别。在反应过程中,配体是"化学信号",受体是"识别器",并通过细胞内第二信使的信号转导及放大系统发挥作用。② 选择性(特异性)强。引起同一类反应的药物结构相似,光学异构体的改变可导致反应改变甚至消失,同系化合物往往表现出明显的构效关系。③ 多样性。同一受体可广泛分布于不同的细胞而产生不同效应。同类型的激动剂与同类型受体结合时产生的效应相似。④ 饱和性。受体数目相对固定,配体与受体结合的剂量呈饱和性,且作用于同一受体的配体之间存在竞争现象。⑤ 可逆性。配体与受体结合反应可逆,解离后可形成原来的配体而非代谢物。

二、受体动力学

(一) 药物与受体的结合

药物与受体结合大致分为两个步骤:初始作用,药物与受体结合形成复合物;继发作用,药物受体复合物激活细胞内生化反应系统,使信息传递、放大,引起生物效应。

药物依靠其化学结构的特异性与受体可逆性结合,结合方式主要是通过分子间引力、氢键、离子键、共价键等,其中分子间引力、氢键、离子键的键能较小,与受体结合不牢固,容易解离,故药物效应持续时间较短;共价键的键能较大,结合较牢固,不易解离,药物效应较为持久。如酚妥拉明和酚苄明均为 α 受体拮抗药,前者以氢键、离子键与受体结合,作用短暂,一次给药作用仅维持 1.5 h 左右;后者以共价键与受体结合,作用持久,一次给药作用可维持 3~4 d。

相对于小分子药物而言,受体数目有限,当药物浓度过大时,药物与受体结合达到饱和状态,并达到药物的最大效应。

药物与受体结合后引起的药物作用称为受体后效应（post receptor events），主要表现为：① 改变细胞膜对离子的通透性，影响细胞功能。如乙酰胆碱作用于 N_M 胆碱受体后，使细胞膜对 Na^+、K^+ 的通透性增加，引起骨骼肌收缩。② 激活细胞膜上的酶，通过第二信使生物放大系统产生效应。如儿茶酚胺与肾上腺素 β 受体结合后，激活靶细胞膜上的 AC，使 ATP 转化为 cAMP，通过生物放大效应，产生药理作用。③ 促进 mRNA 及蛋白质的合成。如肾上腺糖皮质激素作用于靶细胞的胞浆受体后，促进多种 RNA 和蛋白质合成，从而引起各种生理效应。

（二）药物与受体作用的动力学

药物与受体作用取决于药物分子向受体的扩散速度、作用过程和效应强度。根据受体占领学说（occupation theory），药物（D）与受体（R）结合有以下关系：

$$D + R \underset{k_2}{\overset{k_1}{\rightleftharpoons}} DR \longrightarrow E \tag{2.1}$$

其中，DR 为药物-受体复合物，E 为效应，k_1 为结合速率常数，k_2 为解离速率常数。当反应达平衡时，药物和受体的结合与解离速率相等：

$$k_1[D][R] = k_2[DR] \tag{2.2}$$

平衡解离数 K_D 为

$$K_D = \frac{k_2}{k_1} = \frac{[D][R]}{[DR]} \tag{2.3}$$

设受体总量 $[R_T] = [R] + [DR]$，代入式（2.3），得

$$[DR]/[R_T] = \frac{[D]}{(K_D + [D])} \tag{2.4}$$

由于仅 DR 型药物才能产生效应，所以，效应（E）的强弱与受体被结合的数目成比例，且只有当全部受体被占领时才呈现最大效应（E_{max}），所以

$$\frac{E}{E_{max}} = \frac{[DR]}{[R_T]} = \frac{[D]}{(K_D + [D])} \tag{2.5}$$

由式（2.5）可知，当 $[D] = 0$ 时，$E = 0$，即无药物时不产生效应；当 $[D] \gg K_D$ 时，$[DR]$ 近似等于 $[R_T]$，受体几乎全部被药物占领，E 接近 E_{max}，达到最大效应；当 50% 受体与药物结合时，$[DR]/[R_T] = 50\% = [D]/(K_D + [D])$，此时 $K_D = [D]$。所以，平衡解离常数 K_D 值等于 50% 受体被占领时的药物剂量，即产生 50% E_{max} 时的药物剂量（图 2.2 左）。

药物与受体结合的能力称为亲和力（affinity），它决定药物效价强度。亲和力大小与药物的平衡解离常数 K_D 有关，即 K_D 与亲和力成反比，K_D 越大，亲和力越小。令 $pD_2 = -\lg K_D = \lg(1/K_D)$，则 pD_2 与亲和力成正比。pD_2 称为亲和力指数，是受体动力学研究中常用的参数之一（图 2.2 右）。

药物与受体结合后产生效应的能力称内在活性（intrinsic activity），它决定药物的最大效能。内在活性用 α 表示，其值为 $0 \leqslant \alpha \leqslant 1$。

可见，若两药的亲和力相等，则其效应强度取决于各药内在活性的强弱；若两药内在活性相等，则取决于各药的亲和力大小。

将药物的内在活性 α 引入式（2.5），则

$$\frac{E}{E_{max}} = \frac{\alpha[DR]}{[R_T]} = \frac{\alpha[D]}{(K_D + [D])} \tag{2.6}$$

（三）受体激动药与拮抗药

根据药物与受体结合后所产生效应的不同,可将作用于受体的药物分为三类:

1. 激动药(agonist)

药物与相应的受体有较高的亲和力和内在活性($\alpha=1$),能与受体结合并激动受体产生效应,又称为受体激动药。

2. 拮抗药(antagonist)

药物与相应的受体有较强亲和力,能与受体结合但缺乏内在活性($\alpha=0$),又称为受体拮抗药。拮抗药虽然能与受体结合,但不能激动受体,却又占据了受体,阻碍激动药与受体结合,表现为拮抗作用。拮抗药根据其与受体结合的性质,可分为竞争性拮抗药和非竞争性拮抗药两类。

（1）竞争性拮抗药(competitive antagonist)。多数拮抗药与受体呈可逆性结合,能与激动药竞争受体,使激动药的量效曲线平行右移,最大效应不变(图 2.6(a))。

竞争性拮抗的作用强度可用拮抗参数(pA_2)表示,即在竞争性拮抗药存在时,激动药浓度增加 1 倍才能达到单用激动药时的效应水平,此时拮抗药浓度的负对数值即为 pA_2。pA_2 值越大,拮抗作用越强。测定 pA_2 的意义是:① 用于判断药物是否为特异性拮抗或为非特异性拮抗作用;② 用于比较不同组织中受体性质,用同一对拮抗药和激动药测定不同组织的 pA_2,若 pA_2 相近,表明各组织的受体性质相似;③ 观察多种激动药是否作用于同一受体,用同一种拮抗药分别测各激动药的 pA_2,若结果近似,表明这些激动药可能作用于同一受体。

（2）非竞争性拮抗药(noncompetitive antagonist)。有些拮抗药以共价键与受体牢固结合,解离缓慢难以逆转,干扰了激动药与受体的结合,生理功能恢复往往依赖于受体新生,其结果相当于受体总数减少。非竞争性拮抗药不影响激动药与受体的亲和力,即 K_D 不变。但即使增加激动药的剂量,也难以达到单用激动药时的最大效应,使 E_{max} 降低,量效曲线右移并变得低平(图 2.6(b))。

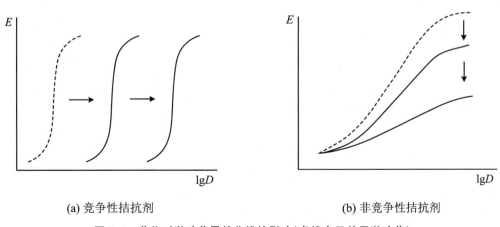

(a) 竞争性拮抗剂　　　　　　　　(b) 非竞争性拮抗剂

图 2.6　药物对激动药量效曲线的影响(虚线表示单用激动药)

3. 部分激动药(part agonist)

有些药物与受体有较强亲和力而内在活性较弱($0<\alpha<1$),称为部分激动药。部分激动药单用时表现为激动效应,而与激动药合用时,则可拮抗激动药的部分效应,如喷他佐辛为

阿片受体的部分激动药。

少数拮抗药同时尚有较弱的激动受体作用,称为具有内在活性的拮抗药,如β受体拮抗药氧烯洛尔。

(四) 对占领学说的修正与发展

受体占领学说揭示了药物与受体作用的本质,奠定了受体动力学的基础,但也存在一定的缺陷和局限性。随着研究的深入,不断有人对占领学说做出修正,提出新的观点,使受体学说日臻完善。

1. 储备受体(spare receptor)

受体占领学说强调药物所占领的受体数量与效应成正比,但实际上并非所有激动药都必须占领全部受体才能产生最大效应。一些活性高的药物在产生最大效应时,尚有95%～99%的受体未被占领,这些未被结合的受体称为储备受体。但拮抗药必须完全占领受体后才能发挥其最大拮抗效应。

2. 速率学说(rate theory)

速率学说由 Paton 提出。该学说认为,药物的效应不但与药物结合受体数目有关,也与药物和受体结合后解离的速率有关。药物与受体每结合一次,即产生一定量的刺激,其最大平衡效应与解离速率常数成比例。解离快的药物为强激动药,解离慢的药物效应也弱;难解离的药物,则为拮抗药。

3. 二态模型学说(two model theory)

二态模型学说由 Karlin 和 Changuex 分别提出。该学说认为,受体蛋白有两种可以互变的构型:静息态(R)和活动态(R*)。静息时受体蛋白构型趋向 R,无活性;活化时受体蛋白构型趋向 R*,有活性,可引起药理效应。根据与这两种受体构型的亲和力不同,药物可分为激动药(R*>R),拮抗药(R*＝R),超拮抗药(R*<R)。超拮抗药与受体结合后可引起与激动药相反的效应。该学说较好地解释了个别患者服用安定类药物后出现中枢兴奋症状的现象。

(五) 受体的调节

受到各种生理和药理因素的影响时,受体的数量、亲和力和效应会发生改变。受体的这种自我调节是维持机体内环境平衡的重要方式。受体的调节有脱敏和增敏两种方式。

1. 受体脱敏(receptor desensitization)

长期使用某种激动药后,组织或细胞对激动药的敏感性和反应性下降。若组织或细胞只对一种受体激动药反应性下降,称为激动药特异性脱敏(agonist-specific desensitization);若同时对其他类激动药反应性也下降,则称为激动药非特异性脱敏(agonist-nonspecific desensitization)。

2. 受体增敏(receptor hypersensitization)

长期使用拮抗药或受体激动药水平降低可造成组织或细胞对药物敏感性增高。如长期应用β受体拮抗药普萘洛尔,突然停药时可导致病情"反跳"现象。

若受体脱敏和增敏只涉及受体密度变化,分别称为受体下调(down-regulation)和受体上调(up-regulation)。

三、受体的类型

根据受体的结构、信号转导过程、效应性质、受体位置等特征,迄今已知的受体大致可以分成五类。

1. 门控离子通道受体

这类受体存在于快反应细胞膜上,按生理功能又可分为配体门控离子通道及电压门控离子通道两类。受体的天然配体是神经递质,如乙酰胆碱(N)、γ-氨基丁酸、谷氨酸、甘氨酸等。受体结构为肽链,其可往返穿透细胞膜形成亚单位,由4～5个亚单位组成穿透细胞膜的离子通道。受体激动时离子通道开放,细胞膜去极化或超极化,引起兴奋或抑制效应。该过程一般在若干毫秒内完成。

2. G-蛋白耦联受体

这类受体目前发现最多,包括数十种神经递质及多肽激素受体如肾上腺素、多巴胺、乙酰胆碱(M)、阿片类、嘌呤类、前列腺素类受体等。受体结构为单一肽链形成7个α螺旋(又称跨膜区段结构),往返穿透细胞膜而成,胞内有鸟苷酸结合调节蛋白结合区(G蛋白),是受体与腺苷酸环化酶(AC)之间的联系蛋白。G蛋白分两类:兴奋性G蛋白(Gs),可激活AC使cAMP增加;抑制性G蛋白(Gi),可抑制AC使cAMP减少。G蛋白还介导心钠素及NO对鸟苷酸环化酶(GC)的激活,并对磷脂酶C(PLC)、磷脂酶A_2(PLA$_2$)、Ca^{2+}、K^+离子通道有重要调节作用。

3. 酪氨酸激酶受体

此类受体本身具有酪氨酸激酶活性,其内源性配体是多肽激素,如胰岛素、上皮生长因子、血小板生长因子等。受体由胞外配体结合区、跨膜区和胞内酶活性区三个区段组成多肽链。受体与配体结合后,使本身酪氨酸残基发生磷酸化而增强酪氨酸激酶活性,继而激活细胞内其他底物,促使其酪氨酸磷酸化,从而产生细胞生长分化等效应。

4. 细胞内受体

细胞内受体又称基因活性受体,属可溶性DNA蛋白,可以调节某些特殊的基因转录而加速效应蛋白的合成。由此类受体激发的细胞效应,一般缓慢而持久。甾体激素、甲状腺激素、维生素A及维生素D的受体均属于此类。

5. 其他酶类受体

鸟苷酸环化酶(GC)也是一类具有酶活性的受体,存在于胞膜或胞浆中,心钠肽可以兴奋GC,促使GTP转化为cGMP而产生效应。

四、第二信使及细胞内信号转导

受体是细胞的一个微小组成部分,它们能极敏锐地识别微量配体,并引起广泛而复杂的效应,这主要是通过细胞内第二信使实现的。作为第一信使的神经递质、多肽激素、细胞因子等物质,作用于受体后,第二信使可将受体所接收的生物信号转导、放大、分析、整合并传递给效应器,从而发挥其特定的生理或药理效应。

现已确认的第二信使主要有以下几种:

1. 环磷腺苷(cAMP)

cAMP 是 ATP 经 AC 催化的产物,它能使蛋白激酶 A(PKA)磷酸化而激活胞内许多蛋白激酶,发挥放大及分化作用。β受体、D_1受体、H_2受体的激动药通过 Gs 活化 AC 而增加细胞 cAMP;α受体、D_2受体、M_2受体、阿片受体等激动药通过 Gi 抑制 AC 而减少细胞内 cAMP;茶碱抑制磷酸二酯酶(PDE),减少 cAMP 灭活而增加 cAMP。cAMP 引起的效应主要有肝糖原分解、脂肪水解、肾脏保水、心力加强、血管舒张、血钙上升及钙通道开放等。

2. 环磷鸟苷(cGMP)

cGMP 是 GTP 经 GC 催化的产物。cGMP 激活蛋白激酶 C(PKC)引起效应,与 cAMP 作用大致相反,cGMP 引起的效应主要有心脏抑制、血管扩张、血压下降、肠腺分泌等。

3. 肌醇磷脂(phosphatidylinositol)

肾上腺素(α_1)、乙酰胆碱(M_2)、5-羟色胺、组胺等受体通过 G-蛋白激活 PLC 促进磷酸肌醇磷脂(PIP_2)水解,水解产物 1,4,5-三磷酸肌醇(IP_3)和二酰甘油(DAG)也是重要的第二信使。IP_3能引起肌浆网等胞内钙池释放 Ca^{2+}。DAG 则在 Ca^{2+} 协同下激活 PKC,使许多靶蛋白发生磷酸化引起效应,如腺体分泌、血小板聚集、细胞生长、代谢、分化等。DAG 由 PLA_2水解或经磷酸化后,重新生成肌醇磷脂循环使用。

4. 钙离子

细胞内 Ca^{2+} 浓度不到血浆 Ca^{2+} 的 0.1%,但对细胞功能,如肌肉收缩、腺体分泌、白细胞和血小板活化及胞内多种酶的激活有重要的调节作用。胞外 Ca^{2+} 可通过钙通道进入胞内,也可由肌浆网钙池释放,两种途径相互促进,增加调控效率。钙通道受膜电位、受体、G-蛋白及 PKA 等调控。胞膜上还有钙泵,受 ATP 酶激活,对 Ca^{2+} 呈双向调控。很多药物通过影响细胞内 Ca^{2+} 而发挥药效。

近年证实,一些生长因子、转移因子等可以传递细胞核内、外信息,参与基因调控、细胞增殖及分化、肿瘤形成等过程,被称为第三信使。

(宋　珏　宋建国)

第三章　药物代谢动力学

药物代谢动力学(pharmacokinetics),简称药动学,主要研究机体对药物的处置过程(吸收、分布、代谢和排泄)及体内药量的经时变化规律。药动学不仅定性探讨药物体内过程的特点及影响因素,而且运用数学原理和方法定量研究体内药物浓度随时间变化的规律。把握药物的药动学特点,有利于合理设计药物的剂型和给药途径,制订科学的用药方案,以充分发挥药物疗效,减少药物不良反应。此外,药动学的定量规律也为临床用药监测、个体用药剂量调整、药物不良反应预测提供了重要的理论依据,对临床合理用药具有重要的指导意义。

第一节　药物的跨膜转运

药物在进入体内、到达效应部位和代谢器官、排出体外等过程中均涉及跨越生物膜的过程,其中细胞膜是药物体内转运的基本屏障。不同药物由于理化性质的差异,其通过细胞膜的方式和速率也各不相同,并直接影响了药物体内过程及药效的发挥。药物跨膜转运主要有以下几种方式:

一、被动转运(passive transport)

药物分子顺浓度梯度由高浓度侧向低浓度侧转运,不消耗能量,也不需载体参与,不能逆浓度差转运,转运结果达到两侧浓度相等。被动转运可分为简单扩散和滤过两种形式。

(一) 简单扩散(simple diffusion)

又称脂溶性扩散,是指脂溶性药物分子直接溶解于细胞膜的脂质层,并通过随机分子运动从高浓度侧向低浓度侧扩散的过程。简单扩散是药物跨膜转运的最主要方式,绝大多数药物以此种方式通过细胞膜。简单扩散的速度除取决于膜的通透性、膜面积及膜两侧的浓度差外,还与药物的性质有关,脂溶性高、分子量小的药物较易通过简单扩散方式跨膜转运。然而,由于药物必须先溶解于体液才能到达细胞膜实现跨膜转运,故水溶性太低也不利于药物快速通过细胞膜。

多数药物为弱酸性或弱碱性有机化合物,在体液中以解离型(离子型)及非解离型(非离子型)两种形式存在。其脂溶性与离子化程度有关,非离子型药物脂溶性高,可穿透细胞膜,而离子型药物极性大、脂溶性低,难以跨越细胞膜,被局限于膜的一侧,这种现象称为离子障。

药物的离子化程度受其 pKa(弱酸性或弱碱性药物解离常数的负对数值)及溶液 pH 的影响。在溶液中,弱酸性或弱碱性药物的解离规律遵循 Handerson-Hasselbalch 方程。

弱酸性药物解离:

$$10^{pH-pKa}=\frac{[离子型]}{[非离子型]}$$

弱碱性药物解离:

$$10^{pKa-pH}=\frac{[离子型]}{[非离子型]}$$

可见,当 pKa 与 pH 的差值以算术值增减时,药物的离子型与非离子型浓度比值以指数值相应变化。如丙磺舒(属弱酸性药物,pKa 为 3.4)在胃液(pH 1.4)、血液(pH 7.4)及碱性尿液(pH 8.4)中的非离子型与离子型的比值依次为 100∶1、1∶10000 和 1∶100000。

由上所述,药物简单扩散具有以下规律:① 弱酸性药物在酸性体液中易于跨膜扩散,弱碱性药物在碱性体液中易于跨膜扩散;② 弱酸性药物易由酸性侧向碱性侧扩散,弱碱性药物易由碱性侧向酸性侧扩散;③ 在分布达到平衡后,弱酸性药物在酸性侧浓度低于碱性侧,弱碱性药物在碱性侧浓度低于酸性侧。

掌握了药物跨膜转运的规律,便易于理解以下问题:① 弱酸性药物易在胃中吸收,较少受胃排空的影响;而弱碱性药物则易在肠道吸收;② 弱酸性药物中毒可用碳酸氢钠等碱性药物碱化体液以增加排泄;而弱碱性药物中毒时则需用氯化铵等酸性药物酸化体液,促进排泄。

(二) 滤过(filtration)

又称膜孔扩散,指水溶性药物在渗透压梯度或流体静压作用下随体液通过生物膜的水性通道进行跨膜转运,也称为水溶性扩散(aqueous diffusion)。由于多数组织的细胞膜膜孔小(直径 0.8 nm 左右),因此仅有少数小分子药物能通过这种方式跨膜转运。毛细血管内皮细胞的膜孔较大(6~12 nm),多数药物易于通过。肾小球滤过膜细胞膜孔更大,且有静水压参与,使扩散速率加快,所以大多数药物及其代谢物可通过肾小球滤过排泄。

二、载体转运(carrier-mediated transport)

细胞膜上存在特殊的跨膜蛋白(trans-membrane protein),控制某些内源性生理物质的跨膜转运,这些跨膜蛋白称为转运体(transporter)。部分药物也可借助于转运体进行跨膜转运。转运体在细胞膜的一侧与被转运药物结合后发生构型转变,然后在细胞膜的另一侧将药物释出。根据转运过程是否消耗能量,载体转运可分为主动转运和易化扩散两种形式。

(一) 主动转运(active transport)

药物借助于载体从低浓度侧向高浓度侧跨膜转运。这种转运方式的特点是消耗能量,载体对药物具有选择性,且有竞争及饱和现象,如传出神经末梢突触前膜主动摄取儿茶酚胺类药物、肾脏近曲小管上皮细胞主动分泌排泄青霉素及丙磺舒等均属于主动转运。

(二) 易化扩散(facilitated diffusion)

药物借助于细胞膜上的载体或通道顺浓度梯度或电位梯度进行的跨膜转运,其过程不需要消耗能量,但不能逆电化学梯度进行转运。在小肠上皮细胞、脂肪细胞、血脑屏障血液侧的细胞膜中,单糖、氨基酸、季铵盐类药物的转运均属于易化扩散,维生素 B_{12} 在胃肠道的吸收、葡萄糖进入红细胞内等也属于易化扩散。通过同一载体易化扩散的两种药物可出现竞争性抑制现象。

三、膜动转运(membrane moving transport)

某些物质可借助于细胞膜的运动而进行跨膜转运,包括胞吞和胞吐。

(一) 胞吞(endocytosis)

也称为入胞,指某些大分子物质接触细胞膜时,膜的局部向内凹陷并包裹胞外物质形成小泡进入胞内。根据细胞内吞(internalization)物质的性状不同,入胞可分为吞噬(phagocytosis)和吞饮(pinocytosis,胞饮)两种类型。如进入的物质为固态,称为吞噬,形成的小泡叫吞噬体。如进入的物质为液态,则称为吞饮,形成的小泡叫吞饮泡。如脑垂体后叶粉剂可从鼻黏膜给药以胞吞方式被吸收。此外,某些大分子物质可与细胞膜表面的受体结合形成复合物,继而该处胞膜向内凹陷包裹被吞物质形成小泡,这种方式称为受体介导的胞吞(receptor-mediated endocytosis)。

(二) 胞吐(exocytosis)

也称出胞,指细胞内的大分子物质先由内膜包被形成小泡,后者再移至质膜下方并与质膜发生融合,最终形成裂口将内容物排出胞外。

第二节　药物的体内过程

药物的体内过程包括吸收(absorption)、分布(distribution)、代谢(metabolism)和排泄(excretion)四个环节,其中,代谢和排泄均是使体内药量减少、药物浓度下降的过程,合称为消除(elimination)。

一、吸收

药物自用药部位进入血液循环的过程称为吸收,吸收的快慢和多少直接影响药物的起效时间和作用强度。经血管给予的药物直接进入血液循环,不经历吸收过程,作用快而强。经血管外途径给药,药物须经过跨膜转运才能吸收入血,其吸收较血管内给药慢,且易受多种因素的影响。

（一）影响药物吸收的因素

吸收的速度与程度受药物本身的理化性质以及吸收部位的生理和解剖因素的影响。

1. 药物的溶解速率

药物溶解后才能被吸收，因此，溶解速率影响药物的吸收速率，溶解快的药物比溶解慢的药物起效更快。

2. 吸收部位的表面积

吸收部位的表面积是决定吸收速率的主要因素。表面积越大，吸收越快。因为小肠的微绒毛皱褶有较大的表面积，而胃的表面积相对较小，所以小肠是口服给药的主要吸收部位。

3. 给药部位的血流量

药物在血流量大的地方吸收快。因为含有新吸收药物的血液会被无药血液迅速取代，从而维持血液外药物浓度与血液内药物浓度之间的大梯度。浓度梯度越大，吸收越快。

4. 药物的脂溶性和给药部位的 pH

脂溶性高和离子化程度低的药物易跨膜转运，吸收较快。

（二）常见给药途径的吸收特点

不同途径给药，药物吸收的速度和程度不同，起效时间和药效强度也不同。

1. 口服给药

口服是最常用的给药途径。由于药物需要经过口腔、食管、胃、肠、肝脏等脏器才能进入全身循环，故吸收速率较慢，影响因素较多。小肠 pH 近于中性，黏膜面积大，而且肠道的缓慢蠕动增加了黏膜与药物的接触机会，是药物吸收的主要部位，大多数药物在小肠以简单扩散的方式被吸收。药物在小肠的吸收受多种因素的影响，如服药时的饮水量、是否空腹、胃肠蠕动度、药物剂型、药物颗粒大小及同服药物或食物之间的相互作用等。虽然口服给药方便有效，但有些药物吸收缓慢且不完全，有些药物对胃刺激性大，均不宜口服给药。口服用药也不适用于婴儿及昏迷等患者。此外，胃肠道分泌的消化酶、消化液等也可影响药物的吸收，如青霉素、多肽类激素等在胃肠道易被胃酸、消化酶等破坏，不适于口服给药。

首过消除（first pass elimination）也是影响药物口服吸收的重要因素。经胃肠道吸收的药物，从门静脉进入肝脏，在进入体循环之前会被胃肠黏膜和肝脏破坏，使进入全身血液循环的药量减少，这一现象称为首过消除，也叫首过效应（first pass effect）。首过消除高时，机体可利用的有效药量减少，为了达到有效药物浓度就必须加大给药剂量。此时药物代谢产物也会明显增多，可能出现代谢产物引起的不良反应。为了避免首过效应，通常采用舌下或直肠给药方式，以使药物吸收过程不经过胃肠道和肝脏，直接进入全身血液循环发挥作用。如硝酸甘油口服，首过消除高达 80% 以上，难以有效发挥其抗心绞痛作用，故不宜口服给药，而应采用舌下含服。

2. 注射给药

静脉注射（intravenous injection，iv）可使药物迅速进入全身血液循环，无吸收过程，因此起效最快。肌内注射（intramuscular injection，im）和皮下注射（subcutaneous injection，sc）的药物主要通过局部毛细血管以简单扩散和滤过的方式吸收，吸收速率受局部血流量及药物剂型的影响,一般吸收较口服快,也较完全。水溶液吸收迅速,油剂、混悬剂吸收慢,作用持久。若注射液中含有缩血管药物,则可延缓药物吸收,使药物的局部作用延长。动脉注射可将药物直接输送至该动脉分布部位发挥局部疗效以减少全身反应,如某些抗癌药物可通过动脉给药以增强疗效,减少不良反应。

3. 呼吸道吸入给药

某些气态及挥发性药物(如麻醉药)可经呼吸道吸入给药。由于肺泡表面积大,血流量丰富,进入肺泡的药物吸收迅速、起效快,仅次于静脉给药。

4. 经皮给药

脂溶性高的小分子药物可缓慢透过皮肤吸收,如有机磷酸酯类农药可经皮吸收中毒。近年来随着透皮吸收促进剂(penetration enhancers)的发展,研制成功多种药物的透皮吸收制剂,通过皮肤贴敷可在体内达到一定的血药浓度,产生稳定持久的药理效应,如硝酸甘油贴片、芬太尼透皮贴剂等。

5. 舌下给药

药物直接通过舌下毛细血管网吸收入血,虽给药量有限,但药物吸收速度较快,且可避免肝脏的首过消除,常用于急救给药,如硝酸甘油舌下片。

此外,直肠给药吸收也较迅速,且可防止药物对上消化道的刺激,并可在一定程度上避免肝脏的首过消除。直肠中、下段毛细血管静脉血液经由直肠下静脉等进入髂内静脉,然后进入下腔静脉,其间不经过肝脏。若将栓剂塞入直肠上段,则吸收的药物随血液经直肠上静脉进入门静脉至肝脏。因此,直肠给药时应将药物塞入直肠中、下段为宜。

二、分布

药物吸收进入血液循环后随血液转运到全身各组织器官的过程称为分布,药物分布速度越快,起效越迅速。通常情况下,药物可迅速在血液和组织之间分布达到动态平衡。药物在体内分布的速度和程度,主要取决于器官血流量、药物与组织及血浆蛋白的亲和力、体液pH、生物屏障等多种因素。

(一)组织器官血流量

流经各组织器官的动脉血流量是影响药物分布的重要因素之一。一般情况下,组织器官血流量越丰富,药物分布速度越快,转运量较多;反之,则分布速度和转运量较小。在脑、肝、肾、肺等器官,由于血液循环速度快,药物可在这些组织快速分布,随后再重新向亲和力高的组织器官转移,这种现象称为再分布(redistribution)。如硫喷妥钠静脉注射后首先分布到血流量最大的脑组织,发挥麻醉效应,随后快速分布到亲和力高的脂肪等组织,使脑组织中药物浓度迅速下降,药物作用消失。

(二)血浆蛋白结合率

大多数药物吸收入血后会不同程度地与血浆蛋白结合形成结合型药物(bound drug),并与游离型药物(free drug)共同存在于血液中,二者之间保持动态平衡。弱酸性药物多与清蛋白结合,弱碱性药物多与α_1酸性糖蛋白结合,脂溶性药物主要与脂蛋白结合,少数药物可与球蛋白结合。结合型药物不能跨膜转运,一般不产生药效,也不能被代谢和排泄。仅游离型药物可跨膜转运至作用靶位产生药效,其效应大小与游离型药物浓度成正比。当游离药物被代谢和排泄后,结合型药物逐渐释放出来。所以,药物与血浆蛋白结合起到"贮库"和缓冲作用。

药物与血浆蛋白的结合是可逆的,特异性低,并存在饱和与竞争现象。当两种或两种以上与相同血浆蛋白结合的药物合用时可发生竞争性置换,如抗凝血药双香豆素的血浆蛋白结合率为99%,解热镇痛药保泰松的血浆蛋白结合率为98%,当两药合用时,后者可将前者从结合部位置换下来,使游离双香豆素浓度显著升高,抗凝作用增强,引起严重出血。药物与内源性物质也可发生竞争性置换作用,如磺胺异噁唑可将游离胆红素从血浆蛋白结合部位置换下来,导致血液游离胆红素浓度升高。新生儿由于肝功能及血脑屏障发育不完善,因此在使用该类药物时可发生致死性核黄疸。然而,药物在血浆蛋白结合部位的竞争并非都有临床意义。一般而言,只有血浆蛋白结合率高、分布容积小、消除缓慢且作用剧烈的药物之间才会产生具有临床意义的竞争性置换作用。

(三)组织细胞亲和力

部分药物与机体某些组织细胞具有特殊亲和力,可使这些组织中药物浓度显著高于血浆和其他组织。药物的分布呈一定选择性,如氯喹在肝和红细胞内分布浓度高,碘主要储存于甲状腺细胞,四环素可与钙等金属离子形成配合物沉积于骨骼和牙齿。

(四)体液 pH 和药物解离度

生理情况下,细胞内液 pH 为 7.0,细胞外液 pH 为 7.4。当药物在体内分布平衡时,弱酸性药物由于在细胞外液中解离度较高,使细胞外液中药物浓度高于细胞内,弱碱性药物则刚好相反。因此,当弱酸性药物如巴比妥类中毒时,采用碳酸氢钠碱化血液可促使脑细胞内的药物向血液转运;同时尿液 pH 也升高,巴比妥类药物在肾小管的重吸收减少,药物排泄加快,这是临床抢救巴比妥类药物中毒的措施之一。

(五)体内屏障

1. 血脑屏障(blood-brain barrier)

血脑屏障指血液与脑组织、血液与脑脊液及脑脊液与脑组织之间的屏障,其作用是限制血液和脑组织之间的物质交换,防止有害物质进入脑组织,从而保持脑组织内环境的相对稳定。血脑屏障的解剖学基础是脑组织内毛细血管内皮细胞间的紧密连接及其周围包裹的星形胶质细胞,这种结构使某些大分子、水溶性或解离型药物难以进入脑组织,而脂溶性高的小分子药物则可以简单扩散方式直接通过血脑屏障。但在某些病理状态如脑膜炎时,血脑屏障的通透性会增大,一般不易通过血脑屏障的药物(如青霉素等)进入脑脊液的量明显增加,有利于发挥药物的治疗作用。

2. 胎盘屏障(placental barrier)

正常妊娠期间,胎盘中有母体与胎儿各自独立的循环系统,二者互不干扰,同时又进行选择性的物质交换,这一现象称为胎盘屏障,其解剖学基础是胎盘绒毛组织与子宫血窦间的屏障。胎盘屏障对药物的转运几乎无屏障作用,其对药物的通透性与一般毛细血管无明显区别,母体内的药物可很快在胎盘和胎儿之间达到平衡,因此孕妇用药应特别谨慎,禁用有致畸作用或胎儿毒性的药物。

3. 血眼屏障（blood-eye barrier）

血液与视网膜、房水、玻璃体之间存在屏障作用，这些组织中的药物浓度远低于血药浓度，尤其是水溶性或大分子药物更难以透过屏障进入上述组织。因此，眼用药物多采用滴眼、结膜下注射、球后注射等局部给药方式。

三、代谢

代谢是指药物在体内经酶或其他作用发生一系列化学反应、导致化学结构改变的过程，也称为生物转化（biotransformation）。大多数药物经代谢后活性降低或消失，但也有部分药物经转化后活性增高、毒性加大，或原本无活性，须经代谢后才能产生药理活性。须经活化才产生药理活性的药物称为前药（prodrug），如可的松须在肝脏转化为氢化可的松才能起效。药物代谢的主要器官是肝脏，其代谢能力反映了机体对药物的处置能力。绝大多数药物经代谢后水溶性增加，有利于排泄，部分药物不被代谢，以原形排出体外。

（一）药物代谢时相

药物代谢包括Ⅰ相反应和Ⅱ相反应。Ⅰ相反应通过氧化、还原、水解等反应，在药物分子中引入或脱去—OH、—NH$_2$、—SH 等功能基团，生成水溶性增高的代谢产物。Ⅱ相反应是结合反应，是药物分子与内源性物质如葡萄糖醛酸、甘氨酸、硫酸等结合，使药物的水溶性进一步增加，以利于通过肾脏排泄。

（二）药物代谢酶

绝大多数药物的代谢均需药物代谢酶（drug metabolizing enzyme）的参与。肝脏中药物代谢酶种类繁多、含量丰富，是药物代谢的主要器官。药物代谢酶可分为特异性酶与非特异性酶两类。特异性酶可对特定的化学结构进行代谢，其活性与机体遗传因素有关，如线粒体中的单胺氧化酶、血浆中的胆碱酯酶、胞浆中的乙酰化酶等。非特异性酶是存在于肝细胞内质网膜上以细胞色素 P450 单加氧酶系（cytochrome P450 monooxygenases，CYP450，简称 CYP）为主的多酶体系，统称肝药酶，介导人体内绝大多数药物的代谢。CYP 对代谢底物选择性低，不同亚型的 CYP 可催化同一底物，多种底物也可被同一 CYP 所代谢，其催化作用易受遗传、年龄、性别、疾病状况等多种因素影响。

（三）影响药物代谢的因素

1. 遗传因素

药物代谢的个体差异主要由药物代谢酶的个体差异引起，而遗传因素是引起药物代谢酶个体差异的主要原因。不同种族间由于药物代谢酶的遗传特性差异或同一种族不同个体由于基因多态性，均可导致药物代谢酶活性的差异。如异烟肼大部分在肝脏被乙酰化酶代谢为乙酰异烟肼等产物，其乙酰化速度有明显的人种和个体差异，分为快代谢型和慢代谢型，在中国人中慢代谢型约占 25%，而在白种人中则占 50%～60%，其原因是在白种人中乙酰化酶活性较低。

2. 肝药酶的诱导与抑制

许多药物在长期使用后可影响肝药酶的活性或酶量，进而影响药物代谢的速率。能使肝药酶活性增加或酶合成量增加、药物代谢加快的药物叫酶诱导剂（enzyme inducer），如苯巴比妥、苯妥英钠、利福平等；能使肝药酶活性降低或酶合成量减少、药物代谢减慢的药物称为酶抑制剂（enzyme inhibitor），如异烟肼、氯霉素、西咪替丁等。酶诱导剂一方面可使其自身代谢加快，效应下降，产生耐受性；另一方面也可使合用的其他药物代谢加快，药效降低，如苯巴比妥可加快抗凝血药双香豆素的代谢，使凝血酶原时间缩短。酶抑制剂可使药物自身或合用的其他药物代谢减慢，体内药物浓度升高，引起作用增强和不良反应增加，如氯霉素可抑制甲苯磺丁脲的代谢，导致后者降糖作用过强，引起低血糖。

3. 其他因素

肝脏血流量是影响肝脏药物清除率的重要因素之一，某些病理因素或药物可影响肝脏血流量而影响药物代谢速率。此外，环境因素、昼夜节律、生理因素等均可影响药物代谢。

四、排泄

药物及其代谢物自体内排出体外的过程称为排泄。肾脏是最主要的排泄器官，肺、汗腺和肠道也可排泄某些药物。

（一）肾脏排泄

1. 肾小球滤过与肾小管重吸收

血液中游离药物及其代谢产物可经肾小球滤过进入肾小管。随着原尿中水分的重吸收，肾小管腔内药物浓度逐渐升高，当超过血浆药物浓度时，极性小、脂溶性高的药物可通过简单扩散方式被重吸收进入血液循环，未被吸收的药物或代谢产物随尿液排出体外。药物在肾小管的重吸收受尿液酸碱度的影响，弱酸性药物在碱性尿液中重吸收减少，排泄加快，而弱碱性药物在酸性尿液中重吸收减少。临床常应用碳酸氢钠、氯化铵等药物调整体液及尿液的 pH，以促进弱酸或弱碱性药物经肾排泄，抢救药物过量引起的急性中毒患者。

2. 肾小管分泌

近曲小管细胞存在两种特异性转运通道，可分别将弱酸性药物和弱碱性药物分泌入肾小管，并随尿液排出体外。经同一转运通道排泄的药物间可产生竞争性抑制，通常分泌速度慢的药物可抑制分泌速度较快的药物排泄，如丙磺舒为弱酸性药物，通过酸性药物转运通道分泌，可竞争性抑制青霉素类抗生素的转运，使后者排泄减慢，血药浓度升高，药效增强。

（二）消化道排泄

部分药物及其代谢产物可由肝细胞分泌进入胆汁，并经胆总管排入小肠，然后随粪便排出体外。随胆汁排入小肠的药物可被水解为游离型，并被小肠上皮细胞重新吸收经门静脉进入肝脏，这一过程称为肝肠循环或肠肝循环（enterohepatic circulation）。肝肠循环可明显延长药物的血浆半衰期和作用持续时间，如阻断其肝肠循环，则半衰期和作用时间均明显缩短。如胆道引流患者应用有肝肠循环过程的药物（如洋地黄、氯霉素等）时，其血浆半衰期会明显缩短。

此外，药物可通过胃肠黏膜细胞脂质膜自血浆内以简单扩散方式排入胃肠腔内，位于肠上皮细胞膜上的 P-糖蛋白也可直接将药物及其代谢产物从血液内分泌排入肠道，随粪便排出体外。

（三）其他途径排泄

某些挥发性药物如吸入性麻醉药主要经肺排泄，肺功能是影响此类药物排泄的重要因素。脂溶性高或弱碱性药物（如吗啡、阿托品等）可由乳汁排泄，哺乳期女性应慎用相关药物。部分脂溶性药物可以简单扩散方式通过腺上皮细胞，由汗液、唾液、泪液等分泌排泄，如利福平经汗液、唾液排泄可引起体液呈红色；苯妥英钠可经唾液排泄刺激胶原组织增生，长期用药引起牙龈增生。

第三节　体内药量-时间关系

体内药量的经时变化过程是药学研究的中心问题。血浆药物浓度随时间的推移而发生变化的规律称为时量关系，以时间（t）为横坐标，血浆药物浓度（C）为纵坐标作图，可绘制出血药浓度-时间曲线，即时量曲线（time-concentration curve）。

一、单次给药的时量曲线

单次给药后体内药量的经时变化过程如图 3.1 所示。血管外给药时量曲线的上升段主要反映药物的吸收与分布过程，下降段主要反映药物的消除过程。药物吸收后达到的最高浓度称血浆峰浓度（peak concentration，C_{max}），达到峰浓度的时间称达峰时间（peak time，T_{max}）。静脉注射的时量曲线包括急速下降的以分布为主的分布相和缓慢下降的以消除为主的消除相。

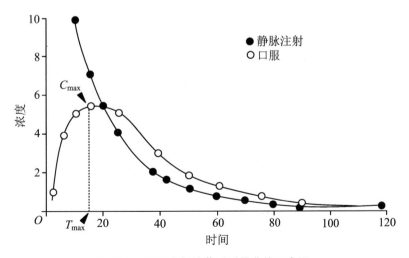

图 3.1　不同途径给药后时量曲线示意图

二、多次给药的时量曲线

药物的给药方案包括单次给药和多次给药两种。临床上仅少数药物,如镇痛药、麻醉药、诊断用药等,只需单次用药便能达预期疗效,多数需重复多次给药方能达预期血药浓度,并维持在有效治疗浓度范围内。重复多次给药后,体内药量蓄积逐渐增加。一定时间后,机体内药物进出平衡,此时体内药量和血药浓度在一定范围内波动,维持于稳定水平,此时的血药浓度称为稳态血药浓度(C_{ss})。C_{ss}的波动范围及其均值与药物的疗效和毒性密切相关,因而也成为制订和调整用药方案的理论基础(图3.2)。

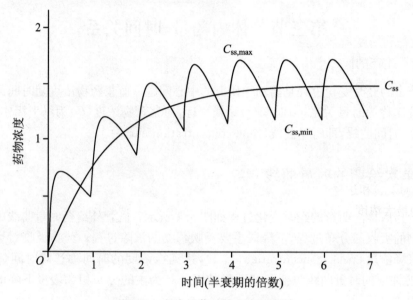

图3.2 多次给药时量曲线示意图

第四节 常用药动学参数及其意义

一、与吸收相关的药动学参数

(一)生物利用度

生物利用度(bioavailability, F)是经血管外途径给药后吸收进入全身血液循环的相对量和速度,是评价药物制剂被机体吸收利用程度的重要参数。生物利用度可用下式表示:

$$F = \frac{A}{D} \times 100\%$$

式中,A 为吸收进入血液循环的药物总量,D 为给药剂量。

生物利用度可分为绝对生物利用度和相对生物利用度。静脉注射时药物的生物利用度为 100%,若将血管外给药的时量曲线下面积(AUC)与静脉给药的 AUC 比较,则可得药物的绝对生物利用度:

$$F = \frac{AUC_{\text{血管外给药}}}{AUC_{\text{静脉给药}}} \times 100\%$$

若将某种药物的某一剂型作为标准制剂,该药物的不同剂型、不同药厂生产的同一剂型或同一药厂不同批次生产的同一剂型作为受试制剂,则采用同一血管外途径给药时,受试制剂的 AUC 占标准制剂 AUC 的百分比称为相对生物利用度,即

$$F = \frac{AUC_{\text{受试制剂}}}{AUC_{\text{标准制剂}}} \times 100\%$$

相对生物利用度是判定两种药物制剂是否具有生物等效性(bioequivalence)的重要依据。不同药厂生产的同一剂型的药物,甚至同一药厂不同批次生产的同一制剂,其生物利用度均可能出现较大差异,从而影响临床用药的安全性和有效性。

为了确保用药安全,药品出厂前必须进行生物利用度测定,但在实际工作中,难以测得药物实际吸收量 A。由于静脉用药可以完全吸收,所以可用静脉给药的 AUC 与口服用药的 AUC 比值表示该药口服的吸收程度。相对生物利用度是相对于标准制剂而言的。一种药物,其合格制剂的相对生物利用度应为 $100\% \pm 5\%$,而绝对生物利用度则因药物不同而异。

峰浓度($C_{\max}$)和达峰时间($T_{\max}$)反映药物的吸收程度和速度(图 3.3)。$C_{\max}$ 是药物吸收后能达到的最大浓度,理论上,$C_{\max}$ 应超过最低有效浓度(MEC),否则难以产生理想的药效;$C_{\max}$ 又必须低于最低中毒浓度(MTC),否则有可能产生毒性反应。$T_{\max}$ 指自用药开始至达到 $C_{\max}$ 所需的时间,$T_{\max}$ 短,药物显效快。药物的 $C_{\max}$ 和 $T_{\max}$ 取决于药物的吸收程度和吸收速率(K_a)。若药物吸收程度相同(AUC 相等),K_a 越大,$C_{\max}$ 就越高,$T_{\max}$ 越短。如图 3.3 所示,假定 A、B、C 三种制剂均 100% 吸收,若给药剂量相等,则三种制剂所得的 AUC 相等,但由于三种制剂 K_a 不等,时量曲线相差很大,产生的临床效果也完全不同。A 制剂 K_a 大,$C_{\max}$ 超出 MTC 水平,有可能产生毒性反应;C 制剂 K_a 过小,时量曲线始终处于 MEC 以下,难以发挥药效;B 制剂 K_a 适中,临床应用较为理想。

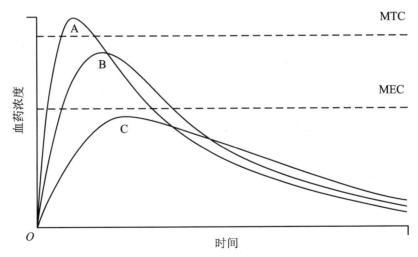

图 3.3 吸收速率对时量曲线的影响(吸收速率 A>B>C,AUC 相等)

二、与分布有关的药动学参数

（一）房室模型

药物分布于组织器官的特点各不相同，为了便于分析，常将转运速率相同或相近的组织器官归为一个房室（compartment），通过对不同房室的分析，便可近似了解药物在体内的经时变化规律，这种数学分析方法称为"房室模型"法。当然，这些房室并不具有真实的解剖学空间及生理学意义。

1. 一室模型

药物在体内各器官转运速率相近，分布迅速达到平衡，并且各组织器官中的药物浓度与血浆药物浓度呈同步衰减，此时，可将机体看成一个均匀的房室（图 3.4）。一室模型计算方便，临床上口服用药或多次用药体内药物已基本分布平衡时，可按一室模型计算药动学参数。

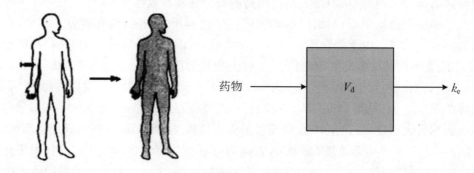

图 3.4　一室模型模式图

2. 二室模型

多数药物静脉注射给药时，宜用二室模型描述，即将血流丰富、药物能迅速达到动态平衡的组织器官归为中央室；将血流较少、药物达到动态平衡较慢的组织器官归为外周室。药物首先进入中央室，初始阶段，中央室的药物同时既向外周室分布，又可被代谢、排泄器官消除，所以血药浓度衰减很快，这一时相为"分布相"；当中央室与外周室药物浓度达到平衡后，药物浓度同步衰减，这一时相血浆药物浓度的衰减主要取决于消除，故称"消除相"。二室模型同时考虑药物的分布及消除过程，能比较精确地反映体内药物浓度的动态变化（图 3.5）。

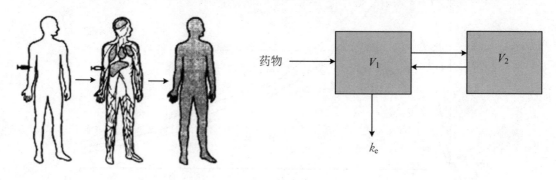

图 3.5　二室模型模式图

静脉麻醉药物由于其本身理化性质的特点,单次用药后其体内转运特点符合三室及以上模型。一般而言,三室以上模型理论意义较大,实践中较少应用。

(二) 表观分布容积

表观分布容积(apparent volume of distribution,V_d)是指当血浆和组织内药物分布达到平衡时,体内药物按血浆药物浓度在体内分布所需的体液容积,可用下式表示:

$$V_d = \frac{A}{C_0}$$

式中,A 为体内药物总量,C_0 为药物分布达到平衡时的血浆药物浓度。由于药物在体内并非均匀分布,因此 V_d 不是生理性容积空间,而只是一个表观数值,根据 V_d 的大小可以推测药物在体内的分布情况。药物的分布容积主要取决于药物本身的理化性质。同一个体,不同药物的分布容积可有很大差异,但同一药物在不同个体其 V_d 大致相近。V_d 对临床用药剂量调整具有重要意义。一般情况下,药物的 V_d 相对稳定,因此由文献查得 V_d 后,可根据有效治疗浓度计算出所需用药剂量,也可由用药剂量推算出可能达到的血药浓度。

三、与消除有关的药动学参数

(一) 消除动力学

药物的代谢和排泄过程合称为消除。药物消除动力学主要研究体内药物消除的经时变化特点和规律。根据体内药物消除速率与药量(或浓度)的关系,药物消除动力学可分为一级消除动力学、零级消除动力学和混合消除动力学三种类型。

1. 一级消除动力学

也叫恒比消除,是体内药物始终按恒定比例消除,其单位时间内消除的药量与血药浓度呈正比。微分方程为

$$\frac{dC}{dt} = -k_e C^1$$

积分得

$$C_t = C_0 e^{-k_e t}$$

取自然对数

$$\ln C_t = \ln C_0 - k_e t$$

式中,k_e 是一级消除速率常数,C_t 是 t 时间的血药浓度,t 是时间。呈一级动力学消除的药物,其体内血药浓度变化与时间呈指数关系,血药浓度对数值与时间呈直线关系(图3.6)。由于体内药物浓度不断变化,所以单位时间内消除的药量亦不断改变,药物浓度高时消除量多,药物浓度低时消除量少。大多数药物体内消除符合一级动力学过程。

2. 零级消除动力学

也叫恒量消除,是药物在体内以恒定的速率消除,即不论血药浓度高低,单位时间内消除的药量不变。其血药浓度变化的微分方程为

$$\frac{dC}{dt} = -k_e C^0$$

将上式积分得

$$C_t = C_0 - k_e t$$

式中，k_e 是零级消除速率常数，C_t 是 t 时间的血药浓度，t 是时间。以 t 为横坐标，C 为纵坐标作图呈一直线（图 3.6）。按零级动力学消除的药物，在单位时间内机体消除的药量为一定值。一些药物超大剂量给药时，体内药量远大于酶及其他消除机制的限量，此时即有可能出现零级动力学消除。

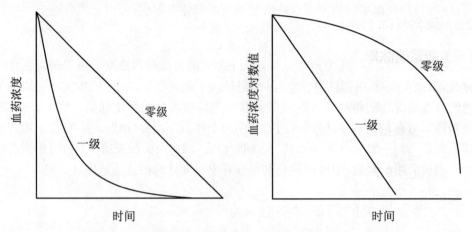

图 3.6　一级动力学消除和零级消除动力学药物的 C‑t 曲线

左图为常规坐标轴，右图为半对数坐标轴

3. 混合消除动力学

某些药物当给药剂量过大，超过机体最大消除能力时，可表现为混合动力学消除，即开始时机体以最大消除能力按零级动力学消除，当体内药量消除到一定程度时又转为按一级动力学消除，如苯妥英钠、水杨酸、乙醇等。药物的混合消除动力学与药物代谢限速酶或载体有关。当血药浓度超出酶或载体最大能力时，机体对该药消除已达极限，药物按恒量消除；当血药浓度降到低于消除极限后，药物按恒比消除。混合消除动力学过程可用米‑曼（Michaelis-Menten）方程式表述：

$$\frac{dC}{dt} = -\frac{V_{\max} C}{K_m + C}$$

式中，$V_{\max}$ 为最大消除速率，K_m 为米‑曼常数，是在 50% 最大消除速率时的药物浓度，C 为药物浓度。当 $K_m \gg C$ 时，即机体对药物的消除能力远大于体内药量时，C 可以忽略不计，此时 $\frac{dC}{dt} = -\frac{V_{\max} C}{K_m}$，令 $\frac{V_{\max}}{K_m} = K_e$，即为一级动力学消除。当 $C \gg K_m$，即体内药量超过了机体最大消除能力时，K_m 可以忽略不计，此时 $\frac{dC}{dt} = -V_{\max}$，表明体内消除药物的能力达到饱和，机体以最大能力消除，即为零级消除动力学过程。

（二）消除半衰期

呈一级消除的药物其血药浓度下降一半所需要的时间称为消除半衰期（$t_{1/2}$）。

由公式 $C_t = C_0 e^{-k_e t}$ 可知，当 C_t 为 C_0 一半时，即

$$\frac{C_0}{2} = C_0 e^{-k_e t_{1/2}}$$

$$t_{1/2} = \frac{\ln 2}{k_e} = \frac{0.693}{k_e}$$

可见,呈一级动力学消除的药物,其 $t_{1/2}$ 为恒定值,与血药浓度高低无关。但是,零级动力学消除的药物,单位时间内药物消除量与药物浓度高低无关,血药浓度越高,消除一半的时间越长。因此,药物按零级动力学消除时不存在恒定的半衰期。

呈一级动力学消除的药物,其体内药物消除与其半衰期相关,不难证明,用药一个 $t_{1/2}$ 后,药物消除 50%;3.32 个 $t_{1/2}$ 后,药物消除 90%;6.64 个 $t_{1/2}$ 后,药物消除 99%。

(三)血浆清除率

血浆清除率(plasma clearance,CL)是机体消除药物速率的另一种表达方式,指机体单位时间内能将多少容积血浆中的药物消除,常以血浆容积表示,单位为 L·h^{-1} 或 L·kg^{-1}·h^{-1}。呈一级消除一室模型药物的清除率:

$$CL = V_d \times k_e$$

CL 在数值上等于分布容积与消除速率常数的乘积,它不能直接反映药物的 $t_{1/2}$,却能反映患者的肝肾功能,CL 是药物肝肾清除率的总和,肝肾功能不佳时,CL 下降。

第五节　用药剂量的设计与优化

一、多次给药的稳态血药浓度

临床药物治疗常采用多次给药。重复多次给药后,体内药量逐渐增加。一定时间后,机体内药物进出平衡,此时体内药量和血药浓度呈水平波动,维持于稳定水平,此时的血药浓度称为稳态血药浓度(C_{ss})。

多次给药达 C_{ss} 的时间取决于药物的 $t_{1/2}$。一般来说,在给药剂量和给药间隔时间不变时,经 4~5 个 $t_{1/2}$ 可分别达到稳态血药浓度的 94% 和 97%。提高给药频率或增加给药剂量均不能使稳态血药浓度提前达到,而只能改变体内药物总量(即提高稳态浓度水平)或峰浓度与谷浓度之差。

二、给药剂量与给药间隔的确定

设给药后预期达到血药浓度为 C_{ss},给予维持 C_{ss} 所需的药量即为给药剂量,又称维持量(maintenance dose,D_m),可按以下公式计算:

$$D_m = \frac{CL \cdot C_{ss} \cdot \tau}{F}$$

式中,F 为生物利用度,CL 为血浆清除率,τ 为给药间隔。血管内给药时,$F=1$。因此,根据 F 和 CL 等参数,即可计算出维持剂量 D_m 与给药间隔 τ 的关系。确定其中一个,便可计算另一变量值。

三、首次剂量的确定

若按维持量、间隔 1 个 $t_{1/2}$ 给药,则需经过 4～5 个 $t_{1/2}$ 才能基本达到稳态血药浓度,尤其当药物 $t_{1/2}$ 较长时,血药浓度需很长时间方能达到稳态。为迅速达到稳态血药浓度,及时控制病情,临床多采用负荷量(loading dose)给药法。所谓负荷量是指首次剂量加大,使血药浓度快速达到较高水平,然后再给予维持量,将血药浓度维持于稳态水平。当采用口服给药、给药间隔时间为 1 个 $t_{1/2}$ 时,负荷量可采用首剂加倍。若静脉滴注给药,可静推 1.44 倍第 1 个 $t_{1/2}$ 的静滴量作为负荷量。

采用负荷量给药也有明显的缺点:① 对于特别敏感的患者,血药浓度的突然升高可能引发严重不良反应;② 对于 $t_{1/2}$ 过长的药物,负荷量给药产生的过高血药浓度需很长时间才能下降到合适水平;③ 对于作用剧烈或安全性较低的药物,采用血管内给予负荷量时,容易在和血浆浓度迅速达到平衡的部位产生毒性作用。

四、用药方案的个体化与调整优化

药动学参数存在个体差异,制定用药方案时除根据已知药动学参数外,尚需根据患者的体质、病情及药效反应情况来选择合适的治疗剂量,称为剂量个体化。用药过程中,还应根据疗效的呈现、症状的改善、病情的变化及血药浓度的监测,进行用药剂量的调整优化。

临床用药监测调整通常是实测第 2 次和第 3 次给药前的存留浓度,与预期血药浓度相比,若实测浓度大于预期浓度,则提示患者消除较慢,应减少每日总量(延长给药间隔或减小每次量),反之则提示患者消除过快或吸收不良,应酌情增加每日总量。下式可供调整时参考:

$$应给剂量 = 原来剂量 \times \frac{预期药浓低限(C_{ss,min})}{测算的药浓(C_T)}$$

$$C_T = \frac{C_1^2}{2C_1 - C_2}$$

式中剂量为每次量,C_1 是第 2 次给药前存留浓度,C_2 是第 3 次给药前存留浓度。

(汪五三　宋建国)

第四章　影响药物作用的因素

药物的效应是药物与机体相互作用的综合结果,许多因素都可能干扰或影响这个过程,使药物的效应发生变化。影响药物作用的因素主要有药物和机体两个方面。在临床药物治疗过程中,为了充分发挥药物疗效,减少或避免不良反应,应综合考虑各方面因素,选择合适的药物和剂量,做到用药个体化。护理人员了解和掌握影响药物作用的各种因素,对做好用药护理、提高医疗质量具有重要意义。

第一节　药物方面的因素

一、药物剂型及给药途径

药物可根据自身特点和临床需要制成多种剂型,并通过不同途径给药,如供口服的片剂、胶囊剂、口服液等,供注射用的溶液剂、乳剂等。同一药物制成不同剂型、通过不同给药途径给药,其吸收速率、生物利用度不同,药效也会产生差异。通常情况下,注射给药较口服吸收快,尤其是静脉注射,药物可迅速到达作用部位,因而起效快,作用显著。注射剂中水溶液较油剂和混悬剂更易吸收,起效更快。口服制剂中的溶液剂较片剂和胶囊剂容易吸收,起效更快。将半衰期短、临床需要频繁给药的药物制成缓释制剂,延缓药物的释放速率,可明显减少给药次数,降低药物进入血液循环的速率,减少普通剂型给药所表现的血药浓度"峰谷"波动现象,提高药物的安全性和有效性。控释制剂通过控释衣膜定时、定量、匀速地向外释放药物,使血药浓度恒定,无"峰谷"现象,可更好地发挥药物的治疗作用。

药物通过不同途径给药,除引起药效强弱差异外,有时还可产生不同性质的药理作用。如硫酸镁口服给药具有导泻和利胆作用,而注射给药则具有抗惊厥作用。利多卡因静脉给药具有抗心律失常作用,而局部注射或黏膜涂抹则具有局部麻醉作用。

二、用药剂量

药物剂量不同,产生的效应也有差异。在一定范围内,药物的效应与用药剂量成正比,剂量越大,体内药物浓度越高,药物效应也就越强。但也有少数药物,随着剂量变化,会产生不同性质的作用,如小剂量阿司匹林(50~100 mg/d)具有抑制血小板的作用,用于防治缺血性心脏病、脑缺血病等的血栓形成,而常规剂量阿司匹林(1~2 g/d)具有解热、镇痛作用,用于发热及轻、中度疼痛。因此,临床用药时,应严格把握用药剂量,并根据药效及不良反应适当调整剂量,以便更好地发挥药物的治疗作用。

三、用药时间

相同剂型和剂量的同一药物在不同时间给药,其效应会发生改变,因此临床应根据药物自身特性及用药目的等确定适宜的给药时间,如胃肠动力药、胃肠解痉药、利胆药等宜饭前服用,驱虫药、盐类泻下药宜空腹服用,对胃刺激性大的药物宜饭后服用。

给药时间影响药物效应的另一方面是昼夜节律的影响,这是时辰药理学(chronopharmacology)的主要研究内容之一。在生物钟调控下,机体生理功能和代谢状态均有生物周期性,如基础代谢、体温及血压变化、激素分泌及酶活性等均有昼夜节律性。这种节律性变化改变了药物在体内的药动学和药效学特点,致使药物的生物利用度、血药浓度、代谢和排泄及药物效应等也呈昼夜节律性变化。因此,准确把握药物体内过程及药物效应昼夜节律特点,选择科学合理的给药时间,可有效提高药物疗效,减少不良反应的发生。如吗啡于21:00给药镇痛作用最强,而15:00给药镇痛作用最弱。人体糖皮质激素的分泌具有明显的昼夜节律,早晨8:00左右分泌水平最高,24:00分泌水平最低。因此,对于糖皮质激素类药物,将全天剂量于早晨7~8时一次服用,可显著降低因负反馈引起的不良反应。依据时辰药理学原理制订的择时用药方案,将为临床安全合理用药提供新途径。

四、联合用药及药物相互作用

两种或两种以上药物同时或相继使用时,药物之间可发生相互影响,使药物的体内过程或机体对药物的反应性发生变化,从而导致药物的效应或毒性发生改变,称为药物相互作用(drug interaction)。药物相互作用的结果包括两种情况:一种是药物作用增强,即药效增强和不良反应增加;另一种是药物作用减弱,包括药效减弱和不良反应减少。根据其发生机制,药物相互作用可分为三类。

(一)药剂学相互作用

指合用的药物制剂之间发生直接的物理、化学反应,导致药物在体外容器中出现沉淀、浑浊或变色等反应,也称为配伍禁忌。如20%磺胺嘧啶钠注射液(pH 9.5~11.0)与10%葡萄糖注射液(pH 3.2~5.5)混合,可致溶液pH降低,磺胺嘧啶结晶析出,若进入微血管,可引起栓塞,导致周围循环衰竭。

(二)药动学相互作用

指合用的药物之间通过影响吸收、分布、代谢和排泄过程,改变药物在作用部位的浓度,从而影响药效和不良反应。如阿托品可抑制胃排空,影响合用的对乙酰氨基酚的吸收,导致起效延迟。水杨酸类与甲苯磺丁脲合用,由于相互竞争血浆蛋白结合,可致游离甲苯磺丁脲浓度升高,降糖作用过强,出现低血糖。氯霉素为肝药酶抑制剂,可使同用的双香豆素代谢减慢,血药浓度升高,抗凝作用过强,引发出血倾向。经肾小管分泌排泄的丙磺舒可竞争性抑制青霉素类药物的分泌排泄,延长药物半衰期,增强其抗菌作用。

(三) 药效学相互作用

药效学相互作用是指作用于同一受体或生理系统的药物间产生的协同作用(synergism)或拮抗作用(antagonism),这类相互作用对药物的药动学过程和血药浓度无明显影响。如氯丙嗪可增强乙醇、镇静催眠药、镇痛药等的中枢抑制作用,呋塞米与氨基糖苷类合用可使耳毒性增加,沙丁胺醇舒张支气管作用可被 β 受体阻断药普萘洛尔所拮抗。

第二节　机体方面的因素

一、年龄

年龄是影响药物效应的主要因素之一,不同年龄段的患者,机体解剖生理特点和生化功能存在差异,药物的药动学过程及机体对药物的敏感性也会有所不同,从而导致药物效应产生差异。临床用药中尤其需要重视的是儿童和老年人,因其生理功能特点与普通成年人存在着很大差别,会明显影响药物效应的发挥。

(一) 儿童

儿童时期,机体器官发育尚未完全成熟,各种生理生化功能及自身调节能力尚不完善,对多种药物的反应性和敏感性与成年人存在显著差异。

(1) 婴幼儿肝、肾功能发育尚不完善,对药物代谢和排泄较慢,如新生儿肝脏缺乏尿苷二磷酸葡萄糖醛酸转移酶,对氯霉素解毒能力差,药物剂量过大可致灰婴综合征,出现循环衰竭、呼吸困难、进行性血压下降及发绀等。

(2) 婴幼儿血脑屏障发育不完善,对中枢神经系统抑制药地西泮、麻醉剂、阿片类镇痛药等高度敏感,极易导致呼吸中枢抑制。

(3) 儿童新陈代谢旺盛,体液所占比例大,可影响药物分布容积和药物效应强度,尤其对影响水盐代谢或酸碱平衡的药物敏感,如应用利尿剂极易导致低钠或低钾血症。

(4) 婴幼儿血浆蛋白含量较低,结合药物能力较弱,多种药物如水杨酸类、磺胺类、维生素 K 等能与胆红素竞争血浆蛋白结合部位,使血浆游离胆红素浓度升高,加之肝脏葡萄糖醛酸结合能力较低和血脑屏障发育不完善,易引起胆红素脑病。

(5) 婴幼儿胃酸浓度偏低,胃酶活性较低,口服某些易受胃酸、胃酶影响的药物时,其生物利用度高于成年人,血药浓度也明显偏高。儿童皮肤娇嫩,血运丰富,药物容易透皮吸收,皮肤破损时吸收量更多,应慎用皮肤外用药物。

（二）老年人

随着年龄增长,老年人机体生理功能逐渐减退,对药物的处置及敏感性也发生明显改变,同时老年人常并发多种疾病,联合用药种类增多,药物相互作用发生率也明显增加。

（1）老年人胃肠道吸收功能减退。由于胃黏膜萎缩、胃酸分泌减少、胃肠血流量下降及胃肠运动减弱,老年人对口服药物吸收速率减慢,吸收量减少,一方面可引起药物效应减弱,另一方面导致胃肠道局部不良反应增加。

（2）老年人肝肾功能明显减退,药物消除速率下降。老年人肝脏重量减轻,功能性肝细胞数量减少,药物代谢明显减慢,同时肾功能也明显减退,肾小球数量、肾血流量、肾小球滤过率及肾小管的分泌能力下降。这些因素导致老年人对药物的消除速率明显下降,药物半衰期延长,临床用药时易引起药物蓄积,应适当减少剂量。

（3）机体组成成分明显改变。脂肪组织增加,地西泮等脂溶性药物分布容积增大,在体内滞留时间延长;细胞外液减少,地高辛、吗啡等水溶性药物分布容积减小,血药浓度增高,不良反应增加。血浆清蛋白含量下降,华法林、地西泮等血浆蛋白结合率高的药物游离浓度增加,药效增强,易引起严重不良反应。

（4）合用药物种类增多,不良反应风险升高。老年人常身患多种疾病,同时使用的药物种类增加,药物相互作用发生率明显升高。因此临床用药时应详细询问病史和用药情况,适当调整药物剂量,密切观察药物效应和不良反应,确保用药安全、有效。

（5）老年人对药物的敏感性发生改变。老年人肝脏功能减弱,凝血因子合成减少,同时维生素 K 吸收减少,加之血管病理改变增加,使用抗凝血药时发生自发性内出血的风险增加;老年人因中枢神经功能减退,对抗精神分裂症药、抗抑郁药等中枢抑制药物特别敏感;老年人维持水电解质平衡的功能减弱,对利尿药敏感性增强。因此,临床用药时应充分考虑老年人的生理、病理特点,合理调整药物剂量,以充分发挥药物疗效,减少不良反应。

二、性别

性别不同,药物的药动学和药效学特点也存在差异,从而影响药物效应。如女性体重一般小于男性,女性使用较小剂量即可达到与男性使用较大剂量同等的药物效应,因此使用治疗指数低的药物时,女性应适当减小剂量;女性体脂率一般高于男性,脂溶性药物在体内存留时间及药效持续时间延长,如镇静催眠药唑吡坦在女性体内的作用时间及强度明显高于男性;女性胃酸分泌较男性低,对于需要在酸性环境下吸收的药物如抗真菌药酮康唑,其吸收量及药物效应低于男性;女性的某些肝药酶活性显著低于男性,对药物的代谢明显慢于男性,如使用相同剂量的美托洛尔,女性的血药浓度显著高于男性,而心率和血压下降更明显,其原因是女性美托洛尔相关代谢酶 CYP2D6 的活性低于男性。

此外,女性在某些特殊生理时期对药物的反应性也会有所不同,甚至会受到药物影响,发生严重不良反应。如女性在月经期使用抗凝血药可能影响机体凝血功能,引起大出血,应避免使用;绝大多数药物可自由通过胎盘屏障,在妊娠期使用有致畸作用的药物或可影响母体的药物均可影响胎儿正常发育,应禁用;脂溶性高的药物如地西泮等可通过乳汁分泌,对哺乳期新生儿或婴儿造成不良影响,应谨慎使用。

三、遗传因素

不同种族或同一种族的不同个体对同一药物的反应会有所差异,该现象称为种族差异(racial difference)或个体差异(individual variation)。造成这种差异的原因包括遗传因素、内外环境改变、机体生理病理状态等,其中遗传因素是造成药物效应个体或种族差异的最主要原因。基因是药物代谢酶、药物转运蛋白及药物受体活性及数量的决定因素,直接影响药物的药动学过程及药效学特点。

(一)遗传多态性

遗传多态性(genetic polymorphism)也称为基因多态性,是指在同一生物群体中,某个基因座上存在两种或两种以上基因型(genotype)或等位基因(allele),并由此产生多种表型,其发生机制是基因突变。表型是生物体个别或少数性状以至全部性状的表现,是基因型和环境条件共同作用的结果,环境因素是基因型得以发育其表型的必要条件。遗传多态性导致的药物代谢酶、药物转运蛋白及受体活性差异,是药物效应个体或种族差异的主要原因。迄今已发现数百种与药效相关的遗传多态性,并形成了药理学的新分支——遗传药理学(genetic pharmacology)。如 N-乙酰基转移酶(N-acetyltransferase,NAT)是体内Ⅱ相反应乙酰化的催化酶,参与多种药物的代谢过程,其活性在人群中呈多态性分布,具有明显的个体和种族差异。根据 NAT 活性大小,可将人群分为快代谢型者和慢代谢型者,在亚洲人中慢代谢型者占 $10\%\sim30\%$,而在白种人中慢代谢型者占 $50\%\sim60\%$。这种基因多态性通过影响药物代谢而影响药物疗效和不良反应,如异烟肼在快乙酰化型患者中肝脏毒性发生率高,而在慢乙酰化型患者中易引起多发性神经炎。

(二)种族差异

种族因素对药物效应的影响包括遗传和环境两方面。不同种族具有不同的遗传背景,其体内药物代谢酶活性及药物受体敏感性等可能均存在差异,从而引起药物效应的不同。长期生活环境和饮食习惯等也会对药物代谢酶和作用靶点的敏感性产生影响,产生药物效应的种族差异。如中国人体内乙醛脱氢酶活性明显低于欧美白种人,导致中国人对乙醇的耐受力明显低于白种人,服用等量乙醇后更容易出现面红、心悸等反应;不同种族对普萘洛尔的心血管反应敏感性不同,中国人最高,白种人次之,黑种人敏感性最低。因此,新药研发、药品临床试验及临床用药等均应充分考虑药物效应的种族差异,确保用药安全有效。

(三)特异质反应

特异质反应指少数患者对某些药物的反应特别敏感,常规剂量即可引起特别强烈的反应,但反应性质与药物本身的药理作用基本一致。发生特异质反应的根本原因是遗传异常,如极少数患者由于血浆中假性胆碱酯酶活性低下,在使用骨骼肌松弛药琥珀胆碱时可引起呼吸肌麻痹,出现窒息;个别患者由于红细胞内缺乏葡萄糖-6-磷酸脱氢酶(G-6-PD),在使用伯氨喹、磺胺类等药物时可引起溶血,导致严重贫血。

四、病理状态

疾病引起的病理生理学改变可从多个环节影响药物的药动学及药效学,使患者对药物的反应发生改变。肝脏和肾脏是药物消除的主要器官,肝肾功能减退,会显著延长药物半衰期,血药浓度升高,如慢性或严重肝脏疾病时,肝脏有效血流量降低,可使普萘洛尔等药物首过消除减少,血药浓度升高。低蛋白血症或肝脏疾病患者,由于血浆清蛋白水平降低,在使用华法林等药物时,游离药物浓度增加,可致严重出血倾向。治疗量强心苷对正常心输出量无明显影响,但能使心力衰竭患者心输出量明显增加。

五、心理因素

药物的疗效并非完全取决于药物本身,患者的心理因素也可对药物疗效产生明显影响。因此,使用安慰剂(placebo)对照是药物临床试验的基本原则之一,以排除心理因素的影响,科学、客观地评价药效。所谓安慰剂,是指由本身没有药理活性的中性物质如淀粉等制成的外形似药的制剂,由安慰剂产生的效应称为安慰剂效应(placebo effect),即患者在不知情的情况下服用完全没有药效的安慰剂,但由于相信或预料治疗有效,从而使疾病症状得到缓解的现象。安慰剂效应是一种潜意识的自我暗示,对于疼痛、高血压及焦虑症、强迫症等精神障碍的"疗效"尤为明显。此外,患者的精神状态也可影响药物疗效。患者若能以乐观态度对待疾病,不但可以减轻对疾病痛苦的主观感受,也能增强对疾病的抗御能力和药物的作用。相反,如果患者悲观失望,则会极大降低药物的疗效。因此在临床治疗时,医护人员应给予患者积极引导,使其树立战胜疾病的信心,以充分发挥药物的疗效。

六、长期用药引起的机体反应性变化

长期反复用药,机体(包括病原体)对药物的反应会发生改变,表现为机体对药物产生耐受性、耐药性和依赖性,突然停药还可发生停药综合征。

(一) 耐受性和耐药性

耐受性(tolerance)是指长期用药机体对药物的敏感性降低,需增加剂量才能达到原来效应的现象。如长期服用镇静催眠药地西泮后,药物的催眠效果逐渐减弱,需加大剂量才能使患者入睡。部分药物如麻黄碱,在应用少数几次后即可产生耐受性,称为急性耐受性或快速耐受性(acute tolerance,tachyphylaxis)。某些情况下,当机体对一种药物产生耐受性后,会对其他同类药物均产生耐受性,称为交叉耐受性(cross tolerance)。药物产生耐受性的机制包括受体脱敏、肝药酶诱导、作用底物耗竭等。

耐药性(drug resistance)指病原体或肿瘤细胞对反复应用的化疗药物敏感性降低,也叫抗药性。耐药性产生机制包括病原体产生抗菌药物灭活酶、改变胞膜通透性、改变靶位结构和代谢过程、增加药物外排等,尤其是在药物剂量、疗程不足时,更易产生耐药性。合理应用化疗药物是减少病原体产生耐药性的根本措施之一。

（二）依赖性和停药综合征

依赖性（dependence），也称成瘾性（addiction），指长期应用某种药物后，机体对药物产生了生理性或精神性的依赖和需求，停止用药可导致机体的不适和/或心理上的渴求。依赖性可分为生理依赖性（physiological dependence）和精神依赖性（psychological dependence）。生理依赖性也称躯体依赖性（physical dependence），指机体对药物产生了适应性改变，一旦停药则产生难以忍受的不适症状，轻者出现兴奋、烦躁、失眠、流泪、流涕、出汗、呕吐，重者可致抽搐、虚脱和意识障碍等，称为停药综合征或戒断症状（withdrawal syndrome）。精神依赖性也称心理依赖性，指对药物产生精神意识上的渴求，以获得服药后的特殊愉悦感，停药后一般仅表现为主观不适，不会出现严重的戒断症状和体征。

（宋　珏　宋建国）

第五章　传出神经系统药理概论

　　神经系统(nervous system)是机体对生理功能活动起主导调节作用的系统,可分为中枢神经系统(central nervous system)和外周神经系统(peripheral nervous system),前者包括脑和脊髓,后者包括与脑相连的脑神经和与脊髓相连的脊神经。外周神经系统根据其功能可分为传入神经和传出神经两类。

第一节　概　　述

　　传出神经系统包括自主神经系统(autonomic nervous system)和运动神经系统(somatic motor nervous system)两部分,前者又分为交感神经(sympathetic nervous system)和副交感神经(parasympathetic nervous system)两类,主要支配内脏平滑肌、心肌和腺体等,其活动为非随意性的,如血管舒缩、腺体分泌等;后者支配骨骼肌,通常为随意运动,如四肢运动、呼吸等。自主神经自脊髓或脑干发出后,在神经节内更换神经元到达效应器,因此,交感神经和副交感神经大多有节前纤维和节后纤维之分(图5.1)。运动神经自中枢发出后,不更换神经元,直接到达效应器,支配骨骼肌运动。

　　除上述分类法外,传出神经系统还可根据其末梢释放的神经递质分为胆碱能神经(cholinergic nerve)和去甲肾上腺素能神经(noradrenergic system)两类,前者释放乙酰胆碱,后者释放去甲肾上腺素。胆碱能神经包括全部交感神经和副交感神经节前纤维、运动神经、全部副交感神经节后纤维和极少数交感神经节后纤维(支配汗腺分泌和骨骼肌血管舒张的神经),而去甲肾上腺素能神经则包括几乎全部交感神经节后纤维(图5.2)。

　　通常情况下,机体的多数器官接受交感神经和副交感神经的双重支配,两类神经兴奋时所产生的效应常相互拮抗,两者保持协调平衡,共同维持机体的正常功能。作用于传出神经系统的药物主要通过影响神经递质的合成、贮存、释放和代谢过程或直接与受体结合而产生拟似或拮抗传出神经系统功能的效应,因此,熟悉传出神经系统解剖生理学特点,对于理解和掌握传出神经系统药物具有重要意义。

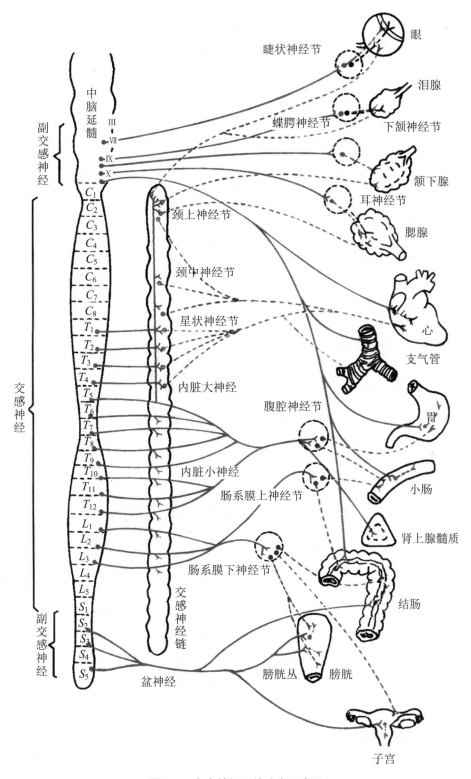

图 5.1 自主神经系统分布示意图

实线：节前纤维；虚线：节后纤维

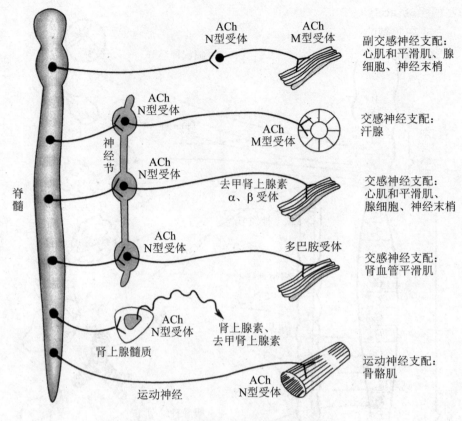

图 5.2　传出神经系统受体分类模式图

第二节　传出神经系统的递质和受体

突触（synapse）是神经元与神经元之间或神经元与效应细胞（肌细胞、腺细胞等）之间一种特殊的细胞连接，是神经元之间联系和进行生理活动的关键性结构。根据突触内信息传递方式的不同，可将突触分为化学突触（chemical synapse）和电突触（electrical synapse）两类，一般所说突触多指化学突触，由突触前膜、突触后膜和突触间隙三部分组成。递质（transmitter）是在突触中起信息传递作用的特定化学物质，主要由突触前神经元合成，并储存于神经末梢的囊泡内，在信息传递过程中由突触前膜释放到突触间隙，并与突触后膜或前膜上的特异性受体结合，产生相应生物学效应。

一、传出神经系统递质

（一）递质的生物合成与贮存

传出神经系统的递质主要有乙酰胆碱和去甲肾上腺素等。

1. 乙酰胆碱(acetylcholine, ACh)

ACh 主要在胆碱能神经末梢合成,少量在胞体内合成。合成 ACh 的原料是胆碱和乙酰辅酶 A,两者在胆碱乙酰化酶催化下合成 ACh。ACh 合成后,在囊泡 ACh 转运体作用下进入囊泡并与三磷酸腺苷(ATP)和囊泡蛋白结合而贮存于囊泡中,每个囊泡贮存 1000～50000 个 ACh 分子(图 5.3)。

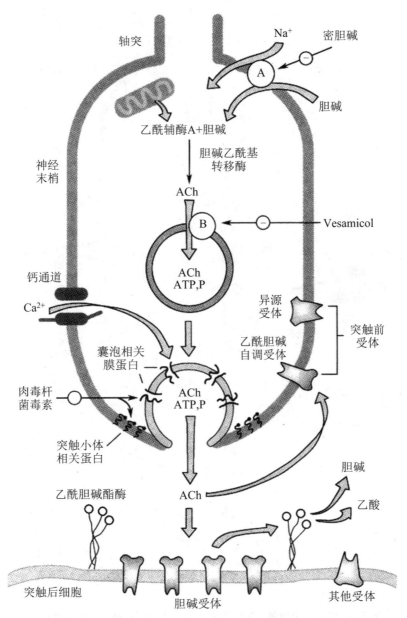

图 5.3　胆碱能神经末梢递质合成、贮存、释放和代谢示意图
ACh:乙酰胆碱;A:钠依赖性载体;B:乙酰胆碱载体;ATP:三磷酸腺苷;P:多肽

2. 去甲肾上腺素(noradrenaline, NA 或 norepinephrine, NE)

NA 主要在去甲肾上腺素能神经末梢合成。血液中酪氨酸(tyrosine)经钠依赖性转运体进入神经末梢后,在酪氨酸羟化酶作用下生成多巴,再经多巴脱羧酶催化生成多巴胺

(dopamine,DA),后者通过囊泡壁上特异性转运体进入囊泡,经多巴胺 β-羟化酶催化生成 NA 并与 ATP 和嗜铬颗粒蛋白结合,贮存于囊泡中,每个囊泡贮存约 10000 个去甲肾上腺素分子(图 5.4)。在 NA 的合成过程中,酪氨酸羟化酶是限速酶,其活性受胞浆内 DA 或 NA 浓度的反馈调节。

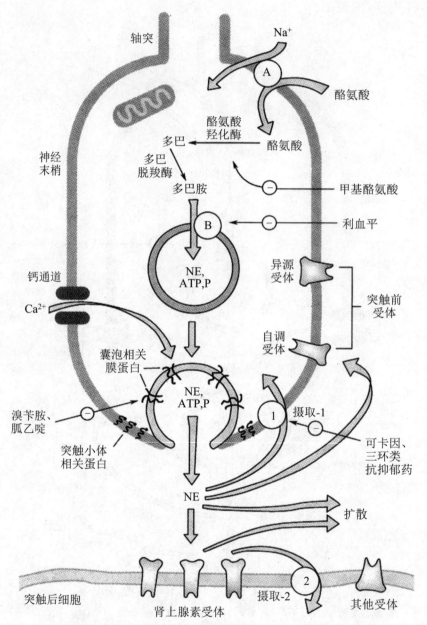

图 5.4 去甲肾上腺素能神经末梢递质合成、贮存、释放和代谢示意图
NE:去甲肾上腺素;ATP:三磷酸腺苷;P:多肽

(二)递质的释放

贮存于神经末梢囊泡内的递质排出到突触间隙的过程称为递质释放。神经递质的释放具有以下特点：

1. 胞裂外排(exocytosis)

当神经冲动传至神经末梢时,膜上 Ca^{2+} 通道开放,胞外 Ca^{2+} 进入神经末梢,促使囊泡向突触前膜移动并与突触前膜融合,继而融合处形成裂孔,囊泡内贮存的递质和其他内容物释放至突触间隙(图 5.5)。

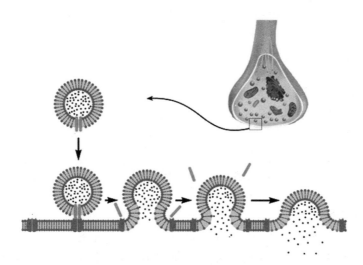

图 5.5 神经递质胞裂外排示意图

2. 量子化释放(quantal release)

量子化释放学说认为,囊泡是神经末梢释放递质的最小单元。每一个"量子"相当于一个囊泡的释放量,一个"量子"释放不引起动作电位,数百个"量子"同时释放才引起动作电位并产生效应。在哺乳动物的骨骼肌和平滑肌细胞可记录到终板电位,这是由于静息状态下有少数囊泡释放 ACh 所致,但由于幅度较小,不引起动作电位。当神经冲动传至末梢时,300 个以上囊泡同时释放,大量 ACh 可引发动作电位而产生效应。

3. 其他释放机制

交感神经末梢在静息时也可有微量 NA 从囊泡内溢出,但由于溢流量少,一般不产生效应。某些药物如麻黄碱、间羟胺等除可直接激动肾上腺素受体外,还可被交感神经末梢摄取并贮存于囊泡,进而将囊泡内贮存的 NA 置换出来并与相应受体结合而产生效应。

(三) 递质作用的消失

释放到突触间隙的递质与突触后膜或前膜的受体结合并产生效应后,即迅速失活,作用随之消失。

ACh 的失活主要依赖于突触间隙中乙酰胆碱酯酶(acetylcholinesterase,AChE)的水解。AChE 水解 ACh 的效率极高,一分子 AChE 可在 1 min 内水解 10^5 分子的 ACh。ACh 水解产物为胆碱和乙酸,大部分胆碱可被神经末梢摄取,用于重新合成 ACh。此外,少量 ACh 可从突触间隙扩散进入血液,继而被血液中假性胆碱酯酶水解。

NA 的失活主要依赖于神经末梢的摄取。释放到突触间隙的 NA 有 $75\% \sim 90\%$ 被神经末梢重新摄取,此为摄取-1(uptake-1),也称为神经摄取(neuronal uptake)。摄取-1 为主动转运,由位于突触前膜的一种特殊转运蛋白进行。摄取进入神经末梢的 NA 可进一步转运进入囊泡中贮存,少量未进入囊泡的 NA 可被胞质中线粒体膜上的单胺氧化酶(monoamine oxidase,MAO)代谢。目前已克隆出多种特异性较高的突触前膜单胺类转运蛋白,如 NA、多巴胺、5-羟色胺转运蛋白等。除被神经末梢摄取外,小部分 NA 可被心肌、血管平滑肌等非神经细胞摄取,并在胞内由 MAO 和儿茶酚氧位甲基转移酶(COMT)所代谢,此种摄取称为摄取-2(uptake-2),也称非神经摄取(non-neuronal uptake)。此外,少量 NA 可从突触间隙扩散进入血液,最后被肝肾等组织中的 COMT 和 MAO 代谢失活。

二、传出神经系统受体

传出神经系统受体是指位于突触后膜或前膜、能与神经递质等发生特异性结合并引起相应生物效应的蛋白质。

(一)受体类型

传出神经系统受体根据能选择性与之结合的递质而命名,主要有乙酰胆碱受体和肾上腺素受体。

1. 乙酰胆碱受体

能选择性地与 ACh 结合的受体称为乙酰胆碱受体(acetylcholine receptors),简称胆碱受体(cholinoceptors)。根据胆碱受体对某些药物的反应性不同,又可将其分为两类。

(1)毒蕈碱型胆碱受体。早期研究发现,副交感神经节后纤维所支配的效应器细胞膜上胆碱受体对毒蕈碱(muscarine)较为敏感,因此把这类胆碱受体称为毒蕈碱型胆碱受体,简称 M 胆碱受体或 M 受体。

近年来采用分子克隆技术发现了五种不同基因编码的 M 受体亚型,并根据配体对不同组织 M 受体相对亲和力的差异将这五种亚型分别称为 M_1、M_2、M_3、M_4 和 M_5。若根据 M 受体亚型的功能进行分类,可将其分为三种亚型:M_1 受体,主要分布于中枢(大脑皮质、海马、纹状体和低位脑干等)、神经节和胃黏膜等;M_2 受体,主要分布于心脏、小脑、低位脑干等部位;M_3 受体,主要分布于内脏平滑肌和腺体。

(2)烟碱型胆碱受体。位于神经节和神经肌肉接头的胆碱受体对烟碱(nicotine)较敏感,故称为烟碱型胆碱受体,简称 N 胆碱受体或 N 受体。N 受体根据其分布部位不同可分为神经节和中枢 N 受体,即 N_N 受体(或 N_1 受体);神经肌肉接头 N 受体,即 N_M 受体(或 N_2 受体)。

2. 肾上腺素受体

能选择性地与去甲肾上腺素或肾上腺素结合的受体称为肾上腺素受体(adrenoceptor),可分为两类:

(1)α 肾上腺素受体(α 受体)。α 受体分为 $α_1$ 和 $α_2$ 两种亚型,前者位于去甲肾上腺素能神经支配的效应器细胞膜上,后者位于突触前膜、脂肪细胞和一些血管平滑肌细胞膜上。

(2)β 肾上腺素受体(β 受体)。β 受体分为 $β_1$、$β_2$ 和 $β_3$ 三种亚型,$β_1$ 受体主要分布于心脏,$β_2$ 受体主要分布于平滑肌细胞膜,$β_3$ 受体主要分布于脂肪细胞等。

(二)受体功能及其分子机制

1. M 胆碱受体

M 受体有 5 种亚型,各亚型的一级结构基本相似,均由 $460\sim590$ 个氨基酸残基组成。

M 受体属于鸟苷酸结合蛋白（G 蛋白）偶联受体,其中 M_1、M_3、M_5 受体与 $G_{q/11}$ 蛋白偶联,受体激动后引起磷脂酶 C（phospholipase C）活化,促进细胞内第二信使 1,4,5-三磷酸肌醇（IP_3）和二酰基甘油（DAG）的生成,并可增加细胞内 Ca^{2+} 浓度;M_2、M_4 受体与 $G_{i/o}$ 蛋白偶联,激动后可抑制腺苷酸环化酶（adenylyl cyclase,AC）及电压门控性 Ca^{2+} 通道活性,进而引起一系列生物学效应。

2. N 胆碱受体

N 受体属配体门控离子通道受体,不同部位 N 受体分子结构相似,其中神经肌肉接头 N_M 受体由 α、β、γ、δ 四种亚基组成,每个 N_M 受体由 2 个 α 亚基和 β、γ、δ 亚基各 1 个组成五聚体,形成跨膜通道,即 N 受体离子通道。两个 α 亚基上有激动剂 ACh 结合位点,当 ACh 与 α 亚基结合后,可使离子通道开放,使膜外 Na^+、Ca^{2+} 等进入细胞,引起细胞膜去极化。

3. 肾上腺素受体

α 和 β 肾上腺素受体结构相似,均由 400 多个氨基酸残基组成,具有 7 次跨膜螺旋结构,均属于 G 蛋白偶联受体。当激动剂与受体结合后,可引起 G 蛋白活化,其中 $α_1$ 受体激动后可激活磷脂酶（C、D、A_2）,增加第二信使 IP_3 和 DAG 水平;$α_2$ 受体激动可抑制腺苷酸环化酶,使 cAMP 生成减少;β 受体激动可激活 AC,增加 cAMP 水平,从而产生相应效应。

（三）受体分布及其生理效应

受体在体内的分布极为广泛,一方面,受体分布于大多数组织和器官,参与组织器官的功能调节;另一方面,受体也分布于神经末梢突触前膜,参与神经递质释放的调节。机体多数器官接受交感和副交感神经的双重支配,而两类神经兴奋所产生的效应多相互拮抗。当两类神经同时兴奋时,其综合效应视两类神经的优势而定。如在窦房结,去甲肾上腺素能神经兴奋时,心率加快,胆碱能神经兴奋时心率减慢。生理情况下胆碱能神经对窦房结的支配占优势,因此当两类神经同时兴奋时,则表现为心率减慢。传出神经系统受体分布及其生理效应见表 5.1。

表 5.1　传出神经系统受体分布及效应

器官	效应			
	交感神经		副交感神经	
	受体	效应	受体	效应
眼				
虹膜				
括约肌			M_3	收缩（缩瞳）
瞳孔开大肌	$α_1$	收缩（扩瞳）		
睫状肌	β	【舒张】	M_3	收缩（调节痉挛）
心脏				
窦房结	$β_1$,$β_2$	心率加快	M_2	心率减慢
传导系统	$β_1$,$β_2$	传导加快	M_2	传导减慢
心肌	$β_1$,$β_2$	收缩增强	M_2	收缩减弱（心房）

器官	效应			
	交感神经		副交感神经	
	受体	效应	受体	效应
血管				
皮肤黏膜、内脏	α₁	收缩		
	β₂	【舒张】		
骨骼肌	β₂	舒张		
	α₁	【收缩】		
	M	舒张		
平滑肌				
支气管	β₂	舒张	M₃	收缩
胃肠壁	β₂	舒张	M₃	收缩
胃肠道括约肌	α₁	收缩	M₃	舒张
膀胱壁	β₂	舒张	M₃	收缩
三角括约肌	α₁	收缩	M₃	舒张
腺体				
消化道、支气管			M₃	分泌增加
汗腺				
体温调节			M₃	分泌增加
大汗腺	α₁	分泌增加		
代谢				
肝脏	β₂，α	糖异生、糖原分解		
脂肪细胞	β₃	脂肪分解		
肾脏	β₁	肾素释放增加		

注：【 】内为弱势效应。

第三节 传出神经系统药物基本作用及其分类

一、传出神经系统药物基本作用

（一）直接作用于受体

许多传出神经系统药物可直接与胆碱受体或肾上腺素受体结合，产生拟似或拮抗神经递质的作用。若药物与受体结合后产生与神经递质相似的效应，称为激动药（agonist）；若药物与受体结合后不产生或较少产生拟似神经递质的作用，却可阻碍递质与受体结合产生效应，则称为阻断药（blocker）或拮抗药（antagonist）。

（二）影响递质

1. 影响递质合成

密胆碱可抑制 ACh 的生物合成，α-甲基酪氨酸可抑制 NA 的合成，但两药均无临床应用价值，仅作为科研工具药使用。

2. 影响递质释放

有些药物可促进递质释放，如麻黄碱和间羟胺可促进 NA 释放，卡巴胆碱可促进 ACh 释放；而有些药物则可抑制递质释放，如胍乙啶和碳酸锂均可通过抑制 NA 释放而产生效应。

3. 影响递质的转运和贮存

有些药物可干扰神经递质的再摄取，如利血平抑制去甲肾上腺素能神经末梢对 NA 的摄取，使囊泡内 NA 贮存减少甚至耗竭，丙米嗪、地昔帕明也可抑制神经末梢对 NA 的再摄取。

4. 影响递质代谢

新斯的明能抑制胆碱酯酶活性，减少 ACh 水解，从而提高突触间隙 ACh 浓度而发挥拟胆碱作用；吗氯贝胺可抑制单胺氧化酶活性，从而提高脑内 NA、多巴胺和 5-羟色胺水平，发挥抗抑郁作用。

二、传出神经系统药物分类

传出神经系统药物可按其作用性质及对不同受体的选择性进行分类，见表 5.2。

表 5.2　传出神经系统药物

拟似药	拮抗药
（一）胆碱受体激动药	（一）胆碱受体阻断药
1. M，N 受体激动药（乙酰胆碱）	1. M 受体阻断药（阿托品）
2. M 受体激动药（毛果芸香碱）	2. N 受体阻断药
3. N 受体激动药（烟碱）	（1）N_N受体阻断药（美卡拉明）
（二）抗胆碱酯酶药（新斯的明）	（2）N_M受体阻断药（琥珀胆碱）
（三）肾上腺素受体激动药	（二）胆碱酯酶复活药（碘解磷定）
1. α 受体激动药	（三）肾上腺素受体阻断药
（1）α_1、α_2受体激动药（去甲肾上腺素）	1. α 受体阻断药
（2）α_1受体激动药（去氧肾上腺素）	（1）α_1、α_2受体阻断药（酚妥拉明）
（3）α_2受体激动药（可乐定）	（2）α_1受体阻断药（哌唑嗪）
2. α、β 受体激动药（肾上腺素）	（3）α_2受体阻断药（育亨宾）
3. β 受体激动药	2. β 受体阻断药
（1）β_1、β_2受体激动药（异丙肾上腺素）	（1）β_1、β_2受体阻断药（普萘洛尔）
（2）β_1受体激动药（多巴酚丁胺）	（2）β_1受体阻断药（阿替洛尔）
（3）β_2受体激动药（沙丁胺醇）	（3）β_2受体阻断药（布他沙明）
	3. α、β 受体阻断药（拉贝洛尔）

（郑书国）

第六章 胆碱受体激动药

胆碱受体激动药(cholinoceptor agonists)可直接激动胆碱受体,产生与乙酰胆碱类似的效应。胆碱受体包括 M 受体和 N 受体两种类型,胆碱受体激动药可根据其对受体的选择性分为 M、N 受体激动药、M 受体激动药和 N 受体激动药三类。

第一节 M、N 胆碱受体激动药

M、N 胆碱受体激动药多为胆碱酯类,对 M、N 受体均有激动作用,但一般以激动 M 受体为主,包括乙酰胆碱和合成的胆碱酯类如卡巴胆碱、贝胆碱等。

乙酰胆碱

乙酰胆碱(acetylcholine,ACh)为胆碱能神经递质,能广泛激动 M 和 N 受体,加之其性质不稳定,极易被体内乙酰胆碱酯酶水解,因此无临床应用价值,仅作为科研工具药使用。但由于乙酰胆碱为胆碱受体的内源性配体,体内分布广泛,具有重要生理功能,因此熟悉其生理、药理作用有助于对其他胆碱受体激动药的理解和掌握。

【药理作用】 乙酰胆碱激动 M 受体和 N 受体,产生 M 样和 N 样作用。

1. M 样作用

(1)心脏。激动窦房结、传导系统和心肌细胞 M_2 受体,引起心率减慢、传导减慢和心肌收缩力减弱。

(2)血管。ACh 可激动血管内皮细胞 M_3 受体,诱导内皮细胞释放内皮源性舒张因子(endothelium-derived relaxing factor,EDRF)即一氧化氮(nitric oxide,NO),后者可迅速弥散进入邻近的平滑肌细胞,引起血管平滑肌松弛,血管舒张。如果血管内皮受损,则 ACh 的上述血管舒张作用消失,反而可引起血管收缩。

(3)平滑肌。ACh 可激动胃肠道、泌尿道平滑肌细胞 M_3 受体,引起平滑肌兴奋,蠕动增加,同时括约肌松弛,以利于胃肠道、膀胱排空。此外,ACh 也可激动支气管平滑肌 M_3 受体,引起支气管收缩。

(4)腺体。ACh 可使消化道腺体、呼吸道腺体、汗腺、泪腺等分泌增加。

(5)眼。ACh 可激动瞳孔括约肌、睫状肌上 M_3 受体,引起瞳孔缩小和调节痉挛(详见毛果芸香碱)。

2. N样作用

（1）神经节。ACh可激动自主神经节N_1受体，引起交感和副交感神经兴奋。多数器官接受交感和副交感神经双重支配，其中一种神经支配占优势。因此，神经节兴奋引起的效应在不同器官会有不同的表现，如在心血管系统主要表现为交感神经兴奋引起的心肌收缩力增强、小血管收缩、血压升高等，而在胃肠道、腺体则表现为副交感神经兴奋引起的平滑肌收缩、腺体分泌增加等。

（2）骨骼肌。ACh可激动骨骼肌细胞N_2受体，引起骨骼肌收缩。

（3）肾上腺髓质。肾上腺髓质受交感神经节前纤维支配，其释放的ACh能激动肾上腺髓质的N_1受体，引起肾上腺素释放增加。

卡 巴 胆 碱

卡巴胆碱（carbachol），又名氨甲酰胆碱，为人工合成的胆碱受体激动药。对M、N受体作用与ACh相似，但性质稳定，不易被胆碱酯酶水解，并有轻度抗胆碱酯酶作用，故作用时间较长。临床用于人工晶体植入、白内障摘除、角膜移植等需要缩瞳的眼科手术，采用眼前房内注射。

本品不良反应较多，常见视力模糊、多泪、眼痛、眼刺激或烧灼感，偶见眼睑抽搐、结膜充血或头痛等，一般均可自行消失。本品不得口服、肌内注射或静脉注射。

第二节　M胆碱受体激动药

M胆碱受体激动药选择性激动M受体，主要为天然生物碱类，包括毛果芸香碱、毒蕈碱等。

毛果芸香碱[基]

毛果芸香碱（pilocarpine）又名匹鲁卡品，是从毛果芸香属植物中提取的生物碱，现已能人工合成。其水溶液性质稳定，药用其硝酸盐。

【药理作用】　毛果芸香碱能直接激动M胆碱受体，产生与节后胆碱能神经兴奋相似的效应，尤其对眼和腺体作用明显。

1. 眼

滴眼后可引起缩瞳、眼压降低和调节痉挛等作用。

（1）缩瞳。虹膜内有两种平滑肌：一种是环状的瞳孔括约肌，受胆碱能神经支配，兴奋时引起瞳孔缩小；另一种为辐射状的瞳孔开大肌，受去甲肾上腺素能神经支配，兴奋时引起瞳孔扩大。毛果芸香碱能激动瞳孔括约肌上M受体，使瞳孔括约肌收缩，瞳孔缩小，局部滴眼后作用可持续数小时至一天。

（2）降低眼压。房水由睫状体上皮细胞分泌及血管渗出至后房而形成，经瞳孔流入前房，最后到达前房角间隙经小梁网流入巩膜静脉窦而进入血循环。房水能为虹膜、角膜和晶状体提供营养，同时也具有维持眼压的作用。当房水产生过多或回流受阻时，可致眼压升高,引起青光眼,表现为进行性视神经乳头凹陷及视力减退,严重者可致失明。毛果芸香碱能使瞳孔缩小,使虹膜向中心拉紧,虹膜根部变薄,虹膜周围的前房角间隙扩大,有利于房水通过小梁网和巩膜静脉窦进入血循环,使眼压降低。

(3)调节痉挛。眼睛视近物时,通过晶状体聚焦,使物体成像于视网膜上,从而看清物体。眼的视力调节主要依赖于晶状体的曲度变化。晶状体富有弹性,有促使其本身恢复呈球形的倾向,但由于悬韧带的外向牵拉,使晶状体维持在较为扁平的状态。晶状体通过悬韧带连于睫状体。睫状体中有环状和辐射状两种平滑肌纤维,其中以动眼神经支配的环状肌纤维为主。毛果芸香碱能激动环状肌纤维上的 M 受体,使睫状体向瞳孔中心方向收缩,致使悬韧带松弛,晶状体由于自身弹性而变得较为圆凸,屈光度增加,此时视近物清楚,视远物模糊,这一作用称为调节痉挛(图 6.1)。

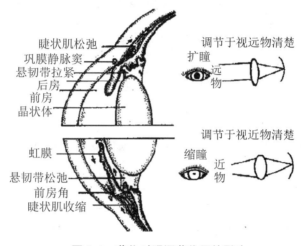

图 6.1　药物对眼调节作用的影响

2. 腺体

毛果芸香碱能直接激动汗腺、唾液腺、泪腺等腺体细胞 M 胆碱受体,引起腺体分泌增加,其中以汗腺和唾液腺最为明显。

【临床应用】

1. 青光眼

可分为原发、继发和先天性三大类,其中原发性青光眼根据眼压升高时前房角的状态分为开角型青光眼和闭角型青光眼两种。毛果芸香碱滴眼后可使瞳孔缩小,前房角间隙扩大,促进房水回流,使眼压下降,适用于闭角型青光眼。对于早期开角型青光眼也有一定疗效,但其机制未明;也可用于继发性青光眼,禁用于瞳孔阻滞型青光眼。

2. 虹膜炎

与扩瞳药交替滴眼,可防止虹膜长时间停留于晶状体表面同一位置,避免虹膜与晶状体发生粘连。

3. 其他

用于头颈部肿瘤放疗后口干症、药源性口干症及唾液腺疾患性口干症。此外,本品还可用于阿托品类药物中毒解救、白内障人工晶体植入手术中缩瞳及检眼镜检查后对抗扩瞳药的作用。

【不良反应与护理对策】

(1) 局部滴眼可致刺痛、烧灼感、结膜充血、颞侧头痛或近视等,多发生于治疗初期,随治疗进行可逐渐消失。长期使用可出现晶状体混浊。治疗过程中应定期检查眼压,如出现视力改变,应进行视力、视野检查及眼压描记等,并根据病情变化调整用药方案。滴眼时应压迫眼内眦 1~2 min,防止药液经鼻泪管进入鼻腔吸收而发生不良反应。

(2) 过量吸收可出现类似毒蕈中毒的症状,表现为恶心、呕吐、腹泻、流涎、流泪、呼吸困难和血压下降等,可采用阿托品对抗并辅以对症和支持疗法,如维持血压和人工呼吸等。如过量中毒引起中枢兴奋,甚至出现抽搐、惊厥时,不宜使用阿托品对抗,而应采用东莨菪碱解救,因为阿托品也可引起中枢兴奋,会加重中毒症状。

(3) 滴眼后可致调节痉挛,视远物模糊,应告知患者避免高空作业、驾驶车船等。瞳孔缩小可引起暗适应困难,应告知患者用药期间避免夜间开车或在照明不良的环境下从事危险作业。

【药物相互作用】 与其他拟胆碱药(如卡巴胆碱)或抗胆碱酯酶药(如新斯的明)合用,可使本品作用增强,应适当调整剂量;与阿托品等抗胆碱药合用可干扰本品的抗青光眼作用。与其他缩瞳药、β 受体阻断药、碳酸酐酶抑制药或拟交感药物合用可增强抗青光眼作用。

毒 蕈 碱

毒蕈碱(muscarine)为存在于毒蝇鹅膏菌等真菌中的天然生物碱,无临床应用价值,仅具毒理学意义。

毒蕈碱为经典的 M 胆碱受体激动剂,其效应与节后胆碱能神经兴奋症状相似。民间因食用野生蕈而中毒的病例时有发生,表现为流涎、流泪、恶心、呕吐、腹痛、腹泻、视觉障碍、心动过缓、血压下降和休克等。对于此类中毒患者,除采用支持疗法外,可使用阿托品进行对抗,每 30 min 肌注 1~2 mg,直至中毒症状缓解。

第三节　N 胆碱受体激动药

N 胆碱受体包括 N$_1$ 和 N$_2$ 两种亚型,N$_1$ 受体分布于交感、副交感神经节和肾上腺髓质等,N$_2$ 受体分布于骨骼肌运动终板。N 胆碱受体激动药有烟碱、洛贝林(lobeline,山梗菜碱)等,洛贝林的药理作用和临床应用见第十九章。

烟碱(nicotine,尼古丁)是从烟草中提取的一种液态生物碱,是烟草中主要致依赖性成分,也是烟草中的主要毒性成分之一,成人致死量为 50~70 mg。烟碱可选择性作用于自主神经节和神经肌肉接头的 N 受体,其作用呈双相性,即开始可呈短暂兴奋,随后转入持久抑制。由于烟碱作用广泛、复杂,加之毒性较大,因此无临床应用价值,仅具毒理学意义。

制剂与用法

1. 卡巴胆碱(carbachol)。注射液:0.1 mg/mL。眼前房内注射,0.2~0.5 mL/次。

2. 氯卡巴胆碱(carbachol chloride)。滴眼剂:0.5%~1.5%。滴眼,2~3 次/天。

3. **硝酸毛果芸香碱**(pilocarpine nitrate)。滴眼液:25 mg/5 mL,50 mg/5 mL,100 mg/5 mL,100 mg/10 mL。眼用凝胶:0.2 g/5 g。注射液:2 mg/1 mL。片剂:2 mg,4 mg。滴眼,慢性青光眼用 0.5%～2%溶液滴眼,1 滴/次,1～4 次/天。急性青光眼用 1%～2%溶液滴眼,1 滴/次,每 5～10 min 1 次,3～6 次后每 1～3 h 1 次,直至眼压下降。口服,4 mg/次,3 次/天。皮下注射,2～10 mg/次。

（郑书国）

第七章　抗胆碱酯酶药和胆碱酯酶复活药

抗胆碱酯酶药可与乙酰胆碱酯酶结合,使其水解乙酰胆碱的活性受到抑制,导致胆碱能神经末梢释放的乙酰胆碱蓄积,产生拟胆碱作用。

第一节　胆　碱　酯　酶

胆碱酯酶(cholinesterase)是一类广泛存在于体内的糖蛋白,可分为真性胆碱酯酶和假性胆碱酯酶两类。真性胆碱酯酶也称乙酰胆碱酯酶(acetylcholinesterase,AChE),主要存在于胆碱能神经末梢突触间隙,是水解内源性 ACh 的必需酶,对 ACh 特异性高。假性胆碱酯酶(pseudocholinesterase)广泛存在于神经胶质细胞、血浆及肝肾等组织中,对 ACh 的特异性较低,其生理功能尚未完全阐明,某些酯类药物如琥珀胆碱、普鲁卡因等依赖其催化水解。由于假性胆碱酯酶对终止突触间隙 ACh 的作用不起主要作用,因此本章所述胆碱酯酶主要是指 AChE。

AChE 蛋白分子表面的活性中心有两个能与 ACh 结合的部位,即带负电的阴离子部位和酯解部位。前者含一个谷氨酸残基,后者含一个由丝氨酸羟基构成的酸性作用点和一个组氨酸咪唑环构成的碱性作用点,二者通过氢键结合,增强了丝氨酸羟基的亲核性,使之更易与 ACh 结合。

胆碱酯酶水解乙酰胆碱的过程可分为三个步骤:① ACh 分子结构中带正电荷的季铵阳离子头,以静电引力与 AChE 的阴离子部位结合,同时 ACh 分子中的羰基碳与 AChE 酯解部位的丝氨酸的羟基以共价键形式结合,形成复合物;② ACh 的酯键断裂,乙酰基转移到 AChE 的丝氨酸羟基上,生成乙酰化 AChE,并释放出胆碱;③ 乙酰化 AChE 迅速水解,分解出乙酸,AChE 游离,酶活性恢复(图 7.1、图 7.2)。

第二节　抗胆碱酯酶药

抗胆碱酯酶药(anticholinesterase agents)同 ACh 一样能与 AChE 结合,但由于其结合

较牢固，水解较慢，能使 AChE 暂时失去水解 ACh 的能力，从而使胆碱能神经末梢释放的 ACh 不能及时水解而蓄积，产生拟胆碱作用。根据药物与 AChE 结合后水解的难易，可将抗胆碱酯酶药分为两类：易逆性抗胆碱酯酶药和难逆性抗胆碱酯酶药。

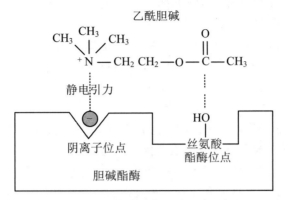

图 7.1　胆碱酯酶结合乙酰胆碱示意图

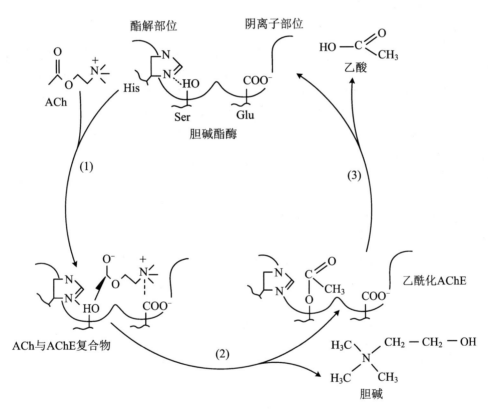

图 7.2　AChE 水解 ACh 过程示意图

一、易逆性抗胆碱酯酶药

本类药物与胆碱酯酶结合后，可在一定时间内抑制胆碱酯酶的活性，导致胆碱能神经末梢突触间隙乙酰胆碱蓄积，产生拟胆碱作用。

新 斯 的 明[基]

新斯的明（neostigmine）为人工合成的 AChE 抑制药，与 AChE 结合后形成氨甲酰化胆碱酯酶，其水解速率约为乙酰化胆碱酯酶的 1%，故能较长时间抑制 AChE 活性，发挥拟胆碱作用。

【体内过程】 新斯的明为季铵类化合物，脂溶性低，口服吸收少且不规则，生物利用度为 1%～2%。进入血液后可被血浆中假性胆碱酯酶水解，也可在肝脏代谢。以原形药和代谢产物形式经肾排泄，$t_{1/2}$ 约 1 h，肾功能减退时 $t_{1/2}$ 明显延长。不易透过血脑屏障，无明显中枢作用。滴眼时不易透过角膜，对眼作用较弱。

【药理作用及机制】 新斯的明能可逆性抑制 AChE 活性，致使 ACh 蓄积，表现出 M 样和 N 样作用。此外，新斯的明还可直接激动骨骼肌运动终板上的 N_2 受体，并能促进运动神经末梢释放 ACh，因此其对骨骼肌兴奋作用较强。新斯的明对胃肠道及膀胱平滑肌也有较强兴奋作用，但对腺体、眼、心血管和支气管平滑肌及中枢作用较弱。

【临床应用】

1. 重症肌无力

为神经-肌肉接头冲动传递障碍的自身免疫性疾病，多数患者血清中存在抗 ACh 受体的抗体，后者可与 ACh 受体结合引起受体内化并降解，从而导致突触后膜 ACh 受体数目减少，对 ACh 的反应性降低。其临床主要特征是全身或局部骨骼肌易于疲劳并呈进行性加重，表现为眼睑下垂、肢体乏力、咀嚼和吞咽困难，严重者甚至发生呼吸困难。新斯的明可增加运动终板处 ACh 水平，并可直接激动骨骼肌细胞的 N_2 受体，使重症肌无力症状得以改善。一般患者口服给药，严重者可皮下或肌内注射。

2. 腹气胀和尿潴留

新斯的明对胃肠道和膀胱平滑肌有较强兴奋作用，可用于手术或其他原因引起的功能性腹部胀气和尿潴留。

3. 阵发性室上性心动过速

新斯的明可通过拟胆碱作用使心率减慢。

4. 非去极化型（竞争性）肌松药过量中毒

新斯的明可用于筒箭毒碱等竞争性肌松药过量中毒，但禁用于去极化型（非竞争性）肌松药琥珀胆碱过量中毒的解救，因其可进一步加重琥珀胆碱的中毒症状。此外，本品也可用于手术结束时对抗非去极化肌肉松弛药的残留肌松作用。

【不良反应与护理对策】 本品治疗量副作用较小，过量可致恶心、呕吐、腹痛、腹泻等 M 样症状，可用阿托品对抗。严重过量可出现胆碱能危象（cholinergic crisis），表现为 M 样症状如呕吐、腹痛、腹泻、瞳孔缩小、多汗、流涎、心率减慢等，N 样症状如肌肉震颤、痉挛等，以及中枢神经系统症状如焦虑、失眠、精神错乱、意识模糊、抽搐、昏迷等，应立即停药或减量，并进行对症处理。

临床用于重症肌无力时应注意鉴别药物过量引起的胆碱能危象和剂量不足引起的肌无力危象，后者常表现为呼吸微弱、发绀、烦躁、吞咽困难、语声低微，严重者可致呼吸停止。二者的鉴别可采用腾喜龙（依酚氯铵）试验、阿托品试验或肌电图检查等。

新斯的明禁用于机械性肠梗阻、泌尿道梗阻和支气管哮喘患者，以及心律失常、窦性心动过缓、血压下降、迷走神经张力升高的患者。

【药物相互作用】　本品不宜与去极化型肌松药合用；治疗重症肌无力时，应避免同时应用氧化亚氮以外的吸入性麻醉药、各种肌肉松弛药、氯丙嗪、苯妥英钠、普萘洛尔、奎尼丁、氨基糖苷类抗生素等，以免影响疗效，加重病情。

吡 斯 的 明[基]

吡斯的明（pyridostigmine）的口服生物利用度为 $11\% \sim 19\%$，$t_{1/2}$ 约 3.3 h，药理作用与新斯的明相似，既可抑制胆碱酯酶，也可促进运动神经末梢释放 ACh，并可直接激动骨骼肌细胞 N_2 受体。作用较新斯的明弱，但较持久，主要用于重症肌无力、术后功能性肠胀气及尿潴留等。可致腹泻、恶心、呕吐、胃痉挛、汗及唾液增多、尿频、缩瞳等不良反应。本品吸收、代谢和排泄的个体差异明显，临床应用须注意剂量个体化。

依 酚 氯 铵

依酚氯铵（edrophonium chloride，腾喜龙）对 AChE 的抑制作用较弱，但对神经肌肉接头处 AChE 的选择性较高，因此对骨骼肌兴奋作用较强。本品起效快，维持时间短，注射后 $30 \sim 60$ s 显效，$5 \sim 15$ min 作用消失，因此不宜作为治疗用药。

本品常用于：① 诊断重症肌无力：先静注本品 2 mg，如 30 s 内无反应，再静注 8 mg；若给药后肌无力症状明显改善且无舌肌纤维明显收缩，维持约 10 min 后又恢复原状，提示阳性诊断；② 肌无力危象和胆碱能危象的鉴别：先注射 2 mg，若症状好转，再将其余 8 mg 注射完，诊断为肌无力危象；若注射 2 mg 后症状加重，应立即停止注射，诊断为胆碱能危象；③ 对抗筒箭毒碱等非去极化型肌松药过量中毒。不良反应与禁忌证同新斯的明。

毒 扁 豆 碱

毒扁豆碱（physostigmine，eserine，依色林）是从西非毒扁豆种子中提取的生物碱，现已人工合成。为叔胺类化合物，可进入中枢，作用与新斯的明相似，但对受体无直接兴奋作用。局部滴眼，可引起缩瞳、眼压降低和调节痉挛，主要用于原发性闭角型青光眼，偶用于原发性开角型青光眼，常用 0.25% 眼膏局部应用。

可出现视力模糊、眼睑抽搐、眼痛、多泪、局部灼热或刺激性红肿等不良反应，如出现症状应立即停药。也可引起睫状肌痉挛性头痛、眼痛、睫状体充血等，过量吸收可致流涎、流泪、出汗、恶心、呕吐、腹痛、血压下降等全身毒性反应，滴眼时应压迫眼内眦，以免药液进入鼻腔吸收。

石 杉 碱 甲[基]

石杉碱甲（huperzine A，哈伯因）是从石杉科植物千层塔中提取的生物碱，脂溶性较高，口服吸收迅速，生物利用度为 96%，易于通过血脑屏障。本品进入中枢后主要分布于大脑额叶、颞叶、海马等与学习和记忆密切相关的区域，选择性抑制 AChE，增加中枢突触间隙 ACh 含量，增强神经元兴奋传导，强化学习与记忆脑区的兴奋作用，从而提高认知功能、增强记忆保持和促进记忆再现。适用于良性记忆障碍，可提高患者指向记忆、联想学习、图像回忆及人像回忆等能力，也能改善痴呆患者和脑器质性病变患者的记忆障碍，对正常人的学习与记忆也有增强作用。对精神分裂症伴发的联想障碍、认知功能低下、记忆力减退等有改善作用；对多种脑部疾病和躯体性疾病伴发的记忆功能减退也有改善作用。此外，本品也可用于重症肌无力的治疗。不良反应较轻,剂量过大可引起头晕、恶心、胃肠道不适、乏力等,一般可自行消失,重者减量或停药后可缓解或消失。

加兰他敏

加兰他敏(galanthamine)是从石蒜科植物中提取的生物碱,现已人工合成。口服吸收快,达峰时间 2 h,生物利用度近 100%。作用与新斯的明相似但较弱,对运动终板 N_2 受体也有直接激动作用。易于透过血脑屏障,故中枢作用较强。临床用于轻度和中度阿尔茨海默病、重症肌无力及脊髓灰质炎后遗症等的治疗,也可用于拮抗筒箭毒碱等非去极化型肌松药的作用。常见不良反应有疲劳、头痛、头晕眼花、失眠、腹胀、呕吐、腹痛、腹泻等。

多奈哌齐

多奈哌齐(donepezil)为特异性中枢 AChE 抑制剂,对外周 AChE 作用较弱。能可逆性抑制中枢 AChE 活性,提高突触间隙 ACh 水平,用于轻度或中度阿尔茨海默病的治疗。随着病程进展,功能完整的胆碱能神经元日趋减少,药物作用可能会逐渐减弱。常见不良反应有恶心、呕吐、腹泻、乏力、失眠、肌肉痉挛等。

卡 巴 拉 汀

卡巴拉汀(rivastigmine,利斯的明)为选择性中枢 AChE 抑制剂,通过增加中枢 ACh 水平而改善胆碱能神经介导的认知功能障碍,用于治疗轻度和中度阿尔茨海默病的痴呆症状。常见不良反应有恶心、呕吐、腹痛、腹泻、眩晕、头痛等。

二、难逆性抗胆碱酯酶药和胆碱酯酶复活药

难逆性抗胆碱酯酶药主要为有机磷酸酯类化合物,能持久抑制 AChE 活性,主要用作农业和环境杀虫剂如敌百虫(dipterex)、乐果(rogor)、敌敌畏(DDVP)、内吸磷(systox,1059)、对硫磷(parathion,1605)等,以及用作战争毒剂如沙林(sarin)、梭曼(soman)和塔崩(tabun)等。本类药物临床应用价值不大,仅具毒理学意义。有机磷酸酯类中毒临床上较为常见,职业性中毒的常见途径是经皮肤或呼吸道吸入,而非职业性中毒则多为经口摄入。

【中毒机制】 有机磷酸酯类的作用机制与易逆性抗 AChE 药相似,区别是其与 AChE 结合更为牢固、持久。有机磷酸酯类分子中的磷原子具有亲电子性,能与 AChE 酯解部位丝氨酸残基上的羟基以牢固的共价键结合,生成难以水解的磷酰化 AChE(图 7.3),使 AChE 失去水解 ACh 能力,导致 ACh 大量蓄积,产生一系列中毒症状。若不能及时使用 AChE 复活药使其恢复活性,AChE 将在几分钟或几小时内"老化",即磷酰化 AChE 磷酰基上的一个烷氧键断裂,生成更加稳定的单烷氧基磷酰化 AChE。此时即使使用 AChE 复活药,也难以恢复酶的活性,必须等待新生 AChE 形成,才能继续水解 ACh,而这一过程可能需要 15~30 d。因此一旦中毒,应迅速抢救,在磷酰化 AChE 老化之前,尽早使用 AChE 复活药恢复 AChE 活性,以恢复其水解 ACh 的能力。

【中毒表现】 由于体内胆碱受体分布极为广泛,因此有机磷酸酯类中毒表现复杂多样,一般可分为 M 样和 N 样症状,严重者可出现中枢神经系统症状。

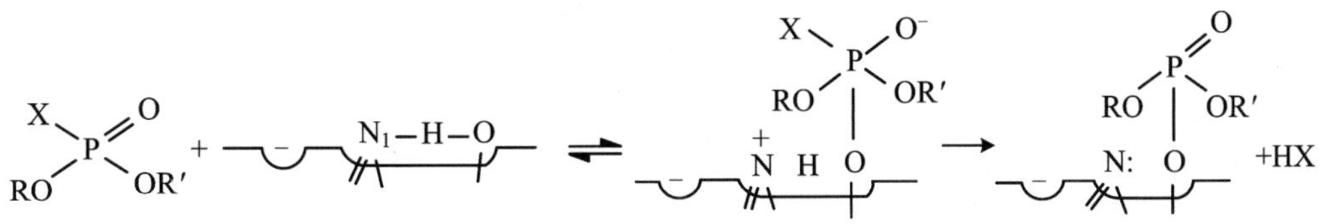

图 7.3　有机磷酸酯类与胆碱酯酶结合示意图

1. 急性中毒

有机磷酸酯类急性中毒时,轻者以 M 样症状为主,表现为恶心、呕吐、腹痛、腹泻、瞳孔缩小、视物模糊、出汗、流涎、支气管腺体分泌增加、心动过缓、血压下降等;严重者除 M 样症状外,还可出现肌肉震颤、抽搐等 N 样症状,并伴有躁动不安、谵妄、惊厥、意识模糊、呼吸抑制、昏迷等中枢症状。

2. 慢性中毒

多发生于长期接触有机磷酸酯类的人员,其主要特征是血中假性胆碱酯酶活性持续明显下降,表现为头痛、头晕、视力模糊、多汗、失眠、疲倦等,偶见肌束颤动和瞳孔缩小。

3. 迟发性神经损害

部分有机磷酸酯类中毒患者在急性中毒症状消失 1～2 周或更长时间后,可出现感觉异常、肌肉疼痛、软弱无力、麻痹甚至瘫痪等症状,目前认为其发生机制与抑制 AChE 无关,而可能与抑制神经病靶标酯酶(neuropathy target esterase,NTE)活性进而导致神经元发生退行性病变有关。

【中毒解救】

1. 清除毒物

对于急性中毒患者,应立即使患者离开毒源,去除污染衣物。对于经皮肤吸收者,应用温水和肥皂彻底清洗皮肤,忌用热水;经口中毒者,应首先抽出胃液和毒物,并用 2％碳酸氢钠溶液或 1％食盐水反复洗胃,直至洗出液中不含农药味,然后再用硫酸镁导泻。敌百虫口服中毒时不能用碱性溶液洗胃,因其在碱性溶液中可转化为毒性更强的敌敌畏;眼部染毒,可用 2％碳酸氢钠溶液或生理盐水冲洗数分钟。

2. 应用解毒药物

在清除毒物的同时,及早使用解毒药物是抢救成功的关键,常用的解毒药物是阿托品类药和胆碱酯酶复活药。

(1) 阿托品。为治疗有机磷酸酯类中毒的特异、高效解毒药物,能迅速对抗 ACh 的 M 样作用,减轻或消除 ACh 蓄积引起的恶心、呕吐、腹痛、腹泻、流汗、流涎、瞳孔缩小、心率减慢和血压下降等症状。由于阿托品对中枢神经受体无明显作用,加之其本身剂量过大也可引起躁动不安等中枢症状,因此其对有机磷酸酯类引起的中枢神经系统症状如惊厥、躁动不安等作用较差。阿托品应尽早使用,开始时可用阿托品 2～4 mg 肌注或静脉注射,如无效,可每隔 5～10 min 肌注 2 mg,直至 M 受体兴奋症状消失或出现轻度阿托品中毒症状即"阿托品化",表现为瞳孔扩大、口干、皮肤干燥、颜面潮红、肺部湿啰音减少或消失、心率加快等。由于阿托品只能对抗蓄积的 ACh,不能恢复 AChE 活性,因此对于中度或重度中毒患者,在使用阿托品的同时,必须合用 AChE 复活药。

戊 乙 奎 醚[基]

戊乙奎醚(penehyclidine)能阻断 M、N 胆碱受体,对抗 ACh 和其他拟胆碱药物的毒蕈碱及烟碱样作用,并可透过血脑屏障,因此既能拮抗有机磷酸酯类中毒引起的支气管平滑肌痉挛和分泌物增多、出汗、流涎、缩瞳和胃肠道平滑肌痉挛等外周症状,也可拮抗惊厥、烦躁不安和中枢性呼吸循环衰竭等中枢症状。因对 M_2 受体无明显作用,故对心率无明显影响。临床用于有机磷酸酯类中毒急救治疗和中毒后期或 AChE 老化后维持阿托品化,也可用于麻醉前给药。常见不良反应有口干、面红和皮肤干燥等,用量过大可出现头晕、尿潴留、谵妄及体温升高等,一般不需特殊处理,停药后可自行缓解。

(2) AChE 复活药。为肟类化合物,能使被有机磷酸酯类抑制的 AChE 恢复活性。由于本类药物仅对形成不久的磷酰化 AChE 有复活作用,而对老化的 AChE 无效,因此,该类药物应尽早使用,常用药物有碘解磷定和氯解磷定。

碘 解 磷 定[基]

碘解磷定(pralidoxime iodide,PAM,派姆)为最早应用的 AChE 复活药,水溶性较低,水溶液不稳定,久置可析出碘。

解磷定进入体内后,其带正电荷的季铵氮与磷酰化 AChE 的阴离子部位通过静电引力结合,继而使其肟基趋向磷酰化 AChE 中的磷原子并以共价键结合,生成磷酰化 AChE 和解磷定的复合物。此复合物可进一步裂解为磷酰化解磷定和游离 AChE,恢复其水解 ACh 的能力(图 7.4)。此外,解磷定还可与体内游离的有机磷酸酯类直接结合,生成无毒的磷酰化解磷定并经肾排出体外。

解磷定对骨骼肌作用最强,能迅速控制肌束颤动,但对自主神经和中枢神经系统症状作用较差。由于本品对体内蓄积的 ACh 无直接对抗作用,因此对中、重度中毒者应合用阿托品。对不同有机磷酸酯类中毒疗效存在差异,如对内吸磷、对硫磷中毒的疗效较好,而对敌百虫、敌敌畏中毒的疗效较差,对乐果中毒则无效。

注射后可引起恶心、呕吐、心率增快、心电图出现暂时性 S-T 段压低和 Q-T 间期延长。注射速度过快引起眩晕、视力模糊、复视、动作不协调。剂量过大可抑制胆碱酯酶、抑制呼吸和引起癫痫样发作。用药过程中要随时测定血胆碱酯酶作为用药监护指标。要求血胆碱酯酶活性维持在 50%～60% 及以上。

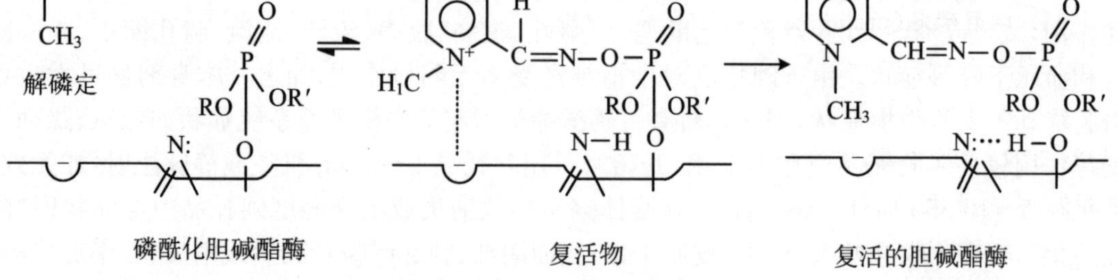

图 7.4 解磷定复活胆碱酯酶过程示意图

氯 解 磷 定[基]

氯解磷定(pralidoxime chloride,PAM-Cl)的药理作用与碘解磷定相似,但水溶性较好,性质稳定,可肌内或静脉注射给药,为临床常用的 AChE 复活药,不良反应与碘解磷定相似。

制剂与用法

1. 溴新斯的明(neostigmine bromide)。片剂:15 mg。口服,15 mg,一天 3 次,重症肌无力患者视病情调整用量;极量为一次 30 mg,100 mg/d。

2. 甲硫酸新斯的明(neostigmine methylsulfate)。注射剂:0.5 mg/mL,1 mg/2mL,皮下或肌内注射,0.25~1 mg/次,一天 1~3 次。极量为 1 mg/次,5 mg/d。

3. 溴吡斯地明(pyridostigmine bromide)。片剂:60 mg。口服,60~120 mg/次,3~4 h 一次。

4. 水杨酸毒扁豆碱(physostigmine salicylate)。眼膏:0.25%,晚上临睡前点眼,涂于眼睑内。

5. 依酚氯铵(edrophonium chloride)。注射剂:10 mg/mL,100 mg/10 mL,诊断肌无力,先静注 2 mg,再静注 8 mg;对抗肌松剂,肌内注射 10 mg/次。

6. 氢溴酸加兰他敏(galanthamine hydrobromide)。片剂:4 mg,5 mg,8 mg。分散片:4 mg,5 mg;口腔崩解片:4 mg。注射剂:1 mg/mL,2.5 mg/mL,5 mg/mL,6 mg/mL,12 mg/mL。口服,10 mg/次,一天 3 次,儿童每日 0.5~1 mg/kg,分 3 次服用;肌注或皮下注射,每次 2.5~10 mg,儿童每次 0.05~0.1 mg/kg,一天 1 次。

7. 石杉碱甲(huperzine A)。片剂或胶囊:50 μg。注射剂:0.2 mg,0.4 mg。口服,0.1 mg~0.2 mg/次(2~4 片),一天 2 次,一日量最多不超过 9 片,或遵医嘱;治疗良性记忆障碍:0.2 mg/次,1 次/天或遵医嘱;治疗重症肌无力:0.2~0.4 mg/次,1 天 1 次或遵医嘱。

8. 盐酸多奈哌齐(donepezil hydrochloride)。片剂:5 mg,10 mg。胶囊:5 mg。分散片:5 mg。口腔崩解片:5 mg。口服,初始治疗用量 5 mg/次,一天 1 次,晚上睡前口服。服用至少 4 周以后对此剂量耐受良好,可将剂量增至 3 mg/次,一天 2 次;当患者继续服用至少 4 周以后对此剂量耐受良好,可逐渐增加剂量至 4.5 mg,以至 6mg,1 天 2 次。

9. 重酒石酸卡巴拉汀(rivastigmine hydrogen tartrate)。胶囊:1.5 mg,3 mg,6 mg。口服,起始剂量 1.5 mg/次,一天 2 次,与早晚餐同服。

10. 利斯的明(rivastigmine)。透皮贴剂:4.6 mg,9.5 mg。皮肤外贴,起始剂量为 4.6 mg/24 h,治疗 4 周后,如果耐受性良好,剂量应由 4.6 mg/24 h 增加至 9.5 mg/24 h。

11. 碘解磷定(pralidoxime iodide)。注射剂:0.5 g/20 mL。用葡萄糖注射液或生理盐水20~40 mL 稀释后,于 10~15 min 内缓慢静脉注射,一般需重复给药。对于轻度中毒,首次剂量 0.4 g,必要时 2~4 h 重复 1 次;中度中毒,首次剂量 0.8~1.2 g,以后每 2~3 h 给药 0.4~0.8 g,共 2~3 次;重度中毒,首次剂量 1~1.2 g,30 min 后视病情可再给予 0.8~1.2 g,以后改为一次 0.4 g,共 4~6 次。

12. 氯解磷定(pralidoxime chloride)。注射剂:0.5 g/2 mL。肌内注射,0.25~0.75 g/次。一般中毒,肌内注射或静脉缓慢注射 0.5~1 g;严重中毒 1~1.5 g。以后根据临床病情和血胆碱酯酶水平,每 1.5~2 h 可重复 1~3 次。静脉注射,0.5~0.75 g/次,加于等渗盐水 500 mL 中滴入。

13. 盐酸戊乙奎醚(penehyclidine hydrochloride)。注射液:0.5 mg/mL,1 mg/mL,2 mg/2 mL。肌内注射,麻醉前给药:术前半小时,0.5~1 mg。中毒解救:轻度中毒为 1~2 mg,必要时合用氯解磷定 500~750 mg;中度中毒为 2~4 mg,同时合用氯解磷定 750~1500 mg;重度中毒为 4~6 mg,同时使用氯解磷定 1500~2500 mg。

（郑书国）

第八章 胆碱受体阻断药

胆碱受体阻断药能选择性地与胆碱受体结合,由于其自身无内在活性或内在活性极弱,不能激动胆碱受体,却能阻碍 ACh 或其他胆碱受体激动药与受体结合,因而产生拮抗胆碱能神经的作用。根据药物对胆碱受体的选择性不同,可将胆碱受体阻断药分为 M 胆碱受体阻断药和 N 胆碱受体阻断药两类。

第一节 M 胆碱受体阻断药

M 胆碱受体阻断药(muscarinic cholinoceptor blocker)能选择性地阻断平滑肌、腺体、心脏或中枢神经系统等部位的 M 胆碱受体,拮抗 ACh 或胆碱受体激动药的拟胆碱作用,其中阿托品在较大剂量时对神经节 N 胆碱受体也有阻断作用。本类药物主要包括阿托品类天然生物碱和人工合成或半合成化合物。

一、阿托品类生物碱

阿托品类生物碱包括阿托品、山莨菪碱和东莨菪碱等,主要存在于茄科植物颠茄(*Atropa belladonna*)、曼陀罗(*Datura stramonium*)、莨菪(*Hyoscyamus niger*)和唐古特莨菪(*Scopolia tangutica*)等天然植物中。除可从植物中提取外,也可人工合成。

阿 托 品[基]

天然存在的生物碱为不稳定的左旋莨菪碱,在提取过程中转变为性质稳定的消旋莨菪碱(dl-hyoscyamine),即阿托品(atropine)。

【体内过程】 阿托品为托品酸的叔胺生物碱酯,口服易于吸收,也可经黏膜吸收或少量透皮吸收。口服 1 h 后血药浓度即达峰值,生物利用度约 50%。吸收后广泛分布于全身各组织,可透过血脑屏障,也可通过胎盘屏障进入胎儿体内。在体内消除迅速,约 50% 药物以原型经肾排泄,其余药物经水解或与葡萄糖醛酸结合后经肾排出,$t_{1/2}$ 为 2~4 h。阿托品用药后,其对副交感神经功能的拮抗作用可维持 3~4 h,但对眼(瞳孔括约肌和睫状肌)的作用可持续 72 h 或更久。

【药理作用及机制】 能竞争性阻断 M 受体,拮抗 ACh 或胆碱受体激动药对 M 受体的激动作用,大剂量也能阻断神经节 N 受体。

阿托品对 M 受体的特异性较强,但对 M 受体各亚型及不同组织器官的 M 受体选择性较低,因此其作用广泛,随剂量增加可依次出现腺体分泌较少、瞳孔扩大和调节麻痹、心率加快、胃肠道及膀胱平滑肌抑制等,大剂量可出现中枢症状。

1. 抑制腺体分泌

阿托品通过阻断 M 胆碱受体而抑制腺体分泌,其中以唾液腺和汗腺最为敏感,0.5 mg 阿托品即可明显减少唾液腺和汗腺分泌,随着剂量的增加,抑制作用更为显著,同时泪腺和呼吸道腺体分泌也明显减少。较大剂量阿托品也能抑制胃液分泌,但对胃液酸度影响较小。因为一方面胃酸的分泌受组胺和胃泌素等调节,另一方面阿托品可抑制胃中 HCO_3^- 的分泌。

2. 对眼的作用

阿托品局部应用或全身给药时均可阻断瞳孔括约肌和睫状肌上 M 胆碱受体,引起扩瞳、眼压升高和调节麻痹。

(1)扩瞳。阻断瞳孔括约肌上 M 胆碱受体,松弛瞳孔括约肌,使去甲肾上腺素能神经支配的瞳孔开大肌作用占优势,引起瞳孔扩大。

(2)升高眼压。由于瞳孔扩大,虹膜向四周边缘退缩,引起前房角间隙变窄,房水回流障碍进而造成眼压升高,青光眼患者禁用。

(3)调节麻痹。阻断睫状肌上 M 胆碱受体,使睫状肌松弛而退向四周边缘,导致悬韧带拉紧,晶状体呈扁平形态,屈光度下降,使近处物体成像于视网膜后,造成视近物模糊不清。这种视力无法调节的作用称为调节麻痹。

3. 松弛平滑肌

阿托品对胆碱能神经支配的多种内脏平滑肌均有松弛作用,尤其对活动过度或处于痉挛状态的平滑肌作用更为显著,而对正常状态的平滑肌影响较小。阿托品能解除胃肠平滑肌痉挛,降低其蠕动的幅度和频率,缓解胃肠绞痛,也可降低膀胱逼尿肌和尿道平滑肌张力和收缩幅度,但对胆道、支气管和子宫平滑肌作用较弱。

4. 解除迷走神经对心脏的抑制

(1)心率。阿托品对心脏的主要作用是加快心率,较大剂量(1～2 mg)阿托品可阻断窦房结 M_2 受体而解除迷走神经对心脏的抑制,使心率加快。心率加快程度取决于迷走神经张力的高低,对迷走神经张力较高的青壮年,心率加快明显,如肌注 2 mg 阿托品,可使心率加快 35～40 次/分,而对处于运动状态的人、婴幼儿及老年人的心率影响较小。阿托品在治疗量(0.4～0.6 mg)时对部分患者心率的作用可表现为短暂性的轻度减慢,其机制可能与阿托品阻断副交感神经节后纤维突触前膜 M_1 胆碱受体,减弱突触间隙 ACh 对递质释放的负反馈作用,进而使突触前神经末梢 ACh 释放增加有关。

(2)房室传导。阿托品可拮抗迷走神经过度兴奋所致的房室传导阻滞,并可缩短房室结的有效不应期,增加房颤或房扑患者的心室率。

5. 对血管和血压的影响

由于多数血管缺乏胆碱能神经支配,因此治疗量阿托品对血管及血压无明显影响,但它可完全拮抗胆碱酯类药物引起的外周血管扩张和血压下降。大剂量阿托品可引起皮肤血管扩张,出现皮肤潮红、温热等症状,其与 M 胆碱受体阻断无关,一般认为可能与阿托品引起汗腺分泌减少,导致体温升高后机体代偿性散热反应有关,也可能与阿托品的直接扩血管作用有关。除此之外,大剂量阿托品可解除微循环血管痉挛,有效改善微循环。

6. 对中枢神经系统的影响

治疗量阿托品(0.5~1 mg)对中枢神经系统无明显作用;较大剂量(1~2 mg)可兴奋延髓和大脑,引起迷走神经轻度兴奋;5 mg 时中枢兴奋作用显著增强,表现为发音困难、焦躁不安、疲劳头痛等;中毒剂量(10 mg 以上)可见明显中枢中毒症状,如烦躁激动、共济失调、抽搐或惊厥;持续加大剂量可使中枢兴奋转为抑制,出现呼吸麻痹和昏迷,最后可使患者死于呼吸和循环衰竭。

【临床应用】

1. 解除平滑肌痉挛

适用于各种内脏绞痛,对胃肠绞痛、膀胱刺激相关症状如尿频、尿急疗效较好。也可用于儿童遗尿症,可增加膀胱容量,减少排尿次数。阿托品对胆绞痛和肾绞痛疗效较差,需与阿片类镇痛药(如哌替啶等)合用。

2. 减少腺体分泌

用于全身麻醉前给药,以减少呼吸道腺体及唾液腺分泌,防止分泌物阻塞呼吸道及吸入性肺炎的发生。也可用于严重盗汗、流涎症及食管机械性阻塞(肿瘤或狭窄)所造成的吞咽困难等病症的治疗,用药剂量以不产生明显口干为宜。

3. 缓慢型心律失常

可用于治疗迷走神经过度兴奋引起的窦房阻滞、房室阻滞及窦性心动过缓等缓慢型心律失常,也可用于窦房结功能低下而出现的室性异位节律。此外,在急性心肌梗死早期常有窦性或房室结性心动过缓并伴有心排血量下降,尤其是发生在下壁或后壁的急性心肌梗死可出现二度或三度房室传导阻滞并伴有低血压,此时应用阿托品可恢复心率,维持正常的心脏血流动力学,改善心肌梗死的临床症状。但同时需谨慎调节给药剂量,以免剂量过低或过高,过低将加重心动过缓,过高将引起心率过快而增加心肌耗氧量。

4. 感染性休克

大剂量阿托品可解除血管痉挛,扩张血管,改善微循环,可用于暴发型流行性脑脊髓膜炎、中毒性菌痢及中毒性肺炎等所致的感染性休克,但对于休克伴高热或心率过快者,不宜使用阿托品,以防加重病情。

5. 有机磷酸酯类中毒

能迅速对抗有机磷酸酯类中毒所致的 M 样症状,如腺体分泌增加、胃肠道及支气管平滑肌痉挛、瞳孔缩小等,并能部分解除 ACh 蓄积引起的中枢症状;大剂量阿托品还能阻断 N_1 受体,拮抗 ACh 蓄积引起的神经节兴奋。由于阿托品对神经肌肉接头 N_2 受体无阻断作用,因此对中毒所致的肌束颤动等症状无效,阿托品也不能使磷酰化胆碱酯酶复活,因此必须尽早合用胆碱酯酶复活药。

6. 眼科应用

(1) 虹膜睫状体炎。0.5%~1%的阿托品可使瞳孔括约肌和睫状肌松弛,活动减少,使之得以充分休息,有利于炎症消退;与缩瞳药交替使用,可防止虹膜与晶状体粘连。

(2) 验光配镜、眼底检查。阿托品局部滴眼具有扩瞳和调节麻痹作用,可用于眼底检查和验光配镜。但由于阿托品作用持久,其扩瞳及调节麻痹作用可维持 7~10 天,视力恢复耗时过长,因此目前少用。一般常用短效 M 受体阻断药后马托品等代替使用。由于儿童睫状肌调节功能较强,因此儿童验光时仍需使用阿托品,充分发挥其调节麻痹作用,以准确测定晶状体的屈光度。

【不良反应与护理对策】 阿托品药理作用广泛,对组织器官没有特异性,当临床应用其某一药理作用时,其他作用则成为副反应。

(1) 常见不良反应有口干、视力模糊、皮肤潮红、瞳孔扩大、心率加快等,停药可恢复。随着给药剂量增大,不良反应逐渐加重,可出现烦躁、谵妄、幻觉、惊厥等中枢中毒症状,严重者可出现心律失常,中枢由兴奋转为抑制,产生昏迷和呼吸麻痹等(阿托品剂量与不良反应关系详见表 8.1)。阿托品最小致死剂量成人为 80～130 mg,儿童约为 10 mg。

表 8.1 阿托品剂量与不良反应关系

剂量(mg)	不 良 反 应
0.5～1.0	轻度口干,汗液减少,随剂量增大,由短暂性心率轻度减慢变为心率加快
1.1～2.0	口干、口渴感,皮肤潮红,视物模糊,心率加快、心悸,眩晕
2.1～5.0	口干,皮肤红、热、干,视物模糊,心动过速,说话和吞咽困难,尿潴留,烦躁不安,疲劳,头痛,发热
≥10.0	上述所有症状加重,共济失调,不安,激动,心律失常,幻觉,谵妄,惊厥,呼吸麻痹,昏迷

(2) 阿托品滴眼时,应压迫内眦,以防药液进入鼻腔增加吸收而产生不良反应。长期使用阿托品可能引起视网膜光损害、并发性白内障等副作用。

(3) 口服药物中毒时,应立即洗胃、导泻以促进药物排出,并缓慢静脉注射毒扁豆碱或毛果芸香碱对症治疗。但由于毒扁豆碱在体内代谢迅速,患者可在 1～2 h 内再度昏迷,因此需要反复给药。若出现心律失常,应静脉注射或静脉滴注利多卡因。中枢兴奋症状明显时,可用地西泮对抗,但剂量不宜过大,以免与阿托品的中枢抑制作用产生协同作用。此时不宜使用氯丙嗪等吩噻嗪类药物,因后者具有 M 胆碱受体阻断作用,会加重阿托品中毒症状。对于呼吸抑制者,应辅以人工呼吸,伴体温升高者可采用冰袋或乙醇擦浴以降低体温。

青光眼、幽门梗阻及前列腺肥大者禁用。

【药物相互作用】

(1) 与其他抗胆碱药、金刚烷胺、吩噻嗪类或三环类抗抑郁药合用,阿托品作用加强,不良反应加剧。与胃肠动力药甲氧氯普胺、多潘立酮等合用,将拮抗其促胃肠动力作用。

(2) 与尿碱化药包括含镁或钙的制酸药、碳酸酐酶抑制药、碳酸氢钠、枸橼酸盐等合用,阿托品排泄延迟,作用时间和毒性增加。

山 莨 菪 碱[基]

山莨菪碱(anisodamine)是我国学者率先从茄科植物唐古特山莨菪根中提取的生物碱,为左旋体,简称 654-1,人工合成的为消旋体,称为 654-2,目前使用的多为合成品。

山莨菪碱的药理作用似阿托品但较弱,因不易透过血脑屏障,故中枢兴奋作用弱。山莨菪碱对痉挛血管的解痉作用较强,临床主要用于感染性休克、内脏平滑肌痉挛绞痛、有机磷酸酯类中毒等,滴眼用于治疗青少年假性近视。不良反应似阿托品但较轻,禁忌证同阿托品。急腹症诊断未明确时,不宜轻易使用。静滴过程中若出现排尿困难,成人可肌注新斯的明 0.5～1.0 mg 或氢溴酸加兰他敏 2.5～5 mg,儿童可肌注新斯的明 0.01～0.02 mg/kg,以解除症状。

东 莨 菪 碱

东莨菪碱(scopolamine)的外周抗胆碱作用与阿托品相似,抑制腺体分泌作用较强,而对眼和心血管系统作用较弱,维持时间较短。易于透过血脑屏障,对中枢神经系统抑制作用明显,表现为镇静、遗忘、困倦及少梦等,剂量增大可产生催眠甚至麻醉作用。但是由于麻醉剂量和中毒剂量接近,一般不做麻醉诱导剂使用。临床主要用于以下几方面:

1. 麻醉前给药

由于东莨菪碱不仅能抑制腺体分泌,而且具有中枢抑制作用,因此效果优于阿托品。

2. 晕动病

其机制可能与抑制内耳前庭功能或大脑皮质功能有关,与止吐药苯海拉明合用可增强疗效。本品通常作为预防性给药,如已出现恶心、呕吐等症状时再用药则疗效差。也可用于预防妊娠呕吐及放射病呕吐。

3. 帕金森病

东莨菪碱易进入中枢,发挥中枢抗胆碱作用,可改善患者流涎、震颤和肌肉强直等症状。

4. 中药麻醉

中药麻醉的主药为洋金花,其主要成分即为东莨菪碱,因此可采用东莨菪碱代替洋金花进行中药麻醉。

5. 其他

东莨菪碱能阻断参与吗啡耐受和依赖作用的 M 受体,并能促进吗啡的代谢和排泄,从而迅速控制戒断症状,用于戒除吗啡毒瘾。本品也可用于感染性休克、有机磷酸酯类中毒等。

不良反应和禁忌证同阿托品。此外,该药物尚有致欣快作用,容易造成药物滥用,停药可能引起戒断症状。

二、人工合成或半合成代用品

由于阿托品的组织器官选择性差,不良反应多,为了克服阿托品的缺点,通过改造其化学结构,合成了多种代用品,包括合成扩瞳药、合成解痉药和选择性 M 胆碱受体亚型阻断药。

(一)合成扩瞳药

目前临床主要用于扩瞳的药物有后马托品(homatropine)、托吡卡胺(tropicamide)、环喷托酯(cyclopentolate)和尤卡托品(eucatropine)等。与阿托品相比,这些药物的共同特点是扩瞳及调节麻痹作用持续时间明显缩短,适用于一般眼科检查。各药滴眼后作用时间见表8.2。

表 8.2　常用扩瞳药作用时间

药物	扩瞳作用		调节麻痹作用	
	高峰(min)	持续(d)	高峰(h)	持续(d)
阿托品	30~40	7~10	1~3	7~12
后马托品	40~60	1~2	0.5~1	1~2
托吡卡胺	20~40	0.25	0.5	<0.25
环喷托酯	30~50	1	1	0.25~1
尤卡托品	30	1/12~1/4	无	无

(二) 合成解痉药

合成解痉药主要具有解除胃肠道、支气管等内脏平滑肌痉挛的作用,按其化学结构可分为季铵类解痉药和叔胺类解痉药两类。

1. 季铵类解痉药

本类药物脂溶性较低,口服吸收差,不易透过血脑屏障,无明显中枢作用。

异丙托溴铵(ipratropium bromide)为非选择性 M 受体阻断药,而噻托溴铵(tiotropium bromide)则可选择性阻断 M_1 和 M_3 受体,两者均可舒张支气管平滑肌,并具有与阿托品类似的加快心率和抑制呼吸道腺体分泌的作用。临床主要用于慢性阻塞性肺病,异丙托溴铵常以气雾剂吸入给药,而噻托溴铵则以干粉吸入给药。

溴丙胺太林(propantheline bromide,普鲁本辛)对胃肠道 M 胆碱受体选择性较高,其解除胃肠平滑肌痉挛的作用较强而持久,并可减少胃酸分泌,主要用于胃肠痉挛性疼痛及泌尿道痉挛等,也可用于遗尿症及妊娠呕吐。不良反应似阿托品,剂量过大可阻断神经肌肉接头,引起呼吸麻痹。食物可影响其吸收,故宜饭前 0.5~1 h 服用。

此外,季铵类解痉药还有溴甲阿托品(atropine methylbromide)、溴甲东莨菪碱(scopolamine methylbromide)、溴甲后马托品(homatropine methylbromide)、奥芬溴铵(oxyphenonium bromide)、格隆溴铵(glycopyrronium bromide)等,均可用于缓解内脏平滑肌痉挛以及辅助治疗消化性溃疡。

2. 叔胺类解痉药

本类药物脂溶性较高,口服易于吸收,能直接松弛平滑肌,解除胃肠道、泌尿道、胆道及子宫等平滑肌痉挛,如黄酮哌酯(flavoxate)、奥昔布宁(oxybutynin)、双环维林(dicyclomine)、贝那替秦(benactyzine),其中黄酮哌酯和奥昔布宁对膀胱平滑肌的选择性较强,主要用于治疗膀胱过度活动症;双环维林主要用于治疗消化性溃疡、肠蠕动亢进及平滑肌痉挛;贝那替秦兼具安定作用,可用于伴焦虑症的消化性溃疡患者。本类药物可透过血脑屏障进入中枢,其中枢抗胆碱作用可用于由帕金森病和抗精神分裂症药引起的锥体外系反应的治疗,如苯海索(benzhexol)、苯扎托品(benzatropine),详见抗帕金森病药。

(三) 选择性 M 胆碱受体亚型阻断药

阿托品及其合成代用品大多对 M 受体亚型缺乏选择性,因此其作用广泛,副作用仍较多。选择性 M 受体亚型阻断药能选择性阻断 M 受体的一种或几种亚型,而对其他亚型受体影响较小,因此副作用较少。

哌仑西平(pirenzepine)为三环类化合物,能选择性阻断 M_1 和 M_4 受体,而对 M_2 和 M_3 受体亲和力较低。替仑西平(telenzepine)为哌仑西平的类似物,对 M_1 受体选择性阻断作用更强。两药均可抑制胃酸及胃蛋白酶的分泌,用于治疗胃及十二指肠溃疡,能明显缓解疼痛,降低抗酸药用量,也可用于胃-食管反流症、应激性溃疡等,在治疗剂量时较少出现口干和视物模糊等反应,也无阿托品样中枢兴奋作用。

索利那新(solifenacin)为选择性 M_3 胆碱受体阻断药,对膀胱平滑肌选择性较高,可抑制膀胱平滑肌的节律性收缩,缓解膀胱过度活动症伴随的急迫性尿失禁、尿急和尿频症状。耐受性良好,常见不良反应有口干、便秘、恶心等。尿潴留、闭角型青光眼患者禁用。

第二节　N 胆碱受体阻断药

N 胆碱受体阻断药能选择性地与 N 胆碱受体结合,阻碍 ACh 或胆碱受体激动药对 N 胆碱受体的激动作用,按其对 N 胆碱受体亚型的选择性不同,可分为两类:神经节阻断药和骨骼肌松弛药。

一、神经节阻断药

神经节阻断药(ganglionic blocking drugs)又称为 N_1 或 N_N 胆碱受体阻断药,能选择性阻断神经节 N_1 胆碱受体,拮抗 ACh 对受体的激动作用,从而阻断神经冲动在神经节中的传导。

神经节阻断药对交感神经节和副交感神经节均有阻断作用,因此其综合效应在不同器官的表现,主要以两类神经对该器官的支配优势而定。如在血管,交感神经支配占优势,则用药后表现为血管舒张,其中尤以小动脉扩张最为明显,外周阻力明显下降,加之静脉也扩张,回心血量和心输出量均下降,从而使血压明显下降;而在胃肠道、膀胱等平滑肌以及腺体,以副交感神经支配占优势,则用药后引起平滑肌松弛,腺体分泌减少,出现便秘、口干、尿潴留等。

神经节阻断药曾用于高血压,但由于其作用广泛,副作用多,现已被其他降压药所取代。临床可用于麻醉时控制性降压,以减少手术区出血。也可用于主动脉瘤手术,尤其在不能使用 β 受体阻断药时,使用该类药物既可降压,又可有效防止因手术剥离牵拉组织所致的交感神经兴奋,使血压不致明显升高。目前所用的神经节阻断药仅有美卡拉明(mecamylamine)和樟磺咪芬(trimetaphan camsylate)。不良反应主要有嗜睡、口干、便秘、排尿困难及视力模糊等。

二、骨骼肌松弛药

骨骼肌松弛药(skeletal muscular relaxants)又称 N_2 或 N_M 胆碱受体阻断药,能作用于神

经肌肉接头部位突触后膜的 N_2 胆碱受体,阻碍 ACh 对受体的激动作用,产生肌肉松弛作用,故也称为神经肌肉阻滞药(neuromuscular blocking agents)。根据药物作用机制不同,可将其分为去极化型肌松药(depolarizing muscular relaxants)和非去极化型肌松药(nondepolarizing muscular relaxants)两类。

(一)去极化型肌松药

去极化型肌松药也称为非竞争性肌松药(noncompetitive muscular relaxants),其分子结构与 ACh 相似,与 N_2 受体有较强亲和力,并具有较强内在活性,能与 N_2 胆碱受体结合并激动受体,引起骨骼肌细胞去极化。由于该类药物不易被神经肌肉接头处的 AChE 水解,因而使骨骼肌细胞产生持久去极化,使 N_2 胆碱受体不能对 ACh 起反应,引起骨骼肌松弛。此时神经肌肉的阻滞方式由去极化转变为非去极化,前者又称为 Ⅰ 相阻断,后者称为 Ⅱ 相阻断。

去极化型肌松药具有如下特点:① 用药初期常出现短暂性肌束颤动,这与不同部位骨骼肌出现去极化的先后顺序不同有关;② 治疗量时无神经节阻滞作用;③ 连续用药可产生快速耐受性;④ 抗胆碱酯酶药不仅不能拮抗其肌松作用,反而能增强其作用,因此本类药物中毒时不能用新斯的明解救;⑤ 目前临床上应用的此类药物仅有琥珀胆碱。

琥 珀 胆 碱[基]

琥珀胆碱(suxamethonium,succinylcholine)又名司可林(scoline),由琥珀酸和 2 分子胆碱脱水缩合而成,易溶于水,室温下易分解。

【体内过程】 口服不易吸收,静脉注射后绝大部分药物迅速被血液和肝脏中的假性胆碱酯酶水解为琥珀酰单胆碱和胆碱,肌松作用明显减弱,琥珀酰单胆碱进一步水解为琥珀酸和胆碱,失去肌松作用。注射后 10%～15% 的药物到达神经肌肉接头处发挥肌松作用。约 2% 的药物以原形经肾排泄,其余以代谢产物的形式从尿液中排出,$t_{1/2}$ 为 2～4 min。

【药理作用】 肌松作用强而快,维持时间短。静脉注射 10～30 mg 琥珀胆碱,20 s 内即可见肌束颤动,以胸腹部肌肉最明显,1 min 内出现肌肉松弛,2 min 肌松作用达高峰,多于 10 min 内消失。肌肉松弛顺序从眉际和上眼睑等小肌开始,迅速波及肩胛、腹部及四肢,其中以对颈部和四肢肌肉的松弛作用最强,面、舌、咽喉和咀嚼肌次之,对呼吸肌松弛作用不明显。

【临床应用】

1. 气管内插管、气管镜、食管镜检查等

本品静脉注射后起效快,持续时间短,对喉肌松弛作用强,适用于气管内插管及气管镜检查等短时操作。

2. 辅助麻醉

本品静脉滴注可维持较长时间的肌松作用,便于在较浅的麻醉状态下进行外科手术,减少麻醉药用量,保证手术安全。由于该药个体差异较大,故需按反应调节滴注速度进而控制肌松强度,以达最佳状态。

【不良反应与护理对策】

1. 窒息

本品可致喉肌麻痹,引起强烈的窒息感,故清醒患者禁用。可先用硫喷妥钠进行静脉麻醉,再给予琥珀胆碱。对于遗传性假性胆碱酯酶活性低下者要慎用该药,防止出现呼吸肌麻痹。此外,使用本品时应备有人工呼吸机及其他抢救器材,一旦出现呼吸麻痹,不可使用新斯的明等抗胆碱酯酶药对抗。

2. 肌痛

25%～50%的患者用药后可出现肩胛部、胸腹部肌肉疼痛,这可能是由于琥珀胆碱引起肌束颤动进而损伤了肌梭所致,一般经3～5 d可自愈。预先静脉注射小剂量的非去极化型肌松药可解除本品引起的短暂肌束颤动,用药后延长卧床休息时间也可减少肌痛发生。

3. 血钾升高

由于骨骼肌细胞持久去极化而释放K^+,可使血钾升高;若患者存在严重烧伤、广泛软组织损伤、腹腔内感染、肾功能损害及脑血管意外等,使用本品可引起异常的K^+大量外流而致高钾血症,出现严重室性心律失常甚至心脏骤停,因此,这些患者应禁用本品。

4. 眼压升高

琥珀胆碱可使眼外肌痉挛收缩,引起眼压升高,因此,进行青光眼及白内障晶状体摘除术时应禁用该药物。

5. 胃内压升高

可引起胃内压升高甚至胃内容物反流误吸进入气管。

6. 恶性高热

多见于儿童及合用氟烷的患者。

脑出血、青光眼、视网膜剥离、白内障摘除术、低血浆胆碱酯酶、严重创伤大面积烧伤、上运动神经元损伤的患者及高钾血症患者禁用。

【药物相互作用】

(1)胆碱酯酶抑制药、环磷酰胺、氮芥、雌激素、单胺氧化酶抑制药、塞替派等抗肿瘤药及普鲁卡因等局部麻醉药等可降低假性胆碱酯酶活性,增强本品作用,不宜合用。

(2)某些氨基糖苷类抗生素及多肽类抗生素具有肌松作用,合用本品易致呼吸麻痹,应慎用。

(3)本品在碱性溶液中易分解,故与硫喷妥钠合用时不宜混合注射。

(二)非去极化型肌松药

非去极化型肌松药(nondepolarizing muscular relaxants)也称竞争性肌松药(competitive muscular relaxants),能与ACh竞争神经肌肉接头处的N_2受体,其本身无内在活性,但能阻碍ACh对N_2受体的激动作用,因而产生肌松作用。胆碱酯酶抑制药能对抗本类药物的肌松作用,故过量中毒时可用新斯的明解救。

本类药物多为天然生物碱及其类似物,按化学结构可分为苄基异喹啉类(benzylisoquinolines)和类固醇铵类(ammoniosteroids),前者主要有筒箭毒碱、阿曲库铵、多库溴铵、米库溴铵等,后者包括维库溴铵[基]、泮库溴铵、罗库溴铵[基]等。各药因药动学特点不同,导致不同药物的起效时间和维持时间存在差异。其中筒箭毒碱为经典的非去极化型肌松药,但由于其作用时间长,不良反应多,目前临床已少用。

筒　箭　毒　碱

筒箭毒碱(d-tubocurarine)是从南美印第安人制成的浸膏箭毒中提取出来的生物碱,右旋体具有活性,是临床应用最早的非去极化型肌松药。口服难以吸收,静脉注射后 4～6 min 起效,作用维持 80～120 min,肾功能不全者作用时间延长。

筒箭毒碱能与运动终板上的 N_2 胆碱受体结合,阻止 ACh 对运动终板膜的去极化作用,使骨骼肌松弛。用药后肌肉松弛从眼部肌肉开始,然后波及四肢、颈部和躯干肌肉,继而肋间肌松弛,出现腹式呼吸。若剂量过大,则可导致膈肌麻痹,出现呼吸停止。肌松作用消失部位顺序与上述肌松作用出现部位顺序相反,即膈肌麻痹恢复最快。本品亦可引起血压下降和心率减慢。

临床早期作为麻醉辅助药,可维持较长时间(>30 min)的肌松,也可用于电休克的对症处理。筒箭毒碱对神经节及肾上腺髓质 N_1 胆碱受体也有一定的阻断作用,并可促进组胺释放,引起心率减慢、血压下降、支气管痉挛和唾液分泌增多等,大剂量可致呼吸麻痹,目前临床已被其他药物代替,详见表 8.3。

表 8.3　非去极化型肌松药作用特点比较

药物	起效时间(min)	维持时间(min)	消除方式
筒箭毒碱	4～6	80～120	肝脏、肾脏
阿曲库铵	2～4	30～40	血浆假性胆碱酯酶水解
多库溴铵	4～6	90～120	肝脏、肾脏
米库溴铵	2～4	12～18	血浆假性胆碱酯酶水解
泮库溴铵	4～6	120～180	肝脏、肾脏
罗库溴铵	1～2	30～60	肝脏、肾脏
维库溴铵	2～4	60～90	肝脏、肾脏

制剂与用法

1. 硫酸阿托品(atropine sulfate)。片剂:0.3 mg。注射剂:0.5 mg/mL,5 mg/mL,1 mg/2 mL。眼用凝胶:50 mg/5 g。眼膏:1%。口服,0.3～0.6 mg/次,3 次/天,极量:1 mg/次,3 mg/d;肌内或静脉注射,0.5 mg/次,极量:2 mg/次。

2. 消旋山莨菪碱(raceanisodamine)。片剂:5 mg,10 mg,口服,5～10 mg/次,3 次/天。滴眼液:0.05%,滴眼。滴后闭眼 1 min,1～2 滴/次,2 次/天,一个月为 1 疗程。

3. 盐酸消旋山莨菪碱(raceanisodamine hydrochloride)。注射剂:5 mg/mL,10 mg/mL,20 mg/mL。肌注,5～10 mg/次,1～2 次/天。

4. 氢溴酸山莨菪碱(anisodamine hydrobromide)。片剂:5 mg,10 mg。注射剂:5 mg/mL,10 mg/mL,20 mg/mL。口服,5～10 mg/次,3 次/天;肌内或静脉注射,5～10 mg/次,1～2 次/天。

5. 氢溴酸东莨菪碱(scopolamine hydrobromide)。片剂:0.3 mg。注射剂:0.3 mg/mL,0.5 mg/mL。口服,0.2～0.3 mg/次,3 次/天,极量,0.6 mg/次,2 mg/d;皮下或肌内注射,0.2～0.5 mg/次,剂量,0.5 mg/次,1.5 mg/d。

6. 氢溴酸后马托品(homatropine hydrobromide)。滴眼液:1%～2%。滴眼,1～2 滴/次。

7. 托吡卡胺(tropicamide)。滴眼液:0.25%、0.5%。滴眼,1～2 滴/次。如需产生调节麻痹作用,可用 1% 浓度,1～2 滴,5 min 后重复一次,20～30 min 后可再给药一次。

8. 盐酸环喷托酯(cyclopentolate hydrochloride)。滴眼液:1%。滴眼,1～2 滴/次,4 次/天。

9. 异丙托溴铵(ipratropium bromide)。气雾剂:14 g(含异丙托溴铵8.4 mg)。喷雾吸入,一次40~80 μg,2~4 次/天。

10. 噻托溴铵粉(tiotropium bromide)。吸入剂:18 μg。临用前,取胶囊1粒放入专用吸入器的刺孔槽内,用手指撤压按钮,胶囊两端分别被细针刺孔,然后将口吸器放入口腔深部,用力吸气,胶囊随着气流产生快速旋转,胶囊中的药粉即喷出囊壳,并随气流进入呼吸道。成人:1粒/次,1 次/天。

11. 溴丙胺太林(propantheline bromide)。片剂:15 mg,30 mg。口服,15 mg/次,3 次/天,餐前30~60 min服,睡前口服30 mg;治疗遗尿症,睡前口服15~45 mg。

12. 溴甲东莨菪碱(methscopolamine bromide)。片剂:1 mg。口服,1 mg/次,1~3 次/天。

13. 盐酸贝那替秦(benactyzine hydrochloride)。片剂:1 mg。口服,1~3 mg/次,3 次/天。

18. 双环维林(dicyclomine)。片剂:10 mg。口服,10~20 mg/次,3~4 次/天。

19. 盐酸哌仑西平(pirenzepine hydrochloride)。片剂:25 mg。口服,20~50 mg/次,2 次/天。

20. 琥珀酸索利那新(solifenacin succinate)。片剂:5 mg,10 mg。口服,5 mg/次,1 次/天。

21. 氯化琥珀胆碱(suxamethonium chloride)。注射剂:50 mg/mL,100 mg /2 mL。0.2~1 mg/kg 体重静脉注射,也可用5%葡萄糖溶液稀释为0.1%溶液静脉滴注以延长肌松时间。

22. 氯化筒箭毒碱(tubocurarine chloride)。注射剂:10 mg/mL。手术中维持肌松,先静注10~15 mg(0.2~0.3 mg/kg),药效持续60~100 min,以后每隔60~90 min 追加5~10 mg;电休克,按体重0.15 mg/kg,30~90 s 内静注,即可控制肌强直,一般先静注3 mg,观察反应后,再决定进一步用量。

23. 罗库溴铵(rocuronium bromide)。注射剂:50 mg/5 mL。静脉注射初始剂量为600 μg/kg,维持量150 μg/kg,静脉滴注300~600 μg/(kg·h)。

24. 维库溴铵(vecuronium bromide)。注射剂:4 mg。仅供静脉注射或静脉滴注,不可肌注。气管插管时用量0.08~0.12 mg/kg,3 min 内达插管状态;肌肉松弛维持:在神经安定镇痛麻醉时为0.05 mg/kg,吸入麻醉为0.03 mg/kg。

25. 苯磺顺阿曲库铵(cisatracurium besilate)。注射剂:5 mg,10 mg,25 mg。静脉注射,成人剂量为0.3~0.6 mg/kg 体重,维持15~35 min;如需延长肌松时间,增补剂量用0.1~0.2 mg/kg。静脉滴注,在长时间外科手术中,以0.3~0.6 mg/kg 注射后,以每分钟0.005~0.01 mg/kg 剂量持续滴注以维持肌松。

26. 泮库溴铵(pancuronium bromide)。注射剂:4 mg,静脉注射,40~100 μg/kg。

(金欢欢　郑书国)

第九章　肾上腺素受体激动药

肾上腺素受体激动药(adrenoceptor agonists)是一类化学结构及药理作用与肾上腺素和去甲肾上腺素相似的药物,能与肾上腺素受体结合并激动受体,产生肾上腺素样作用,因此又称为拟肾上腺素药(adrenomimetic drugs)。由于该类药物在化学结构上均属于胺类,其药理效应与交感神经兴奋产生的效应相似,因此该类药物又称为拟交感胺类(sympathomimetic amines),其中肾上腺素、去甲肾上腺素、异丙肾上腺素和多巴胺等具有儿茶酚结构,又称为儿茶酚胺类(catecholamines)。

肾上腺素受体激动药的基本化学结构是 β-苯乙胺,当苯环、α 位碳、β 位碳或末端氨基上的氢被不同基团取代时,可形成多种肾上腺素受体激动药(图 9.1)。这些取代基团既可影响药物的体内过程,也可影响药物对 α、β 受体的亲和力及内在活性。根据药物对肾上腺素受体亚型的选择性可将其分为三类:① α 肾上腺素受体激动药(α-adrenoceptor agonists,α 受体激动药);② α、β 肾上腺素受体激动药(α、β-adrenoceptor agonists,α、β 受体激动药);③ β 肾上腺素受体激动药(β-adrenoceptor agonists,β 受体激动药)。

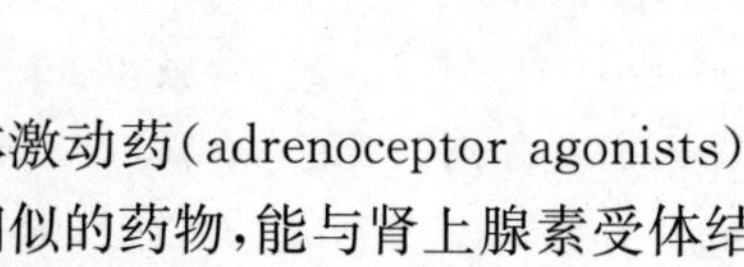

β-拟苯乙胺 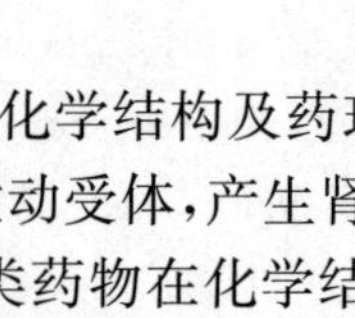　　　　　　　　　儿茶酚

图 9.1

第一节　α 肾上腺素受体激动药

α 肾上腺素受体激动药主要激动 α 受体,对 β 受体作用较弱或几无作用。

去甲肾上腺素[基]

去甲肾上腺素(noradrenaline,NA;norepinephrine,NE)是去甲肾上腺素能神经末梢释放的递质,也可由肾上腺髓质少量分泌。NA 化学性质不稳定,见光、遇热易分解,尤其是在碱性溶液中更易氧化变色而失效。药用的 NA 为人工合成品,常用其重酒石酸盐。

【体内过程】　口服后可使胃黏膜血管收缩而极少吸收,进入小肠易被碱性肠液破坏,故口服无效。皮下或肌内注射,可使局部血管强烈收缩而吸收缓慢,并可致局部组织缺血坏死。静脉注射因消除迅速而作用短暂,故一般采用静脉滴注给药。NA 进入体内后,大部分被去甲肾上腺素能神经末梢主动摄取并进入囊泡贮存(摄取-1),少量由非神经细胞摄取后经 COMT、MAO 代谢失活,代谢产物经肾排泄。NA 不易透过血脑屏障,无明显中枢作用。由于 NA 在体内消除迅速,故作用短暂,停止滴注后作用维持 $1\sim2$ min。

【药理作用及机制】　主要激动 α 受体,对 α_1 和 α_2 受体无选择性,对心脏 β_1 受体作用较弱,对 β_2 受体几无作用。

1. 血管

激动血管 α_1 受体,使血管收缩,以皮肤黏膜血管收缩最明显,其次是肾脏血管。此外,脑、肝、肠系膜甚至骨骼肌血管也收缩,外周阻力明显增加。冠脉扩张,主要原因是心脏兴奋,心肌代谢产物如腺苷等增加所致,同时因血压升高,提高了冠脉的灌注压,冠脉流量增加。

2. 心脏

激动心脏 β_1 受体,使心肌收缩力增强,传导加速,心率加快,心排血量增加。但在整体情况下,心率常表现为减慢,这主要是由于外周阻力增加,血压升高,反射性引起心率减慢。剂量过大可致心脏自律性增加,引起心律失常,但发生率低于肾上腺素。

3. 血压

激动血管平滑肌细胞 α_1 受体,使血管收缩,血压升高,升高的程度与剂量有关。小剂量时可使心脏兴奋,收缩压升高,而此时血管收缩不明显或仅轻度收缩,故舒张压变化不大,脉压增大。较大剂量使血管强烈收缩,外周阻力明显增大,故舒张压也明显升高,脉压变小。

4. 其他

可增加妊娠子宫平滑肌收缩频率,大剂量时可引起血糖升高。

【临床应用】

1. 低血压

用于急性心肌梗死、体外循环等引起的低血压,对血容量不足所致低血压或嗜铬细胞瘤切除术后的低血压,可作为急救时补充血容量的辅助治疗,以使血压回升,暂时维持脑与冠状动脉灌注;也可用于椎管内阻滞时的低血压及心搏骤停复苏后血压维持。

2. 休克

NA 在休克的治疗中已退居次要地位,目前仅限于早期神经源性休克及低血容量性休克,短期小剂量应用,以保证重要器官的血液灌注。

3. 上消化道出血

以本品 $1\sim3$ mg,适当稀释后口服,在食管或胃内收缩局部黏膜血管,产生止血作用。

【不良反应与护理对策】

1. 局部组织缺血坏死

静滴时间过长、浓度过高或药液外漏,可引起局部组织缺血坏死。静滴过程中如发现药液外漏或注射部位皮肤苍白,应停止注射或更换注射部位,并进行热敷,必要时使用酚妥拉明等 α 受体阻断药作局部浸润注射。幼儿应选粗大静脉注射并更换注射部位。

2. 急性肾衰竭

静滴时间过长或剂量过大,可致肾血管剧烈收缩,出现少尿、无尿和肾实质损伤,因此用药过程中应监测尿量,当尿量少于 25 mL/h 时,应减量或停药,必要时使用甘露醇等利尿。

高血压、动脉硬化症、器质性心脏病、少尿、无尿、严重微循环障碍患者及孕妇禁用。用药过程中须监测动脉压、中心静脉压、心电图等。

【药物相互作用】

(1) 与三环类抗抑郁药合用,由于 NA 的再摄取被抑制,可增强 NA 的心血管作用,引起心律失常、心动过速、高血压等,如必须合用,则宜从小剂量开始,并进行心血管功能监测。

(2) 与麦角制剂如麦角胺、麦角新碱或缩宫素同用,可使血管收缩作用加强,引起严重高血压和心动过缓。

(3) 与含卤素的全麻药氟烷等合用,可使心肌对拟交感胺类的反应更敏感,易致心律失常,不宜同用。与 β 受体阻断剂同用,各自疗效降低,β 受体阻断后 α 受体作用占优势,可发生高血压、心动过缓。

(4) 在碱性环境易于氧化失活,不宜与碱性药物混合使用。

间 羟 胺[基]

间羟胺(metaraminol,阿拉明)为人工合成品,性质稳定,主要激动 α 受体,对 β1 受体作用较弱。此外,间羟胺也可被去甲肾上腺素能神经末梢摄取进入囊泡,通过置换作用促进 NA 释放,间接地发挥作用。因此,若短时间内连续使用,可因囊泡内 NA 耗竭而致效应减弱,产生快速耐受,若适当加用小剂量 NA 可恢复或增强其升压作用。

与 NA 相比,间羟胺具有以下特点:① 不易被 MAO 破坏,作用弱而较持久;② 对心脏兴奋作用较弱,不易引起心律失常;③ 对肾脏血管收缩作用较弱,肾血流量减少不明显,较少引起少尿、无尿等症状;④ 除静脉滴注外,还可肌内注射,应用方便。目前本品主要作为 NA 的代用品,用于各种休克早期、椎管内阻滞麻醉时发生的急性低血压及出血、药物过敏、手术并发症及脑外伤或脑肿瘤合并休克而发生的低血压。

静滴时药液外漏或皮下注射,可引起局部血管强烈收缩,引起组织坏死或红肿硬结;连续应用可产生快速耐受,长期应用突然停药可发生低血压;剂量过大可致严重高血压、心律失常等,此时应立即停药观察,血压过高者可用 5～10 mg 酚妥拉明静脉注射,必要时可重复给药。

去氧肾上腺素

去氧肾上腺素(phenylephrine,苯肾上腺素,新福林)为人工合成品,作用机制与间羟胺相似,可直接或间接激动 α1 受体,又称 α1 受体激动药,对 β 受体无明显作用。去氧肾上腺素不易被 MAO 代谢,作用维持时间较长,具有下列作用和用途:① 升高血压,用于抗休克及防治椎管内阻滞麻醉、全身麻醉以及药物所致的低血压;② 收缩血管、升高血压能反射性地引起迷走神经兴奋,使心率减慢,可用于阵发性室上性心动过速,应用时应防止血压过度升高(收缩压<160 mmHg);③ 局部滴眼可激动瞳孔开大肌 α1 受体,使瞳孔扩大,作用较阿托品弱,持续时间较短,可用于眼底检查,具有起效快、持续时间短、不升高眼压和不引起调节麻痹等特点。

不良反应似去甲肾上腺素,高血压、动脉硬化、甲亢、糖尿病、心肌梗死者禁用,近两周内用过单胺氧化酶抑制剂者禁用。

甲　氧　明

甲氧明(methoxamine,甲氧胺)主要激动 α_1 受体,治疗量对 β 受体无明显作用,能收缩肾血管、升高血压,其减少肾血流量作用强于去甲肾上腺素。临床用于治疗阵发性室上性心动过速及各种原因引起的低血压状态。

羟 甲 唑 啉

羟甲唑啉(oxymetazoline)为咪唑啉类衍生物,能直接激动血管 α_1 受体而引起血管收缩,从而减轻炎症所致的黏膜充血和水肿,用于治疗急慢性鼻炎、鼻窦炎、过敏性鼻炎等所致的鼻黏膜充血,常用 0.025%～0.05%溶液滴鼻。

偶致轻微烧灼感、针刺感、鼻黏膜干燥及头痛、头晕、心率加快等反应,用药过频易致反跳性鼻充血,久用可致药物性鼻炎。本品不宜长期大量连续应用,每次连续使用时间不宜超过 7 天,不能与其他收缩血管类滴鼻剂合用。如使用过量或出现严重不良反应,应立即就医。动脉硬化、器质性心脏病、甲状腺功能亢进及严重高血压、青光眼患者禁用。

右美托咪定

右美托咪定(dexmedetomidine)为选择性 α_2 受体激动剂,与 α_2 受体结合能力是 α_1 受体的 1600 倍,具有抑制交感神经、镇静、催眠、镇痛和麻醉作用,用于气管插管、重症监护患者机械通气期间的镇静或其他手术的术前、术后镇静,可明显减少麻醉药用量,抑制气管插管时的应激反应,减少麻醉恢复期的激动、恶心等反应。可引起头晕、头痛、恶心、呕吐、发热、低血压、高血压、心律失常等不良反应。

中枢性 α_2 受体激动药可乐定(clonidine)和甲基多巴(methyldopa)见"抗高血压药"。

第二节　α、β 肾上腺素受体激动药

α、β 肾上腺素受体激动药既可激动 α 受体,使血管平滑肌收缩,也可激动 β 受体,引起心脏兴奋、支气管等平滑肌舒张等。

肾 上 腺 素[基]

肾上腺素(adrenaline,epinephrine)是肾上腺髓质分泌的主要激素,其生物合成主要在髓质嗜铬细胞中进行。药用肾上腺素可从家畜肾上腺中提取,也可人工合成。肾上腺素性质不稳定,见光、遇热或在碱性溶液中易于氧化变质。

【体内过程】　口服后易被碱性肠液、肠黏膜和肝脏破坏,生物利用度低,难以达到有效血药浓度。皮下注射由于局部血管收缩,吸收缓慢,一般 6～15 min 起效,作用维持 1 h 左右;肌内注射吸收较皮下注射为快,作用持续 10～30 min;静脉注射消除迅速,作用短暂。肾上腺素在体内的摄取与代谢途径与去甲肾上腺素相似。

【药理作用及机制】 直接激动 α、β 受体,产生 α 和 β 样效应。

1. 心脏

激动心肌、窦房结和传导系统的 β_1 受体,使心肌收缩力增强、心率加快、传导加速,心排血量增加。肾上腺素能激动冠脉 β_2 受体,使冠脉扩张,改善心肌供血。但由于肾上腺素可提高心肌代谢,增加心肌耗氧量,加之心肌兴奋性提高,如剂量过大或静脉注射速度过快,可引起心律失常,出现期前收缩甚至心室颤动等。

2. 血管

激动血管平滑肌细胞 α_1 受体,血管收缩;激动 β_2 受体,血管舒张。由于机体不同部位血管平滑肌细胞 α_1 和 β_2 受体分布的相对密度不同,所以肾上腺素对不同部位血管可表现为不同的效应。皮肤、黏膜、肾脏和胃肠道等血管平滑肌细胞 α_1 受体占优势,所以这些部位的血管表现为收缩,其中以皮肤黏膜血管收缩最为明显。在骨骼肌和肝脏血管,β_2 受体占优势,所以小剂量肾上腺素可使这些部位血管舒张。冠状动脉也明显舒张,其机制除了与冠脉平滑肌细胞 β_2 受体占优势有关外,其他机制同去甲肾上腺素。肾上腺素对脑和肺血管影响较小,有时可因血压升高而被动扩张。静脉和大动脉平滑肌细胞肾上腺素受体密度较低,所以肾上腺素对其影响较小。

3. 血压

肾上腺素对血压的影响与剂量有关。治疗量肾上腺素(0.5~1.0 mg)皮下注射或低浓度静脉滴注(10 μg/min),激动心脏 β_1 受体,使心肌收缩力增强,心排血量增加,所以收缩压明显升高。由于骨骼肌血管在全身血管中占很大比例,肾上腺素激动骨骼肌血管的 β_2 受体,其舒张作用抵消甚至超过了皮肤、黏膜血管收缩的影响,总外周阻力变化不大,故舒张压不变或稍下降,脉压变大。此时身体各部位血液重新分配,有利于紧急情况下机体能量供应的需要。较大剂量静脉注射时,心脏兴奋,收缩压升高,此时皮肤、黏膜、内脏血管强烈收缩,其对外周阻力的影响超过了骨骼肌血管的舒张作用,故舒张压也明显增高,脉压变小。较大剂量肾上腺素静脉注射时,血压可出现典型的双相反应,即给药后迅速出现明显的升压反应,继而出现微弱的降压反应,之后再恢复正常。如预先给予酚妥拉明等 α 受体阻断药,肾上腺素的升压作用可被翻转为降压作用,这一现象称为肾上腺素作用的翻转。

4. 平滑肌

肾上腺素对平滑肌的作用主要取决于平滑肌细胞上肾上腺素受体的类型。肾上腺素激动支气管平滑肌 β_2 受体,支气管舒张,对哮喘发作患者尤为明显。激动胃肠平滑肌 β_2 受体,其张力和收缩频率、收缩幅度降低。激动膀胱平滑肌 β_2 受体,膀胱逼尿肌舒张,激动括约肌 α_1 受体,括约肌收缩,引起排尿困难和尿潴留。

5. 代谢

肾上腺素激动 α_1 和 β_2 受体,加速肝糖原和肌糖原分解,并能抑制外周组织对葡萄糖的摄取,使血糖升高,其升高血糖作用强于去甲肾上腺素。此外,肾上腺素可激活甘油三酯酶,加速脂肪分解,升高血中游离脂肪酸浓度。

6. 中枢神经系统

肾上腺素不易通过血脑屏障,治疗量时无明显中枢作用,大剂量可出现激动、呕吐、肌强直、惊厥等中枢兴奋症状。

【临床应用】

1. 心脏骤停

用于溺水、麻醉意外、药物中毒、传染病和心脏传导阻滞等所致的心脏骤停,可用肾上腺素 0.25～1 mg 心室内注射,同时进行有效的人工呼吸和心脏按压并纠正酸中毒。对于电击引起的心脏骤停,配合使用利多卡因或除颤器除颤后,再用肾上腺素可使心脏恢复跳动。

2. 过敏性疾病

(1) 过敏性休克。激动 α_1 受体,收缩小动脉和毛细血管前括约肌,升高血压,降低毛细血管通透性,减轻支气管黏膜充血、水肿;激动 β_1 受体,改善心脏功能,增加心排血量;激动 β_2 受体,舒张支气管、舒张冠脉、减少组胺等过敏介质释放,为过敏性休克首选药。

(2) 支气管哮喘。常用于控制急性发作,皮下或肌内注射后数分钟内起效,但由于不良反应较多,仅用于急性发作。

(3) 其他过敏性疾病。可迅速缓解血管神经性水肿、荨麻疹、血清病及枯草热(花粉症)等过敏性疾病的症状。

3. 与局麻药配伍

局麻药中加入少量肾上腺素可使注射部位血管收缩,延缓局麻药吸收而延长作用时间,并能减少局部出血,减少局麻药吸收中毒的危险。一般局麻药中肾上腺素的浓度为 1∶250000,1 次用量不超过 0.3 mg。但在肢体远端部位如手指、足趾、耳部等处手术时,局麻药中不宜加入肾上腺素,以免引起局部组织坏死。

4. 局部止血

用浸有 1∶2000 肾上腺素溶液的棉球或纱布填塞于出血处可用于牙龈或鼻腔出血。

【不良反应与护理对策】

(1) 常见心悸、头痛、烦躁、血压升高、四肢发凉等,剂量过大或皮下注射时误入血管可致血压骤升,有诱发脑出血的危险。增加心肌耗氧量,可诱发心肌缺血和心律失常,严重者可由于心室颤动而致死,故使用时应严格掌握剂量。

(2) 用于指、趾部局麻时,药液中不宜加用本品,以免引起肢端供血不足而坏死。

高血压、动脉硬化、器质性脑病或心脏病、糖尿病、甲状腺功能亢进、心源性哮喘等患者禁用。

【药物相互作用】

(1) 与 β 受体阻断药合用,两者的 β 受体效应相互抵消,可出现血压异常升高、心动过缓和诱发哮喘等。与全麻药合用,易产生心律失常甚至室颤,应避免同用。

(2) α 受体阻断药及各种血管扩张药可对抗本品的升压作用,应避免合用。与麦角制剂合用,可致严重高血压和组织缺血。与硝酸酯类合用,本品的升压作用被抵消,硝酸酯类的抗心绞痛作用减弱。

(3) 本品在碱性溶液中易于氧化破坏,不宜与碱性药物混合使用。

多 巴 胺[基]

多巴胺(dopamine,DA)为去甲肾上腺素生物合成的前体,药用者为人工合成品。口服后易在肠和肝中被破坏而失活,静脉滴入后在体内广泛分布,迅速被 MAO 和 COMT 代谢失活,作用短暂,$t_{1/2}$ 约 2 min。不易透过血脑屏障,外源性多巴胺对中枢神经系统无作用。

【药理作用及机制】　多巴胺能激动 α、β 受体和外周多巴胺受体。

(1) 小剂量时($0.5 \sim 2 \mu g/(kg \cdot min)$),主要激动肾脏、肠系膜和冠脉的多巴胺受体,使这些部位的血管舒张,肾血流量及肾小球滤过率增加,冠脉流量增加。

(2) 中等剂量时($2 \sim 10 \mu g/(kg \cdot min)$),直接激动心脏 β_1 受体,并能促进去甲肾上腺素释放,使心肌收缩力增强,心排血量增加,此时收缩压升高,舒张压变化不大,脉压增大。

(3) 大剂量时($10 \sim 20 \mu g/(kg \cdot min)$),激动血管壁 α_1 受体,导致血管收缩,外周阻力增加,收缩压和舒张压均明显升高;肾血管收缩,肾血流量及尿量反而减少。

【临床应用】 用于心肌梗死、创伤、内毒素败血症、心脏手术、肾衰竭、充血性心力衰竭等各种原因所致的休克,尤其是伴有少尿及周围血管阻力正常或较低的休克。可增加心排血量,用于强心苷类和利尿剂无效的心功能不全。也可用于急性肾衰竭,与利尿药合用。

【不良反应与护理对策】

(1) 一般可见胸痛、呼吸困难、心悸等,剂量过大可出现血压升高、心动过速和肾血管收缩导致肾功能下降等,一旦发生,应减慢滴注速度或停药,必要时给予 α 受体阻断剂对抗。

(2) 长期用于外周血管病患者,可引起手足疼痛或手足发凉,甚至导致局部坏死或坏疽。静注或静滴宜选用粗大静脉,并防止药液外溢;如已发生液体外溢,可用 $5 \sim 10$ mg 酚妥拉明稀释后作浸润注射。

(3) 静滴时应控制每分钟滴速,滴注的速度和时间需根据血压、心率、尿量、外周血管灌流情况、异位搏动出现与否等而定,用药时应做心排血量测定。突然停药可产生严重低血压,故停药时应逐渐减量。

嗜铬细胞瘤患者禁用。室性心律失常、闭塞性血管病、心肌梗死、动脉硬化和高血压患者慎用。

【药物相互作用】

(1) 与全麻药(尤其是环丙烷或卤代碳氢化合物)合用,由于后者可使心肌对多巴胺异常敏感,易引起室性心律失常;与三环类抗抑郁药合用,可增强多巴胺的心血管作用,引起心律失常、心动过速、高血压等。与硝酸酯类同用,可减弱后者的抗心绞痛作用;与利尿药同用,一方面由于本品作用于多巴胺受体扩张肾血管,使肾血流量增加,另一方面本品具有直接利尿作用,致使利尿作用增强。

(2) 单胺氧化酶抑制剂可增强多巴胺的效应,在给多巴胺前 $2 \sim 3$ 周内使用过单胺氧化酶抑制剂的患者,初始剂量应减少至常用剂量的 1/10 左右。大剂量多巴胺可拮抗酚苄明、酚妥拉明等 α 受体阻滞剂的扩血管效应。

麻 黄 碱[基]

麻黄碱(ephedrine)为中药麻黄中提取的生物碱,现已人工合成。药用其左旋体或消旋体,常用其盐酸盐,易溶于水,性质稳定。

【体内过程】 口服易吸收,皮下或肌内注射吸收迅速,可通过血脑屏障。少量药物在体内经脱氨氧化而被代谢,大部分以原形经肾排泄,其排泄速度受尿液 pH 影响,当尿液 pH 为 5 时 $t_{1/2}$ 约 3 h,尿液 pH 为 6.3 时 $t_{1/2}$ 约 6 h。

【药理作用及机制】 既可直接激动 α 和 β 受体,也可通过促进去甲肾上腺素能神经末梢释放 NA 而间接发挥作用。与肾上腺素相比,麻黄碱具有以下特点:① 性质稳定,口服有效;② 作用较弱、缓慢而持久,一次给药可维持 $3 \sim 6$ h;③ 容易通过血脑屏障,中枢兴奋作用明显,易引起失眠;④ 易产生快速耐受性。

1. 心血管

激动心脏 β_1 受体,使心肌收缩力增强,心排血量增加,血压升高,升压作用缓慢而持久。在整体情况下,因血压升高可反射性引起心率减慢,抵消了其直接加快心率的作用,故心率变化不明显。

2. 支气管平滑肌

激动平滑肌 β_2 受体,使支气管舒张,起效缓慢,作用较肾上腺素弱而持久。

3. 中枢神经系统

中枢兴奋作用明显,较大剂量可引起兴奋、不安、失眠等。

【临床应用】

(1) 预防支气管哮喘发作和轻症的治疗,对于重症急性发作疗效较差。

(2) 消除鼻黏膜充血引起的鼻塞,常用 0.5%～1% 溶液滴鼻,可明显减轻黏膜充血、肿胀,减轻鼻塞症状。

(3) 防治某些低血压状态,如硬膜外或蛛网膜下腔麻醉引起的低血压,可于麻醉前 15 min 肌注 15～30 mg,如已发生低血压,可肌内注射 30～50 mg 以纠正。

(4) 用于某些变态反应性疾病如荨麻疹、血管神经性水肿,可使血管收缩而缓解皮肤黏膜症状。

【不良反应与护理对策】

(1) 中枢兴奋作用较强,可引起兴奋、不安、失眠等,晚间服药应合用地西泮等镇静催眠药以防止失眠。

(2) 剂量过大或长期使用可引起头痛、心悸、血压升高、心动过速、震颤等,出现上述症状时应停药或减小剂量。

(3) 反跳现象。滴鼻剂连续使用不宜超过 3 天,否则停药后鼻塞会进一步加重。

高血压、动脉硬化、心绞痛、甲亢等患者禁用。可分泌入乳汁,哺乳期妇女禁用。老年患者或前列腺肥大者使用本品可引起排尿困难,应慎用。

【药物相互作用】

(1) 本品可增加肾上腺皮质激素的代谢清除率,如合用需调整皮质激素的剂量。与碱性药物如钙或镁的碳酸盐、枸橼酸盐、碳酸氢钠等合用,麻黄碱半衰期延长,作用增强,应适当调整用量。

(2) 与肾上腺素受体阻滞药如酚妥拉明、哌唑嗪以及吩噻嗪类药合用时,可对抗本品的升压作用;与麦角制剂或缩宫素同用,可加剧血管收缩,导致严重高血压或外周组织缺血;与全麻药如氯仿、氟烷、异氟烷等同用,可使心肌对拟交感胺类药反应更敏感,有发生室性心律失常的危险,必须同用时,本品用量应减小。

伪 麻 黄 碱

伪麻黄碱(pseudoephedrine)为麻黄碱的立体异构体,作用与麻黄碱相似,主要通过促进 NA 释放,间接发挥拟交感作用。伪麻黄碱对上呼吸道毛细血管选择性较强,能收缩血管,消除鼻黏膜充血、肿胀,减轻鼻塞症状,而对其他部位的血管无明显收缩作用,对心率、血压和中枢神经系统也无明显影响。常用于减轻感冒、过敏性鼻炎、鼻窦炎等引起的鼻黏膜充血症状。不良反应较少,可见轻微兴奋、失眠和头痛等。

第三节　β肾上腺素受体激动药

β肾上腺素受体激动药主要激动β受体,而对α受体作用弱或无作用。

异丙肾上腺素[基]

异丙肾上腺素(isoprenaline)为人工合成品,是去甲肾上腺素氨基上的氢被异丙基取代后的衍生物,其对α受体的亲和力下降,而对β受体的亲和力进一步增强,为经典的β受体激动药,对β_1和β_2受体无选择性,药用其盐酸盐或硫酸盐。

【体内过程】　口服易在胃肠道破坏而失活,舌下给药能扩张局部血管,吸收较快,给药后15～30 min起效,维持1～2 h;气雾吸入吸收迅速,吸入后2～5 min即起效,作用维持0.5～2 h。吸收后主要在肝及其他组织被COMT代谢,较少被MAO代谢,也较少被去甲肾上腺素能神经末梢摄取,因此作用时间长于肾上腺素。不易通过血脑屏障,无明显中枢作用。

【药理作用及机制】　主要激动β受体,对β_1和β_2受体选择性低,对α受体几无作用。

1. 心脏

激动心脏β_1受体,使心率加快、传导加快、心肌收缩力增强,其加快心率、加快传导作用强于肾上腺素,明显增加心肌耗氧量,虽也可引起心律失常,但较少产生心室颤动。

2. 血管和血压

激动血管β_2受体,使骨骼肌血管明显舒张,肾、肠系膜血管及冠脉亦不同程度舒张。此时,由于心脏兴奋,心排血量增加,使收缩压升高,而舒张压下降,脉压增大;如较大剂量静脉注射,则可引起舒张压明显下降。

3. 支气管平滑肌

激动支气管平滑肌β_2受体,使支气管舒张,作用强于肾上腺素,并能抑制组胺等过敏介质释放,但对支气管黏膜血管无收缩作用,所以消除黏膜水肿、渗出作用不及肾上腺素。久用可产生耐受性。

4. 代谢

促进肝糖原、肌糖原和脂肪分解,增加组织耗氧量,升高血糖作用弱于肾上腺素。

【临床应用】

1. 支气管哮喘

舌下含化或气雾吸入给药,因不良反应较多,仅用于控制哮喘急性发作。

2. 房室传导阻滞

舌下含化或静脉滴注给药,用于Ⅱ度、Ⅲ度房室传导阻滞。

3. 心脏骤停

用于抢救溺水、电击、麻醉意外或其他原因引起的心脏骤停,0.5～1 mg心室内注射。

4. 休克

适用于中心静脉压高而心输出量低的感染性或心源性休克。

【不良反应与护理对策】

（1）常见心悸、头晕、头痛等，剂量过大易致心动过速，用药过程中应注意控制心率，对成人心率超过 120 次/min，儿童心率超过 140～160 次/min 者，应慎用。

（2）已有明显缺氧的哮喘病人，用量过大，易致心肌耗氧量增加，引起心律失常，甚至可致室性心动过速及心室颤动，应慎用。

（3）过量、反复应用气雾剂可产生耐受性。此时，不仅 β 受体激动剂之间有交叉耐受性，而且对内源性云甲肾上腺素能神经递质也产生耐受性，使支气管痉挛加重，甚至增加死亡率。故应限制吸入次数和吸入量。

心绞痛、心肌梗死、甲状腺功能亢进及嗜铬细胞瘤患者禁用。

【药物相互作用】

（1）与其他拟肾上腺素药物合用可增强疗效，但不良反应也增多；普萘洛尔等 β 受体阻断剂可拮抗本品的作用。

（2）本品不宜与碱性药物混合使用。

多巴酚丁胺[基]

多巴酚丁胺（dobutamine）为人工合成的多巴胺类似物，其化学结构和体内过程与多巴胺相似，口服无效，仅供静脉注射。

【药理作用与临床应用】　本品为消旋体，其中右旋体能阻断 α_1 受体，而左旋体则激动 α_1 受体，因此对 α_1 受体的作用相互抵消。两者都能激动 β_1 受体，因此消旋体的作用主要表现为 β_1 受体激动作用，对 β_2 受体作用较弱。激动心脏 β_1 受体，增强心肌收缩力，使心排血量增加，其正性肌力作用较正性频率作用显著，主要用于心肌梗死并发的心力衰竭，能增强心肌收缩力，增加心排血量和降低肺毛细血管楔压，并使左室充盈压降低，改善心功能。同时，由于心排血量增加，肾血流量及尿量增加，有利于消除水肿。

【不良反应与护理对策】

（1）可引起血压升高、头痛、心悸等不良反应，偶致室性心律失常。

（2）可增加心肌耗氧量，加重缺血而引起心肌梗死面积增加，应予以重视。

（3）梗阻型肥厚性心肌病患者禁用，以免加重梗阻。

（4）可加快房室传导，房颤患者慎用。如须用本品，应先给予洋地黄类药。

（5）用药期间应定期或连续监测心电图、血压、心排血量，必要时监测肺楔压。

其他选择性 β_1 受体激动药有普瑞特罗（prenalterol）、扎莫特罗（xamoterol）等，主要用于慢性充血性心力衰竭的治疗。选择性 β_2 受体激动药有沙丁胺醇（salbutamol）、特布他林（terbutaline）、克仑特罗（clenbuterol）等，主要用于支气管哮喘的治疗，详见"作用于呼吸系统药物"。

米 拉 贝 隆

米拉贝隆（mirabegron）为选择性 β_3 肾上腺素受体激动药，激动膀胱平滑肌 β_3 受体，使平滑肌舒张，促进膀胱充盈并增加储尿量，延长排尿间期，同时抑制膀胱传入神经，缓解尿急症状。用于膀胱过度活动症，可有效改善尿频、尿急、尿失禁等症状。可引起恶心、皮疹、头痛、头晕等不良反应，重度高血压患者禁用。

制剂与用法

1. 重酒石酸去甲肾上腺素(noradrenaline bitartrate)。注射剂：2 mg/mL,10 mg/2 mL(2 mg 相当于 NA 1 mg)。静脉滴注,用 5%葡萄糖注射液或葡萄糖氯化钠注射液稀释后静滴,成人常用量：开始以每分钟 8~12 μg 速度滴注,调整滴速以达到血压升到理想水平,维持量为每分钟 2~4 μg。

2. 重酒石酸间羟胺(metaraminol bitartrate)。注射剂：10 mg/mL,50 mg/5 mL。肌内注射,2~10 mg/次。静脉注射,初量 0.5~5 mg,继而静滴,用于重症休克。静脉滴注,15~100 mg 加入 5%葡萄糖液或氯化钠注射液 500 mL 中滴注,调节滴速以维持合适的血压。成人极量一次 100 mg(0.3~0.4 mg/min)。

3. 盐酸去氧肾上腺素(phenylephrine hydrochloride)。注射剂：10 mg/mL。升高血压,轻度或中度低血压,肌内注射 2~5 mg,再次给药间隔不少于 10~15 min。静脉注射,0.2 mg/次,按需每隔 10~15 min 给药一次;阵发性室上性心动过速,开始静脉注射 0.5 mg,20~30 s 内注入,以后用量递增,每次加药量不超过 0.1~0.2 mg;严重低血压和休克(包括与药物有关的低血压),以 5%葡萄糖注射液或 0.9%氯化钠注射液每 500 mL 中加本品 10 mg(1：50000),开始时滴速为每分钟 100~180 滴,血压稳定后递减至每分钟 40~60 滴,必要时浓度可加倍;预防蛛网膜下腔麻醉期间出现低血压,可在麻醉前 3~4 min 肌内注射本品 2~3 mg;扩瞳,用 1%~2.5%溶液滴眼。

4. 盐酸甲氧明(methoxamine hydrochloride)。注射剂：10 mg/1 mL。肌内注射,10~20 mg/次。静脉注射,5~10 mg。静脉滴注,20~60 mg,稀释后缓慢滴注。极量,肌内注射,20 mg/次,60 mg/d,静脉注射,10 mg/次。

5. 盐酸羟甲唑啉(oxymetazoline hydrochloride)。滴眼液：0.025%,0.05%。滴鼻液：5 mg/10 mL,2.5 mg/5 mL,1.5 mg/3 mL。喷雾剂：0.025%,0.05%。滴鼻：成人和 6 岁以上儿童一次 1~3 滴,早晨和睡前各 1 次;喷鼻,成人和 6 岁以上儿童每次每侧 1~3 喷,早晨和睡前各一次。

6. 盐酸右美托咪定(dexmedetomidine)。注射剂：0.1 mg/mL,0.2 mg/2 mL。用 0.9%氯化钠溶液稀 4 μg/mL,以 1 μg/kg 剂量缓慢静注,输注时间超过 10 min。

7. 盐酸肾上腺素(adrenaline hydrochloride)。注射剂：1 mg/mL,0.5 mg/mL。皮下或肌内注射,成人 0.5~1.0 mg/次,儿童每次 0.02~0.03 mg/kg,必要时 1~2 h 后重复给药。静脉或心内注射 0.5~1.0 mg/次,以生理盐水稀释 10 倍后注射,极量：皮下注射,1 mg/次。

8. 普鲁卡因肾上腺素(procaine adrenaline)。注射剂：2 mL(盐酸普鲁卡因 40 mg,肾上腺素 0.05 mg),1 mL(盐酸普鲁卡因 20 mg,肾上腺素 0.05 mg)。用于浸润麻醉、封闭疗法或阻滞麻醉。

9. 盐酸多巴胺(dopamine hydrochloride)。注射剂：20 mg/2 mL。20 mg 加入 5%葡萄糖注射液 200~500 mL 内,静脉滴注,2~20 μg/min。极量：20 μg/(kg·min)。

10. 盐酸麻黄碱(ephedrine hydrochloride)。片剂：15 mg,25 mg,30 mg。注射剂：30 mg/mL,50 mg/mL。滴鼻剂：1%。口服,慢性低血压,25~50 mg/次,2~3 次/天;支气管哮喘。15~30 mg/次,3 次/天。极量：60 mg/次,150 mg/d。滴鼻,每鼻孔 2~4 滴/次,3~4 次/天。皮下或肌内注射,15~30 mg/次,2~3 次/天,极量：60 mg/次,150 mg/d。

11. 盐酸伪麻黄碱(pseudoephedrine hydrochloride)。片剂：30 mg,60 mg。口服,30~60 mg/次,3 次/天。缓释片：120 mg。口服,120 mg/次,2 次/天。

12. 硫酸异丙肾上腺素(isoprenaline sulfate)。注射剂：1 mg/2 mL。静脉滴注,以本品 0.5~1 mg 加入 5%葡萄糖注射液 200~300 mL 内缓慢静滴;救治心脏骤停,0.5~1 mg 心室内注射。

13. 盐酸异丙肾上腺素(isoprenaline hydrochloride)。注射剂:1 mg/2 mL。用法同硫酸异丙肾上腺素;气雾剂:14 g(含盐酸异丙肾上腺素 35 mg),每瓶 200 揿,每揿含盐酸异丙肾上腺素 0.175 mg,每次吸入 1～2 揿,2～4 次/天,喷吸间隔时间不得少于 2 h。片剂:10 mg,舌下含化,10 mg/次,3 次/天。

14. 盐酸多巴酚丁胺(dobutamine hydrochloride)。注射剂:20 mg/2 mL。5%葡萄糖液或0.9%氯化钠注射液中稀释后,以 2.5～10 μg/(kg·min)滴入。

15. 米拉贝隆(mirabegron)。缓释片:25 mg,50 mg。口服,50 mg/次,1 次/天,餐后服用。

(郑书国)

第十章 肾上腺素受体阻断药

肾上腺素受体阻断药(adrenoceptor blocking drugs)又称肾上腺素受体拮抗药(adrenoceptor antagonists),能阻断肾上腺素受体,拮抗去甲肾上腺素能神经递质或肾上腺素受体激动药对受体的激动作用。根据药物对受体的选择性不同,肾上腺素受体阻断药可分为 α 肾上腺素受体阻断药、β 肾上腺素受体阻断药和 α、β 肾上腺素受体阻断药三类。

第一节 α肾上腺素受体阻断药

α 肾上腺素受体阻断药能选择性地与 α 肾上腺素受体结合,拮抗去甲肾上腺素能神经递质或肾上腺素受体激动药对 α 受体的激动作用,从而产生抗肾上腺素作用。α 肾上腺素受体阻断药能将肾上腺素的升压作用翻转为降压作用,这一现象称为肾上腺素作用的翻转(adrenaline reversal),其机制是 α 受体阻断药选择性阻断了与血管收缩有关的 α 受体,而与血管舒张有关的 β 受体未被阻断,肾上腺素激动 β 受体引起的血管舒张作用占优势,从而引起血管舒张,血压下降。

根据 α 受体阻断药对 α_1 和 α_2 受体的选择性不同,可将药物分为三类,即非选择性 α 受体阻断药、选择性 α_1 受体阻断药和选择性 α_2 受体阻断药,其中选择性 α_2 受体阻断药育亨宾主要用作科研工具药。

一、非选择性α受体阻断药

酚妥拉明[基]

酚妥拉明(phentolamine)为短效 α 受体阻断药。口服生物利用度低,30 min 发挥最大作用,维持 3～6 h。肌内注射起效快,作用维持 30～45 min,大多以无活性代谢物形式经肾脏排泄。

【药理作用及机制】

酚妥拉明与 α 受体结合较疏松,易于解离,能竞争性阻断 α 受体,又称竞争性 α 受体阻断药,对 α_1 和 α_2 受体无选择性。

1. 血管和血压

阻断血管平滑肌 α_1 受体,并具有组胺样作用,使血管舒张,外周阻力降低,血压下降。

2. 心脏

兴奋心脏,使心率加快,心肌收缩力增强。这种兴奋作用主要与血管舒张、血压下降,反射性引起交感神经兴奋有关。此外,酚妥拉明可阻断去甲肾上腺素能神经末梢突触前膜 α_2 受体,促进去甲肾上腺素释放,也是其兴奋心脏的原因之一。

3. 其他

有拟胆碱作用和组胺样作用,可使胃肠平滑肌兴奋、胃酸分泌增加。

【临床应用】

1. 外周血管痉挛性疾病

如肢端动脉痉挛(雷诺病)、血栓闭塞性脉管炎等。

2. 静滴去甲肾上腺素药液外漏

可用本品 5～10 mg,稀释后局部浸润注射,以对抗去甲肾上腺素的缩血管作用。

3. 抗休克

能舒张小动脉和小静脉,降低外周阻力,增强心肌收缩力,增加心排血量,改善微循环。适用于外周阻力高、心排血量低的感染性或心源性休克。但用药前须补足血容量,否则会导致血压进一步降低。也可与去甲肾上腺素合用,使去甲肾上腺素收缩血管作用不致过强,但保留其激动心脏 β_1 受体作用,以增强心肌收缩力。

4. 肾上腺嗜铬细胞瘤

能明显降低嗜铬细胞瘤所致高血压,可用于肾上腺嗜铬细胞瘤的鉴别诊断、高血压危象及术前准备。

5. 顽固性充血性心力衰竭

心力衰竭时,由于心排血量不足,导致交感神经兴奋、外周阻力增高、肺淤血及肺动脉高压,易引起肺水肿。酚妥拉明能舒张血管,减少回心血量,降低外周阻力,使心脏前后负荷和肺动脉压降低,心排血量增加,心力衰竭症状得以改善。

6. 其他

酚妥拉明可用于拟肾上腺素药过量所致的高血压、新生儿持续性肺动脉高压症等,也可口服或直接阴茎海绵体注射用于诊断或治疗男性勃起功能障碍。

【不良反应与护理对策】

(1)胃肠道反应。可引起腹痛、腹泻、胃酸增多,并可诱发消化性溃疡,与其拟胆碱作用有关。

(2)心血管反应。给药剂量过大、注射速度过快或体位突然改变,易发生直立性低血压,诱发或加重心绞痛和心律失常。给药后应严密观察血压,一旦发生应平卧,取头低足高位,必要时可给予去甲肾上腺素,但禁用肾上腺素。脑供血不足时使用本品需注意血压下降,可能加重脑缺血。

严重低血压、消化性溃疡、动脉硬化、肾功能不全、心脏器质性损害患者禁用。冠状动脉供血不足、心绞痛、心肌梗死或有心肌梗死病史者及孕妇慎用。

酚　苄　明

酚苄明(phenoxybenzamine,苯苄胺)口服吸收 20%～30%,局部刺激性强,不做皮下或肌内注射,静脉注射本品后 1 h 作用达高峰。脂溶性高,进入体内后储存于脂肪组织,缓慢释放,$t_{1/2}$ 约 24 h,用药 1 次,作用可维持 3～4 d。

酚苄明能与 α 受体形成共价键,结合牢固,为长效非竞争性 α 受体阻断药,作用强而持久。临床主要用于外周血管痉挛性疾病、休克、嗜铬细胞瘤及良性前列腺增生引起的排尿困难等。不良反应同酚妥拉明。用药期间需监测血压,有血容量不足时不宜使用。

二、选择性 α_1 受体阻断药

选择性 α_1 受体阻断药对动脉和静脉血管的 α_1 受体选择性较高,使血管平滑肌舒张,血压下降。对去甲肾上腺素能神经末梢突触前膜 α_2 受体无明显作用,因此在降压的同时不促进去甲肾上腺素的释放,较少引起反射性心率加快及肾素释放等副作用。临床常用哌唑嗪(prazosin)[基]、特拉唑嗪(terazosin)[基] 和多沙唑嗪(doxazosin)等,主要用于良性前列腺增生及原发性高血压(详见抗高血压药)。

坦 洛 新[基]

坦洛新(tamsulosin)为 α_1 肾上腺素受体亚型 α_{1A} 的特异性拮抗剂,其对 α_{1A} 受体阻断作用明显强于 α_{1B} 受体。由于尿道、膀胱颈部及前列腺平滑肌存在的 α_1 受体主要为 α_{1A} 受体,而血管平滑肌 α_1 受体主要为 α_{1B} 受体,所以坦洛新在改善前列腺增生患者排尿困难等症状时对心血管系统影响较小。主要用于前列腺增生所致的排尿困难等症状,如尿频、夜尿增多、排尿困难等。本品不能缩小增生的腺体,故适用于轻、中度患者及未导致严重排尿障碍者,如已发生严重尿潴留,则不应单独使用本品,此时应合用 5-α 还原酶抑制剂。不良反应较少,偶致头晕、皮疹、胃肠道不适等。

第二节 β肾上腺素受体阻断药

β肾上腺素受体阻断药能选择性地与 β 受体结合,竞争性拮抗去甲肾上腺素能神经递质或肾上腺素受体激动药对 β 受体的激动作用。根据药物对 β 肾上腺素受体不同亚型的选择性,β肾上腺素受体阻断药可分为非选择性 β 受体(β_1 和 β_2)阻断药和选择性 β_1 受体阻断药两类。

【体内过程】

β受体阻断药口服后自小肠吸收,其吸收速率受药物脂溶性影响,部分药物首过消除明显,生物利用度个体差异大。如普萘洛尔口服吸收迅速而完全,但首过消除率达 60%～70%,生物利用度仅约 30%。脂溶性高的药物主要在肝脏代谢,代谢产物和少量原形药物经肾脏排泄,脂溶性低的药物主要以原形经肾脏排泄,血浆 $t_{1/2}$ 为 3～6 h,其中纳多洛尔 $t_{1/2}$ 可达 10～20 h,属长效 β 受体阻断药。

【药理作用】

1. β受体阻断作用

(1) 心脏。阻断心脏 β_1 受体,使心率减慢、传导减慢、心肌收缩力减弱,心排血量减少,心肌耗氧量下降,尤其当交感神经张力增高时(如运动或病理状态),其抑制作用更为明显。

β受体阻断药减弱心肌收缩力,对高血压患者具有降压作用,但对正常人的血压无明显影响。

（2）血管。阻断血管平滑肌 β_2 受体,使 α_1 受体作用占优势,加之心肌收缩力减弱,反射性交感神经兴奋,引起血管收缩,外周阻力增加。

（3）支气管平滑肌。阻断支气管平滑肌 β_2 受体,引起支气管平滑肌收缩,呼吸道阻力增加。这一作用对正常人的影响较小,但对支气管哮喘或慢性阻塞性肺病（COPD）患者可诱发或加重哮喘。选择性 β_1 受体阻断药对支气管平滑肌影响较小。

（4）代谢。脂肪分解与激动 β_1 和 β_3 受体有关,长期应用本品可抑制脂肪分解,升高血浆极低密度脂蛋白（VLDL）和甘油三酯,降低高密度脂蛋白（HDL）,增加动脉粥样硬化危险。肝糖原分解与激动 α_1 和 β_2 受体有关,儿茶酚胺可增加肝糖原分解。在低血糖时,体内儿茶酚胺释放增多,激动 α_1 和 β_2 受体,增加肝糖原分解,升高血糖。本品不影响正常人的血糖水平,也不影响胰岛素的降血糖作用,但能延缓使用胰岛素后血糖水平的恢复,这与其抑制低血糖引起的儿茶酚胺释放和糖原分解有关。因此,β受体阻断药可掩盖低血糖症状,延误低血糖的及时救治。

（5）其他。β受体阻断药可阻断肾小球旁器细胞的 β_1 受体而减少肾素的释放,抑制肾素-血管紧张素-醛固酮系统（RAAS）活性,这也是其降压作用机制之一。β受体阻断药可抑制甲状腺素（T_4）转变为三碘甲腺原氨酸（T_3）,并降低甲状腺功能亢进时机体对儿茶酚胺的敏感性,有效控制甲亢症状。此外,β受体阻断药噻吗洛尔可减少房水生成,降低眼压,用于治疗青光眼。

2. 膜稳定作用

部分β受体阻断药如普萘洛尔、吲哚洛尔、醋丁洛尔等可降低细胞膜对离子的通透性,产生局麻样作用,称为膜稳定作用,其机制与阻断β受体无关。因膜稳定作用仅在高于临床有效血药浓度几十倍时才表现出来,因此一般认为这一作用与其治疗作用无明显关系。

3. 内在拟交感活性

部分β受体阻断药在阻断β受体的同时,对β受体又具有部分激动作用,称为内在拟交感活性（intrinsic sympathomimetic activity,ISA）,如吲哚洛尔、醋丁洛尔等。由于这种激动作用较弱,通常被其β受体阻断作用所掩盖。具有内在拟交感活性的β受体阻断药在临床应用时,其抑制心肌收缩力、减慢心率和收缩支气管平滑肌的作用相对较弱。

【临床应用】

1. 高血压

是治疗高血压的基础药物,能有效控制原发性高血压,可单独使用,也可与利尿药、钙拮抗药、血管紧张素转化酶抑制药联合应用,以提高疗效,并减轻其他药物所引起的心率加快等不良反应。

2. 心绞痛和心肌梗死

对心绞痛有良好的疗效,对心肌梗死,早期、长期应用可降低复发和猝死发生率。

3. 心律失常

对多种原因引起的快速型心律失常有效,尤其对交感神经过度兴奋所致的心律失常疗效较好。

4. 充血性心力衰竭

心力衰竭时应用β受体阻断药可阻断心脏β受体,拮抗过量儿茶酚胺对心脏的毒性作用,避免心肌细胞坏死,改善心肌重构;减少肾素释放,抑制肾素血管紧张素系统,减轻过量血管紧张素Ⅱ对心脏的损害；上调心肌细胞β受体，改善β受体对儿茶酚胺的敏感性。

5. 甲状腺功能亢进

甲亢时甲状腺激素分泌过多，导致去甲肾上腺素能神经活性增强。β受体可通过阻断β受体而控制患者的激动不安、心率过快等甲亢症状，并能降低基础代谢率。

6. 其他

与咖啡因等合用治疗偏头痛，其机制可能与抑制脑血管扩张有关。噻吗洛尔局部应用可减少房水形成，降低眼压，用于治疗青光眼。

【不良反应与护理对策】

1. 一般反应

常见恶心、呕吐、腹泻等，停药可消失。少数患者可出现幻觉、失眠、抑郁等症状。可掩盖低血糖引起的心悸等症状，延误低血糖的及时诊断和治疗。偶见过敏性皮疹、血小板减少、眼-皮肤黏膜综合征等。

2. 心血管反应

用药过量或静脉给药速度过快可致心脏功能抑制，尤其是心功能不全、窦性心动过缓和房室传导阻滞的患者更易发生。可阻断血管平滑肌细胞 β_2 受体，引起外周血管收缩甚至痉挛，出现雷诺症状或间歇跛行，严重者可致足趾溃烂或坏死。服用本品期间应定期检查血常规、血压、心功能、肝肾功能等。静脉用药后，患者宜平卧，每 5 min 监测血压 1 次；1.5 h 后，每 15 min 测 1 次；之后改为每 1 h 测 1 次，如出现低血压，应立即输液并给予升压药间羟胺等。

3. 诱发或加重哮喘

阻断支气管平滑肌细胞 β_2 受体，使支气管平滑肌收缩，可诱发或加重哮喘。选择性 β_1 受体阻断药或具有内在拟交感活性的药物诱发支气管哮喘的风险相对较小。如发生支气管痉挛，宜给予异丙肾上腺素治疗。

4. 反跳现象

长期应用β受体阻断药突然停药，可使原来疾病复发或病情加重，其机制与受体增敏有关，因此长期用药后应逐渐减量直至停药，至少经过 3 天，一般为 2 周。

严重心功能不全、窦性心动过缓、重度房室传导阻滞和支气管哮喘等患者禁用。

【药物相互作用】

与抗高血压药物合用，可导致直立性低血压、心动过缓、头晕、晕厥。与强心苷类合用，可发生房室传导阻滞而使心率减慢。与钙拮抗剂合用，特别是静脉注射维拉帕米，易引起对心肌和传导系统抑制。与洋地黄合用，可发生房室传导阻滞而使心率减慢，需严密观察。与氟哌啶醇合用，可导致低血压及心脏停搏。与氢氧化铝凝胶合用可降低普萘洛尔的肠吸收。

一、非选择性β受体阻断药

普 萘 洛 尔 [基]

普萘洛尔（propranolol，心得安）为等量左旋体和右旋体组成的消旋体，其中左旋体具有β受体阻断作用。

口服吸收率大于 90%，首过消除率为 60%～70%，生物利用度仅约 30%。脂溶性高，血浆蛋白结合率大于 90%，易于通过血脑屏障和胎盘屏障，也可分泌于乳汁中。代谢产物 90% 以上经肾排泄，$t_{1/2}$ 为 2～3 h。生物利用度个体差异大，临床用药需实行剂量个体化，从小剂量开始，逐渐增加至适宜剂量并密切观察反应。主要用于治疗心律失常、心绞痛、高血压及甲状腺功能亢进等。

吲 哚 洛 尔

吲哚洛尔（pindolol，心得静）口服易吸收，个体差异较普萘洛尔小，生物利用度达 90%，血浆蛋白结合率为 50%，约 50% 在肝内代谢，其余大部分以原型从尿排出，$t_{1/2}$ 为 2～5 h。作用似普萘洛尔，但对 β 受体的阻断作用较强，约为普萘洛尔的 6～15 倍。对血管平滑肌细胞 β_2 受体具有内在拟交感活性，即在阻断 β 受体的同时又具有较弱的激动受体作用，有利于高血压的治疗，临床主要用于高血压、心绞痛、心律失常等。

噻 吗 洛 尔[基]

噻吗洛尔（timolol，噻吗心安）为已知作用最强的 β 受体阻断药，无明显内在拟交感活性和膜稳定作用。局部滴眼具有减少房水生成、降低眼压的作用，其特点为起效快、不良反应小、耐受性好。与毛果芸香碱相比，具有不影响瞳孔和睫状肌、不影响视力的优点，主要用于治疗青光眼。

局部滴眼可引起眼烧灼感及刺痛等症状，药物吸收后可引起头晕、嗜睡、失眠、抑郁、感觉异常、支气管痉挛、呼吸困难等，滴眼时应压迫内眦，以防药液流入鼻腔吸收产生全身性不良反应。使用过程中定期复查眼压，根据眼压变化调整用药方案。与其他滴眼液联合使用时，应间隔 10 min 以上。

卡替洛尔（carteolol）可减少房水生成，对高眼压和正常眼压均有降低作用，青光眼患者滴眼后 1 h 眼压开始降低，4 h 降眼压作用最大，降眼压作用可持续 8～24 h，连续用药 4～32 周的降眼压作用保持稳定。临床应用同噻吗洛尔。

此外，本类药物还有索他洛尔（sotalol）[基]、氧烯洛尔（oxprenolol）、布拉洛尔（bupranolol）、硝苯洛儿（nifenalol）、纳多洛尔（nadolol）等。

二、选择性 β_1 受体阻断药

阿 替 洛 尔[基]

阿替洛尔（atenolol，氨酰心安）为选择性 β_1 受体阻断药。

【体内过程】 口服吸收快，但不完全，作用持续时间可达 24 h。脂溶性较低，不易通过血脑屏障，血浆蛋白结合率低。主要以原形从肾脏排出，$t_{1/2}$ 为 6～7 h，肾功能受损时 $t_{1/2}$ 延长。

【药理作用及机制】 阻断 β_1 受体，无内在拟交感活性和膜稳定作用。对 β_2 受体作用较弱，故增加呼吸道阻力作用较轻，但哮喘患者仍需慎用。

【临床应用】 主要用于治疗高血压、心绞痛、心肌梗死，也可用于心律失常、甲状腺功能亢进、嗜铬细胞瘤。对快速型心律失常疗效较好，尤其对室上性心律失常更为显著。

【不良反应与护理对策】 常见不良反应为头晕、乏力、精神抑郁、皮疹、心动过缓和低血

压等症状。给药期间注意监测脉搏、呼吸、血压等,根据情况及时调整剂量。静脉注射应缓慢,可用 5% 葡萄糖注射液或 0.9% 氯化钠注射液 50 mL 稀释后缓慢静滴。过量处理同普萘洛尔,但本品可经血液透析清除。

美 托 洛 尔[基]

美托洛尔(metoprolol,美多心安)选择性阻断 β_1 受体,其药理作用及临床应用与阿替洛尔相似,但半衰期及作用持续时间较短。口服吸收完全,首过消除明显,生物利用度约为20%,进餐时服药可使其生物利用度增加约为 40%,血浆蛋白结合率约为 99%。常见不良反应有心动过缓、传导阻滞、低血压、头痛、眩晕、失眠等。

艾 司 洛 尔[基]

艾司洛尔(esmolol)选择性阻断心脏 β_1 受体,起效快,维持时间短,治疗量无明显内在拟交感活性和膜稳定作用,静脉注射 $t_{1/2}$ 约为 9 min。大剂量时可阻断支气管和血管平滑肌 β_2 受体,主要用于心房颤动、心房扑动时控制心室率及窦性心动过速、围术期高血压等。

第三节　α、β 肾上腺素受体阻断药

本类药物对 α、β 受体选择性低,能同时阻断 α 和 β 受体,临床主要用于治疗高血压。

拉 贝 洛 尔[基]

拉贝洛尔(labetalol,柳胺苄心定)口服吸收率为 60%～90%,首过消除明显,生物利用度约为 30%。能通过胎盘屏障,也可经乳汁分泌。主要在肝脏代谢,$t_{1/2}$ 为 4～8 h,代谢产物和少量原形药物经肾脏和肠道排泄。

拉贝洛尔兼具 α 和 β 受体阻断作用,其阻断 β 受体作用约为阻断 α 受体作用的 5～10倍。临床主要用于中、重度高血压,静注用于高血压危象,也可用于心绞痛、嗜铬细胞瘤等。

常见不良反应为眩晕、幻觉、抑郁、恶心、乏力等,少数患者可发生直立性低血压。脑出血、心动过缓、房室传导阻滞及支气管哮喘患者禁用,肝、肾功能不全者慎用。

此外,本类药物还有阿罗洛尔(arotinolol)、卡维地洛(carvedilol)等。

制剂及用法

1. 甲磺酸酚妥拉明(phentolamine methanesulfonate)。注射剂:5 mg/mL,10 mg/mL。片剂:40 mg。颗粒剂:60 mg。胶囊:40 mg。用于酚妥拉明试验,静脉注射 5 mg,也可先注入 1 mg,若反应阴性,再给 5 mg。用于防止组织坏死,在每 1000 mL 含去甲肾上腺素溶液中加入本品 10 mg 做静脉滴注,作为预防之用。已经发生去甲肾上腺素外溢,用本品 5～10 mg 加 10 mL 氯化钠注射液做局部浸润。用于嗜铬细胞瘤手术,术时如血压升高,可静脉注射 2～5 mg 或滴注每分钟0.5～1 mg。用于心力衰竭时减轻心脏负荷,静脉滴注每分钟 0.17～0.4 mg。肌内或静脉注射:5 mg/次。口服,40 mg/次,在性生活前 30 min 服用,每日最多服用一次。

2. 盐酸酚苄明(phenoxybenzamine hydrochloride)。片剂:5 mg,10 mg。注射剂:10 mg/mL。口服,10~20 mg/次,3 次/天。静脉滴注,0.5~1 mg/kg 加入 5% 葡萄糖液 200~500 mL 中,最快不得少于 2 h 内滴完。

3. 盐酸坦洛新(tamsulosin hydrochloride)。缓释胶囊:0.2 mg。缓释片:0.2 mg。口服,0.2 mg/次,1 次/天。

4. 盐酸普萘洛尔(propranolol hydrochloride)。片剂:10 mg。缓释片:40 mg,80 mg。缓释胶囊:40 mg。注射剂:5 mg/5 mL。抗心绞痛及抗高血压:口服,10~20 mg/次,3~4 次/天,每 4~5 d 增加 10 mg,直至 80~100 mg/d 或至症状明显减轻或消失。抗心律失常:口服,10~20 mg/次,3 次/天。缓释片或缓释胶囊,1 片或 1 粒/次,1 次/天。静脉滴注:2.5~5 mg/次,以 5% 葡萄糖液 100 mL 稀释静滴,按需要调整滴速。

5. 吲哚洛尔(pindolol)。片剂:5 mg。口服,5 mg/次,3 次/天。

6. 噻吗洛尔(timolol)。滴眼液:0.25%。滴眼:每次 1 滴,1~2 次/天。

7. 阿替洛尔(atenolol)。片剂:6.25 mg,12.5 mg,25 mg,50 mg,100 mg。口服,成人常用量开始每次 6.25~12.5 mg,2 次/天,按需要及耐受量渐增至 50~200 mg。

8. 酒石酸美托洛尔(metoprolol tartrate)。缓释片:25 mg,50 mg,100 mg,150 mg。胶囊:50 mg。注射剂:5 mL(含酒石酸美托洛尔 5 mg,氯化钠 45 mg)。口服:50~100 mg/次,2 次/天。静脉注射:5 mg/次。

9. 盐酸艾司洛尔(esmolol hydrochloride)。注射液:0.1 g,0.2 g。成人先静脉注射负荷量 0.5 mg/(kg·min),约 1 min,随后静脉点滴维持量,自 0.05 mg/(kg·min)开始,4 min 后若疗效理想则继续维持,若疗效不佳可重复给予负荷量并将维持量以 0.05 mg/(kg·min)的幅度递增。

10. 拉贝洛尔(labetalol hydrochloride)。片剂:50 mg,100 mg。注射液:25 mg/2 mL,50 mg/5 mL,50 mg/10 mL。口服,100 mg/次,2~3 次/天,2~3 天后根据需要加量。常用维持量为 200~400 mg/次,2 次/天,饭后服用。静脉注射,20 mg 或 1~2 mg/kg 缓慢注射,必要时 15 min 后重复。静脉滴注,2 mg/min,根据反应调整剂量,总量可达 300 mg。

(郑书国　孔　祥)

第十一章 局部麻醉药

局部麻醉药(local anesthetics)简称局麻药,是一类局部应用于神经末梢或神经干周围的药物,能暂时、完全和可逆性阻滞神经冲动的产生和传导,使患者在意识清醒的情况下局部感觉(如痛觉)暂时消失,对各类组织无损伤性影响。当局麻药被吸收或直接注入血管时,其作用便不再局限于局部,而产生全身作用,对中枢神经系统、心血管系统等造成影响,临床应用时应避免此类不良反应。

第一节 概　　述

常用局麻药的化学结构由芳香基团、中间链和胺基团三部分组成。芳香基团为苯核,包括苯甲胺、苯胺,为局麻药分子亲脂疏水的主要结构,改变这部分的结构可产生不同脂溶性的局麻药;中间链由酯链(—COO—)或酰胺链(—NHCO—)组成,对局麻药的稳定和代谢极为重要;胺基团多为叔胺或仲胺,呈弱碱性,具有亲脂疏水性,但与 H^+ 结合后即具有疏脂亲水性,主要影响药物分子的解离度。根据中间链的结构,将局麻药分为酯类和酰胺类。酯类药物有普鲁卡因和丁卡因等,酰胺类药物有利多卡因、布比卡因和罗哌卡因等。脂溶性的大小和局麻作用强度相关,蛋白结合率可影响药物的效应。总体来说,酰胺类局麻药起效快,弥散广,阻滞明显,时效长,应用较为广泛。

【体内过程】 局麻药吸收并进入血液循环的速率受给药剂量、给药部位以及是否使用血管活性药物的影响。不同部位给药其血药浓度由高到低依次为:气管内、肋间神经、骶管、硬膜外、臂丛、蛛网膜下腔、皮下浸润,但食管和胃黏膜对局麻药吸收作用不明显。多数局麻药中加入肾上腺素或去氧肾上腺素可以引起局部血管收缩,进而减慢药物的吸收,降低毒副作用。酯类局麻药物主要经血浆假性胆碱酯酶水解为二乙氨基乙醇和对氨基苯甲酸(PABA),二乙氨基乙醇进一步分解,其产物与 PABA 均经肾脏排出,部分药物以原形随尿排出。而酰胺类局麻药主要经肝微粒体酶及酰胺酶代谢,最终形成 2,6-二甲代苯胺,大部分随尿排出,少量经胆汁排泄。

【药理作用及作用机制】 局麻药主要作用于神经细胞膜电压门控 Na^+ 通道,抑制细胞外 Na^+ 内流。随着局麻药物浓度的增高,神经信号传导减弱,动作电位上升速度和幅度降低,兴奋阈逐渐升高,最终使细胞无法产生动作电位,冲动传导停滞。此外,局麻药还可不同程度地阻滞 Ca^{2+} 通道、K^+ 通道以及 N-甲基-D-天门冬氨酸受体,呈现出不同的临床表现。

局麻药的神经阻滞作用效果因神经纤维类别而异,阻滞无髓鞘神经纤维所需浓度较低,而阻滞有髓鞘神经纤维所需浓度较高。此外,局麻药作用于神经根,对直径小的B、C类神经纤维较直径大的A类纤维敏感。若神经组织周围药物浓度较低,则有可能出现某一种或几种神经被阻滞,而运动神经不受影响,称为"分离麻醉"。

【临床应用】

1. 表面麻醉(surface anesthesia)

将药物直接涂抹于黏膜表面,药物穿透黏膜使黏膜下神经末梢麻醉,称为表面麻醉,常用于眼、鼻、口腔、气管、食管及泌尿生殖道黏膜。能进行表面麻醉的药物常需要有较高的穿透能力,如丁卡因和局麻药混合乳剂(EMLA,由2.5%的利多卡因和2.5%的丙胺卡因组成),使用时须涂于黏膜表面,一般30 min起效。

2. 浸润麻醉(infiltration anesthesia)

将药物注入手术附近组织,使手术局部神经末梢麻醉。本法效果较佳,但用量较大,易产生全身毒性反应,麻醉区域较小。可根据需要在溶液中加入少量肾上腺素,以延长其作用时间,并减轻毒性。可选用利多卡因、普鲁卡因。

3. 传导麻醉(conduction anesthesia)

将药物注射于神经干周围,阻断神经干冲动传导,使该神经所分布的区域麻醉。本法麻醉区域较大,用药量少,但所需浓度较高。可选用的药物有利多卡因、普鲁卡因及布比卡因。

4. 蛛网膜下腔麻醉(subarachnoidal anesthesia)

又称脊髓麻醉或腰麻,是将药物注入腰椎蛛网膜下腔,麻醉该部位的脊神经根。药物在蛛网膜下腔内的扩散受患者体位、姿势、药量、注射力量及溶液比重的影响。本法常用于下腹部和下肢手术,其主要危险为呼吸麻痹和血压下降,可事先应用麻黄碱预防。

5. 硬膜外麻醉(epidural anesthesia)

将药液注入硬膜外腔,药物可沿神经鞘扩散,穿过椎间孔阻断神经根。由于硬膜外腔不与颅腔相通,药液不扩散至脑组织,无腰麻时的头痛等症状。本法可引起心血管抑制、血压下降,可应用麻黄碱防治,但用药量大,误入蛛网膜下腔可引起严重的毒性反应。

【不良反应与护理对策】

1. 毒性反应

毒性反应是局麻药自给药部位吸收入血或直接注入血液循环后引起的全身性作用,当血药浓度过高时可出现如下中枢神经系统和心血管系统毒性症状。中毒反应的处理应以预防为主,掌握药物浓度和局麻药一次允许的最大剂量。

(1)中枢神经系统。表现为先兴奋后抑制。早期表现为口周麻木,舌感异常和眩晕,以及耳鸣和视物不清等症状,程度较重者表现为气促、窒息感,继而烦躁不安、肌张力增高、震颤,甚至发生精神错乱和惊厥。兴奋症状早于抑制症状的出现,最终引起昏迷和呼吸衰竭,与中枢神经系统抑制性神经元对局麻药敏感性高于兴奋性神经元有关。给药时应警惕患者的先驱症状,一旦发现,应停止注射,保持呼吸道通畅,快速高流量给氧,并进行辅助或控制呼吸,以提高大脑的惊厥阈。发生惊厥时要注意保护患者,避免发生意外损伤,可缓慢静注地西泮2.5～5.0 mg或硫喷妥钠50～100 mg。

(2)心血管系统。局麻药具有膜稳定作用,可抑制心肌自律性,使有效不应期延长,降低心肌收缩力和传导速度。大量局麻药误入血管可引起室性心律失常,甚至致死性室颤(利多卡因例外)。此外,多数局麻药可直接作用于血管,使小动脉扩张,导致血压下降。因此,局麻药血液浓度过高时可引起心血管性虚脱。此时,应加快输液、增加有效循环血量,必要时静注血管活性药如麻黄碱、多巴胺等。

2. 变态反应

局麻药引起的变态反应较少,其中以酯类较多。轻者表现为皮肤斑疹,重者可出现喉头水肿、支气管痉挛、呼吸困难、低血压以及因毛细血管通透性增加所致的组织水肿,常伴有皮肤荨麻疹和瘙痒,反应严重者可发生肺水肿及循环衰竭,危及患者生命。同类型的局麻药,由于结构相似可能出现交叉性变态反应,如对普鲁卡因发生反应,应避免应用丁卡因或氯普鲁卡因。

对怀疑有变态反应的患者除询问用药过敏史,可行结膜试验,用一滴局麻药滴于一侧结膜囊内,另一侧用生理盐水对照,10 min 后检查反应结果。也可进行皮内注射试验,即用极少量(0.05 mL)的局麻药注入一侧前臂掌面皮内,另一侧前臂注射生理盐水作为对照,在注射后 15 min 和 30 min 分别检查两侧风团的大小、色泽和伪足。应强调指出,皮内注射试验由于继发于皮内组胺释放而出现假阳性反应较多,而阴性者仍有发生过敏反应的可能,故试验结果仅供参考。

临床上为保证患者的安全,除严密观察外,还应采取如下措施:① 如果局麻药未加用肾上腺素,在注药后应仔细观察药液皮丘和皮下浸润后的反应。若局部出现广泛的红晕和丘疹,随后注药的速度要放慢,用量也要减少;② 表面麻醉应强调分次用药,仔细观察与药液接触的黏膜有无异常的局部反应,以及吸收后的全身反应。可采用小量给药,增加给药次数,必要时延长给药的间隔时间;③ 一旦发生变态反应,立即停药、吸氧、补液,并适当使用肾上腺皮质激素、肾上腺素、抗组胺药。

3. 高敏反应

高敏反应指患者在应用低于允许剂量 1/3~2/3 的局麻药时,可突然发生晕厥、呼吸抑制甚至循环衰竭等毒性反应。其发生常与患者病理生理状态(如脱水、感染、酸碱平衡失调等)和周围环境(如室温过高等)有关。因此,熟悉患者的病情非常重要。

4. 特异质反应

特异质反应指患者接受极小剂量局麻药后出现的严重毒性反应。凡对某种局麻药有特异质反应,应不再使用此药,并避免使用同类局麻药。

5. 局部组织损伤

在正常情况下,使用常规剂量的局麻药对周围神经和脊髓无毒性作用。如将局麻药直接注射到神经束内,由于浓度过高或接触时间过长,可引起神经功能和结构的改变,引起感觉和运动功能长期丧失。因此,注射时应注意压力变化,同时和患者交流是否有感觉异常,有条件可以在超声引导下穿刺给药。

第二节 常用局麻药

普 鲁 卡 因

普鲁卡因(procaine)又名奴佛卡因(novocaine),为短效局麻药。用于浸润麻醉、阻滞麻醉、蛛网膜下腔麻醉、硬膜外麻醉、局部封闭和静脉复合麻醉。局麻维持时间为 30～45 min,加用肾上腺素可延长其作用时间。因脂溶性及穿透力较低,不适用于表面麻醉。

【药物相互作用】

(1) 普鲁卡因可加强肌松药作用,使肌松药作用时间延长。因此,临床上联用肌松药物时,宜减少肌松药用量。

(2) 普鲁卡因的代谢产物 PABA 可减弱磺胺类药物的抗菌效力,拮抗对氨基水杨酸的抗结核作用,应避免同时应用。

(3) 抗胆碱酯酶药可抑制本药水解,增强及延长其麻醉作用,加剧毒性反应。镇静催眠药、麻醉性镇痛药都可加强本品的局部麻醉作用。巴比妥类药可提高机体对本品的耐受量,如术前给予巴比妥类药,可减轻本品的不良反应。尿酸化药可促进本品的排泄。

利 多 卡 因[基]

利多卡因(lidocaine)又名赛罗卡因,为中效酰胺类局麻药,其盐酸盐水溶液性质稳定,可耐高压灭菌和长时间贮存。

【临床应用】 局部麻醉作用较普鲁卡因强,维持时间比其长 1 倍左右,毒性相应加大。其特点为麻醉强度大、起效快、弥散广、穿透力强,对组织无刺激性,且无明显扩张血管作用,用于传导麻醉、硬膜外麻醉、口咽部和气管内表面麻醉、臂丛或颈丛神经阻滞等。因扩散作用强,毒性与血药浓度相关,一般不宜用作浸润麻醉。也可用于急性心肌梗死后室性早搏和室性心动过速及洋地黄类中毒、心脏外科手术及心导管引起的室性心律失常,对室上性心律失常无效。

【药物相互作用】 与苯妥英钠合用,可增强对心脏的抑制,如同时静注,可引起窦房停顿。与氯琥珀胆碱及其他神经肌肉阻滞药合用,可加强并延长肌松作用。与巴比妥类药合用,可降低本品的血药浓度与疗效,并引起心动过缓、窦性停搏。与奎尼丁、普鲁卡因胺及普萘洛尔等其他抗心律失常药合用,疗效及毒性都增强。

丁 卡 因

丁卡因(tetracaine)为长效局麻药,其盐酸盐水溶液不稳定,多次高压灭菌或放置时间过久均易变质,不宜使用。

【临床应用】 本品脂溶性高,对黏膜穿透力强,表面麻醉效果较好。麻醉强度高,约为普鲁卡因的 10 倍。起效时间为 1～3 min,作用维持 2～3 h 以上。用于黏膜表面麻醉、传导阻滞麻醉、硬膜外麻醉和蛛网膜下腔麻醉,也用于眼科和耳鼻喉表面麻醉,优点是不损伤角膜上皮、不升高眼压。但因毒性大,较少用于浸润麻醉。

【不良反应与护理对策】 本品毒性较强,有明显的中枢及心血管不良反应。

1. 毒性反应

局部多次涂药、反复用于破损皮肤、伤口,或局部浸润注射速度过快,均可致血药浓度升高,以致产生严重中枢神经或心血管不良反应,甚至呼吸停止、心脏停搏,故使用中应严格控制用量、浓度及注射速度。局部应用时,应严防注入血管内,硬膜外用药时,应避免误入蛛网膜下腔。

2. 过敏反应

较为少见,喷喉可致口腔黏膜疱疹,滴眼麻醉时偶可导致过敏性休克。眼科患者不可长期应用本品眼膏,否则可致角膜腐蚀而上皮脱落,角膜可失去感觉,故应嘱其用药后避免揉眼、触摸,以免造成损伤。

3. 其他

用于喉、气管或食管黏膜麻醉时,可用 0.1‰肾上腺素注射液 0.06 mL 加入本品 1 mL 中,以延长作用时间,减少急性中毒的发生。喉部麻醉的患者,在未恢复感觉前不可进食。

对 PABA 及其类似物过敏、注射处有感染、老年人、儿童和孕妇禁用。

【药物相互作用】

(1) 本品体内代谢产物之一为 PABA,可降低磺胺类药的抗菌作用,应避免合用。与其他局部麻醉药合用,本品应减量。本品可增强顺阿曲库铵的神经阻滞作用,合用时应降低后者用量。

(2) 临床上硬膜外阻滞时,常与利多卡因混合应用,以延长后者的作用时间。

(3) 本品水溶液为酸性,不得与碱性药物混合。注射部位不能与碘接触,以免引起本品沉淀。

布 比 卡 因[基]

布比卡因(bupivacaine)又称麻卡因(marcaine),为酰胺类长效局麻药。

【临床应用】 通过增加神经电刺激的阈值,减慢神经信号的传导和减少动作电位的升高率来阻滞神经冲动的产生和传导。局麻作用较利多卡因强 4~5 倍,起效较快,持续时间长,可达 5~10 h,适用于局部浸润麻醉、传导麻醉及硬膜外麻醉。

【不良反应与护理对策】

(1) 毒性反应。血药浓度过高时可致心血管意外与惊厥,前驱症状有头昏、舌与咽麻木、耳鸣、漂浮感、兴奋及颤抖,严重时可出现肌颤、血压下降及心跳停止等。毒性反应发生时,应给予循环与呼吸支持,可用地西泮与硫喷妥钠预防和治疗惊厥。为防止本品的心脏毒性,成人一次或 4 h 内用药量不超过 150 mg,高浓度用药时,应加用适量肾上腺素,以减慢药物的吸收速度。

(2) 眼科手术麻醉可致暂时性光感消失。硬膜外给药时,如药物注入蛛网膜下腔,可导致高位或全脊髓麻醉。为预防这一并发症,在开始注药之前应回抽腰穿针。操作中,应避免将药物注入血管内。如果药液进入血液循环,可经奇静脉到达心脏,有导致心脏停搏而致死的危险,应及时抢救。对心跳及呼吸骤停者,可采取静脉补液、升压和心肺复苏等措施。

肝、肾功能严重不全、低蛋白血症、对本品过敏患者或对酰胺类局麻药过敏者及 12 岁以下儿童禁用。

罗 哌 卡 因[基]

罗哌卡因(ropivacaine)为酰胺类长效局麻药。

【临床应用】 对神经阻滞作用和镇痛作用较布比卡因强,对感觉纤维的阻滞优于运动纤维,适用于外科手术麻醉、硬膜外麻醉(包括剖宫产术硬膜外麻醉)、局部浸润麻醉、急性疼痛控制。对子宫和胎盘血流基本无影响,适用于产科手术或分娩镇痛,可采用持续硬膜外输注,术后运动阻滞迅速消失。与布比卡因相比,罗哌卡因心脏毒性低70％左右,可能与其低脂溶性有关。本药有明显缩血管作用,使用时无需加用肾上腺素。

【不良反应与护理对策】

1. 中枢神经系统

高剂量或意外将药物注入血管内,使血药浓度骤升可引起严重的全身反应。最先出现的症状是视觉和听觉受干扰,口周麻木、头昏、轻微头痛,麻刺感和平衡失调。立即停止注射局麻药,供氧和维持体循环。必要时可给予面罩供氧来辅助通气。如果在15～20 s内惊厥没有自动停止,静脉注射100～150 mg硫喷妥钠或安定5～10 mg,可快速中止惊厥发作,琥珀胆碱能很快中止肌肉抽搐,但患者需要气管插管和控制通气。

2. 心血管系统

全身高浓度局麻药或硬膜外麻醉会引起低血压、心动过缓、心律失常甚至心跳停止。可静脉注射5～10 mg麻黄碱治疗,必要时2～3 min后重复推注。如果出现循环衰竭,须立即进行心脏复苏,供氧、通气和维持循环以及治疗酸中毒。

3. 过敏反应

偶见过敏反应,严重者发生过敏性休克。对酰胺类局麻药过敏者禁用。

制剂与用法

1. 盐酸普鲁卡因(procaine hydrochloride)。注射剂:25 mg/10 mL,40 mg/2 mL,50 mg/10 mL。粉剂:150 mg/支。浸润麻醉,0.5％～1％等渗液。传导麻醉、蛛网膜下腔麻醉和硬膜外麻醉,2％溶液,一次极量1000 mg。蛛网膜下腔麻醉,不宜超过200 mg。

2. 盐酸丁卡因(tetracaine hydrochloride)。注射剂:50 mg/5 mL。表面麻醉,0.25％～1％溶液。传导麻醉、蛛网膜下腔麻醉和硬膜外麻醉,2％溶液。蛛网膜下腔麻醉,不宜超过6 mg。

3. 盐酸利多卡因(lidocaine hydrochloride)。注射剂:200 mg/10 mL、400 mg/20 mL。表面麻醉、传导麻醉、硬膜外麻醉,1％～2％溶液,极量500 mg/次。蛛网膜下腔麻醉,不宜超过100 mg。

4. 盐酸布比卡因(bupivacaine hydrochloride)。注射剂:12.5 mg/5 mL、37.5 mg/5 mL。浸润麻醉,0.25％溶液。传导麻醉,0.25％～0.5％溶液。硬膜外麻醉,0.5％～0.75％溶液。极量:200 mg/次,400 g/d。

5. 盐酸罗哌卡因(ropivacaine hydrochloride)。注射剂:常用浓度0.5％～1％。浸润麻醉,0.5％溶液,总量100～200 mg。

（熊 波 杨解人）

第十二章　全身麻醉药

全身麻醉药(general anesthetics)简称全麻药,是指能可逆性地抑制中枢神经系统,引起意识消失或减轻伤害性刺激引起的感觉、反射,从而便于实施外科手术的药物。根据给药途径的不同,全麻药可分为吸入性麻醉药和静脉麻醉药两大类。

第一节　吸入性麻醉药

凡是经气道吸入而产生全身麻醉作用的药物均称为吸入性麻醉药,主要为挥发性的液体或气体,前者包括恩氟烷、异氟烷、七氟烷、地氟烷等,后者包括氧化亚氮、氙气等。乙醚、氯仿、氟烷等虽也曾用于临床,但由于其自身理化及生物特性等方面的缺陷,已渐被临床淘汰。

本类药物主要经呼吸道吸入体内,其麻醉深度可通过控制吸入药物浓度(分压)调节,并可连续维持和实时监测,保证手术顺利进行。通常用于全麻的维持,也可用于麻醉诱导,尤其是儿童麻醉。

【体内过程】　吸入性麻醉药是具有挥发性的液体或气体,脂溶性高,容易通过生物膜,经肺泡进入血液,然后分布转运至中枢神经系统。当中枢神经系统的药物达到一定浓度时,即能产生麻醉作用。

1. 吸收

吸入性麻醉药进入肺泡后以扩散方式进入血液,再随血液循环透过血脑屏障进入脑组织,发挥全身麻醉作用。其转运速率主要受肺泡气体中药物浓度(分压)的影响,浓度越高,吸收越快。常将在一个大气压下,能使 50% 的患者对伤害刺激(如外科切皮)不产生体动反应时呼气末该麻醉药的浓度称为肺泡气最低有效浓度(minimal alveolar concentration, MAC)。MAC 可反映药物效价强度,类似于 ED_{50},MAC 值越小,药物的麻醉作用越强,不同的吸入麻醉药均有各自恒定的 MAC 值。MAC 值也受年龄、温度、贫血、电解质水平等影响。

2. 分布

麻醉药物首先分布在血液中,其分布主要受血液中溶解度的影响。通常用血/气分配系数表示(血中药物浓度与吸入气体中药物浓度达到平衡时的比值)。血/气分配系数越大的药物在血液中溶解度越大,表明该药在血液中的容量越大,并且在肺泡、血液和脑内的药物浓度上升得也越慢,因而诱导时间就越长。而血/气分配系数越小的药物,在血液中的溶解度越小,其在血液中容量就越小,肺泡、血中和脑内的药物分压就越易提高,麻醉诱导时间就越短。此外,影响麻醉药组织摄取的因素还有组织或器官的血流量以及麻醉药物在组织中的溶解度。

3. 消除

吸入麻醉药消除的主要途径是经肺泡呼出。全身血液每 30 s 可通过肺一次,因此大部分麻醉药以原形从肺部快速排出。脑/血和血/气分配系数越低的药物越易被血液带走并由肺部排出,苏醒快,相反则苏醒慢。增加通气量可加快吸入麻醉药从肺部的排泄,在麻醉过深时除立即停止给药外,应加大通气量,促使麻醉药物加速排泄。

【药理作用及机制】

吸入麻醉药对全身各系统均有一定影响。

1. 中枢神经系统

不同类型神经元对吸入麻醉药敏感性差异较大,加之神经网络之间相互调节的复杂关系,在同一给药浓度下可能出现兴奋和抑制等多种反应。脑干延髓呼吸中枢和血管运动中枢往往对全麻药物最不敏感,高浓度才可导致呼吸和循环衰竭。此外,大部分吸入麻醉药均可不同程度地降低大脑代谢水平,扩张脑血管,增加脑内血流量并升高颅内压。

2. 心血管系统

除氧化亚氮,含氟麻醉药均可不同程度地抑制心肌收缩力、扩张外周血管、降低血压和心肌耗氧量,其中七氟烷、异氟烷和地氟烷对心血管抑制效应相对较小。

3. 呼吸系统

吸入麻醉药可引起支气管扩张并降低呼吸中枢对 CO_2 的敏感性。除氧化亚氮外,其他吸入麻醉药均可降低潮气量、增加呼吸频率并使每分钟的通气量降低和抑制缺氧所致的代偿性换气增加。含氟麻醉药在麻醉诱导期对呼吸道有不同程度的刺激,可引起咳嗽、屏气甚至气道痉挛。

4. 骨骼肌

除氧化亚氮,含氟麻醉药对骨骼肌均有不同程度的松弛作用。

5. 子宫

除氧化亚氮外,其他吸入麻醉药均可松弛子宫平滑肌,延长分娩时间并可导致产后出血过多。

关于全麻药的作用机制至今仍未能完全阐明。主要的假说有"脂溶性学说""相转化学说""突触学说""蛋白学说"等。各种吸入麻醉药似乎并没有共同的作用位点,被不同麻醉药影响的区域包括网状激活系统、大脑皮质、海马、臂旁核等。而吸入麻醉药还似乎抑制脊髓的传递,尤其是与痛觉相关的神经元和兴奋性递质的传递。目前一系列研究认为调控中枢神经系统 GABA 受体功能可能是很多吸入麻醉药产生全身麻醉作用的主要机制。

【临床应用】

目前临床上常用的吸入麻醉药主要分为卤代烷类和吸入性麻醉气体。卤代烷类麻醉药包括恩氟烷、异氟烷、七氟烷及地氟烷等。吸入性麻醉气体主要有氧化亚氮等。

1. 恩氟烷(enflurane)

为无色透明液体,无明显刺激性,化学性质稳定,适用范围广,可用于各种年龄、各部位的大小手术。由于不增加心肌对儿茶酚胺类物质的敏感性,因此很少引起心律失常,应用于糖尿病、嗜铬细胞瘤、重症肌无力以及眼科手术,均具有明显的优势。反复应用对肝脏损害较轻,目前已取代氟烷的地位,在国内外广泛使用。

2. 异氟烷(isoflurane)

为恩氟烷的同分异构体,与恩氟烷相似,但刺激性较高,可导致患者出现咳嗽、气道分泌物增加和喉头痉挛。本品具有众多优点,尤其是对循环系统影响小,毒性低,可适用于各年龄、各部位以及各种类型疾病的手术,如癫痫、颅内压增高、重症肌无力、嗜铬细胞瘤及糖尿病等。此外,异氟烷还可用于控制性降压。

3. 七氟烷[基](sevoflurane)

结构与异氟烷相似,但其血/气分配系数在众多挥发性全麻药中最低,仅为0.63,因此,七氟烷的诱导、苏醒均很迅速。目前用于各年龄、各部位的手术。由于其诱导迅速、无刺激性,苏醒快,对心脏功能影响小,尤其适用于儿科和门诊手术。支气管哮喘、嗜铬细胞瘤及需合用肾上腺素者亦可使用。

4. 地氟烷(desflurane)

化学结构与异氟烷相似,具有低脂溶性和低代谢性特征。血气分配系数低,故诱导、苏醒非常迅速。对于循环的影响呈剂量依赖性,诱导时能有效抑制心动过速和高血压。可用于各种手术,尤其是门诊手术及其他小手术。但由于价格昂贵,所需药量大,对设备要求高,限制了地氟烷的应用。

5. 氧化亚氮(nitrous oxide, N_2O)

为气体全麻药,俗名为"笑气"。无色、无刺激性,带有甜味,化学性质稳定,几乎不在体内代谢。本药为一种古老的麻醉药,因其毒性低、镇痛作用强、诱导和苏醒快、无刺激性和可燃性,至今仍广泛应用。但其麻醉效能低,需与其他麻醉药配伍,方可达到满意效果。现主要用于诱导麻醉或与其他麻醉药配伍使用。N_2O是毒性最小的吸入全麻药,对重要脏器均无明显毒性,轻度抑制心肌,但可兴奋交感神经。作为复合麻醉的常用药,与卤代烷类麻醉药合用是一种常用的麻醉方法。因为除可加快诱导外,还可减少合用麻醉药的剂量,从而减轻后者的呼吸和心脏抑制以及其他不良反应。由于氧化亚氮对循环功能影响小,也可用于休克和危重患者的麻醉。

【不良反应与护理对策】

1. 恩氟烷

吸入浓度较高时,尤其存在低二氧化碳血症时,脑电图易出现惊厥性棘波,临床可发现面部及肌肉强直性阵挛性抽搐,甚至惊厥,降低浓度后症状消失。因此不宜使用过高浓度。吸入全麻期间忌过度通气,以免在苏醒过程中出现中枢兴奋或惊厥。

吸入浓度增高时容易出现动脉血PCO_2增高、心排血量减少、血压下降、心率减慢,甚至发生室性期前收缩、房室传导时间延长。另可使脑血管扩张、脑血流增加,引起颅内压增高。由于呼吸抑制较强,术后应防止各种原因诱发的低氧血症,尤其是肥胖者或慢性阻塞性肺病患者。

少数患者术后出现恶心、呕吐。用本品麻醉后,神智改变可持续至术后一段时间,故手术后还应嘱患者不宜从事驾驶、机械操作或高空作业。

可引起重症恶性高热,在麻醉中应加强观察,一旦出现,应立即停药,及时给予普鲁卡因胺和丹曲林,并给予吸氧、降温、监测尿量、纠正酸中毒和电解质失衡等。严重的心肺功能不全、肝或肾功能损害、癫痫发作及颅内压高、已知或怀疑为恶性高热的遗传性易感者禁用。

休克、心功能不全及心肌损害、肾功能减退者及妊娠期患者慎用。

2. 异氟烷

毒性低,不良反应较少。对呼吸道有一定刺激性,可引起咳嗽和屏气,故一般不用于麻醉诱导。高浓度吸入后可引起呼吸抑制、低血压、房性或室性心律失常,也可能产生冠脉窃血综合征。一旦发现患者出现肺通气量减少、心动过缓等情况,应迅速降低麻醉深度。必要时使用麻黄碱恢复循环功能。

术后可出现寒战、恶心、呕吐和分泌物增加等不良反应,偶见惊厥和恶性高热,极少见肝损害。高浓度吸入时能促进子宫平滑肌松弛,并使缩宫药减效,手术出血量增加。因此,产科麻醉时,可在术前给予一定量止血药,以减少子宫出血。

对本品或其他卤化物类麻醉药过敏、糖尿病、甲状腺功能亢进、冠心病者及老年人慎用。

3. 七氟烷

主要不良反应为血压下降、心律失常、恶心及呕吐,并可产生重症恶性高热。在麻醉维持阶段与干燥的钠石灰接触,会分解产生一种卤化乙烯物,可能具有剂量依赖性的肾毒性。因此在使用时,应将新鲜气流量调至 1 L/min 以上。可增强肌松药的作用,合用时宜减少后者用量。

使用卤化类麻醉药后出现原因不明的黄疸和发热者、本人及家族中对于卤化类麻醉药有过敏史或恶性高热者禁用。孕妇及肝胆疾病、肾功能低下及产科麻醉时慎用。

4. 地氟烷

可引起剂量依赖性血压下降和呼吸抑制,麻醉诱导时可出现咳嗽、屏气、分泌物增多、呼吸暂停和喉头痉挛。术后可有恶心和呕吐。升高颅内压。另可触发骨骼肌代谢亢进,导致氧耗增加,引起恶性高热,如突然发生,应立即停用,并给予丹曲林治疗。

本药不推荐用于神经外科、产科手术、12 岁以下小儿麻醉的吸入诱导。麻醉后 24 h 内应避免驾驶和机械操作。对氟类吸入麻醉药敏感者、怀疑恶性高热的遗传易感者、以前用过氟类麻醉药后发生肝功能不良、不明原因的发热和白细胞增多者禁用。

5. 氧化亚氮

长时间吸入氧化亚氮可出现血细胞减少,以多形核白细胞和血小板减少最先出现。骨髓涂片出现渐进性红细胞再生不良,与恶性贫血时的骨髓改变相似。还可能会引发维生素 B_{12} 失活所致的罕见巨幼细胞性贫血和脊髓病。因此,吸入 50% 氧化亚氮以限用 48 h 内为安全。

在患者苏醒过程中,体内氧化亚氮的弥散方向正好与诱导时相反。所以停止吸入后,由于血液和组织中的氧化亚氮大量溢出,冲淡了肺泡气中氧的浓度,导致短时间缺氧,称为弥散性缺氧,尤其在停药后 5 min 内最危险,所以应继续给纯氧吸入 5~10 min 以避免缺氧。

氧化亚氮弥散率大于氮气,故患有肠梗阻、空气栓塞、气胸等存在体内闭合空腔的患者禁用。

第二节　静脉麻醉药

凡是经静脉途径给药产生全身麻醉作用的药物,统称为静脉麻醉药。除用于麻醉外,还可用于镇痛、平喘、抗惊厥、戒毒、保护脏器等。相比于吸入麻醉药,静脉麻醉药具有以下优点:① 使用便利,无需特殊设备;② 对气道刺激性小,患者依从度较高;③ 无燃烧、爆炸危险;④ 不污染手术室空气。主要缺点是:① 麻醉作用不完善,除氯胺酮外,其他药物治疗剂量下无明显镇痛作用;② 药物消除慢,剂量过大时难以迅速清除,有一定蓄积作用;③ 全麻分期不明显,表现不典型,不易识别。

根据化学结构的不同,静脉麻醉药可分为巴比妥类和非巴比妥类。其中临床常用的巴比妥类代表药物为硫喷妥钠,非巴比妥类常用药物有氯胺酮、丙泊酚、依托咪酯等。

硫 喷 妥 钠

硫喷妥钠(thiopental sodium)是超短效巴比妥类药物,为无色、透明、结晶性粉末,加水溶解后为无色澄明液体,有蒜臭气味。

【体内过程】 硫喷妥钠脂溶性高,极易透过血脑屏障进入脑组织,静脉注射后几秒钟进入脑组织产生麻醉作用,然后迅速向肌肉、脂肪组织转移,给药 5 min 后脑内浓度降至峰浓度的一半,30 min 后进一步降至 10% 左右。因此,单次注药后迅速苏醒,麻醉维持时间短,为超短时麻醉药。主要在肝脏降解,无活性代谢物从肾脏排出。

【药理作用及机制】 硫喷妥钠通过以下三种方式抑制中枢神经系统中多突触传导:① 通过突触前效应,减少兴奋神经递质乙酰胆碱的释放;② 通过突触后效应,减少抑制性神经递质 γ-氨基丁酸(GABA)从神经元膜上受体解离的速度,从而增强 GABA 的中枢抑制作用;③ 抑制网状结构上行性激活系统。此外,巴比妥类选择性地抑制交感神经节中的传导,可能是其产生血压下降的原因。

【临床应用】 本药对呼吸和循环的抑制作用明显,且镇痛效果差,甚至可降低患者痛阈,肌松作用不完全以及苏醒后嗜睡延长,现在不单独用于麻醉,主要用于全麻诱导、基础麻醉、控制惊厥以及颅脑手术时降低颅内压。

【不良反应与护理对策】

1. 急性中毒

静注过快或反复多次给药可引起呼吸抑制和血压下降,表现为潮气量减少、呼吸频率下降,严重者呼吸停止、循环衰竭、甚至心脏停搏。血容量不足或脑外伤时,易出现低血压和呼吸抑制,应严格控制剂量和注射速度。

本品过量无特效拮抗药,除立即停止给药外,还应给予循环支持,如输液、升血压,心功能抑制时给予强心药。

2. 喉及支气管痉挛

全麻诱导过程中可能出现气道痉挛或喉痉挛,多由于麻醉过浅引起。即使已进入深麻醉状态,遇有痛刺激,仍可能出现不自主的乱动、呛咳。进行以上操作时,动作要轻快熟练,并尽可能减少不良刺激。麻醉插管前,应给予阿托品,以减少气管内黏液的分泌,保持气道通畅,防止喉及支气管痉挛。

3. 局部血管收缩

由于制剂呈强碱性,误注入动脉或毛细血管可形成结晶,引起强烈动脉收缩、注射部位剧烈疼痛、皮肤苍白、动脉搏动消失,如处理不及时,可导致肢体坏死。注射时,应注意勿穿破血管使药液外漏,患者如主诉远端肢体(指或趾端)剧痛,可能误入动脉,应迅速停止注射,并用 1% 普鲁卡因注射液局部封闭止痛。

4. 重分布现象

本品静注后通过血-脑脊液屏障进入脑内出现全身麻醉,随后再分布到全身其他组织主要是脂肪中,从而使脑组织内浓度下降。倘若本品在其他组织内蓄积量大,又可再次经血液循环进入脑内,导致延迟性呼吸和循环抑制,这种现象称为"硫喷妥钠重分布现象",应予以重视。尤其用量较大时,蓄积量会增多,需要经 12～24 h 或更长时间才能完全排除。因此,同日内第 2 次给药时应更加慎重。

严重休克、哮喘、酸中毒、贫血、肝脏疾病、呼吸道梗阻、肺功能不全、大出血、新生儿等禁用。血容量不足、高钾血症、毒血症、分娩或剖宫产、肾上腺皮质功能不全、甲状腺功能不全等慎用。

<h2 style="text-align:center">氯　胺　酮^[基]</h2>

氯胺酮(ketamine)为苯环己哌啶的衍生物,临床所用为消旋体。

【体内过程】　氯胺酮的脂溶性为硫喷妥钠的 5～10 倍,静脉注射后 1 min 或肌内注射后 5 min,血药浓度达峰值。进入循环后迅速分布到血流丰富的组织,易于透过血脑屏障,脑内浓度迅速增加,其峰浓度可达到血药浓度的 4～5 倍。然后迅速从脑再分布到其他组织。主要在肝脏代谢为去甲氯胺酮,其麻醉效价相当于氯胺酮的 1/5～1/3,消除半衰期更长。因此,氯胺酮麻醉苏醒后仍有一定的镇痛作用。去甲氯胺酮进一步转化为羟基代谢物,最后与葡萄糖醛酸结合经肾排出。

【药理作用及机制】　氯胺酮是脑内兴奋性氨基酸递质 NMDA 受体的非竞争性拮抗剂,通过阻断兴奋性神经传导产生全麻作用。该药通过选择性阻滞脊髓网状结构束中痛觉传入信号通路,达到切断疼痛向丘脑及皮层传播的路径,产生镇痛作用。同时还可激活大脑边缘系统,导致患者在苏醒期出现情绪过度活动的现象。

【临床应用】　氯胺酮具有显著的镇痛效果,尤其是体表镇痛效果好,且对呼吸抑制和循环系统影响较轻。主要适用于短小手术、清创、小儿麻醉以及低血压患者的诱导麻醉及复合麻醉。但对低血容量患者应用之前需补充血容量,因为在交感神经活性减弱情况下,由于氯胺酮对心肌的抑制,会使血压严重降低。

【不良反应与护理对策】

1. 苏醒时间较长

一般 2～3 h,常伴有幻觉、梦幻及嗜睡,偶见躁动、颤抖、肌强直、颅压及眼压增高,成人较儿童更易发生。在恢复期中,尽量让病人保持安静,如出现噩梦和错觉症状不能缓解,可使用咪达唑仑或丙泊酚维持镇静。氯胺酮反复多次给药,可发生快速耐受性和依赖性,梦幻或幻觉也增加,且以青壮年多见,有时可持续数日、数周,甚至几年,故被列为精神药品管理。

2. 心血管反应

常见血压升高、心排血量增加及脉搏加快、呼吸深度及频率降低,甚至引起呼吸抑制或呼吸停止、心脏停搏。静注时,速度切忌过快,短于 60 s 者易致呼吸暂停。给药期间,应严密监护,注意患者的血压、脉搏、心率和呼吸情况,并备好急救设备。

3. 腺体分泌增多

可使唾液分泌增多及咽喉反射减弱,故使用时应保持呼吸道通畅,备好吸引器。给药前给予阿托品,可减少腺体分泌。

4. 急性胃扩张

可发生在术中或术后,系唾液及胃液分泌增加,咽喉反射消失,吞进大量气体或液体所致,应采取胃肠减压等措施。

精神分裂症、顽固性高血压、严重冠心病、近期内心肌梗死、有脑血管意外史、脑出血、青光眼、妊娠及分娩时禁用。

【药物相互作用】

(1)与苯二氮䓬类及阿片类药物合用时,可延长作用时间并减少不良反应的发生,剂量应酌情减少。

(2)与抗高血压药或中枢神经抑制药合用,尤其当本品的用量偏大、静注又快时,可导致血压剧降和(或)呼吸抑制。

(3)氟烷等含卤素全身麻醉药能减慢氯胺酮的代谢,使其 $t_{1/2}$ 延长,苏醒延迟。

(4)服用甲状腺素者合用本品,有可能引起血压过高和心动过速。

丙 泊 酚[基]

丙泊酚(propofol)又名异丙酚或二异丙酚,具有起效迅速、代谢清除率高等特点,长时间使用也不易蓄积,是目前临床上应用最广泛的静脉麻醉药。

【体内过程】 丙泊酚脂溶性高,静脉注射后分布广泛,呈三室模型,达到峰效应的时间为 90 s。在血药浓度为 0.1~20 μL/mL 范围内,95%与血浆蛋白结合。主要在肝经羟化和与葡萄糖醛酸结合代谢为水溶性化合物经肾脏排出。

【药理作用及机制】 丙泊酚能作用于 $GABA_A$ 受体 β_1 亚单位,激活 Cl^- 通道,增强抑制性突触传导。同时还能抑制 NMDA 受体,产生良好的镇静、催眠效应。

【临床应用】 丙泊酚为快速、短效静脉麻醉药,苏醒迅速且完全,持续输注后不易积蓄,目前普遍用于麻醉诱导、镇静及维持。由于能抑制咽喉反射,有利于插管,并能降低颅内压及眼压,常与硬膜外麻醉或脊髓麻醉同时应用,也常与镇痛药、肌松药及吸入性麻醉药同用,尤其适用于禁用硫喷妥钠的卟啉症患者。此外,还适用于门诊病人的胃、肠镜检查、人流手术等短小手术的麻醉。亦可用于心脏、颅脑手术麻醉及 ICU 患者的镇静以及保持机械通气患者的安静等。

【不良反应与护理对策】

1. 呼吸与循环抑制

诱导麻醉时,最明显的不良反应是呼吸与循环抑制,偶可出现轻度兴奋现象和肌阵挛(发生率为 1%左右)。给药前,应先准备好机械通气设备和给氧设备,并开放静脉,适当输液。静注应选择较粗静脉,并注意监测患者的呼吸和血压变化。对年老、体弱、心功能不全的患者,应减量缓慢注射。使用后应严密监护患者的生命体征,一旦发生呼吸抑制,应立即使用氧气及呼吸机,进行人工通气,必要时应用血浆增容药和升压药。

2. 局部刺激性

静注局部可产生疼痛和局部静脉炎,为避免注射部位疼痛,可先注射 1%利多卡因注射液 2 mL,然后再注射本品。

3. 肌痉挛

苏醒过程中,偶可出现角弓反张症状,可用少量硫喷妥钠或咪达唑仑使之缓解。对于在门诊用药的患者,苏醒后仍需要留置观察一段时间,待其完全清醒后,才能离开医院。

4. 丙泊酚输注综合征

长期持续输注丙泊酚可引起难治性心动过缓和心脏停搏、骨骼肌和心肌溶解、代谢性酸中毒等表现为罕见但致命的并发症，一旦发生应立即停止输注，维持血流动力学稳定，补充碳水化合物，同时采用体外膜肺氧合和肾脏替代治疗等。

颅内压升高、脑循环障碍、产科麻醉、新生儿、低血压和休克患者禁用。心脏疾病、呼吸系统疾病、肝脏或肾脏疾病、脂肪代谢紊乱、癫痫患者及 3 岁以下儿童、孕妇和哺乳期妇女慎用。

【药物相互作用】

(1) 与地西泮、咪达唑仑合用，可延长睡眠时间。与引起心动过缓的其他药物合用时，应静脉给予抗胆碱能药。阿片类药物可增加本品的呼吸抑制作用。茶碱有拮抗丙泊酚的作用。

(2) 制剂应储存在 25 ℃ 以下，但不应冷冻，使用前须摇匀，除 5％ 葡萄糖注射液或利多卡因注射液之外，不可与其他药物配伍。用 5％ 葡萄糖注射液稀释时，比例不能超过 1：5，稀释后 6 h 内应用完。

依 托 咪 酯

依托咪酯(etomidate)为咪唑类衍生物，安全性大，主要用于全麻诱导。

【体内过程】 静脉注射后很快进入脑和其他血流丰富的组织，约 1 min 脑内浓度达峰值，3 min 达最大效应。催眠作用和脑内药物浓度线性相关，脑内药物浓度下降后，患者迅速苏醒。消除半衰期为 2.9～5.3 h，血浆蛋白结合率约为 76％，低蛋白血症患者需减量。主要在肝脏经酯酶水解，绝大部分代谢产物随尿液排出。

【药理作用及机制】 依托咪酯可抑制网状激活系统和模拟 GABA 的抑制效应。可与 $GABA_A$ 受体结合，增加了受体和 GABA 的亲和力。与巴比妥类不同，依托咪酯对锥体外系运动活性的神经系统部位可能产生去抑制作用，这种作用可能引发肌阵挛。

【临床应用】 依托咪酯为快速、短效静脉麻醉药，苏醒迅速且完全，特别对心血管系统影响最小，也不引起组胺释放。对通气影响小，可降低脑代谢率、脑血流量和颅内压，但脑灌注压维持良好。缺乏镇痛和肌松作用。常与硬膜外麻醉或脊髓麻醉同时应用，也常与镇痛药、肌松药及吸入性麻醉药同用。可用于麻醉诱导、麻醉维持、日间手术麻醉和短期镇静。对伴有心血管疾病、呼吸系统疾病、颅内高压者、内眼手术患者以及老年患者等具有一定的优越性。

【不良反应与护理对策】

1. 局部刺激性

对于血管具有刺激性，注射局部伴有疼痛、静脉炎，甚至发生静脉栓塞。脂肪乳剂刺激性低于水剂，故临床已广泛使用依托咪酯乳剂注射液。

2. 肌阵挛

主要表现为不自主肌肉运动、挛缩、震颤。机制不明，但在用药前应用麻醉性镇痛药或镇静药(如咪达唑仑)可有效预防和减少肌阵挛发生。

3. 术后恶心呕吐

发生率为 20％～30％。可使用止吐药预防。

4. 抑制肾上腺皮质功能

诱导剂量的依托咪酯可一过性地抑制氢化可的松和醛固酮合成相关的酶,导致给药后血浆可的松水平持续降低长达 6 h。长时间输注可引起肾上腺皮质抑制,与重症患者死亡率增加有关。

对于感染性休克和肾上腺皮质功能低下及脂肪乳过敏者禁用。

第三节　复合麻醉药

复合麻醉是指同时或先后应用两种以上麻醉药物或其他辅助药物,以完善术中和术后镇痛及达到令人满意的外科手术条件。目前各种全麻药单独应用均不够理想,因此,常合用其他麻醉药或辅以其他药物,称为复合麻醉。常用复合麻醉药的情况有以下几种:

1. 麻醉前给药

为了消除患者紧张情绪,常在手术前夜给患者服用地西泮等镇静催眠药以消除紧张情绪,次晨再服用地西泮以产生暂时性遗忘。另注射阿托品减少腺体分泌,防止吸入性肺炎。注射阿片类镇痛药,以增强麻醉效果,但需注意患者是否有基础心脏疾病及药物禁忌。

2. 基础麻醉

进入手术室前给予大剂量镇静催眠药,如氯胺酮或巴比妥类药物,使患者达到深睡眠,减少麻醉药用量,常用于小儿手术。

3. 诱导麻醉

应用起效迅速的丙泊酚、依托咪酯或硫喷妥钠,使患者迅速进入外科麻醉期,以避免诱导期不良反应,以后改用他药维持。

4. 合用肌松药

为达到手术时的肌松要求,可在麻醉同时注射琥珀胆碱或筒箭毒碱类药物。

5. 低温麻醉

合用氯丙嗪配合物理降温,使体温降至较低水平,减少心、脑等器官耗氧量,以便截止血流,进行心脏直视手术。

6. 神经安定镇痛术

常用氟哌利多和芬太尼静脉注射,使患者意识蒙眬,自主动作停止,痛觉消失,适用于外科小手术。

7. 控制性降压

加用短时血管扩张药使血压适度下降,并抬高手术部位,以减少出血,常用于止血较困难的颅脑手术。

制剂与用法

1. 恩氟烷(enflurane)。溶液:150 mL。用量按需而定。

2. 异氟烷(isoflurane)。吸入剂:100 mL,250 mL。用量按需而定。

3. 七氟烷(sevoflurane)。吸入剂:100 mL,120 mL,250 mL。用量按需而定。

4. 地氟烷(desflurane)。溶液:240 mL。用量按需而定。

5. 氧化亚氮(nitrous oxide, N_2O)。气体:钢瓶装液化气体。用量按需而定。

6. 硫喷妥钠(pentothal sodium)。粉针剂:0.5 g/瓶。静脉注射,注射前用水配制成2.5%溶液,诱导时缓慢静脉注射,剂量依具体情况而定。静脉滴注,一般用5%葡萄糖注射液稀释至0.2%～0.4%的溶液,滴速以1～2 mL/min为宜。

7. 盐酸氯胺酮(ketamine hydrochloride)。注射剂:100 mg/2 mL,100 mg/10 mL。静脉诱导,1～2 mg/kg,维持用量每次0.5 mg/kg。儿童基础麻醉,肌肉注射4～6 mg/kg。

8. 丙泊酚(propofol)。乳状注射液:200 mg/10 mL,500 mg/50 mL,1000 mg/50 mL。长中链脂肪乳注射液:100 mg/20 mL,200 mg/20 mL,500 mg/50 mL。麻醉诱导,1.0～2.5 mg/kg,静脉注射。镇静,25～75 μg/(kg·min),持续静脉输注。麻醉维持剂量,100～150 μg/(kg·min),持续静脉输注。

9. 依托咪酯(etomidate)。注射剂:20 mg/10 mL。麻醉诱导,0.15～0.3 mg/kg,静脉注射。

（熊　波　杨解人）

第十三章　镇静催眠药

镇静催眠药(sedative-hypnotics)是一类对中枢神经系统有抑制效应,并能引起镇静和近似生理性睡眠的药物。小剂量镇静催眠药对中枢神经系统产生轻度抑制,可使躁动不安、兴奋激动的患者安静,表现为镇静作用;随着剂量加大,依次出现催眠、抗惊厥等作用。常用镇静催眠药包括苯二氮䓬类、巴比妥类及其他类,其中苯二氮䓬类较巴比妥类安全性高、成瘾性小、戒断症状轻,常作为首选药物。

第一节　苯二氮䓬类

苯二氮䓬类(benzodiazepines,BZs)的毒性较小,临床效果好,用途广泛,是目前最常用的镇静催眠药。其基本化学结构为 1,4-苯并二氮䓬,对其基本结构的不同侧链或基团进行改造或取代,获得一系列衍生物,目前临床应用的有 20 多种。不同衍生物之间,其抗焦虑、镇静催眠、抗惊厥、肌肉松弛作用各有侧重。本节介绍主要用于镇静催眠的常用药物,按其作用持续时间长短,可分为三类(表 13.1)。

表 13.1　常用苯二氮䓬类药物

类　别	药　物	$t_{1/2}$(h)	口服剂量	
			镇　静	催　眠
长效类	地西泮	30~60	2.5~5 mg,3 次/天	5~10 mg
	氟西泮	30~100	—	15~30 mg
中效类	氯氮䓬	5~30	5~10 mg,2~3 次/天	10~20 mg
	艾司唑仑	10~24	1~2 mg,3 次/天	1~2 mg
	奥沙西泮	5~12	15~30 mg,3~4 次/天	15 mg
短效类	咪达唑仑	1.5~2.5	7.5~15 mg	7.5~15 mg
	三唑仑	1.5~5.5	—	0.25~0.5 mg

【体内过程】　口服吸收良好,1~2 h 后即达血药峰浓度,其中三唑仑吸收最快,奥沙西泮和氯氮䓬口服吸收较慢,地西泮肌内注射给药吸收较缓慢且不规则,需快速显效时,应静

脉注射。苯二氮䓬类脂溶性较高,血浆蛋白结合率较高,其中地西泮的血浆蛋白结合率达99%。因亲脂性高,静脉注射首先分布至脑和其他血流丰富的组织和器官,然后迅速向周围组织分布并在脂肪组织蓄积。主要在肝脏代谢,经肾脏排泄。

【药理作用及机制】 苯二氮䓬类药物能与神经元膜上 γ-氨基丁酸$_A$(GABA$_A$)受体的特异性位点结合,引起受体蛋白构象变化,促进 GABA 与其受体结合,增加 Cl$^-$ 通道开放频率,使 Cl$^-$ 内流增加,细胞膜超极化,发挥以下中枢抑制作用:

1. 抗焦虑

小剂量具有良好抗焦虑作用,起效快且确切,能显著改善患者恐惧、紧张、忧虑、不安、激动和烦躁等焦虑症状。一般认为苯二氮䓬类药物的抗焦虑作用主要是作用于脑内杏仁核和海马内的 GABA$_A$ 受体。

2. 镇静催眠

随着剂量增加,可产生镇静催眠作用。镇静作用温和,能缩短诱导睡眠时间,提高觉醒阈,减少夜间觉醒次数,延长睡眠持续时间。对快动眼睡眠时相(REMS)影响较小,故停药后代偿性反跳现象、依赖性和戒断症状较巴比妥类轻。本类药物还可以产生顺行性遗忘作用,即对用药后一段时间(通常在 30 min 至数小时)内经历的事情失去记忆,有利于缓解术后患者对手术的恐惧心理。目前认为药物可能通过作用于脑干内 GABA$_A$ 受体产生镇静催眠作用。

3. 抗惊厥、抗癫痫

本类药物具有较强的抗惊厥和抗癫痫作用,其中地西泮和三唑仑的作用尤为明显。虽不能减少惊厥原发灶的放电,但能制止病灶异常放电向皮质及皮质下扩散,因而终止及减少惊厥和癫痫发作。

4. 中枢性肌肉松弛

对大脑损伤所致肌肉僵直有缓解作用。其作用机制可能与抑制脊髓多突触反射有关。

【临床应用】

(1) 用于焦虑症、神经官能症和神经衰弱等。对持续性焦虑状态宜选用长效类药物,对间断性严重焦虑患者宜选用中、短效类药物,临床常用药物为地西泮。

(2) 治疗各种失眠,入睡困难性失眠者选用短效药,持续性夜间失眠或早醒者选用长效药,也可用于夜惊或梦游症。

(3) 用于破伤风、子痫、小儿高热惊厥和药物中毒性惊厥等。对癫痫大发作疗效好,地西泮静脉注射为治疗癫痫持续状态的首选药物。

(4) 麻醉前给药,可加强麻醉药物的作用,维持患者的镇静状态,并减少全麻药的用量及药物的不良反应。另可作为全身麻醉的辅助用药,是全麻诱导和静脉复合麻醉的组成部分。静脉注射可导致暂时性记忆缺失,可用于电击复律及各种内镜检查前用药。

【不良反应与护理对策】 本类药物安全范围大,较少发生严重后果。

(1) 持续用药可出现嗜睡、疲倦、头昏、乏力、肌张力降低等,长效镇静催眠药尤易发生。大剂量偶致共济失调、过敏性皮疹、粒细胞减少、肝功能异常,甚至可引起黄疸。因本类药物可使注意力减退,应叮嘱患者在用药后不能进行驾驶、高空作业和精密仪器操作等工作。

(2) 用药过量或静脉注射速度过快,可引起循环抑制和呼吸抑制,故静脉注射时应以生理盐水或 5% 葡萄糖注射液稀释后缓慢静注,每分钟不超过 5 mg,一次量不超过 10 mg,24 h

内用量不超过 100 mg。过量中毒可用氟马西尼（flumazenil）进行鉴别诊断和抢救。氟马西尼能竞争性拮抗苯二氮䓬类与 $GABA_A$ 受体特异性位点结合,解除其对中枢的抑制作用。

（3）长期用药可产生依赖性和成瘾,但戒断症状轻微。用药时间不宜过长,必要时可与其他类镇静催眠药交替使用。对长期用药者,为防止发生戒断症状,应逐渐减量停药,应告知患者不可随意减量和自行停用。

（4）个别患者用药后发生兴奋、多语、睡眠障碍,甚至幻觉等,停药后一般可消失。

孕妇、哺乳妇女及重症肌无力、青光眼、严重心肝肾功能损害者禁用。

【药物相互作用】

（1）吗啡等中枢抑制药可显著增强本类药物的中枢抑制作用。地西泮与碳酸锂合用可引起体温、血压、脉率均下降。与阿米替林合用,易造成肝损害。

（2）异烟肼、西咪替丁等肝药酶抑制剂,可延缓地西泮的代谢灭活,使其半衰期延长,血药浓度升高,作用增强,合用时应减少地西泮用量,或选用羟基安定或氟安定等不经肝脏代谢的药物。

（3）与酒精及全麻药、可乐定、镇痛药、吩噻嗪类、单胺氧化酶 A 型抑制药和三环类抗抑郁药合用时,可彼此增效,应调整用量。

第二节　巴比妥类

巴比妥类（barbiturates）药物是巴比妥酸 C_5 位上的两个氢原子被不同基团取代而得的一类中枢抑制药,其分类、作用时间及用途见表 13.2。

表 13.2　巴比妥类药物作用时间及用途比较

分类	药物	显效时间(h)	作用维持时间(h)	主要用途
长效	苯巴比妥[基]	0.5~1.0	6~8	抗惊厥
中效	戊巴比妥	0.25~0.5	3~6	抗惊厥
	异戊巴比妥	0.25~0.5	3~6	镇静催眠
短效	司可巴比妥	0.25	2~3	抗惊厥、镇静催眠
超短效	硫喷妥	iv 立即	0.25	静脉麻醉

【体内过程】　本类药口服吸收缓慢但完全,生物利用度为 95%。口服后 30~40 min 起效。主要在肝脏代谢,由肾脏排泄。因体内代谢缓慢,且在肾脏可由肾小管重吸收,排泄缓慢,故作用时间较长。硫喷妥脂溶性高,静脉注射后立即在脑组织中达到有效浓度而起效,随后迅速再分布到脂肪组织中。

【药理作用及机制】　巴比妥类对中枢神经系统有抑制作用,随着剂量的增高相继出现镇静、促眠、抗惊厥及抗癫痫、麻醉等作用。大剂量对心血管系统有明显抑制作用,过量可使呼吸功能麻痹导致死亡。此类药物可直接阻滞脑干网状结构上行激活系统。其增强 GABA 介导的 Cl^- 内流,减弱谷氨酸介导的去极化。与苯二氮䓬类不同,巴比妥类是通过延长 Cl^-

通道开放时间而增加 Cl^- 内流,引起细胞膜超极化。较高浓度时,也可抑制 Ca^{2+} 依赖性动作电位,抑制 Ca^{2+} 依赖性递质释放,并且呈现拟 GABA 作用,即在无 GABA 时也能直接增加 Cl^- 内流。

【临床应用】　本类药物安全性低,易产生依赖性,目前很少用于镇静和催眠。苯巴比妥和戊巴比妥仍用于控制癫痫持续状态,硫喷妥钠用于小手术或内镜检查时做静脉麻醉。此外,低剂量巴比妥类与解热镇痛药合用可增强后者的镇痛作用。

【不良反应与护理对策】

1. 后遗效应

催眠量的巴比妥类药物,尤其长效类可引起次晨头晕、困倦、精神不振等宿醉样症状。用药后应注意观察,了解药效和醒后感觉,估计药物反应,并采取安全措施,如在床边加护栏,以免发生摔伤。告知患者服药期间不要进行驾驶、操作机器或登高作业,避免因药物后遗效应造成事故。

2. 过敏反应

表现为皮炎、多形性红斑等,偶可出现剥脱性皮炎。用药前宜询问药物过敏史,一旦发生,立即停药。

3. 急性中毒

一次口服 10 倍以上催眠量的巴比妥类可产生急性中毒,表现为深度昏迷、呼吸抑制、血压下降、休克,其中深度呼吸抑制是急性中毒死亡的主要原因。给药期间应密切观察呼吸频率和节律,注意皮肤、黏膜有无发绀,监测患者心电图、血压、心率、肝肾功能、血常规。静注时,避免药物溢出血管,以防造成对皮下组织的损伤,推注速度应缓慢,边注射边观察反应,如出现异常反应,应停止注射,并及时处理。如发生中毒要立即抢救,保持呼吸道通畅、进行人工呼吸、给氧和给予呼吸兴奋药,注意保温,加强护理等。早期可用 1:2000～1:5000 高锰酸钾溶液或温生理盐水洗胃,可用碳酸氢钠碱化血液和尿液或血液透析疗法,加速药物排出。

4. 慢性毒性

长期用药可产生耐受性和依赖性,可能与神经组织对药物产生适应性和诱导肝药酶加速自身代谢有关。停药后可出现兴奋、焦虑、震颤、惊厥等戒断症状。长期用药不可擅自停药,停药需在医生指导下进行。

严重肝功能不全、支气管哮喘、颅脑损伤所致的呼吸抑制、过敏患者及未控制的糖尿病患者禁用。分娩期和哺乳期妇女、低血压、甲状腺功能亢进、发热、贫血、出血性休克、心肾功能不全者及老年精神病患者应慎用。

【药物相互作用】

(1)巴比妥类为肝药酶诱导药,可加速自身及其他合用药物的代谢,使疗效降低,作用时间缩短。在合用香豆素类、皮质激素类、性激素、强心苷、苯妥英钠、氯霉素等药物时,需加大剂量才能奏效。在停用巴比妥类之前,需减少上述合用药的剂量,以免发生中毒反应。

(2)巴比妥类不可与酸性药物配伍使用。

(3)造影剂、磺胺类等药物可与硫喷妥钠竞争血浆蛋白结合位点,合用可增加游离硫喷妥钠的量而增强其效应。

第三节 其他镇静催眠药

目前临床常用的镇静催眠药除苯二氮䓬类外,还包括一些非苯二氮䓬类药物。

唑 吡 坦[基]

唑吡坦(zolpidem)为非苯二氮䓬类新型镇静催眠药,口服吸收快,起效迅速,血浆蛋白结合率为 92%,$t_{1/2}$ 约 2.4 h。能选择性激动 GABA$_A$ 受体,具有镇静催眠作用,肌肉松弛和抗惊厥作用较弱。适用于偶发性和暂时性失眠,以入睡困难为主。治疗疗程应尽可能短,最长不超过 4 周。常见嗜睡、头晕、头痛、恶心、腹泻等不良反应,偶见记忆障碍、夜间烦躁、精神障碍、颤抖、跌倒等。梗阻性睡眠呼吸暂停综合征、重症肌无力、严重肝功能不全、急性呼吸功能不全伴呼吸抑制及精神病患者禁用。15 岁以下儿童、妊娠期及哺乳期妇女禁用。

佐 匹 克 隆[基]

佐匹克隆(zopiclone)口服吸收迅速,1.5~2 h 达血药浓度峰值,$t_{1/2}$ 约 5 h。能选择性激动 GABA$_A$ 受体,具有镇静催眠和肌肉松弛作用。本品为速效催眠药,能延长睡眠时间,提高睡眠质量,减少夜间觉醒和早醒次数,适用于各种类型的失眠。偶见嗜睡、口干、口苦、肌无力、遗忘、醉态、易怒、精神错乱等不良反应,长期服药突然停药可出现戒断症状。失代偿性呼吸功能不全、重症肌无力、重症睡眠呼吸暂停综合征患者禁用。使用本品时应绝对禁止摄入酒精饮料。

右佐匹克隆(eszopiclone)是佐匹克隆的 S 型异构体,对 GABA$_A$ 受体亲和力较佐匹克隆强 50 倍,不良反应和毒性更小,用于各种类型失眠。

扎 来 普 隆

扎来普隆(zaleplon)口服吸收迅速且完全,1 h 血压浓度达峰值,$t_{1/2}$ 约 1 h。能选择性地激动 GABA$_A$ 受体,具有镇静催眠作用,能缩短入睡时间,但不延长总睡眠时间,也不减少觉醒次数,适用于入睡困难的失眠症短期治疗,不适于睡眠维持障碍患者。可见轻微头痛、嗜睡、眩晕、口干、出汗及厌食、腹痛、恶心呕吐、乏力、记忆困难、多梦等不良反应。

水合氯醛(chloralhydrate)口服易吸收,用于催眠,约 15 min 起效,维持 6~8 h。此药不缩短快动眼睡眠(REMS)时间,停药时也无代偿性 REMS 时间延长,但因对胃有刺激性,须稀释后饭后给药。现较少用于镇静催眠,灌肠给药用于抗惊厥。也可用于麻醉前、手术前和睡眠脑电图检查前用药,可镇静和解除焦虑,使相应的处理过程比较安全和平稳。久用可引起耐受性、依赖性和成瘾性。

褪黑素(melatonin)由脑内松果体分泌,参与机体生物节律、神经内分泌调节,具有抗炎、镇痛、镇静及促眠作用。正常人服用褪黑素后,入睡时间缩短,睡眠质量改善,睡眠过程中觉醒次数显著减少。适用于成年人失眠和老年睡眠节律障碍者,不宜用于未成年人的失眠治疗。

此外,甲丙氨酯(meprobamate)、格鲁米特(glutethimide)等都有镇静催眠作用,久服可成瘾。

制剂与用法

1. 地西泮(diazepam)。片剂:2.5 mg,5 mg。注射剂:10 mg/2 mL。抗焦虑、镇静,2.5～5 mg/次,3 次/天。治疗癫痫持续状态,5～20 mg/次,缓慢静脉注射。

2. 单盐酸氟西泮(flurazepam monohydrochloride)。胶囊剂:15 mg。催眠,15～30 mg,睡前服。

3. 奥沙西泮(oxazepam)。片剂:15 mg。抗焦虑,15～30 mg/次,3～4 次/天。镇静催眠,15～30 mg,睡前服。

4. 三唑仑(triazolam)。片剂:0.125 mg,0.25 mg。催眠,0.25～0.5 mg/次,睡前服。

5. 艾司唑仑(estazolam)。片剂:1 mg,2 mg。注射液:2 mg/mL。镇静,1～2 mg,3 次/天。催眠,1～2 mg,睡前服。抗癫痫、抗惊厥,2～4 mg/次,3 次/天。

6. 氟马西尼(flumazenil)。注射剂:0.2 mg/2 mL,0.5 mg/5 mL。静注初始剂量为 0.3 mg,如在 60 s 内未达到要求的清醒程度,可重复注射本品,直到患者清醒或总剂量达到 2 mg;如又出现嗜睡,可静滴 0.1～0.4 mg/h,直到达到要求的清醒程度。

7. 苯巴比妥(phenobarbital)。片剂:15 mg,30 mg,100 mg。注射剂:0.1 g/1 mL、0.2 g/2 mL。口服,镇静,15～30 mg/次;催眠,60～100 mg/次,睡前服。肌内注射,抗惊厥,0.1～0.2 g/次;抗癫痫,大发作从小剂量开始,15～30 mg/次,3 次/天,最大剂量 60 mg/次,3 次/天。静脉注射,治疗癫痫持续状态,0.1～0.2 g/次。

8. 异戊巴比妥(amobarbital)。片剂:0.1 g。粉针剂:100 mg,250 mg。催眠,0.1～0.2 g/次,睡前服。抗惊厥,300～500 mg/次,缓慢静脉注射。

9. 司可巴比妥(secobarbital)。胶囊:0.1 g。粉针剂:0.05 g。催眠,0.1～0.2 g/次,睡前服。麻醉前给药,0.2～0.3 g/次。

10. 硫喷妥钠(thiopental sodium)。粉针剂:0.5 g,1.0 g。临用前配成 1.25%～2.5%溶液,缓慢静脉注射,至患者入睡为止。极量:1.0 g/次。

11. 酒石酸唑吡坦(zolpidem tartrate)。片剂:5 mg,10 mg。口腔崩解片:5 mg,10 mg。口服,5～10 mg/次,临睡前服用。

12. 佐匹克隆(zopiclone)。片剂:3.75 mg,7.5 mg。口服,7.5 mg,临睡时服用。

13. 右佐匹克隆(eszopiclone)。片剂:1 mg,2 mg,3 mg。口服,2 mg,睡前服用。

14. 扎来普隆(zaleplon)。片剂:5 mg,10 mg。胶囊:5 mg,10 mg。口服,5～10 mg,睡前服用。

15. 水合氯醛(chloral hydrate)。溶液剂:10%溶液。催眠,5～10 mL/次,睡前服。抗惊厥,10～20 mL/次。

16. 甲丙氨酯(meprobamate)。片剂:0.2 g。粉针剂:0.1 g。镇静、抗焦虑,0.2～0.4 g/次,3 次/天。催眠,0.4～0.8 g/次,睡前服。肌注或静注,0.2～0.4 g/次。

17. 格鲁米特(glutethimide)。片剂:0.25 g。催眠,0.1～0.2 g/次,睡前服。

(王天笑　杨解人)

第十四章 抗癫痫药和抗惊厥药

第一节 抗 癫 痫 药

癫痫是大脑局部神经元异常高频放电并向周围正常组织扩散所引起的反复发作的慢性脑疾病,表现为突然发作、短暂的运动、感觉功能或精神异常,并伴有异常脑电图。临床根据发作症状和脑电图的表现不同,将癫痫主要分为两类:① 局限性发作,包括单纯局限性发作、复合局限性发作(精神运动性发作);② 全身性发作,包括失神性发作(小发作)、肌阵挛性发作、全面强直-阵挛性发作(大发作)及癫痫持续状态。

抗癫痫药物(AEDs)治疗是癫痫治疗最重要和最基本的治疗措施,现有抗癫痫药均为控制癫痫发作的药物,其主要作用包括两方面:① 抑制病灶神经元异常过度放电;② 抑制病灶异常放电向周围正常神经组织扩散。常用抗癫痫药包括苯妥英钠、卡马西平、苯巴比妥、扑米酮、乙琥胺、丙戊酸钠及苯二氮䓬类等。

苯 妥 英 钠[基]

苯妥英钠(sodium phenytoin)为传统抗癫痫药,1938 年 Merrit 首先将其用于治疗癫痫大发作,一直沿用至今。

【体内过程】 本品碱性强,刺激性大,不宜做肌内注射。口服吸收较慢,4~6 h 血浆浓度可达峰值。吸收率个体差异大,易受食物影响,血浆蛋白结合率约 90%。主要在肝脏代谢,经肾脏排泄,存在肝肠循环,$t_{1/2}$ 约 22 h。当血药浓度低于 10 mg/L 时,按一级动力学消除,血药浓度增高时,则按零级动力学消除。苯妥英钠有效血药浓度为 10~20 mg/L,超过 20 mg/L 时,可出现轻度中毒反应;达 30~40 mg/L 时,呈现严重中毒症状。

【药理作用及机制】 苯妥英钠不能抑制癫痫病灶异常放电,但可阻止病灶部位异常放电向周围正常组织扩散。其可能机制为:

(1) 阻断电压依赖性 Na^+ 通道。

(2) 选择性阻断 L 型和 N 型 Ca^{2+} 通道。

(3) 抑制钙调素激酶活性,减少谷氨酸等兴奋性神经递质的释放,影响突触传递功能。

(4) 减弱递质-受体结合后引起的去极化反应,从而稳定神经细胞膜,缩短病灶周围正常细胞的后放电时间,提高其兴奋阈值,减慢神经冲动传导的扩散。

苯妥英钠的膜稳定作用除与抗癫痫作用有关外,也是治疗三叉神经痛和抗心律失常的药理作用基础。

【临床应用】

1. 抗癫痫

适用于全身强直-阵挛性发作、复杂部分性发作(精神运动性发作)、单纯部分性发作(局限性发作)和癫痫持续状态对失神性发作无效。目前临床已不作为癫痫治疗的一线用药。

2. 治疗外周神经痛

如三叉神经痛、舌咽神经痛和坐骨神经痛等,苯妥英钠可作为二线治疗药物。

3. 抗心律失常

适用于洋地黄中毒所致的室性及室上性心律失常,对其他原因所致心律失常疗效较差(详见第二十二章　抗心律失常药)。

【不良反应与护理对策】　本品有效血药浓度和中毒浓度相近,个体差异大,长期用药可见如下不良反应:

1. 局部刺激

本品呈强碱性,对胃黏膜有刺激性,可致恶心、呕吐、腹痛、食欲不振、便秘等。应在餐后服用。静注时可致静脉炎,注射时应注意防止药液外溢,以免造成局部组织坏死。

2. 神经系统反应

偶见眩晕、精神紧张和头痛。剂量过大可引起急性中毒,导致小脑-前庭功能失调,表现为眼球震颤、复视、共济失调等。调整用量或停药后可消失。若长期处于高血药浓度,则可损害神经细胞,表现为认知功能、情绪和行为异常,记忆减退,甚至小脑萎缩。

3. 血液系统

偶见中性粒细胞减少、血小板减少。由于苯妥英钠抑制二氢叶酸还原酶活性,长期使用可导致巨幼红细胞性贫血,可用甲酰四氢叶酸和维生素 B_{12} 防治。长期用药应定期检查血常规和肝功能,如有异常应及早停药。

4. 过敏反应

常见皮疹、高热,罕见严重皮肤反应,如剥脱性皮炎、多形糜烂性红斑、系统性红斑狼疮等,一旦出现症状,应立即停药并采取相应措施。

5. 齿龈增生

多见于儿童和青少年,发生率约 20%,与药物从唾液分泌刺激胶原组织增生有关。应注意口腔卫生,加强牙龈按摩。

6. 骨骼反应

可诱导肝药酶,加速维生素 D(VitD)代谢,并可妨碍 Ca^{2+} 吸收,使血 Ca^{2+} 降低。儿童久用可致佝偻病。

有致畸作用,孕妇禁用。抑制胰岛素分泌,使血糖升高。Ⅱ～Ⅲ度房室阻滞、窦房结阻滞、窦性心动过缓等心功能损害者禁用。

【药物相互作用】

(1)苯妥英钠为肝酶诱导剂,与皮质激素、洋地黄类、口服避孕药、环孢素、雌激素、左旋多巴、奎尼丁、三环类抗抑郁药合用时,可降低这些药物的效应。

(2)与肝药酶抑制剂氯霉素、异烟肼、西咪替丁等合用,可使其血药浓度升高。与肝药酶诱导剂如苯巴比妥、卡马西平等合用,可加速苯妥英钠的代谢,从而降低其血药浓度。与保泰松、水杨酸类等及双香豆素类合用,可竞争血浆蛋白,使游离血药浓度升高,增加其毒性。

（3）与降糖药或胰岛素合用时，因本品可使血糖升高，需调整后者用量。

（4）与利多卡因或普萘洛尔合用时可能加强心脏的抑制作用。

卡 马 西 平[基]

卡马西平（carbamazepine，酰胺咪嗪）的结构类似于三环类抗抑郁药，最初用于治疗三叉神经痛，20世纪70年代开始用于治疗癫痫。

【体内过程】 口服吸收缓慢、不规则，生物利用度为58%~85%，血浆蛋白结合率为75%~80%。主要在肝脏代谢，代谢产物经尿液和粪便排泄，单次给药血浆 $t_{1/2}$ 为25~60 h，多次给药由于肝药酶诱导作用，$t_{1/2}$ 降为10~20 h。可透过胎盘屏障，也可经乳汁分泌排泄。

【药理作用及机制】 为广谱抗癫痫药，并具有镇静、抗惊厥、抑制三叉神经痛和抗抑郁作用。抗癫痫作用机制可能与阻断电压依赖性 Na^+ 通道和 Ca^{2+} 通道、降低神经元的兴奋性有关，也可能与增强 GABA 能神经通路的抑制功能有关。此外，还可促进抗利尿激素（ADH）的分泌或提高效应器对 ADH 的敏感性。

【临床应用】

1. 抗癫痫

作为一线药物用于癫痫大发作和精神运动性发作，对小发作、肌阵挛发作无效。

2. 外周神经痛

对三叉神经痛、舌咽神经痛疗效优于苯妥英钠，可用作三叉神经痛缓解后的长期预防性用药。对多发性硬化、糖尿病性周围神经痛、患肢痛、外伤后神经痛及疱疹后神经痛也有效。

可单用或与氯磺丙脲或氯贝丁酯等合用治疗部分性中枢性尿崩症，也可用于对锂盐、抗抑郁药无效或不能耐受的躁狂、抑郁症患者，可单用或与锂盐和其他抗抑郁药合用。

【不良反应与护理对策】 常见视物模糊、复视、眼球震颤、头晕、嗜睡等中枢神经系统反应，也可引起皮疹、荨麻疹、中毒性表皮坏死溶解症等过敏反应。因刺激抗利尿激素分泌可引起水潴留和低钠血症，偶致心律失常或房室传导阻滞、骨髓抑制、周围神经炎、肝损害等。用药期间应定期检查血常规、肝功能，出现肝功能损害、骨髓抑制症状、心血管系统反应或皮疹时，应停药并对症处理。

【药物相互作用】

（1）与对乙酰氨基酚合用，尤其是单次超量或长期大量使用时，肝脏中毒的危险增加。

（2）为肝药酶诱导剂，可加快香豆素类、环孢素、洋地黄类、雌激素等药物代谢，使后者药效降低。

（3）苯巴比妥和苯妥英钠可加快卡马西平代谢，使药效降低。大环内酯类抗生素、异烟肼、西咪替丁等可使卡马西平的血药浓度升高，出现毒性反应。

（4）与单胺氧化酶（MAO）抑制剂合用，可引起高热或高血压危象、严重惊厥甚至死亡，两药应用至少间隔14天。

苯 巴 比 妥[基]

苯巴比妥（phenobarbital，鲁米那）为镇静催眠药，具有抗癫痫、抗惊厥作用，能使癫痫病灶及周围正常细胞的兴奋阈值增加，抑制病灶高频放电及其向周围组织扩散。可用于癫痫大发作和癫痫持续状态，对单纯局限性发作及精神运动性发作也有效。因其有较强的中枢抑制作用，故已作为一线用药。本品为肝药酶诱导剂，不但加速其自身代谢，还可加速糖皮质激素、洋地黄类、口服避孕药或雌激素、奎尼丁等其他药物代谢。

扑 米 酮

扑米酮(primidone)口服易吸收,3 h 血药浓度达峰值,$t_{1/2}$ 为 7~14 h。在体内代谢为活性产物苯巴比妥和苯乙基丙二酰胺。药理作用及机制同苯巴比妥,用于癫痫大发作、单纯部分性发作和复杂部分性发作的单药或联合用药治疗,也可用于特发性震颤和老年性震颤的治疗。

本品可引起恶心、呕吐、困倦、眩晕、共济失调、复视、眼球震颤等,以服药初期多见,也可引起皮疹、血小板减少、巨幼红细胞性贫血等。用药期间应定期检查血常规。肝肾功能不全者禁用。有致畸作用,孕妇慎用。

乙 琥 胺

乙琥胺(ethosuximide)口服吸收迅速而完全,2~4 h 血药浓度达峰值。80% 经肝脏代谢与原形药一起从尿排出。成人 $t_{1/2}$ 为 60 h,儿童 $t_{1/2}$ 为 30 h。可阻滞钙通道,抑制丘脑神经元低阈值 Ca^{2+} 电流,调节细胞膜兴奋性,抑制异常放电发生。主要用于癫痫小发作,对其他各型癫痫均无效。

常见胃肠道反应,其次为中枢神经系统反应,如头痛、头晕、困倦等,有精神障碍者可引起焦虑、坐立不安、攻击等异常行为。偶见嗜酸性粒细胞增多症、粒细胞缺乏和再生障碍性贫血。用药期间应定期检查血常规、尿常规及肝肾功能,并监测血药浓度,如有明显异常,应立即停药并对症处理。肝肾功能不全患者及孕妇应慎用。

丙 戊 酸 钠[基]

丙戊酸钠(sodium valproate)为广谱抗癫痫药。

【体内过程】　口服吸收迅速而完全,生物利用度近 100%,血浆蛋白结合率为 90%~95%。主要在肝脏代谢,肾脏排泄,$t_{1/2}$ 为 7~10 h。本品有效血药浓度为 50~100 mg/L,当超过 120 mg/L 时可出现明显不良反应。

【药理作用及机制】　丙戊酸钠不能抑制癫痫病灶的放电,但能阻止病灶异常放电向周围组织扩散,其机制可能与增加 GABA 合成和减少 GABA 降解,从而降低神经元的兴奋性有关。此外,丙戊酸钠可抑制 Na^+ 通道和 T 型 Ca^{2+} 通道,降低中枢神经元兴奋性。

【临床应用】　对不同类型的癫痫均有效,可作为癫痫大发作、小发作和肌阵挛发作的一线用药。本品也是癫痫大发作合并小发作时的首选药物。

【不良反应与护理对策】

(1) 常见恶心、呕吐、腹泻、胃肠痉挛等消化道反应。与食物同用或餐后即服,或服后多饮水可减轻胃肠道刺激症状。

(2) 可见嗜睡、眩晕、震颤、烦躁、共济失调等中枢神经系统反应。用药期间应注意避免饮酒、登高、驾驶、从事机械操作等。

(3) 多见肝损害,表现为血清乳酸脱氢酶、丙氨酸和天冬氨酸氨基转移酶升高及黄疸,偶见急性肝坏死。肝毒性多见于用药后 1~2 个月内,故开始用药 2~3 周须检测肝功能。长期用药偶致急性胰腺炎。

(4) 可致血小板减少引起紫癜、出血和出血时间延长,用药期间应进行血细胞计数(包括血小板)检查。

【药物相互作用】 与抗凝药(如华法林或肝素等)以及溶栓药合用,出血危险性增加;与阿司匹林或双嘧达莫合用,可减少血小板聚集而延长出血时间;与全麻药、中枢神经抑制药合用,可加强中枢抑制作用。

苯二氮䓬类

用于治疗癫痫的苯二氮䓬类药物有地西泮、氯硝西泮(clonazepam)等。

地西泮是治疗癫痫持续状态的首选药,静脉注射显效快,且较其他药物安全。

氯硝西泮可用于癫痫小发作、肌阵挛性发作、婴儿痉挛症等,静脉注射可用于癫痫持续状态。本药可通过胎盘并可分泌入乳汁,孕妇、哺乳期和新生儿禁用。

伊来西胺

伊来西胺(ilepcimide)为白胡椒中提取的胡椒碱的衍生物,是我国合成的第一个新型广谱抗癫痫药。口服易吸收,一次给药作用维持 $4\sim6$ h。对各型癫痫均有不同程度的疗效,其机制可能与促进中枢 5-HT 的合成与释放,增加纹状体和边缘脑区 5-羟吲哚乙酸(5-HIAA)的含量有关。可用于各种类型的癫痫,尤其是其他抗癫痫药物耐受不良或伴有其他系统疾病的患者。

拉莫三嗪[基]

拉莫三嗪(lamotrigine)口服吸收迅速而完全,$1\sim3$ h 后血浆药物浓度达峰值。主要在肝脏代谢,代谢产物与葡萄糖醛酸结合,从尿排出,$t_{1/2}$ 约 24 h。可阻断电压依赖性 Na^+ 通道,稳定突触前膜,减少兴奋性氨基酸的释放,并可抑制下丘脑,产生镇静和催眠作用。用于治疗各型癫痫,为治疗癫痫大发作、小发作和局限性发作的一线药物。不良反应包括头痛、头晕、恶心、困倦、皮疹、失眠等,偶见共济失调。

托吡酯

托吡酯(topiramate)为磺酸基取代的单糖衍生物,为新型广谱抗癫痫药。口服吸收迅速而完全,食物不影响其吸收,无须进行日常血药浓度监测。$t_{1/2}$ 为 $20\sim30$ h,$60\%\sim80\%$ 以原形从肾脏排泄。

本品可阻断电压依赖性 Na^+ 通道,并可提高 γ-氨基丁酸(GABA)激活其受体的频率,从而加强 GABA 诱导的氯离子内流,降低神经元的兴奋性。临床用于难治性癫痫大发作和局限性发作,可作为肌阵挛发作的一线治疗药物,用于替代丙戊酸或左乙拉西坦不适用或不耐受的患者。常见眩晕、头痛、嗜睡、感觉异常、思维异常、共济失调等中枢神经系统反应。可致畸,孕妇忌用。肾功能不全者宜减量使用。

奥卡西平[基]

奥卡西平(oxcarbazepine)为卡马西平的 10-酮基衍生物,可抑制癫痫病灶异常放电的扩布,其机制可能与阻断脑细胞电压依赖性钠通道有关,也可能与影响钾、钙离子通道有关。药效与卡马西平相似或稍强,为癫痫大发作和局限性发作的一线治疗药物。常见嗜睡、头痛、头晕、复视、恶心、呕吐、皮疹、抑郁等不良反应,多发生于治疗的初始阶段。奥卡西平及其活性代谢物均能通过乳汁分泌,哺乳期禁用。房室传导阻滞患者禁用。

左乙拉西坦

左乙拉西坦(levetiracetam)为吡咯烷酮衍生物,其化学结构与现有的抗癫痫药物无相关性。口服吸收良好,生物利用度近100%,食物不影响吸收速度。本品可抑制海马癫痫样突发放电,而对正常神经元兴奋性无影响,提示左乙拉西坦可能选择性地抑制癫痫样突发放电的超同步性和癫痫发作的传播。用于成人及4岁以上儿童癫痫患者部分性发作。常见不良反应为嗜睡、乏力和头晕,多发生于治疗的初始阶段,严重者出现攻击性、易怒、焦虑、幻觉、意识水平下降、呼吸抑制及昏迷等。

第二节 抗 惊 厥 药

惊厥是中枢神经系统过度兴奋的一种症状,表现为全身骨骼肌不自主地强烈收缩。常见于颅内或颅外感染性疾病、高热、子痫、破伤风、癫痫大发作及药物中毒等。常用中枢抑制剂如巴比妥类、地西泮和水合氯醛等,也可注射硫酸镁。

硫 酸 镁

硫酸镁(magnesium sulfate)口服不易吸收,有导泻及利胆作用。注射给药产生抗惊厥作用。血浆中Mg^{2+}的正常浓度为$0.7\sim1.0$ mmol/L,低于此浓度时,神经肌肉组织的兴奋性提高。Mg^{2+}有较强的中枢抑制作用和骨骼肌松弛作用,这是硫酸镁发挥抗惊厥作用的药理学基础,其机制可能是由于Mg^{2+}和Ca^{2+}化学性质相近,可以特异性拮抗Ca^{2+}的作用,从而减少ACh的释放,阻断ACh对运动终板的激活作用。此外,硫酸镁还能直接扩张血管,导致血压下降,松弛内脏平滑肌。临床主要用于缓解子痫、破伤风等引起的惊厥,也可用于高血压危象、先兆流产、输尿管结石、胆绞痛、胃肠道痉挛绞痛的辅助治疗。

硫酸镁过量可抑制延髓呼吸中枢和血管运动中枢,引起呼吸抑制、血压骤降、心动过缓和传导阻滞。若肌腱反射减弱或消失,表明硫酸镁过量。中毒时应缓慢注射氯化钙或葡萄糖酸钙解救。孕妇、无尿者、急腹症者、胃肠道出血者禁用。肾功能不全、低血压或呼吸衰竭者慎用。

制剂与用法

1. 苯妥英钠(sodium phenytoin)。片剂:50 mg,100 mg。抗癫痫,每日250~300 mg,开始时100 mg,2 次/天,1~3 周内增加至250~300 mg,分3 次口服,极量一次300 mg,一日500 mg。抗心律失常,100~300 mg,一次服或分2~3 次服用。

2. 卡马西平(carbamazepine)。片剂:0.1 g,0.2 g。胶囊:0.2 g。缓释胶囊:0.1 g。抗癫痫,口服,开始100~200 mg/d,以后逐渐增大剂量,维持剂量400~1200 mg/d,最大可达1600 mg/d,分2~3 次服用。三叉神经痛,口服,200 mg/次,3~4 次/天,最大剂量为1000~1200 mg/d,疗程最短1 周,最长2~3 个月。

3. 苯巴比妥(phenobarbital)。片剂:15 mg,30 mg,100 mg。注射液:0.1 g/1 mL,0.2 g/2 mL。治疗大发作,成人由 15～30 mg/次,2 次/天开始,逐渐加至 60 mg/次,2 次/天。治疗癫痫持续状态,200～400 mg/次,肌内注射,或 100～200 mg/次,静脉注射。

4. 扑米酮(primidone)。片剂:50 mg,100 mg,250 mg。成人开始 50 mg/d,1 次晚服。逐渐加大剂量至 750 mg/d,极量 1500 mg/d,分 3 次口服。

5. 乙琥胺(ethosuximide)。糖浆:5 g/100 mL。成人常用量口服。开始时 0.25 g,每日 2 次,4～7 日后再增加 0.25 g,直到控制发作,总量可达每日 1.5 g。6 岁以下每日 0.25 g,4～7 日后可再增加 0.25 g,直到控制发作,总量可达每日 1 g,分次服用。6 岁以上儿童用量同成人。

6. 丙戊酸钠(sodium valproate)。片剂:0.1 g,0.2 g。缓释片:0.2 g。口服溶液:12 g/300 mL。注射用无菌粉末:0.4 g。口服,初始剂量为 5～10 mg/(kg·d),逐渐增加至 600～1200 mg/d,极量 1800 mg/d,分 2～3 次服用。治疗癫痫持续状态,静注 400 mg,2 次/天。

7. 地西泮(diazepam)。注射剂:10 mg/2 mL。治疗癫痫持续状态,5～20 mg/次,缓慢静脉注射。

8. 氯硝西泮(clonazepam)。片剂:0.5 mg,2 mg。成人常用量,开始每次 0.5 mg,3 次/天,每 3 天增加 0.5～1 mg,直到发作被控制或出现不良反应。用量应个体化,成人最大量每日不要超过 20 mg。

9. 伊来西胺(ilepcimide)。片剂:50 mg。口服,成人 50～150 mg/次,2 次/天。

10. 拉莫三嗪(lamotrigine)。片剂:25 mg,50 mg,100 mg。分散片:25 mg,50 mg。口服,开始用药 50 mg/d,逐渐增加 25 mg/周,维持剂量 100～200 mg/d,分 2 次服用。

11. 托吡酯(topiramate)。片剂:25 mg,100 mg。口服,成人初始剂量 25 mg/d,逐渐增加 25 mg/周至 100～200 mg/d。儿童初始剂量为 0.5～1 mg/(kg·d),根据病情逐渐加量,分 2 次服用。

12. 奥卡西平(oxcarbazepine)。片剂:0.15 g,0.3 g。成人开始剂量为 300 mg/d,以后可逐渐增量至 600～1200 mg/d 以达到满意的疗效。

13. 左乙拉西坦(levetiracetam)。片剂:0.25 g,0.5 g,0.75 g,1.0 g。缓释片:0.5 g。口服液:15 g/150 mL。注射液:500 mg/5 mL。成人起始治疗剂量为 1 g/d,根据临床效果及耐受性,增加 0.5 g/2 周,维持剂量 1～4 g/d,分 2 次服用。

14. 硫酸镁(magnesium sulfate)。注射液:1 g/10 mL,2.5 g/10 mL。1.25～2.5 g/次,肌内注射或静脉滴注。

(郭莉群　杨解人)

第十五章 治疗中枢神经系统退行性疾病药

中枢神经系统退行性疾病是指一组由慢性进行性中枢神经组织退行性变性而产生的疾病的总称，病理上可见脑、脊髓发生神经元退行变性、丢失，其病因与发病机制尚不清楚，临床常见疾病包括帕金森病（Parkinson's disease，PD）、阿尔茨海默病（Alzheimer's disease，AD）、肌萎缩侧索硬化症（amyotrophic lateral sclerosis，ALS）、亨廷顿病（Huntington disease，HD）等，本章主要介绍抗帕金森病药和抗阿尔茨海默病药。

第一节 抗帕金森病药

帕金森病又称震颤麻痹（paralysis agitans），是由锥体外系功能障碍引起的中枢神经系统退行性疾病，是中老年人最常见的中枢神经系统疾病之一，其典型症状为静止震颤、肌肉强直、运动迟缓和共济失调。

帕金森病的发病机制目前尚不清楚，较为公认的是"多巴胺学说"。该学说认为，PD病变部位主要在中脑黑质。黑质中存在多巴胺能神经元，由此发出上行纤维到达纹状体（主要是尾核和壳核），与纹状体神经元形成突触联系。其神经末梢释放多巴胺，形成黑质-纹状体多巴胺能神经通路，对脊髓前角运动神经元起抑制作用。同时，纹状体还有胆碱能神经元，对脊髓前角运动神经元起兴奋作用。两种神经元相互制约，共同参与运动功能的调节。由于黑质多巴胺能神经元病理改变，多巴胺能神经功能降低，导致纹状体多巴胺含量下降，胆碱能神经功能相对亢进，从而产生一系列临床症状，如静止性震颤、肌僵直、运动迟缓和姿势反射受损等。

目前治疗帕金森病的药物主要包括两类：① 拟多巴胺类药：补充多巴胺前体物或抑制多巴胺降解而产生作用；② 抗胆碱药：能降低中枢胆碱能神经活性，恢复多巴胺-胆碱能神经功能平衡。

治疗帕金森病的用药护理应遵循：① 向患者解释抗帕金森病的药物仅能够改善症状，且必须尽早、长期治疗。② 药物宜从小剂量开始使用，缓慢增加剂量。合用及换药须逐渐过渡，不可随意停药。③ 用药之前确认有无禁忌证及慎用情况。④ 提醒患者定期进行肝肾功能和血液生化检查。⑤ 饮食护理做到限制高糖、高脂饮食。

一、拟多巴胺类药

拟多巴胺类药是一类能增加纹状体内多巴胺含量或直接激动多巴胺受体的药物,主要包括多巴胺前体药、左旋多巴增效药、多巴胺受体激动剂和促多巴胺释放药。

(一) 多巴胺前体药

左 旋 多 巴

左旋多巴(levodopa,L-DOPA)为酪氨酸的羟化物,是多巴胺的前体物质,现已人工合成。

【体内过程】 口服易吸收,1~2 h 血药浓度达峰值,广泛分布于体内各组织,约1%进入中枢转化成多巴胺而发挥作用,其余大部分均在外周多巴脱羧酶(AADC)的作用下脱羧转变为多巴胺,$t_{1/2}$为 1~3 h。在外周生成的多巴胺不易通过血脑屏障,可引起一系列不良反应。多巴胺一部分被单胺氧化酶 B(MAO-B)或儿茶酚-O-甲基转移酶(COMT)代谢,由肾排泄,另一部分通过突触的摄取机制返回多巴胺能神经末梢。

【药理作用及机制】 左旋多巴为体内合成多巴胺的前体物质,本身并无药理活性,通过血脑屏障进入中枢,经多巴脱羧酶作用转化成多巴胺,使黑质-纹状体通路多巴胺能神经功能增强,改善帕金森病症状。

【临床应用】

1. 治疗 PD

左旋多巴是目前治疗 PD 的首选药,对多种原因引起的帕金森综合征有效,但对吩噻嗪类抗精神分裂症药引起的锥体外系反应无效。其作用特点为:① 对轻症或年轻患者疗效较好,对重症或年老体弱者疗效较差;② 对肌肉强直及运动困难疗效较好,对改善震颤症状较差,如长期用药或较大剂量对后者仍有效;③ 起效慢,常需 2~3 周出现体征改善,1~6 个月以上作用最强,作用持久。临床疗效与用量和疗程有关,但长期用药的效果有较大个体差异,用药 6 年后,约半数患者失效,仅有 25%患者仍可获得较好效果。

2. 治疗肝性昏迷

本品可以增加脑内多巴胺及去甲肾上腺素等神经递质,还可以提高大脑对氨的耐受,可用于治疗肝性昏迷,改善中枢功能,使患者清醒,症状改善。但不能改善肝功能,达不到根治效果。

【不良反应与护理对策】

1. 胃肠道反应

治疗早期约 80%的患者有恶心、呕吐、厌食等症状。其发生原因与 L-DOPA 及其代谢产物直接刺激胃肠道,兴奋延脑催吐化学感受区有关。饭后服用或缓慢增加药量,或使用 D_2 受体阻断药多潘立酮或加用外周 AADC 抑制剂能消除恶心呕吐,同时应摄取低蛋白食物,可减轻胃肠道反应。一般饭前 1 h 或饭后 1.5~2 h 服用。

2. 心血管系统反应

约 30%的患者在治疗早期出现轻度直立性低血压,继续用药可自然减轻,其原因可能是外周形成的多巴胺一方面作用于交感神经末梢,反馈性抑制交感神经末梢释放去甲肾上腺素,另一方面作用于血管壁的多巴胺受体,使血管舒张。多巴胺尚可激动心肌细胞上的肾上腺素 β 受体,故 L-DOPA 亦可引起心律失常发生。

3. 症状波动

服药 3～5 年后,有 40％～80％ 的患者出现症状波动,重者出现"开关现象"(on-off phenomenon),"开"时活动正常或几近正常,"关"时突然出现严重的 PD 症状。开关现象的发生与 PD 的发展导致多巴胺储存能力下降有关。

4. 精神障碍

长期用药有 10％～15％ 的患者出现精神错乱症状,表现为失眠、焦虑、躁狂、幻觉、妄想和抑郁等,可能与多巴胺作用于大脑边缘系统有关。减量或停药后症状缓解,可选用非典型抗精神分裂症药氯氮平治疗。

哺乳期妇女及孕妇禁用。严重精神疾患、严重心律失常、心力衰竭、青光眼、消化性溃疡和有惊厥史者禁用。用药期间需应检查血常规、肝肾功能及心电图。

【药物相互作用】

(1) 抗高血压药利血平可影响多巴胺的合成及转化,耗竭锥体外系的多巴胺,甚至引起帕金森综合征,可抑制本品的作用。

(2) 单胺氧化酶抑制剂能抑制多巴胺在外周的代谢,因而可增强多巴胺在外周的效应,引起血压上升,甚至发生高血压危象。

(3) 维生素 B_6 是多巴脱羧酶的辅酶,可增强外周组织脱羧酶的活性,增加 L-DOPA 的外周副作用。

(4) 吩噻嗪类药物可阻断中枢多巴胺受体,使多巴胺难以发挥作用,因此,左旋多巴对吩噻嗪类引起的帕金森综合征无效,而且还可加重原精神病的症状,应避免合用。

(二) 左旋多巴增效药

司 来 吉 兰

司来吉兰(selegiline)为苯乙胺的左旋炔类衍生物,为 B 型单胺氧化酶(MAO-B)的不可逆性抑制剂。

【体内过程】　口服迅速被胃肠道吸收,0.5 h 达峰值,生物利用度低,易通过血脑屏障,$t_{1/2}$ 为 40 h,主要通过肝代谢为去甲基司来吉兰、左旋甲基苯丙胺及左旋苯丙胺,通过尿液排泄。

【药理作用及机制】　多巴胺可被 MAO 和 COMT 代谢,其在脑内主要通过 MAO-B 氧化降解,并在其代谢过程中产生大量氧自由基损伤神经元。司来吉兰可选择性地抑制MAO-B,阻断多巴胺的降解,增加脑内多巴胺含量,补充神经元合成多巴胺能力的不足。

【临床应用】　适用于原发性帕金森病,可单用于治疗早期帕金森病,也可与左旋多巴或左旋多巴及外周多巴脱羧酶抑制剂合用,可增强和延长左旋多巴的疗效,降低其用量,减少外周副作用,消除长期单用左旋多巴出现的"开关现象"。

【不良反应与护理对策】　偶可出现焦虑、幻觉、运动障碍等。少数患者可见恶心、低血压、转氨酶暂时性增高等,应进早餐及午餐时服用,同时缓慢增加药物剂量,以减少消化道反应的出现。每日用量在 20 mg 以上的患者,与含有酪胺或其他增高酪胺的食物或饮料同服时,可能引起突然及严重的高血压反应,应密切观察,一旦发生应服用作用迅速的降压药如拉贝洛尔、硝苯地平。对该药过敏及注射哌替啶患者禁用。此外,司来吉兰应避免晚间用药,以免中枢兴奋引起失眠。

【药物相互作用】

(1)与单胺氧化酶抑制剂合用可增加发生高血压的危险,避免合用。可增强左旋多巴、哌替啶和其他阿片类药的毒性。

(2)与氟西汀、帕罗西汀等抗抑郁药合用可产生严重反应,如共济失调、震颤、高热、惊厥、心悸、流汗、脸红、眩晕及精神变化(激越、错乱及幻觉),甚至谵妄及昏迷,应避免同时服用。由于氟西汀及其代谢产物的半衰期较长,氟西汀停药最少 5 周后才能服用司来吉兰。盐酸司来吉兰片及其代谢产物半衰期较短,停药 2 周后即可开始服用氟西汀等抗抑郁药。

卡 比 多 巴

卡比多巴(carbidopa)又称 α-甲基多巴肼(α-methyldopahydrazine),为氨基酸脱羧酶抑制剂。不易透过血脑屏障,与左旋多巴合用时,仅抑制外周多巴脱羧酶的活性,减少多巴胺在外周组织的生成,减轻其外周不良反应,使进入中枢的左旋多巴增多,提高脑内多巴胺的浓度,增强其疗效,为左旋多巴的重要辅助用药。卡比多巴单用无效,临床上通常将卡比多巴与左旋多巴按 1∶10 的比例制成复方卡比多巴片。常见的不良反应有恶心、呕吐、直立性低血压、排尿困难、精神抑郁等。

苄 丝 肼

苄丝肼(benserazide)为外周氨基酸脱羧酶抑制剂,其作用与卡比多巴相似。常与左旋多巴合用,可明显减少左旋多巴用量,减轻副作用,提高疗效。临床上苄丝肼与左旋多巴按 1∶4 的比例制成复方制剂多巴丝肼[基]片或胶囊,其作用特性与复方卡比多巴片类似。骨骼发育不全、胃溃疡、精神障碍、恶性黑色素瘤、妊娠期、严重心血管病、器质性脑病、精神病患者禁用。

恩 他 卡 朋

恩他卡朋(entacapone)是一种可逆的、特异性外周 COMT 抑制剂。该药可减少 L-DOPA 代谢为 3-氧位-甲基多巴(3-OMD),使 L-DOPA 的生物利用度增加,并增加脑内可利用的 L-DOPA 总量,有效延长症状波动患者"开"的时间,可作为 PD 的辅助治疗,与左旋多巴、卡比多巴组成复方制剂恩他卡朋双多巴片。不良反应主要有运动障碍、呕吐和腹泻等,有报道可增加白天嗜睡和睡眠发作的发生率。

托卡朋(tolcapone)为选择性、可逆性 COMT 抑制,药理作用和临床应用同恩他卡朋。

(三)多巴胺受体激动剂

多巴胺受体激动剂是治疗 PD 的有效药物。疗效弱于左旋多巴,但能推迟 L-DOPA 的应用,并具有神经保护作用。早期使用本类药可以阻滞或延缓因左旋多巴类制剂引起的运动波动症状,广泛用于 PD 的早期治疗。临床上常用的有溴隐亭、吡贝地尔、罗匹尼罗、普拉克索和罗替高汀等。

溴 隐 亭[基]

溴隐亭(bromocriptine)为 D_2 受体激动剂,可激动黑质-纹状体通路的 D_2 受体,改善多巴胺能神经功能。口服吸收迅速,血药浓度达峰时间为 $1\sim3$ h。在体内几乎全部由肝脏代谢,大部分由粪便排出。用于帕金森病的治疗,对重症患者疗效佳,与左旋多巴合用效果更好,能减少症状波动。本品可抑制催乳素与生长激素的分泌,可用于溢乳症、肢端肥大症的治疗。不良反应较多,可见口干、恶心、呕吐、眩晕、心悸、直立性低血压、晕厥等。对麦角制剂过敏者、严重缺血性心脏病和周围血管病患者、15 岁以下儿童、孕妇、哺乳者、有严重精神病史者禁用。溃疡病、心血管病、精神病患者慎用。

罗匹尼罗和普拉克索[基]

罗匹尼罗(ropinirole)和普拉克索(pramipexole)是非麦角生物碱类多巴胺受体激动剂,能选择性激动 D_2 类受体,激动纹状体的多巴胺受体减轻帕金森患者的运动障碍。对 D_1 类受体几乎没有作用,因此较少出现麦角类常有的不良反应。与溴隐亭相比,该类药患者耐受性较好。长期使用 L-DOPA 联用罗匹尼罗可减轻症状波动或延缓其发生。因此,此类药物在治疗 PD 方面有良好的应用前景。不良反应与拟多巴胺类药相似,有恶心、直立性低血压及幻觉、妄想等精神症状。

吡 贝 地 尔

吡贝地尔(piribedil)是一种选择性 D_2、D_3 受体激动药,易透过血脑屏障,能激动黑质纹状体多巴胺通路 D_2 受体,恢复乙酰胆碱和 DA 系统间的平衡。单药使用可治疗早期 PD,与左旋多巴类联用有协同作用,能明显改善 PD 症状,可作为 PD 新发病例的一线治疗药物。常见不良反应为胃肠道反应,部分患者还可出现血压下降及嗜睡等。

罗 替 高 汀

罗替高汀(rotigotine)是一种非麦角碱类多巴胺受体激动药,可激动纹状体多巴胺受体。贴皮给药绝对生物利用度约为 37%,$1\sim2$ d 达稳态浓度,血浆蛋白结合率为 92%,主要在肝脏代谢,经肾脏和粪便排泄,$t_{1/2}$ 为 $5\sim7$ h。适用于早期帕金森病的单药治疗(不与左旋多巴联用),或与左旋多巴联合用于病程中的各个阶段,直至疾病晚期左旋多巴的疗效减退、不稳定或出现波动时。常见恶心、呕吐、头痛、头晕、嗜睡等不良反应。

(四)促多巴胺释放药

金 刚 烷 胺[基]

金刚烷胺(amantadine)为 N-甲基-D-天冬氨酸(NMDA)受体阻断剂,可能通过多种方式发挥抗 PD 作用:① 促进纹状体中残存的多巴胺能神经元释放多巴胺;② 抑制多巴胺的再摄取,增加突触间隙多巴胺浓度;③ 直接激动多巴胺受体;④ 有较弱的抗胆碱作用。金刚烷胺对晚期帕金森病患者有较好效果,疗效不如左旋多巴,但优于抗胆碱药。适用于原发性帕金森病、药物诱发的锥体外系反应、一氧化碳中毒后帕金森综合征及老年人合并有脑动脉硬化的帕金森综合征。

可致眩晕、失眠、恶心、呕吐、厌食、口干、便秘等不良反应,偶见焦虑、幻觉、精神错乱、共济失调、头痛等。哺乳期妇女、癫痫患者以及有脑血管病、充血性心力衰竭、肾功能不全者慎用。用药期间不宜驾驶车辆、操纵机械和高空作业。每日最后一次服药时间应在下午 4 时前,以避免失眠。

二、抗胆碱药

M 受体阻断药对早期 PD 患者有较好的治疗效果,对晚期重症患者疗效较差,临床上常与左旋多巴联用提高治疗效果。此类药物对中枢胆碱受体有较强的选择性阻断作用,而外周作用较弱。临床常用的主要是合成的中枢型 M 胆碱受体阻断药,如苯海索、苯扎托品等。

苯 海 索[基]

苯海索(trihexyphenidyl,安坦)的中枢抗胆碱作用较强,外周抗胆碱作用较弱,不良反应较少。

【体内过程】 口服吸收快而完全,可透过血脑屏障,1 h 起效,作用持续 6～12 h。药量的 56% 随尿排出,肾功能不全时排泄减慢,也可从乳汁分泌。

【药理作用及机制】 苯海索的抗 PD 作用主要与中枢抗胆碱作用有关,能阻断纹状体胆碱受体,抑制胆碱能神经功能。此外,在多巴胺能神经元突触前膜上有胆碱受体,此受体在激动时可对多巴胺能神经产生抑制作用。苯海索可阻断多巴胺能神经元突触前膜的胆碱受体,使多巴胺能神经功能增强。

【临床应用】 苯海索常用于轻度 PD 的早期治疗,对 L-DOPA 不能耐受或禁用的患者,与 L-DOPA 合用可使 50% 的患者症状改善,对抗精神分裂症药引起的帕金森综合征有效。

【不良反应与护理对策】 不良反应与阿托品相似,常见口干、瞳孔散大、睫状肌麻痹、心动过速、便秘、尿潴留及精神障碍等。如出现上述不良反应,应及时采取措施增加排泄,并依病情进行相应对症治疗。青光眼、前列腺肥大、尿潴留患者禁用。

第二节　抗阿尔茨海默病药

阿尔茨海默病(Alzheimer's disease,AD)是一种以进行性认知功能障碍和记忆损害为特征的神经退行性疾病,临床表现为全面持久的智能减退,包括记忆力、计算力、抽象思维能力和语言能力的减退。随着人类寿命的延长,AD 患者的数量和比例将持续增高。

AD 病因尚不清楚,一般认为涉及遗传因素及环境因素。AD 患者尸检显示脑组织萎缩,特别是海马和前脑基底部神经元脱失。最具特征的两大病理学特征为细胞外老年斑(senile plaque)沉积和神经元内的神经原纤维缠结(neurofibrillary tangle,NFT)形成。其病理生理学机制有多种假说:

1. 胆碱能神经损伤假说

胆碱能神经元合成乙酰胆碱,经投射纤维输送至大脑皮质和海马,乙酰胆碱被认为与学习和记忆密切相关,而海马是学习记忆的重要解剖学基础,AD 患者胆碱能神经元丢失,造成乙酰胆碱的合成、储存及释放减少,从而导致以记忆和识别功能障碍为主的多种临床表现。

2. 兴奋性氨基酸毒性假说

脑组织锥体细胞接受胆碱能神经调节并以谷氨酸为传出递质,通过突触上 NMDA 受体,使钙通道适度开放,参与神经元的兴奋性突触传递,调节多种形式的学习和记忆过程等。在 AD 患者脑中,β-淀粉样蛋白(amyloid β-protein,Aβ)可导致谷氨酸能神经系统过度激活,释放大量谷氨酸,也激活突触外的 NMDA 受体,引起细胞内钙超载,突触可塑性下降,甚至导致神经元死亡。目前,NMDA 受体非竞争性拮抗药已成为临床治疗 AD 的有效药物。

3. β-淀粉样蛋白级联假说

Aβ 是组成老年斑的主要成分,由 β 淀粉样前体蛋白(β-amyloid precursor protein,APP)经 β 分泌酶(β-secretase)和 γ 分泌酶(γ-secretase)水解而生成。Aβ 通过多种机制引起广泛的神经元功能障碍,甚至死亡,进而与 AD 的发生相关。

4. Tau 蛋白过度磷酸化假说

Tau 蛋白是主要在神经元表达的微管相关蛋白,适度的 Tau 磷酸化水平是维持其正常功能的重要前提,而过度磷酸化的 Tau 蛋白失去结合微管的能力,聚积并形成神经纤维缠结,使轴突运输异常,神经细胞易于凋亡。

临床用于 AD 的治疗药物主要是根据 AD 发病的胆碱能神经损伤假说,及兴奋性氨基酸毒性假说而研发的乙酰胆碱酯酶抑制药和 NMDA 受体拮抗药。但是其并不能阻止或逆转 AD 病程,临床疗效有限。目前治疗阿尔茨海默病的用药护理应遵循以下几点:

(1)告知和指导:长期、联合用药,注意药物的相互作用和药物对机体的影响;告知用药时间和方法,做好提示,提高患者的依从性。

(2)安全护理:提醒患者远离可能的危险,尤其防止走失。

(3)人文关怀:关心体贴患者,配合给予患者心理治疗和行为康复治疗等非药物干预。

一、胆碱酯酶抑制药

胆碱酯酶抑制药(AChEI)是根据胆碱能神经损伤假说开发的药物,是目前临床应用最广泛的 AD 治疗药物。

多 奈 哌 齐

多奈哌齐(donepezil)为第二代可逆性中枢 AChE 抑制剂。

【体内过程】 口服后吸收良好,生物利用度为 100%,达峰时间为 3~4 h,血浆蛋白结合率约为 95%,以原形或代谢产物主要经肾脏排泄,$t_{1/2}$ 约 70 h。

【药理作用及机制】 能选择性抑制中枢神经系统 AChE,提高中枢特别是大脑皮质神经突触间隙乙酰胆碱(ACh)水平,从而改善认知功能。随着病程进展,功能完整的胆碱能神经元渐趋减少,多奈哌齐的作用可能会减弱。此外,多奈哌齐还能减少脑内 Aβ 的沉积,对 Aβ 等多种原因导致的大脑皮质及海马神经元损伤有保护作用。

【临床应用】 主要用于轻、中度 AD 的治疗。其中对轻度 AD 作用更佳,能显著改善认知功能障碍,是目前临床治疗 AD 最常用的药物。

【不良反应与护理对策】 常见恶心、呕吐、腹泻、食欲减退、失眠、肌肉痉挛、倦怠乏力等不良反应,一般轻微且短暂,不必调整剂量,连续服药症状可缓解。偶见头痛、头晕、精神紊乱(幻觉、易激惹、攻击行为)、体重减轻、视力减退、胸痛等。

【药物相互作用】 CYP3A4 和 CYP2D6 同工酶的诱导剂苯妥英钠、卡马西平、地塞米松、利福平、苯巴比妥可提高本品的清除率。CYP3A4 和 CYP2D6 同工酶的抑制剂酮康唑和奎尼丁可抑制本品的代谢。

加 兰 他 敏

加兰他敏(galanthamine)是竞争性、可逆性中枢神经系统 AChE 抑制药。临床用于治疗轻、中度 AD,用药 6~8 周后疗效显著。也可用于良性记忆障碍和脑器质性病变引起的记忆障碍、脊髓灰质炎后遗症及竞争性肌松药过量中毒的解救。可致恶心、呕吐及腹泻等不良反应,连续用药可逐渐消失。

石 杉 碱 甲[基]

石杉碱甲(huperzine A)为强效、可逆和高选择性第二代 AChE 抑制药,可使分布区内神经突触间隙的 ACh 含量明显升高,增强神经元兴奋传导,强化学习与记忆脑区的兴奋作用,提高认知功能、增强记忆保持和促进记忆再现。临床用于老年性记忆功能减退及老年痴呆症记忆力改善,对提高和恢复患者的认知、记忆功能和改善情绪行为异常有明显疗效。也可用于重症肌无力及精神分裂症伴发的联想障碍、认知功能低下、记忆力减退等。

卡 巴 拉 汀

卡巴拉汀(rivastigmine)能选择性地抑制大脑皮层和海马中的 AChE 活性,而对纹状体、脑桥以及心脏的 AChE 活性抑制力很小。用于治疗轻、中度 AD,能提高认知能力如记忆力、注意力和方位感。本品具有安全、耐受性好、不良反应轻等优点,尤其适用于伴有心脏、肝脏以及肾脏等疾病的 AD 患者。主要不良反应有恶心、呕吐、眩晕和腹泻,一般服药一段时间后可自行消失。

二、非竞争性 NMDA 受体拮抗药

美 金 刚

美金刚(memantine)口服易吸收,绝对生物利用度约为 100%,食物不影响其吸收。主要以原形经肾脏排泄,$t_{1/2}$ 为 60~100 h。本品是第一个对 AD 有显著疗效的 NMDA 受体拮抗药,可以阻断谷氨酸浓度病理性升高导致的神经元损伤。因美金刚与 NMDA 受体呈低、中度亲和力,因此,在阻断谷氨酸兴奋性毒性的同时,不妨碍谷氨酸参与正常的学习记忆等生理功能的调节。美金刚还可通过减少海马 Aβ 沉积、抑制 Tau 蛋白磷酸化,进而保护神经元,改善学习记忆障碍。临床用于治疗中、重度 AD 及帕金森病所致痴呆,能有效改善 AD 患者的认知功能及日常生活能力,但起效较慢,患者智力障碍的好转多在 8 周之后,需要坚持服用。可见幻觉、意识模糊、头晕、头痛和疲倦等不良反应,严重肝功能不良、意识紊乱患者以及孕妇、哺乳期妇女禁用。

2014 年底由美国 FDA 批准盐酸多奈哌齐与盐酸美金刚的复方制剂(Namzaric)上市,用于治疗中、重度 AD,两药合用的疗效优于单药,体现了 AD 治疗的多靶点策略。

制剂与用法

1. 左旋多巴(levodopa)。片剂:0.25 g,0.5 g。口服:0.25 g/次,2~3 次/天,以后每隔 3~7 d

增加 100～750 mg,维持量 3～5 g/d,分 3～4 次饭后服用。

2. 复方卡比多巴(compound carbidopa)。片剂:卡比多巴 25 mg,左旋多巴 250 mg。口服,开始时一次半片,3 次/天。服用一周后根据病情,每隔 3～4 日,每日增加半片,直至获得最佳效果。

3. 多巴丝肼(levodopa and benserazide hydrochloride)。胶囊:左旋多巴 200 mg,苄丝肼 50 mg。口服,第一周,125 mg/次,2 次/天;以后每隔一周,一日增加 125 mg,一般一日剂量不得超过 1 g,分 3～4 次服用。维持剂量 250 mg/次,3 次/天。

4. 盐酸司来吉兰(selegiline)。胶囊:5 mg。开始每日清晨口服 5 mg,需要时增加至 2 次/天,上午及中午各 5 mg。

5. 恩他卡朋(entacapone)。片剂:0.1 g,0.2 g。口服,100 mg/次,3 次/天。首次与左旋多巴同服,其后分别于 6 h 和 12 h 后口服第二次、第三次,同时左旋多巴剂量视病情调整。

6. 甲磺酸溴隐亭(bromocriptine mesilate)。片剂:2.5 mg。单独治疗或与其他药物联合治疗开始后第一周,每日临睡前服用 1/2 片(以甲磺酸溴隐亭计 1.25 mg)。应从最低有效剂量开始进行剂量调整,剂量增加 1/2 片(以甲磺酸溴隐亭计 1.25 mg)后,连续服用 1 周后再接着增加剂量,每日剂量分 2～3 次服用。

7. 罗匹尼罗(ropinirole)。片剂:0.5 mg,3 mg。缓释片:2 mg,4 mg,8 mg。起始量 0.25 mg/次,3 次/天,每星期增加 0.75 mg 至每日 3 mg,一般剂量为每日 3～9 mg,分 3 次服用。

8. 普拉克索(pramipexole)。片剂:0.25 mg,1 mg。缓释片:0.375 mg,0.75 mg,1.5 mg,3 mg。起始剂量为 0.375 mg/次,3 次/天,然后每周加倍,7 周内达到推荐剂量。

9. 吡贝地尔(piribedil)。片剂:50 mg,100 mg。剂量应逐渐增加,单独治疗维持量 150～250 mg/d,分次及在餐后服。与左旋多巴合用时,维持量 1～3 片/d。

10. 盐酸金刚烷胺(amantadine)。片剂:0.1 g,0.2 g。口服,1～2 次/天,每日最大剂量为 0.4 g。

11. 盐酸苯海索(trihexyphenidyl benzhexol)。片剂:1 mg,2 mg。开始 1～2 mg/次,3 次/天,以后递增,每日不超过 20 mg。

12. 多奈哌齐(donepezil)。片剂或胶囊:5 mg,10 mg。起始 5 mg/d,至少维持一个月,加至 10 mg/d,推荐最大剂量为 10 mg/d。

13. 加兰他敏(galanthamine)。片剂:5 mg。胶囊:5 mg。缓释片:10 mg。分散片:4 mg。注射液:5 mg/1 mL。口服,5 mg/次,4 次/天,3 天后改为 10 mg/次,4 次/天。肌内或皮下注射 2.5～10 mg/次,1 次/天。

14. 重酒石酸卡巴拉汀(rivastigmine hydrogen tartrate)。片剂:1.5 mg。胶囊:1.5 mg,3 mg。起始剂量 3 mg/d,分 2 次口服,经过最少 2 周治疗后,耐受良好,可以增加到 6 mg/d,再增加到 9 mg/d,然后增加到 12 mg/d,最大推荐剂量:12 mg/d(6 mg/次,2 次/天。)。

15. 石杉碱甲(huperzine A)。片剂:50 μg。胶囊:50 μg。注射剂:0.2 mg,0.4 mg。口服,0.1～0.2 mg/次,2 次/天,最多不超过 0.45 mg/d。肌内注射,0.2～0.4 mg/次,1 次/天。

16. 盐酸美金刚(memantine hydrochloride)。片剂:10 mg。口服溶液:240 mg/120 mL。口服,第一周 5 mg/d,晨服;第二周 10 mg/d,分 2 次服用;第三周 15 mg/d,早上服 10 mg,下午服 5 mg;第四周后服用推荐的维持剂量每日 20 mg,分 2 次服用。

(张　锋　杨解人)

第十六章　抗精神失常药

精神失常(psychiatric disorders)是指由多种因素(遗传、生物学等)引起的精神活动障碍性疾病,包括精神分裂症、躁狂症、抑郁症和焦虑症等,治疗这类疾病的药物统称为抗精神失常药(agents against psychiatric disorders)。临床上常用的抗精神失常药物包括抗精神分裂症药(antischizophrenic drugs)、抗躁狂症药(antimanic drugs)、抗抑郁症药(antidepressant drugs)和抗焦虑症药(antianxiety drugs)。

第一节　抗精神分裂症药

精神分裂症(schizophrenia)是一种常见的病因未明的严重精神疾病,多起病于青壮年,常有知觉、思维、情感和行为等方面的障碍,一般无意识及智能障碍。20世纪80年代初,英国学者 Crow 提出精神分裂症生物异质性观点,将精神分裂症按阳性、阴性症状群分为 I 型和 II 型精神分裂症。阳性症状指精神功能的异常或亢进,包括幻觉、妄想、思维障碍、行为紊乱和失控等,阴性症状指精神功能的减退或缺失,包括情感淡漠、言语贫乏、无快感体验、社交能力低下、认知缺陷等。Crow 认为,急性期以阳性症状为主,慢性期以阴性症状为主。

精神分裂症的发病机制尚未完全阐明,可能与神经发育障碍、遗传因素、环境因素、神经生化因素、感染与免疫等多种因素有关,其中神经递质假说是精神分裂症药物治疗的重要理论基础。多巴胺(dopamine,DA)是脑内重要的神经递质之一,可与特定部位的 DA 受体结合发挥效应。现已证明 DA 受体有 $D_1 \sim D_5$ 五种亚型,D_1 和 D_5 亚型分子结构和药理特性相似,合称为 D_1 样受体,其余者合称为 D_2 样受体。中枢神经系统 DA 能神经通路主要有四条:① 中脑-边缘通路:主要支配嗅结节和伏膈核,与调控情绪反应有关;② 中脑-皮质通路:支配大脑皮质前额叶、扣带回等区域,参与认知、思维、感觉等精神活动的调控。目前认为这两条通路与精神分裂症有密切关系;③ 黑质-纹状体通路:主要支配纹状体,与锥体外系的运动调节功能有关。该通路功能亢进时,可引起多动症等症状;通路功能减弱时,可导致帕金森病;④ 结节-漏斗通路:与内分泌活动、体温调节等有关。目前认为,精神分裂症的发病是由于大脑皮质前额叶 D_1 功能低下,不足以抑制皮质下的边缘系统 D_2 受体功能,引起 D_2 受体脱抑制,D_2 功能亢进产生阳性症状,而前额叶 D_1 功能低下本身可直接产生阴性症状和认知缺陷。

近年发现,中枢 5-羟色胺(5-HT)能神经元对 DA 能神经元具有调节作用。5-HT 能神经元集中于中缝核,向前投射至中脑,向两侧投射至新皮质广泛区域,调节生理睡眠-觉醒周期。阻断 5-HT$_{2A}$ 受体可引起黑质、皮质前额叶等部位 DA 释放增加,兴奋该区 D$_1$ 受体,对精神分裂症的阴性症状具有显著改善作用。

抗精神分裂症药可分为经典抗精神分裂症药和非典型抗精神分裂症药,前者根据其化学结构又分为吩噻嗪类(phenothiazines)、硫杂蒽类(thioxanthenes)、丁酰苯类(butyrophenones)及苯甲酰胺类(benzamides),后者包括氯氮平、利培酮和齐拉西酮等。

一、经典精神分裂症药

经典抗精神分裂症药主要作用于中枢 D$_2$ 受体,对精神分裂症阳性症状效果较好。

(一)吩噻嗪类

吩噻嗪类是由硫、氮联结两个苯环而形成的一种具有三环结构的化合物。临床常用药物有氯丙嗪、奋乃静、氟奋乃静和三氟拉嗪等,其中氯丙嗪应用最广,为吩噻嗪类的代表性药物。

氯 丙 嗪[基]

氯丙嗪(chlorpromazine,冬眠灵)是第一个问世的吩噻嗪类抗精神分裂症药。

【体内过程】 本品口服后吸收慢且不规则,2~4 h 血药浓度达峰值,血浆蛋白结合率为 98%,生物利用度为 10%~33%,其血药浓度个体差异较大,故临床用药应个体化。此外,食物和胆碱受体阻断药可延缓其吸收。肌注 15 min 起效,但因刺激性强,宜深部注射。可广泛分布于脑、肺、肝、脾、肾等处,脑内药物浓度可为血浆浓度的 10 倍。主要经肝脏代谢,由肾排出,但排泄缓慢,停药后 2~6 周甚至 6 个月仍可自尿中检出,可能与其脂溶性高,易蓄积于脂肪组织有关。老年患者对氯丙嗪的代谢与排泄速率减慢,应适当减量。

【药理作用及机制】 氯丙嗪的药理作用主要与阻断 D$_2$ 受体有关。此外,还可以阻断 M 胆碱受体和 α 肾上腺素受体。

1. 对中枢神经系统作用

(1)抗精神分裂症作用。正常人口服治疗量的氯丙嗪表现为镇静、安定、表情淡漠,对周围事物反应性降低,在安静的环境下可诱导入睡,但易被唤醒。精神分裂症患者服药后,能在清醒的状态下迅速控制兴奋、躁动症状,连续服药后幻觉和妄想等症状也逐渐消失,理智恢复,情绪安定,生活能够自理。

目前认为,吩噻嗪类抗精神分裂症药物主要通过阻断中脑-边缘系统和中脑-皮质通路的 D$_2$ 样受体而发挥作用。此外,氯丙嗪对中枢胆碱受体、肾上腺受体、组胺受体和 5-HT 受体也有一定的阻断作用,从而发挥较强的抗精神分裂症作用。但对脑内各 DA 通路选择性不高,在发挥抗精神分裂症疗效的同时,产生相应的不良反应。

(2)镇吐作用。小剂量氯丙嗪即可阻断延脑第四脑室底部催吐化学感受区(CTZ)D$_2$ 受体,大剂量则可直接抑制呕吐中枢,可对抗化学物质、肿瘤、放射病等刺激引起的呕吐。此外,氯丙嗪尚可抑制呃逆调节中枢,用于顽固性呃逆的治疗,但对前庭刺激所致的晕动病性呕吐无效。

(3)对体温调节的影响。氯丙嗪可抑制体温调节中枢,使体温调节失灵,高温环境下体温升高,低温环境下体温降低。因此,氯丙嗪对发热患者及正常人体温均可产生影响。

（4）增强中枢抑制药的作用。氯丙嗪可增强镇痛药、麻醉药、镇静催眠药的中枢抑制作用,当与上述药物合用时,应适当减量,以免加重对中枢神经系统的抑制作用。

2. 对自主神经系统的作用

氯丙嗪阻断外周血管平滑肌 α_1 受体,使血管扩张、外周阻力降低、血压下降,并可翻转肾上腺素的升压作用。此外,氯丙嗪还可直接舒张血管平滑肌。因降压作用强,易产生耐受,且不良反应多见,故不作为降压药使用。氯丙嗪尚可阻断 M 胆碱受体,大剂量时出现口干、便秘、心动过速、视力模糊等副作用。

3. 对内分泌系统的作用

氯丙嗪可阻断结节-漏斗系统通路的 D_2 受体,使下丘脑垂体内分泌调节受到抑制。长期大剂量应用可减少下丘脑催乳素释放抑制因子的释放,使催乳素分泌增加,引起男性乳房肿大及泌乳。此外,还可抑制促性腺激素的分泌,使卵泡刺激素(FSH)和黄体生成素(LH)释放减少,使排卵延迟。抑制促肾上腺皮质激素(ACTH)和生长素(GH)的分泌,引起生长缓慢,适用于巨人症的治疗。

【临床应用】

1. 精神分裂症

主要用于治疗Ⅰ型精神分裂症,能有效控制幻觉、妄想、兴奋、躁动不安等临床症状,尤其对急性患者疗效好,但不能根治,需要长期甚至终身治疗,对慢性精神分裂症疗效较差。对大脑器质性病变引起的妄想、幻觉、更年期精神病也有明显疗效。但对Ⅱ型精神分裂症患者冷漠等阴性症无效甚至可加重病情。

2. 呕吐

对晕动病以外的各种呕吐,如多种疾病(放射病、尿毒症、胃肠炎、癌症)及药物(吗啡、洋地黄等)所引起的呕吐有显著疗效,也可用于治疗顽固性呃逆。

3. 低温麻醉

临床使用氯丙嗪配合物理降温(冰袋、冰浴)可使体温降至正常水平以下,用于低温麻醉。

4. 人工冬眠

氯丙嗪与哌替啶、异丙嗪组成冬眠合剂,可使患者深睡,降低体温、基础代谢率及组织耗氧量,增强机体对缺氧的耐受力,用于严重感染、中毒性高热及甲状腺危象等疾病的辅助治疗。

【不良反应与护理对策】 氯丙嗪作用广泛,且用药时间较长,不良反应较多。

1. 一般不良反应

常见中枢抑制症状嗜睡、淡漠、乏力等,M 受体阻断症状视力模糊、口干、无汗、便秘、眼压升高等,α 受体阻断症状血压下降、直立性低血压及心悸等。停药后一般可恢复,但治疗期间应密切观察血压变化情况。为防止直立性低血压,注射后应立即卧床休息,一旦发生直立性低血压,患者应平卧或抬高下肢。出现严重低血压者应给予去甲肾上腺素,禁用肾上腺素,以防血压进一步下降。

2. 锥体外系反应

锥体外系反应是长期大量应用氯丙嗪时常见的副作用(表 16.1),临床表现为帕金森综合征、急性肌张力障碍、静坐不能,原因是由于氯丙嗪阻断黑质-纹状体通路 D_2 样受体,使

DA 功能减弱，ACh 功能相对增强，出现锥体外系症状，一般减量或停药后症状可消失。当症状严重时，可立即注射东莨菪碱 0.2 mg，2～4 次/天，或口服盐酸苯海索 2 mg。迟发性运动障碍可能与药物长期阻断突触后膜 DA 受体，使 DA 受体数量增加、敏感性增强或反馈性促进突触前膜 DA 释放有关。

表 16.1　氯丙嗪引起锥体外系反应的类型、特点及表现

类　型	特　点	临床表现
帕金森综合征	用药数周或数月后发生，发生率约为 30%	肌张力增强、面容呆板、动作迟缓、肌震颤、流涎等
急性肌张力障碍	起病较快，多在用药一周内出现，儿童及青年患者多见	头颈部肌肉受累，表现为痉挛性斜颈，扭转痉挛，甚至呼吸运动障碍及吞咽困难
静坐不能	发生时间较帕金森综合征出现早	坐立不安，反复徘徊
迟发性运动障碍	多在停药后出现，且长期存在	不自主、有节律刻板运动，出现口-舌-颊三联症，如吸吮、舔舌、咀嚼等

3. 内分泌紊乱

氯丙嗪阻断结节-漏斗多巴胺通路的 D_2 受体，使催乳素分泌增加而性激素减少，引起乳腺增生、溢乳、月经异常，并可轻度抑制儿童生长。

4. 精神异常

氯丙嗪本身可引起精神异常，如意识障碍、冷漠、躁动、抑郁等，应注意与原有疾病相鉴别，一旦发现应立即减量或停药。

5. 变态反应

常见皮疹，偶见接触性皮炎，少见光敏性皮炎、微胆管阻塞性黄疸及急性粒细胞缺乏等反应。服药期间应避免暴晒，对出现剥脱性皮炎的患者，应实行保护性隔离，保持皮肤和黏膜清洁。肝功能轻度异常者，可不必停药，加服保肝药并密切观察。肝功能明显异常者，应给予高碳水化合物、高蛋白、高维生素、低脂肪饮食，多饮水，并保证充分休息。当粒细胞减少时应立即停药，并给予肾上腺皮质激素、抗生素、升白细胞药等对症处理。

6. 恶性综合征

一般在开始或治疗 3 周内突然发生症状，早期主要表现为肌强直、心动过速、血压升高，继而出现运动不能、意识不清和自主神经功能紊乱，最后发展为昏迷、呼吸衰竭或多器官衰竭。因此，在服用该药的 15 d 内应密切观察，如发现早期症状，应立即停药。肌强直首选静注丹曲林 0.9～1.6 mg/kg，心动过速采用普鲁卡因胺控制，同时给予支持治疗。

7. 急性中毒

一次口服过量（1.0～2.0 g）氯丙嗪后，可发生急性中毒，表现为昏睡、血压下降、心动过速、心电图异常等症状。一旦发生，立即对症治疗。如早期洗胃、导泻、支持呼吸、给予升压药等。

严重心血管疾病和肝肾功能障碍、有癫痫病史、昏迷、对其他吩噻嗪类药物过敏者及哺乳期妇女禁用。骨髓功能抑制、青光眼、前列腺增生、严重呼吸系统疾病、帕金森综合征者及孕妇慎用。

【药物相互作用】　可增强乙醇、镇静催眠药、抗组胺药、镇痛药等中枢抑制作用，联用时

应注意调整剂量;与抗高血压药合用易加重直立性低血压;抗酸剂可降低本品的吸收,苯巴比妥可加快其排泄,因而减弱其抗精神病作用;与吗啡、哌替啶等合用时要特别注意血压降低和呼吸抑制。与单胺氧化酶或三环类抗抑郁药合用时可增强其抗胆碱作用。

奋 乃 静[基]

奋乃静(perphenazine)为哌嗪类化合物,药理作用与氯丙嗪相似,其抗精神分裂症作用、镇吐作用强于氯丙嗪,而镇静作用较氯丙嗪弱。用于精神分裂症或其他精神病性障碍,对幻觉、妄想、思维障碍、淡漠木僵及焦虑激动等阳性症状疗效较好,也可用于各种原因所致的呕吐或顽固性呃逆。主要不良反应为锥体外系反应,也可出现口干、乏力、视物模糊、头晕、便秘、心动过速、粒细胞减少、肝损害等,用药期间应定期检查肝功能和白细胞计数。

氟 奋 乃 静

氟奋乃静(fluphenazine)为哌嗪衍生物。药理作用和氯丙嗪相似,抗精神分裂症作用较氯丙嗪和奋乃静强、快且持久,镇静、降压作用较氯丙嗪和奋乃静弱。用于各型精神分裂症,有振奋和激活作用,对行为退缩、情感淡漠等症状疗效较好。锥体外系反应发生率较高,基底神经节病变、帕金森病、骨髓抑制、青光眼、昏迷及对吩噻嗪类药过敏者禁用。

癸氟奋乃静[基](fluphenazine decanoate)为氟奋乃静的长效酯类化合物,肌内注射后,42~72 h 开始起效,48~96 h 作用最明显,一次给药可维持 2~4 周。用于急、慢性精神分裂症,尤其适用于拒绝服药者及需长期用药维持治疗的患者。

三 氟 拉 嗪

三氟拉嗪(trifluoperazine)的药理作用与氯丙嗪相似,但抗精神分裂症、镇吐作用较氯丙嗪强而持久,镇静作用弱,适用于紧张型精神分裂症的木僵症状及慢性精神分裂症的情感淡漠与行为退缩症状。锥体外系反应发生率约为 60%,其他不良反应有心动过速、失眠、口干、烦躁。偶见肝损害、白细胞减少或再生障碍性贫血。出现过敏性皮疹及恶性综合征应立即停药并进行相应处理,出现迟发性运动障碍应停用所有抗精神分裂症药。

(二)硫杂蒽类

该类药物的基本结构与吩噻嗪类相似,仅在吩噻嗪环 10 位的氮原子被碳原子取代,因此药理作用与吩噻嗪类相似。

氯 普 噻 吨

氯普噻吨(chlorprothixene,泰尔登)为硫杂蒽类的代表性药物,可阻断中枢多巴胺受体而改善精神障碍,其抗精神分裂症和抗幻觉、妄想作用比氯丙嗪弱,但镇静、抗焦虑、抗抑郁作用较强。本品也可抑制延髓催吐化学感受区而发挥止吐作用。临床用于急性和慢性精神分裂症,适用于伴有焦虑或焦虑性抑郁的精神分裂症、焦虑性神经官能症、更年期抑郁症的治疗。不良反应与氯丙嗪相似。

(三)丁酰苯类

哌替啶的哌啶环上的 N-甲基为某一类特定基团取代之后,产生较强的抗精神分裂症作用,尽管此类药物的化学结构与吩噻嗪类不同,但其药理作用和临床应用与吩噻嗪类相似,临床常用的药物有氟哌啶醇、氟哌利多等。

氟 哌 啶 醇[基]

氟哌啶醇(haloperidol)的作用机制与吩噻嗪类相似,是目前最强的 D_2 受体阻断剂,其抗精神分裂症作用强大,对幻觉、妄想、兴奋躁动作用显著,镇吐作用也较强,镇静、降压作用较弱。临床用于各型急性、慢性精神分裂症、躁狂症、抽动秽语综合征,对兴奋躁动、敌对情绪和攻击行为控制效果较好,也可用于脑器质性精神障碍和老年性精神障碍。锥体外系反应发生率高且严重,降低剂量可减轻或消失。偶见心脏传导阻滞、过敏性皮疹、粒细胞减少及恶性综合征。

氟 哌 利 多

氟哌利多(droperidol)的药理作用与氟哌啶醇相似,但氟哌利多代谢快,维持时间短,主要用于控制精神分裂症和躁狂症的兴奋状态。此外,本品有神经安定作用,并可增强镇痛药的镇痛作用,常与芬太尼合用静脉注射,使患者产生特殊麻醉状态,出现精神恍惚、活动减少、痛觉消失,称为神经安定镇痛术,用于大面积烧伤换药、各种内镜检查等。锥体外系反应较重且常见,可出现口干、乏力、便秘、出汗等,少数患者可引起抑郁反应。

(四) 苯甲酰胺类

苯甲酰胺类抗精神分裂症药包括舒必利(sulpiride)、硫必利(tiapride)、氨磺必利等(amisulpride)等,对中脑边缘系统多巴胺受体选择性高,不良反应较少。

舒 必 利[基]

舒必利(sulpiride)可选择性阻断中脑边缘系统 D_2 受体,有精神振奋作用,无明显镇静和抗兴奋躁动作用,对淡漠、退缩、木僵、抑郁、幻觉、妄想等症状疗效较好。对纹状体 D_2 受体影响较小,锥体外系不良反应较轻。本品还具有较强的止吐和抑制胃液分泌作用。用于急慢性精神分裂症,对伴抑郁症状者效果较好。常见失眠、头痛、烦躁、乏力、视物模糊、心动过速、食欲不振等不良反应,剂量过大可引起锥体外系反应,也可致心电图异常和肝功能损害。嗜铬细胞瘤、高血压、严重心血管疾病和严重肝病患者禁用。

二、非典型抗精神分裂症药

非典型抗精神分裂症药除能拮抗中枢神经系统 D_2 受体外,还能拮抗中枢 $5-HT_2$ 受体,其主要特点是既能有效改善精神分裂症的阳性症状,也能明显改善阴性症状。本类药物对中脑边缘系统的选择性高于纹状体,锥体外系反应、高催乳素血症等不良反应发生率较低,目前被推荐为首发精神分裂症患者的一线治疗药物。

氯 氮 平[基]

氯氮平(clozapine)属苯二氮草类,为 20 世纪 60 年代上市的第一个非典型抗精神分裂症药。

【体内过程】 口服吸收快而完全,食物对其吸收速率和程度无影响。服药后 1～4 h 血药浓度达峰值,可广泛分布到各组织,易于通过血脑屏障。有肝脏首过效应,生物利用度个体差异大,平均为 50%～60%。经肝脏代谢,肾脏和肠道排泄,$t_{1/2}$ 为 9 h。也可通过乳汁分泌。

【药理作用】 对脑内 5-HT$_{2A}$ 受体和 D$_1$ 受体的阻滞作用较强,对中脑-边缘系统和中脑-皮质通路的 D$_4$ 受体也有阻滞作用,协调 5-HT 能和多巴胺能神经系统的相互作用和平衡而发挥抗精神分裂症作用。对黑质-纹状体通路和结节-漏斗通路的 D$_2$ 受体作用较弱,故极少引起锥体外系反应和血催乳素水平增高。能直接抑制脑干网状结构上行激活系统,具有强大的镇静催眠作用。此外,氯氮平可阻断 M$_1$ 受体、H$_1$ 受体和 α 受体。

【临床应用】

(1) 用于精神分裂症,对阴性和阳性症状均有效,常用于典型抗精神分裂症药无效或疗效不好的难治性精神分裂症及不能耐受锥体外系反应的患者。也可用于有严重自杀倾向的精神分裂症患者或继发于抗帕金森病药物的精神症状。

(2) 用于躁狂症或其他精神病性障碍的兴奋躁动和幻觉妄想。

【不良反应与护理对策】

(1) 常见头晕、乏力、嗜睡、恶心、呕吐、口干、便秘、直立性低血压、心动过速等,用药期间不宜驾驶车辆、操作机械或高空作业等。

(2) 常见粒细胞缺乏和继发性感染,发生率是其他抗精神分裂症药物的 10 倍,治疗头 3 个月内应坚持每 1～2 周检查白细胞计数及分类,以后定期检查。一旦出现粒细胞下降,应根据病情酌情减量,或改用其他药物,同时使用脱氧核苷酸钠、泼尼松等药物,以促进骨髓造血功能恢复。

(3) 可致食欲增加和体重增加,并可引起心电图异常改变、脑电图改变或癫痫发作、血糖升高等,应定期检查血糖,避免发生糖尿病或酮症酸中毒。

奥 氮 平[基]

奥氮平(olanzapine)为氯氮平衍生物,口服吸收快而完全,不受食物影响,生物利用度个体差异较大,平均为 50%～60%,有肝脏首过效应,血浆蛋白结合率为 93%,$t_{1/2}$ 约 31 h。药理作用与氯氮平相似,但极少引起粒细胞缺乏症。用于精神分裂症急性期和缓解期的维持治疗,对阳性症状和阴性症状均有效,也可用于躁狂发作及预防躁狂症双相情感障碍的复发。主要不良反应包括嗜睡、体重增加、头晕、口干、便秘、直立性低血压等,少见锥体外系反应和血催乳素升高。

喹 硫 平[基]

喹硫平(quetiapine)为新型非典型抗精神分裂症药,为脑内多种受体拮抗剂,对 5-HT$_2$ 受体、D$_2$ 受体、α$_1$ 受体、α$_2$ 受体和 H$_1$ 受体均有亲和力,其抗精神分裂症作用主要与阻断中枢 5-HT$_2$ 受体和 D$_2$ 受体有关。可用于急慢性精神分裂症与精神病性障碍、帕金森病伴发精神病性障碍或抗帕金森病药物引起的精神病性障碍,也可用于易发生血催乳素水平升高或发生锥体外系反应的精神分裂症患者。可引起甲状腺素水平下降,以用药 2～4 周最显著,停药后可恢复。锥体外系反应和血催乳素水平升高发生率较低。

利　培　酮[基]

利培酮(risperidone)口服吸收快而完全,1~2 h 内血药浓度达峰值,其吸收不受食物影响。在体内,部分利培酮被代谢成 9-羟基利培酮,与利培酮有相似的药理作用。对 5-HT$_{2A}$受体和 D$_2$受体有很强的阻断作用,且对前者的阻断作用强于后者。对 α$_1$受体、α$_2$受体和 H$_1$受体也有较强阻断作用。对阳性症状的疗效与典型抗精神分裂症药相似,对阴性症状也有较好疗效。适用于治疗急性和慢性精神分裂症,对阳性和阴性症状均有效,也可减轻与精神分裂症有关的情感症状如抑郁、焦虑、负罪感等。常见失眠、焦虑、激越、头痛、口干、恶心、呕吐、直立性低血压等不良反应,也可引起锥体外系反应,降低剂量或给予抗帕金森病药可减轻或消除。

帕利哌酮[基](paliperidone)是利培酮的活性代谢产物 9-羟基利培酮,药理作用与利培酮相似,但起效较快,锥体外系等不良反应发生率较低,常用于精神分裂症急性期的治疗。

阿　立　哌　唑[基]

阿立哌唑(aripiprazole)为新型非典型抗精神分裂症药物,口服吸收良好,不受食物影响。血药浓度在 3~5 h 内达峰值,$t_{1/2}$为 75 h。与 D$_2$、D$_3$、5-HT$_{1A}$和 5-HT$_{2A}$受体有高亲和力,与 D$_4$、5-HT$_{2c}$、5-HT$_7$、α$_1$、H$_1$受体具有中等亲和力。阿立哌唑的抗精神分裂症作用与部分激动 D$_2$和 5-HT$_{1A}$受体及拮抗 5-HT$_{2A}$受体、协调平衡 5-HT 和 DA 系统功能有关。临床用于治疗各型精神分裂症,对阳性和阴性症状均有明显疗效,也能改善伴发的情感症状和认识功能,降低精神分裂症的复发率。常见头痛、困倦、焦虑、兴奋、恶心等不良反应,极少引起锥体外系反应。

鲁　拉　西　酮

鲁拉西酮(lurasidone)为新型非典型抗精神分裂症药,口服吸收迅速,1~3 h 血药浓度达峰值,与食物同服可促进吸收。本品可拮抗 D$_2$受体、5-HT$_{2A}$受体和 5-HT$_7$受体,对 5-HT$_{1A}$受体有部分激动作用。用于精神分裂症,对阳性症状、阴性症状、情感障碍及认知功能缺陷等均有较好疗效。可见镇静、嗜睡、静坐不能等不良反应。

此外,新型非典型抗精神分裂症药还有齐拉西酮(ziprasidone)、洛沙平(loxapine)、阿塞那平(asenapine)、布南色林(blonanserin)、佐替平(zotepine)、伊潘立酮(iloperidone)等。

第二节　抗躁狂症药

躁狂症(mania)以情感高涨或易激惹为主要临床特征,伴有精力旺盛、言语增多、活动增多,严重时出现幻觉、妄想、紧张等精神病性症状。抗躁狂症药(antimanic drug)主要用于治疗躁狂症状,如抗精神分裂症药氯丙嗪、氟哌啶醇及抗癫痫药卡马西平等均有抗躁狂症作用。本节主要介绍典型的抗躁狂症药碳酸锂。

碳 酸 锂[基]

碳酸锂(lithium carbonate)是目前临床应用最广泛的抗躁狂症药物。

【体内过程】 口服吸收快而完全,生物利用度为 100%,2~4 h 后血药浓度达峰值。锂离子先分布于细胞外液,然后逐渐蓄积于细胞内,有效血清锂浓度为 0.6~1.2 mmol/L。起效较慢,$t_{1/2}$ 为 18~36 h。本品在体内不被代谢,绝大部分经肾排出,80% 可由肾小管重吸收,钠离子可于近曲小管与锂离子竞争重吸收,促进锂排泄。低钠或肾小球滤过减少时,易引起体内锂蓄积,引起中毒。也可经母乳排出。

【药理作用及机制】 碳酸锂抗躁狂症的确切机制仍不清楚,目前认为可能与抑制神经末梢 Ca^{2+} 依赖性去甲肾上腺素和多巴胺释放,促进神经末梢对突触间隙中去甲肾上腺素的再摄取,或增加去甲肾上腺素的灭活,从而使去甲肾上腺素浓度降低。也可促进 5-HT 的合成和释放,有助于情绪稳定,发挥抗躁狂作用。

【临床应用】 主要治疗躁狂症,改善患者的行为和言语障碍,对躁狂和抑郁交替发作的双相情感障碍有较好的治疗和预防复发作用,对反复发作的抑郁症也有预防发作作用。也可改善精神分裂症的兴奋躁动症状,与抗精神分裂症药合用,发挥协同作用。

【不良反应与护理对策】 碳酸锂的不良反应较多,安全范围较窄。常见口干、烦渴、多饮、多尿、便秘、腹泻、恶心、呕吐、上腹痛等不良反应。

1. 短期用药

可引起恶心、呕吐、烦渴、多饮、多尿、便秘、腹泻、头昏、乏力等症状,继续治疗 1~2 周,症状可逐渐减轻或消失。宜餐前给药,以减少消化道不良反应。每日最后一次服药,最迟应在睡前 4 h,以免引起失眠。可引起甲状腺功能低下或甲状腺肿,一般无明显症状,减量或停药后即可恢复,无需特别处理。

2. 长期用药

锂盐可在体内大量蓄积,当锂盐浓度超过 2.0 mmol/L 时会导致锂盐中毒,出现中枢神经系统症状如昏迷、意识障碍、肌张力增高、共济失调、震颤及癫痫发作等,可致死。因此,在应用锂盐期间,要定期测定血锂浓度。出现明显中枢中毒症状时,应立即停药,并进行血锂浓度、肾功能、心电图检查,并每日测量血压和心率,尤其是高血压患者。

3. 过量中毒

一次误服大剂量锂盐可引起中毒,应立即催吐、洗胃、吞服活性炭。如为蓄积中毒,应立即补液,行心肾功能、抗惊厥等支持治疗,并静脉注射生理盐水,给予甘露醇、氨茶碱等以加速锂盐的排泄,必要时进行血液透析。心肾疾病患者、电解质紊乱者禁用。

【药物相互作用与配伍禁忌】 与氨茶碱、咖啡因或碳酸氢钠合用,可增加本品的尿排出量,降低血药浓度和药效。与肌松药如琥珀胆碱等合用,肌松作用增强,作用时间延长。与抗利尿药合用,由于锂经肾排除减少,易导致锂中毒。与氯丙嗪及其他吩噻嗪药物合用,可降低其血药浓度。与碘化钾等碘化物合用,可引起甲状腺功能低下。

第三节 抗 抑 郁 药

抑郁症也称抑郁障碍，以显著而持久的心境低落为主要临床特征，是心境障碍的主要类型之一。抗抑郁药（antidepressant drugs）可明显改善抑郁症患者抑郁、消极、情绪低落等症状，临床常用的抗抑郁药包括三环类、选择性5-羟色胺(5-HT)再摄取抑制药、选择性去甲肾上腺素再摄取抑制药等。

一、三环类抗抑郁药

三环类抗抑郁药（tricyclic antidepressants，TCAs）的核心结构由1个七元杂环两边各连接1个苯环构成，它可抑制神经末梢对去甲肾上腺素(NA)和5-羟色胺(5-HT)的再摄取，对各种类型的抑郁症均有效。

丙 米 嗪

丙米嗪（imipramine，米帕明）为最早发现的具有抗抑郁作用的化合物。

【体内过程】 口服吸收快而完全，2～8 h血药浓度达峰值，广泛分布于全身各组织。血浆蛋白结合率为89%～94%。$t_{1/2}$为8～19 h。在肝内脱甲基转化为活性代谢物去甲丙米嗪（地昔帕明），后者仍有较强的抗抑郁作用。丙米嗪及地昔帕明以羟化物或葡萄糖醛酸结合物的形式自尿液排出。

【药理作用及机制】

1. 中枢神经系统

米帕明可抑制神经末梢突触前膜对NA及5-HT的再摄取，使突触间隙递质浓度升高，具有抗抑郁作用。正常人服用后出现困倦、头晕、注意力不集中等以镇静为主的症状。抑郁症患者连续服用，情绪提高、精神振奋，运动抑制及自罪自责等抑郁症状明显改善。起效缓慢，需服药2～3周方可起效。

2. 自主神经系统

治疗量丙米嗪可明显阻断M受体，引起视力模糊、口干、便秘等阿托品样作用。

3. 心血管系统

丙米嗪可抑制心肌中NA再摄取，抑制多种心血管反射，引起低血压或直立性低血压。大剂量对心肌有奎尼丁样作用，对Na^+通道及K^+、Ca^{2+}通道均有阻滞作用，可导致心律失常或心肌损伤。

【临床应用】 适用于各型抑郁症的治疗。对内源性抑郁症有明显的改善作用，对反应性抑郁症、更年期抑郁症也有效，但对精神分裂症的抑郁症状无明显改善。临床上还可用于小儿遗尿症的治疗。

【不良反应与护理对策】

（1）常见不良反应有口干、便秘、心悸等症状及尿潴留、眼压升高，减量或停药后症状即可消失。还可引起低血压或直立性低血压。为减少胃部刺激,应餐后服用。服用后避免驾驶车辆、机械操作和高空作业。

(2) 大剂量可发生心脏传导阻滞、心律失常。用药期间应定期进行心电图检查,并监测血压和心率变化。如出现心电图异常,应立即停药。

(3) 偶见骨髓抑制或中毒性肝损害。用药期间应定期检查血象、肝肾功能,出现异常应停药并对症处理。

严重心脏病、青光眼、排尿困难、支气管哮喘、癫痫、甲状腺功能亢进、粒细胞减少、肝功能损害者禁用。

【药物相互作用】 与单胺氧化酶抑制药合用,可出现严重不良反应,如高血压危象、高热、惊厥等。与苯海索等抗帕金森病药或抗精神分裂症药合用,抗胆碱作用增强。与乙醇合用,可使中枢神经抑制作用增强。与抗组胺药或抗胆碱药合用,药效相互加强。与肾上腺素受体激动药合用,可引起严重高血压与高热。

氯 米 帕 明[基]

氯米帕明(clomipramine)又称氯丙咪嗪,药理作用与丙米嗪相似,但对 5-HT 再摄取抑制作用较强。临床用于各种抑郁状态、强迫性神经症、恐惧症和惊恐发作、发作性睡病引起的肌肉松弛等。不良反应同丙咪嗪。

阿 米 替 林[基]

阿米替林(amitriptyline)起效快,作用与丙米嗪相似,但抗抑郁作用较强,且有镇静作用,适用于各种重症抑郁症和严重抑郁状态,尤其适用于伴焦虑、烦躁、失眠的患者。不良反应较轻,常见口干、便秘、嗜睡、视力模糊、排尿困难、心悸;偶见癫痫发作、骨髓抑制及中毒性肝损害等。严重心脏病、高血压、青光眼、前列腺肥大及尿潴留者、有癫痫病史者禁用。

多 塞 平[基]

多塞平(doxepin)作用较丙米嗪弱,起效快,镇静作用强。对伴有焦虑症状的抑郁患者更为适宜。不良反应较轻,有轻度嗜睡、口干、便秘等。患者有转向躁狂倾向时应立即停药。用药期间不宜驾驶车辆、操作机械或高空作业。用药期间应定期检查血象、心、肝、肾功能。对三环类抗抑郁药过敏者、青光眼、肝功能不全、严重心血管疾病及癫痫患者禁用。

二、NA 再摄取抑制剂

NA 再摄取抑制剂(NARIs)可选择性抑制神经末梢对 NA 的再摄取,对 5-HT 再摄取无明显影响。

马 普 替 林

马普替林(maprotiline)为选择性 NA 再摄取抑制剂,对 5-HT 再摄取几无影响。口服吸收缓慢,8~16 h 血药浓度达峰值。生物利用度为 65%,$t_{1/2}$ 为 27~58 h,主要经肝脏代谢,大部分自尿液排出,少部分由粪便排出。用于治疗各型抑郁症,对精神分裂症后抑郁也有效。不良反应与三环类抗抑郁药相似,但少而轻。癫痫、青光眼、尿潴留、前列腺肥大、近期有心肌梗死史者、孕妇及哺乳期女性禁用。心、肝、肾功能严重不全者、18岁以下青少年及儿童慎用。

瑞 波 西 汀

瑞波西汀(reboxetine)为选择性较强的NE再摄取抑制剂。口服后易于吸收,2 h血药浓度达峰值。血浆蛋白结合率约为97%。临床主要用于成人抑郁症。常见不良反应为失眠、多汗、头晕、直立性低血压、感觉异常、勃起功能障碍和排尿困难。有惊厥史者、严重心血管病患者及妊娠、分娩、哺乳期女性禁用。

三、选择性 5-HT 再摄取抑制剂

选择性5-HT再摄取抑制剂(SSRIs)主要阻断神经末梢对5-HT的再摄取,对NA再摄取影响较小。

氟 西 汀[基]

氟西汀(fluoxetine)为选择性5-HT再摄取抑制剂,口服吸收良好,进食不影响其生物利用度。抗抑郁作用与三环类药物相似,但耐受性和安全性优于三环类。用于治疗抑郁症和强迫症,也可用于神经性贪食症,作为心理治疗的补充用于减少贪食和导泻行为。常见恶心、呕吐、头痛、头晕、幻觉、躁狂、意识混乱、焦虑、震颤、皮疹、瘙痒等不良反应,长期应用可出现食欲减退和性功能下降。可增加自杀风险和敌对行为,对于未满18周岁的儿童和青少年,本品只用于中重度抑郁发作,且须在治疗过程中密切观察自杀相关表现。如使用过不可逆性单胺氧化酶抑制剂(MAOI),必须在停药2周后才能使用氟西汀。

帕 罗 西 汀[基]

帕罗西汀(paroxetine)为强效、高选择性5-TH再摄取抑制剂,通过阻断突触前膜对5-HT的再摄取,增强中枢5-HT能神经功能,产生抗抑郁作用。口服吸收良好,$t_{1/2}$为21 h。用于各种类型的抑郁症,包括伴有焦虑的抑郁症及反应性抑郁症。也可用于强迫性神经症、伴有或不伴有广场恐怖的惊恐障碍、社交恐惧症等。治疗疗效满意后,继续服用本品可防止抑郁症、惊恐障碍和强迫症的复发。常见不良反应为口干、恶心、厌食、便秘、食欲减退、头痛、震颤、乏力、失眠和性功能障碍。可增加自杀风险和敌意行为,用药期间应加强监护。

西 酞 普 兰

西酞普兰(citalopram)为外消旋体,可选择性抑制5-HT再摄取,延长和增强5-HT的作用,从而产生抗抑郁作用,适用于各种类型的抑郁症,起效较快。常见恶心、呕吐、失眠、焦虑、头晕、震颤、性功能障碍等不良反应,多可随用药时间延长而减轻,通常不影响治疗。用药期间不宜驾驶车辆、操作机械或高空作业,出现转向躁狂发作倾向时应立即停药。

艾思西酞普兰[基](escitalopram)是西酞普兰的左旋异构体,其对5-HT再摄取的抑制作用是右旋体的100倍,用于抑郁症和惊恐障碍。不良反应同西酞普兰。

氟 伏 沙 明

氟伏沙明(fluvoxamine)口服吸收完全,血浆蛋白结合率为80%,主要在肝脏代谢,肾脏

排泄，$t_{1/2}$约 15 h。可选择性抑制 5-HT 再摄取，对其他神经递质影响较小，主要用于治疗抑郁症和强迫症。常见恶心、呕吐等不良反应，也可引起头痛、失眠、嗜睡、眩晕、焦虑、震颤等。禁与 MAOIs 联合应用，如先用不可逆 MAOIs，至少应停药 2 周才可使用本品；如先用可逆 MAOIs，可于停药 1 天后改服本品；若停用本品治疗，在改用 MAOIs 之前至少应停药 1 周。

舍 曲 林

舍曲林（sertraline）口服吸收良好，不受食物影响，主要在肝脏代谢，肾脏排泄，$t_{1/2}$约 24 h。可选择性抑制 5-HT 再摄取，用于治疗抑郁症相关症状，7 天左右可见效，完全疗效则在服药的第 2～4 周才能显现。症状缓解后，继续服用可有效防止抑郁症的复发和再发。也可用于治疗强迫症和社交恐惧症。主要不良反应为口干、恶心、腹泻、厌食、眩晕、震颤、失眠或嗜睡等。禁止与单胺氧化酶抑制剂合用。

四、5-HT 和 NE 再摄取双重抑制剂

5-HT 和 NE 再摄取双重抑制剂（SNRIs）可阻滞 5-HT 和 NE 的再摄取，高剂量时还可抑制多巴胺的再摄取。

文 拉 法 辛[基]

文拉法辛（venlafaxine）口服吸收良好，不受食物影响，绝对生物利用度约为 45%。主要在肝脏代谢，O-去甲基文拉法辛为主要活性代谢物，文拉法辛及其代谢产物主要通过肾脏排泄。适用于各种类型的抑郁症，包括伴有焦虑的抑郁症，也可用于广泛性焦虑症。常见恶心、呕吐、便秘、食欲下降、体重减轻、失眠、疲倦、紧张不安、高血压等不良反应。对患有严重抑郁症和其他精神障碍的儿童和青少年，本品能增加自杀风险，应密切观察临床症状恶化和自杀行为。用药过程中应监测血压，血压升高应减量或停药。出现躁狂发作倾向时应立即停药。

度 洛 西 汀

度洛西汀（duloxetine）为 5-HT 和 NA 再摄取的强抑制剂，对多巴胺再摄取抑制作用较弱。用于治疗抑郁症和广泛性焦虑障碍，常见恶心、口干、便秘、食欲下降、疲乏、嗜睡等不良反应，也可引起高血压和肝损伤，用药期间应定期监测血压和肝功能。本品可增加自杀风险，应密切观察患者是否有临床症状恶化或自杀行为。

五、单胺氧化酶抑制剂

单胺氧化酶可催化单胺类物质氧化脱氨，包括单胺氧化酶 A（MAO-A）和单胺氧化酶 B（MAO-B）两种亚型，二者均可使单胺类神经递质灭活。单胺氧化酶抑制剂（MAOIs）可抑制 MAO 对单胺递质的水解，改善抑郁症状。

吗 氯 贝 胺

吗氯贝胺（moclobemide）口服易吸收，体内分布较广，主要经肝脏代谢，肾脏排泄，也可

经乳汁分泌。$t_{1/2}$ 为 2～3 h,肝硬化患者 $t_{1/2}$ 延长,需减半量。能可逆性抑制脑内 MAO-A,提高脑内 NA、DA 和 5-HT 水平,发挥抗抑郁作用,具有起效快、停药后 MAO 活性恢复快的特点。用于各种类型抑郁症,可致恶心、口干、头痛、头晕、出汗、心悸、失眠、直立性低血压等不良反应。禁止与其他抗抑郁药同用,以免引起 5-羟色胺综合征。

司来吉兰(selegiline)为苯乙胺的左旋炔类衍生物,能不可逆性抑制 MAO-B,其片剂和胶囊剂用于治疗帕金森病,透皮贴剂用于治疗成人抑郁症,克服了 MAOI 类药物在口服治疗重度抑郁症时的膳食限制(即 MAOI 类药物不能与啤酒、火腿、奶酪等食物同服,否则易出现高血压危象)。

六、其他抗抑郁药

米氮平(mirtazapine)可增强中枢 NA 和 5-HT 活性,其机制可能与拮抗中枢突触前膜抑制性 α_2 受体有关,也可拮抗中枢 5-HT$_2$ 和 5-HT$_3$ 受体,并可拮抗中枢 H$_1$ 受体,这可能与其明显的镇静作用有关。用于治疗抑郁症。可引起食欲增大和体重增加,并可致肝脏损害,出现黄疸应立即停药。

第四节　抗焦虑药

焦虑(anxiety)是多种精神病及神经症的常见症状,更年期、应激时也常伴有焦虑状态,而焦虑症则是一种以反复发作为特征的神经官能症。焦虑状态与焦虑症均表现为焦虑、紧张、坐立不安、恐惧等精神障碍,并常伴有自主神经系统症状和运动性不安等。抗焦虑药主要用于减轻焦虑、紧张、恐惧及稳定情绪,兼有镇静催眠作用,临床常用苯二氮䓬类药物地西泮[基](diazepam)、氯硝西泮[基](clonazepamum)、劳拉西泮[基](lorazepam)、艾司唑仑[基](estazolam)、阿普唑仑[基](alprazolam)进行治疗。近年发现的非苯二氮䓬类抗焦虑药丁螺环酮等不良反应较小,有良好的应用前景。

丁 螺 环 酮[基]

丁螺环酮(buspirone)为新型抗焦虑药物,其抗焦虑效果与地西泮相当,长期使用无依赖性和欣快效应,突然停药无戒断反应。

【体内过程】　口服吸收快而完全,0.5～1 h 血药浓度达峰值。存在首过效应,$t_{1/2}$ 为 1～14 h,血浆蛋白结合率为 95%,广泛分布于体内。本品主要在肝内代谢,约 65% 的代谢物经肾脏排泄,其余经粪便排泄。

【药理作用】　本品选择性激动中枢神经系统突触前膜 5-HT$_{1A}$ 受体,抑制 5-HT 释放,从而降低过强的 5-HT 能神经活动,产生抗焦虑作用。不直接作用于苯二氮䓬受体,也不影响 GABA 对苯二氮䓬受体的作用,与苯二氮䓬类药物之间无交叉耐受性。其抗焦虑作用与地西泮相似,但在解除焦虑症状时不产生明显的镇静、催眠或致遗忘效应,且依赖性较低,长期使用无成瘾性。

【临床应用】 适用于各种焦虑症的治疗,对焦虑症伴失眠者,尚需加用镇静催眠药,对焦虑伴轻度抑郁症状者也有一定疗效,对严重焦虑伴有惊恐发作者疗效不佳。本品对于海洛因依赖者脱毒期间出现的焦虑、强烈的心理渴求和觅药行为有一定疗效,可作为辅助治疗药物。

【不良反应】 不良反应较轻,其中胃肠道反应较为多见,此外可见头晕、头痛等,较大剂量时可出现烦躁不安。青光眼、重症肌无力、白细胞减少者以及儿童、妊娠期和分娩期妇女禁用。

坦 度 螺 酮[基]

坦度螺酮(tandospirone)可选择性激动脑内 5-HT$_{1A}$ 受体,抑制 5-HT 释放,产生抗焦虑作用。适用于各种神经症所致的焦虑状态,如广泛性焦虑症,也可用于原发性高血压、消化性溃疡等伴发的焦虑状态。常见嗜睡、恶心、倦怠、食欲下降、步态蹒跚等不良反应。

制剂和用法

1. 氯丙嗪(chlorpromazine hydrochloride)。片剂:12.5 mg,25 mg,50 mg。注射液:10 mg/1 mL,25 mg/1 mL,50 mg/2 mL。口服:12.5～100 mg/次,600 mg/d。肌注或静滴,25～50 mg/次,400 mg/d。

2. 奋乃静(perphenazine)。片剂:2 mg,4 mg。注射液:5 mg/1 mL。口服,小剂量开始,2～4 mg/次,2～3 次/天。以后每隔 1～2 d 增加 6 mg,逐渐增至 20～60 mg/d,维持剂量 10～20 mg/d。

3. 盐酸氟奋乃静(fluphenazine hydrochloride)。片剂:2 mg。注射液:10 mg/2 mL。口服,起始剂量,2～4 mg/次,3 次/天,可逐渐增至 60 mg/d。对急性患者、不合作者可肌注 5～10 mg/次,必要时隔 6 h 注射 1 次,视病情而定。

4. 盐酸三氟拉嗪(trifluoperazine hydrochloride)。片剂:5 mg。口服,从小剂量开始,5 mg/次,2～3 次/天。每隔 3～4 d 逐渐增至 5～10 mg/次,2～3 次/天。

5. 氯普噻吨(chlorprothixene)。片剂:12.5 mg,25 mg,50 mg。口服,开始剂量 25～50 mg/次,2～3 次/天。后根据临床需要与耐受程度增至 400～600 mg/d。

6. 氟哌啶醇(haloperidol)。片剂:2 mg,4 mg。注射液:5 mg/mL。口服,4～6 mg/d,开始时 1～2 mg/次,无效时可逐渐增加剂量。肌内注射:5～10 mg/次,2～3 次/天。静注:5 mg,以 25% 葡萄糖液稀释后,1～2 min 内缓慢注入。

7. 氟哌利多(droperidol)。注射液:5 mg/2 mL。用于控制急性精神病的兴奋躁动,肌内注射,5～10 mg/d。神经安定镇痛,每 5 mg 加芬太尼 0.1 mg,在 2～3 min 内缓慢静注。

8. 舒必利(sulpiride)。片剂:100 mg。注射剂:50 mg/2 mL,100 mg/2 mL。口服,开始剂量 100 mg/次,2～3 次/天,逐渐增至治疗量 600～1200 mg/d,维持剂量为 200～600 mg/d。

9. 氯氮平(clozapine)。片剂:25 mg,50 mg。分散片:25 mg,100 mg。口腔崩解:25 mg,100 mg。口服,从小剂量开始,首次剂量为 25 mg/次,2～3 次/天,逐渐缓慢增至 200～400 mg/d,最高剂量可达 600 mg/d。维持量 100～200 mg/d。

9. 奥氮平(olanzapine)。片剂:5 mg,10 mg。口崩片:5 mg,10 mg。推荐起始剂量为每日 10 mg,饭前或饭后服均可。剂量范围为每日 5～20 mg。

10. 富马酸喹硫平(quetiapine fumarate)。片剂:20 mg,50 mg,100 mg,200 mg。缓释片:

50 mg,150 mg,200 mg,300 mg,400 mg。口服,第 1、2 天,25 mg/次,3 次/天;第 3、4 天,50 mg/次,3 次/天;第 5、6 天,75 mg/次,3 次/天;第 7 天,100 mg/次,3 次/天。

11. 利培酮(risperidone)。片剂:1 mg,2 mg。口崩片:1 mg,2 mg。口服溶液:30 mg/30 mL,60 mg/60 mL,100 mg/100 mL。口服,初始剂量,1～2 mg/d,分 1～2 次服用;以后每 2～3 d 加量1～2 mg,一般治疗量 4～6 mg/d。

12. 帕利哌酮(paliperidone)。缓释片:3 mg,6 mg,9 mg。口服,6 mg/次,1 次/天,早上服用。

13. 棕榈酸帕利哌酮(paliperidone palmitate)。注射液:75 mg/0.75 mL,100 mg/1 mL,150 mg/1.5 mL。起始治疗首日注射本品 150 mg,一周后再次注射 100 mg,前 2 剂起始治疗注射部位均为三角肌,建议维持治疗剂量为每月 75 mg。第 2 剂药物之后,每月 1 次注射的部位可以为三角肌或臀肌。

14. 阿立哌唑(aripiprazole)。片剂:5 mg,10 mg,15 mg。胶囊:5 mg。口崩片:5 mg,20 mg。口服,初始剂量 5 mg/d,1 次/天,数天内可增至 15 mg/d。

15. 盐酸鲁拉西酮(lurasidone hydrochloride)。片剂:40 mg。口服,40～120 mg/d,与食物同服。

16. 碳酸锂(lithium carbonate)。片剂:0.125 g,0.25 g。口服:0.125～0.5 g/次,3 次/天,初始剂量较小,以后可逐渐增至 1.5～2 g,甚至 3 g,维持量 0.75～1.5 g/d。

17. 盐酸丙米嗪(imipramine hydrochloride)。片剂:12.5 mg,25 mg。口服,25～50 mg/次,2 次/天,早上与中午服用,晚上服药易引起失眠,不宜晚上使用。以后逐渐增加至一日总量100～250 mg。

18. 盐酸氯米帕明(clomipramine hydrochloride)。片剂:10 mg,25 mg。治疗抑郁症与强迫性神经症,初始剂量 25 mg/次,2～3 次/天,1～2 周内缓慢增加至治疗量一天 150～250 mg,一天不超过 300 mg。治疗恐怖性神经症,75～150 mg/d,分 2～3 次口服。

19. 阿米替林(amitriptyline)。片剂:25 mg。口服:25 mg/次,2 次/天,以后递增至 150～300 mg/d,维持量 50～150 mg/d。

20. 盐酸多塞平(doxepin hydrochloride)。片剂:25 mg。口服,开始 25 mg/次,2～3 次/天,以后逐渐增加至一天总量 100～250 mg。最高量:一天不超过 300 mg。

21. 盐酸马普替林(maprotiline hydrochloride)。片剂:25 mg。开始口服 25 mg/次,2～3 次/天,根据病情需要隔日增加 25～50 mg。维持量 50～150 mg/d,分 1～2 次口服。

22. 甲磺酸瑞波西汀(reboxetine mesilate)。片剂:4 mg。胶囊:4 mg。口服,4 mg/次,2 次/天,2～3 周逐渐起效。用药 3～4 周后视需要可增至 12 mg/d,分 3 次服用。每日最大剂量不得超过12 mg。

23. 盐酸氟西汀(fluoxetine hydrochloride)。片剂:10 mg。胶囊:20 mg。分散片:20 mg。肠溶片:90 mg。口服,初始剂量 20 mg/d,早餐后服。有效治疗量 20～40 mg/d,1 次/天。

24. 盐酸帕罗西汀(paroxetine hydrochloride)。片剂:20 mg。口服,20 mg/d。

25. 氢溴酸西酞普兰(citalopram hydrobromide)。胶囊:20 mg。片剂:20 mg。口服溶液:20 mg/10 mL。口服,开始剂量 20 mg/d,如临床需要,可增加至 40 m/d 或最高剂量 60 mg/d。

26. 草酸艾司西酞普兰(escitalopram oxalate)。片剂:5 mg,10 mg,20 mg。治疗重症抑郁症,起始剂量一天 1 次 10 mg,一周后可以增至一天 1 次 20 mg,早晨或晚上口服。治疗广泛性焦虑,起始剂量一天 1 次 10 mg,一周后可以增至一天 1 次 20 mg,早晨或晚上口服。

27. 舍曲林(sertraline)。片剂:50 mg。胶囊:50 mg。治疗抑郁症,50 mg/次,1 次/天。治疗强迫症,开始剂量为 50 mg/次,一次/天,逐渐增加至一天 100～200 mg,分次口服。

28. 马来酸氟伏沙明（fluvoxamine maleate）。片剂：50 mg。口服，50～100 mg，晚上服用。

29. 盐酸文拉法辛（venlafaxine hydrochloride）。片剂：25 mg，37.5 mg，50 mg，75 mg。胶囊：25 mg，50 mg。口服，开始剂量为 25 mg/次，2～3 次/天，逐渐增至一天 75～225 mg，分 2～3 次口服。

30. 盐酸度洛西汀（duloxetine hydrochloride）。肠溶片：20 mg。肠溶胶囊：20 mg。口服，40～60 mg/d，分 1～2 次服用。

31. 吗氯贝胺（moclobemide）。片剂：0.1 g，0.15 g。胶囊：0.1 g。口服，开始剂量为 50～100 mg/次，2～3 次/天。逐渐增加至 150～450 mg/d，高量为 600 mg/d。

32. 盐酸丁螺环酮（buspirone hydrobromide）。片剂：5 mg。口服，初始剂量 5 mg/次，2～3 次/天。第 2 周可加至 10 mg/次，2～3 次/天。

33. 枸橼酸坦度螺酮（tandospirone citrate）。胶囊：5 mg，10 mg。口服，10 mg/次，3 次/天。

（王桐生　杨解人）

第十七章 镇 痛 药

疼痛是因组织损伤或潜在的组织损伤产生的痛觉，是多种疾病的伴随症状，常伴有不愉快的情绪或心血管和呼吸方面的变化。痛觉感受神经末梢受到伤害性刺激，通过上行纤维，将神经信号传递给中枢，经中枢神经系统分析、整合后，产生痛觉和相应的保护性反应。剧烈疼痛不仅给患者带来痛苦和紧张不安等情绪反应，还可引起机体生理功能紊乱，甚至诱发休克。因此，减轻疼痛是临床药物治疗的手段之一。由于疼痛是很多疾病的重要表现及诊断依据，故在诊断尚未明确之前，应慎用镇痛药，以免掩盖病情，延误诊断和治疗。

镇痛药(analgesics)主要作用于中枢神经系统特定部位，在不影响患者意识和其他感觉状态下，选择性地解除或减轻疼痛，并缓解由于疼痛诱发的不愉快情绪，故称中枢性镇痛药。本类药物主要用于剧痛，反复使用易致成瘾并产生耐受性，又称成瘾性镇痛药(addictive analgesics)或麻醉性镇痛药(narcotic analgesics)，被归入麻醉药品管制之列。

根据镇痛药的药理作用机制，将其分为三类：① 阿片受体激动药；② 阿片受体部分激动药；③ 其他镇痛药。

第一节 阿片受体激动药

阿片(opium)为罂粟科植物罂粟未成熟蒴果浆汁的干燥物，含 20 余种生物碱。其药理功效早在公元前 3 世纪即有文献记载，中世纪中期已被广泛用于镇痛、止咳、止泻和镇静催眠等。

阿片类镇痛药与机体各部位特异性受体结合产生多种药理作用。阿片受体主要分为 μ、κ、δ 和 σ 亚型，其在脑内分布广泛且不均匀，在脊髓胶质区、中央导水管周围灰质、丘脑内侧、边缘系统和下丘脑等区域高表达。至今在脑内已经发现了 20 余种与阿片生物碱结构相似的肽类物质，主要有脑啡肽、β-内啡肽、强啡肽等。它们的分布和阿片受体一致，可与之结合产生吗啡样作用，因此被称为阿片肽。在中枢及外周神经系统中，阿片肽与阿片受体构成强大的内源性痛觉调节系统。

吗 啡[基]

吗啡(morphine)是阿片中的主要生物碱，含量约 10%，可激动 μ、κ 及 δ 型阿片受体，临床所用制剂为其盐酸盐或硫酸盐。

【体内过程】 口服吸收较快,但因首过效应明显,生物利用度仅为 25%,并且肝脏代谢速率个体差异较大,因此口服剂量较难掌控。临床上常注射给药,皮下和肌内注射吸收迅速,脂溶性较低,成人仅少量透过血脑屏障,但已能产生高效镇痛作用,一次给药镇痛作用维持 4~6 h。主要在肝脏代谢,经肾脏排泄,少量可经胆汁和乳汁排出,$t_{1/2}$ 为 2~3 h。肝肾功能减退者和老年患者吗啡-6-葡糖糖醛酸排泄缓慢,易致蓄积,故用量须适当减少。

【药理作用及机制】

1. 中枢神经系统

(1)镇痛、镇静伴欣快感。吗啡具有强大镇痛作用,对躯体和内脏疼痛都有效,对持续性钝痛的效果优于间断性锐痛。在产生镇痛作用的同时,伴有明显的镇静作用,可以改善或消除疼痛患者的焦虑、紧张、恐惧和不安等情绪反应,明显提高机体对疼痛的耐受力,在安静的环境下可使患者入睡。吗啡可引起欣快感,表现为满足感和飘飘欲仙等,这也是吗啡致依赖的原因之一。

目前认为,吗啡的镇痛机制与其能模拟内源性阿片肽对痛觉的调节功能有关。阿片肽由特定的神经元释放后,可激动感觉神经突触前、后膜上的阿片受体,通过 G-蛋白偶联机制,抑制腺苷酸环化酶、促进 K^+ 外流、减少 Ca^{2+} 内流,使突触前膜递质释放减少、突触后膜超极化,最终减弱或阻滞痛觉信号的传递,产生镇痛作用(图 17.1)。吗啡通过激动脊髓背角胶质区、丘脑内侧、脑室及中脑导水管周围灰质等部位的阿片受体,模拟阿片肽对痛觉的调节功能而产生镇痛作用。镇静和致欣快作用则与其激活中脑边缘系统和蓝斑核的阿片受体有关。

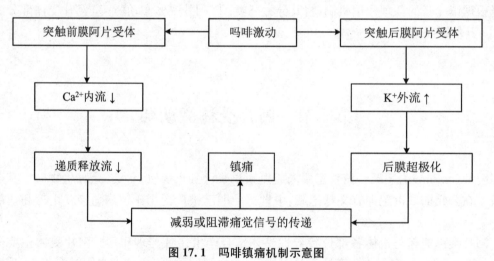

图 17.1 吗啡镇痛机制示意图

(2)抑制呼吸。治疗量吗啡可抑制延髓呼吸中枢,并降低中枢对 CO_2 的敏感性,使呼吸频率减慢、潮气量降低、肺通气量减少。呼吸抑制程度与剂量相关,剂量增加,抑制作用增强。急性中毒呼吸频率可减慢至 3~4 次/min,造成严重缺氧。由于抑制呼吸,体内 CO_2 蓄积,引起脑血管扩张而颅内压升高。因此,颅内压升高患者禁用阿片类药物。

(3)镇咳。吗啡可作用于延髓孤束核的阿片受体,抑制咳嗽中枢,产生强大的镇咳作用。但可能因止咳造成分泌物潴留,阻塞呼吸道,因此临床上适用于无痰干咳患者。

(4)缩瞳。吗啡激动动眼神经副交感核引起缩瞳作用,针尖样瞳孔是吗啡中毒的特征性体征。

（5）催吐。吗啡可作用于脑干极后区化学感受区，引起恶心、呕吐。

2. 心血管系统

吗啡对心脏无直接调控作用，但治疗量的吗啡可促进组胺释放和抑制血管运动中枢，引起外周血管平滑肌扩张而致血压下降，这在低血容量患者或用药后改为直立位时尤为显著。

3. 平滑肌

吗啡可增加胃肠道平滑肌张力，减弱消化道的推进性蠕动，兴奋迷走神经，抑制消化液分泌，提高回盲瓣及肛门内括约肌张力，抑制中枢使便意和排便反射减弱，引起止泻和便秘。同时可增加胆道平滑肌和输尿管平滑肌张力，收缩奥迪括约肌和膀胱括约肌，导致胆道内压力增加，诱发胆绞痛和尿潴留。大剂量可使支气管平滑肌收缩，诱发哮喘发作。降低妊娠末期子宫平滑肌对缩宫素的敏感性，延长产程。

4. 免疫系统

吗啡可抑制人类免疫缺陷病毒（HIV）蛋白诱导的免疫反应，这可能是吗啡吸食者易感染 HIV 的主要原因之一。

【临床应用】

1. 镇痛

对各种原因引起的疼痛均有效。口服吗啡治疗中、重度癌痛，70%～90%的患者可以达到理想镇痛效果。皮下或肌内注射 5～10 mg，可缓解或消除严重创伤、烧伤、手术等引起的剧痛和晚期癌症疼痛，镇痛作用可持续 4～5 h。对心肌梗死剧痛患者，如果血压正常，也可使用本品。内脏平滑肌痉挛引起的绞痛如胆绞痛和肾绞痛，宜与阿托品等解痉药合用。由于易致成瘾和耐受，故除癌症剧痛外，一般仅在其他镇痛药无效时短期应用。

2. 心源性哮喘

对于急性左心衰竭突发急性肺水肿（心源性哮喘）所致的呼吸困难，除应用强心苷、吸氧外，静脉注射吗啡可扩张血管、降低外周阻力、减轻心脏负荷，有利于肺水肿的消除；同时可消除患者的焦虑和恐惧情绪，降低呼吸中枢对 CO_2 的敏感性，减弱过度的反射性呼吸兴奋，使急促浅表的呼吸得以缓解。但当患者伴有休克、昏迷、严重肺部疾患或痰液过多时禁用。

3. 止泻

适用于急性、慢性消耗性腹泻以减轻症状，可选用阿片酊或复方樟脑酊。如伴有细菌感染，应同时使用抗菌药物。

【不良反应与护理对策】

1. 一般反应

治疗量吗啡可引起以下反应：

（1）恶心和呕吐。服用吗啡后恶心呕吐的发生率分别为 40%和 15%。如伴有肝肾功能障碍、电解质紊乱等，可诱发或加重恶心呕吐。患者出现恶心呕吐症状时可将头偏向一侧，静脉注射氟哌啶醇 2.0 mg 或昂丹司琼 4.0 mg，并给氧。

（2）便秘。发生率为 90%～100%，患者对吗啡引起的便秘多难以耐受。用药过程中须注意随访患者大便次数及是否便秘，及时给予导泻治疗。

（3）抑制呼吸。一般多发生在大剂量给药时，但老年人、婴幼儿及衰弱患者正常量给药也可出现呼吸抑制甚至停止，故首次使用吗啡的患者，应特别注意观察呼吸状况。

（4）瘙痒。较为常见，与吗啡导致组胺释放有关，也可能与吗啡的中枢神经作用有关。如严重瘙痒，可以使用抗组胺药如苯海拉明治疗。

（5）尿潴留。吗啡可引起膀胱括约肌痉挛和促进抗利尿激素释放,引起少尿、排尿困难和尿潴留等,有前列腺增生的老年患者较为常见。故给药后应嘱患者每4～6 h排尿1次,对排尿困难者可热敷下腹部、诱导或按摩膀胱,必要时导尿。

（6）精神症状。治疗剂量可以诱发一过性黑蒙、注意力分散、思维能力减退、表情淡漠、活动能力减退,部分患者出现惊恐、畏惧甚至谵妄。如合用精神药物,应减少吗啡用量。

2. 急性中毒

应用过量吗啡(口服 120 mg 或注射 30 mg)可造成急性中毒,表现为昏迷、呼吸次数减少、发绀、针尖样瞳孔,常伴血压下降、体温下降、严重缺氧、抽搐及尿潴留等,最后可因呼吸麻痹而致死。其护理对策为:

（1）用药前后检测患者呼吸频率,静脉给药速度宜慢,防止呼吸抑制的发生。对昏迷患者要保持呼吸道通畅,给氧治疗,严重呼吸抑制时可行气管插管、机械通气和应用呼吸兴奋剂尼可刹米对抗。

（2）给药后,患者应卧床,护士应加强监护,观察患者的呼吸深度、意识状况、心率变化及瞳孔大小。

（3）用 1∶2000 高锰酸钾洗胃或催吐,胃管内注入硫酸钠 15～30 g 导泻,促进毒物排泄。如系皮下注射,应迅速用橡皮带或布带扎紧注射部位的上方,同时冷敷注射部位,以延缓毒物吸收。

（4）应用吗啡受体拮抗剂纳洛酮 0.4～0.8 mg/次,肌内注射或用葡萄糖溶液稀释后静注,具有迅速逆转中毒患者的呼吸抑制及中枢抑制作用,并能促使血压回升,但可能引起血压过高,应予注意。

3. 慢性中毒

长期反复应用阿片类药物极易产生耐受性和依赖性,一旦停药则产生难以忍受的戒断综合征,包括兴奋、失眠、流泪、流涕、出汗、呕吐、腹泻,甚至虚脱和意识丧失。用药期间应密切观察病情,发现成瘾的早期症状,应立即报告医生,及时采取措施。对成瘾者可在不让患者察觉下,在注射液中加入灭菌注射用水,使药量逐渐减少,逐步停药。必要时可用成瘾性较轻、较慢的美沙酮进行替代脱瘾疗法,如连用 6～7d,可基本脱瘾,但连用也会成瘾,务必严格遵守麻醉药品管理条例。

4. 其他

吗啡能促使胆道括约肌收缩,升高胆道压力甚至诱发胆绞痛,故不能单独用于内脏绞痛,而应与阿托品等解痉药合用。吗啡可升高血浆淀粉酶和脂肪酶,对碱性磷酸酶、丙氨酸氨基转移酶、门冬氨酸氨基转移酶、胆红素、乳酸脱氢酶等有一定影响,应在停药 24 h 后进行以上项目测定,以防出现假阳性。

分娩止痛、哺乳期、支气管哮喘、上呼吸道梗阻、肺心病患者和颅脑损伤所致颅内压增高、诊断未明确的急腹症、肝功能严重减退者及新生儿、婴儿禁用。

【药物相互作用】

（1）吗啡可增强香豆素类药物的抗凝血作用。与西咪替丁合用可引起呼吸骤停、精神错乱等,可能是由于西咪替丁抑制肝药酶作用所致。

（2）乙醇、镁盐可增强吗啡中枢和呼吸抑制作用。喷他佐辛能减弱吗啡的镇痛作用。吩噻嗪类、镇静催眠药、单胺氧化酶抑制剂、三环抗抑郁药、抗组胺药可加剧及延长吗啡的抑制作用。

氢 吗 啡 酮

氢吗啡酮(hydromorphone)又名二氢吗啡酮,为吗啡的半合成衍生物,脂溶性高于吗啡,更易通过血脑屏障,选择性激动 μ 受体,镇痛效力为吗啡的 5～10 倍,治疗指数高于吗啡,临床应用同吗啡,不良反应较少。

哌 替 啶[基]

哌替啶(pethidine,度冷丁)是苯基哌啶衍生物,为目前临床常用的人工合成镇痛药。

【体内过程】 口服易吸收,生物利用度为 40%～60%。肌内注射起效迅速,10 min 出现镇痛作用,持续为 2～4 h。主要经肝脏代谢成去甲派替啶和哌替啶酸,以游离型或与葡萄糖醛酸结合经肾脏排出,$t_{1/2}$ 为 3～4 h,肝功能不全时增至 7 h 以上。可通过胎盘屏障,少量经乳汁分泌。代谢物去甲哌替啶有中枢兴奋作用,因此根据给药途径和药物代谢的快慢情况,中毒患者可出现抑制或兴奋现象。

【药理作用及机制】 药理作用与吗啡基本相同,主要激动 μ 型阿片受体,但镇痛、麻醉作用弱于吗啡,镇静、呼吸抑制、扩血管和致欣快作用与吗啡相似。能兴奋平滑肌,提高平滑肌和括约肌的张力,但因作用时间短,较少引起便秘和尿潴留。大剂量哌替啶也可引起支气管平滑肌收缩。有轻微兴奋子宫的作用,但对妊娠末期子宫收缩无影响,也不对抗缩宫素的作用,故不延缓产程。长期反复使用也可成瘾。

【临床应用】

1. 镇痛

由于哌替啶成瘾性发生较吗啡慢,戒断症状出现时间较短,故临床常取代吗啡用于创伤、手术后以及晚期癌症等各种剧痛。对内脏绞痛须与解痉药阿托品合用。因新生儿对哌替啶抑制呼吸极为敏感,临产前 2～4 h 内不宜使用。

2. 心源性哮喘

哌替啶可替代吗啡治疗心源性哮喘,效果良好,其机制与吗啡相同。

3. 麻醉前给药及人工冬眠

麻醉前给予哌替啶,能使患者安静,消除患者术前紧张和恐惧情绪,减少麻醉药用量及缩短麻醉诱导期。哌替啶具有较强的抑制中枢体温调节的能力,可能和其特有的抗胆碱能作用有关,与氯丙嗪、异丙嗪组成冬眠合剂,用于人工冬眠。

【不良反应与护理对策】

(1) 治疗量可致眩晕、出汗、口干、恶心、呕吐、心悸和直立性低血压等。剂量过大除明显抑制呼吸外,可致震颤、肌肉痉挛、反射亢进、惊厥等,除用纳洛酮抢救外,配合使用巴比妥类药物对抗其中枢兴奋症状。用于分娩止痛时,应严密监护新生儿的呼吸,如出现呼吸抑制症状,应及时处理。久用可产生耐受性和依赖性。禁忌证同吗啡。

(2) 给药期间,应注意观察和随访用药后的不良反应,患者出现眩晕、呕吐等症状,应及时处理。注射给药后,应让患者卧床休息,起立时宜缓慢,以防产生直立性低血压而跌倒。同时加强生命体征的监测,如发现血压下降、心率明显加快或呼吸深度或节律改变,应立即停药,并报告医生。

(3) 对局部有刺激性,不宜皮下注射。肌注时应回抽,不可误入静脉,未经稀释的药液直接静注可明显使心率减慢、血压下降,甚至发生晕厥和意外。同时,还应注意不要将药液注射到外周神经干附近,以免产生神经阻滞。

【药物相互作用】 单胺氧化酶抑制药可使哌替啶及其代谢物去甲哌替啶的降解受到抑制,引起谵妄、高热、多汗、惊厥、严重呼吸抑制、昏迷甚至死亡。氯丙嗪、异丙嗪、三环类抗抑郁药能加重哌替啶的呼吸抑制。能促进香豆素类等抗凝药增效,联用时后者应按凝血酶原时间而酌减用量。注射液不能与氨茶碱、巴比妥类药钠盐、肝素钠、碘化物、碳酸氢钠、苯妥英钠、磺胺嘧啶、磺胺甲噁唑等配伍,否则易发生浑浊。

美 沙 酮

美沙酮(methadone)为消旋体,镇痛作用主要为左旋美沙酮,作用强度为右旋体的50倍。

【体内过程】 口服吸收良好,30 min 后起效,4 h 达血药峰浓度,皮下或肌注 1~2 h 达峰。血浆蛋白结合率为90%,与各种组织包括脑组织中蛋白结合,反复给予美沙酮可在组织中蓄积,停药后组织中药物再缓慢释放入血。主要在肝脏代谢为去甲美沙酮,随尿液或粪便排泄,酸化尿液可加快其排泄。

【药理作用】 为 μ 受体激动药,镇痛作用强度与吗啡相当,但持续时间较长,镇静、抑制呼吸、缩瞳、引起便秘及升高胆道内压等作用较吗啡弱。耐受性与成瘾性发生较慢,戒断症状略轻。

【临床应用】 起效较慢、作用时间长,适用于慢性疼痛。其镇痛常不完全,急性创伤疼痛少用。采用替代递减法,用于各种阿片类药物的戒毒治疗,尤其是用于海洛因依赖,也用于吗啡、阿片、哌替啶、二氢埃托啡等的依赖。

【不良反应】 常见恶心、呕吐、便秘、头晕、口干和抑郁等症状,长期用药可致性功能减退、乳腺增生等,呼吸功能不全者禁用。可影响产程和抑制新生儿呼吸,禁用于分娩止痛。

芬太尼[基]及其衍生物

芬太尼(fentanyl)及其衍生物舒芬太尼(sufentanil)、阿芬太尼(alfentanil)和瑞芬太尼(remifentanil)是人工合成的阿片受体激动剂,属于苯基哌啶衍生物。

【体内过程】 芬太尼脂溶性高,易于透过血脑屏障,也容易从脑重新分布到体内其他组织,尤其是肌肉和脂肪组织。起效快,静脉注射 1 min 起效,5 min 达峰,维持 10 min 左右。主要在肝内代谢,形成多种无药理活性的代谢物,最终随尿液和胆汁排出。芬太尼的 $t_{1/2}$ 为 4 h。舒芬太尼的亲脂性高于芬太尼,更易透过血脑屏障,血浆蛋白结合率较芬太尼高。主要在肝脏代谢,代谢产物随尿和胆汁排出。阿芬太尼亲脂性较芬太尼低,消除半衰期为芬太尼的 1/3 左右。瑞芬太尼有酯键,可被组织和血浆中非特异性酯酶迅速水解,主要代谢物经肾脏排出。

【药理作用】 芬太尼的镇痛强度为吗啡的 60~80 倍,舒芬太尼的镇痛强度更大,为芬太尼的 5~10 倍,作用持续时间约为芬太尼的 2 倍。阿芬太尼镇痛强度比芬太尼小,约为其 1/4,持续时间约为其 1/3。瑞芬太尼效价与芬太尼相似。四种药对呼吸均有抑制作用,表现为呼吸频率减慢。对心血管系统影响轻微,不抑制心肌收缩力,也不影响血压。

【临床应用】 由于四种药对心血管影响小,几乎取代吗啡在心血管手术中的应用。芬太尼用于麻醉前给药及诱导麻醉,并作为辅助用药与全麻及局麻药合用于各种手术,也常用于麻醉前、中、后镇痛及各种剧烈疼痛。瑞芬太尼是超短效镇痛药,主要用于全麻诱导和全麻中维持镇痛。舒芬太尼镇痛作用最强,复合麻醉效果更佳,常作为全身麻醉大手术的麻醉诱导和维持用药。阿芬太尼由于起效迅速,作用短暂,蓄积少,短时间手术可以分次静脉注射,长时间手术可以持续静脉滴注。

【不良反应】 常见眩晕、视物模糊、恶心、呕吐、低血压、胆道括约肌痉挛等症状,偶有肌肉抽搐,静脉注射过快可引起胸壁和腹肌僵硬而导致呼吸困难,故推注速度应缓慢。大剂量反复注射,可在 3～4 h 后出现延迟性呼吸抑制,有窒息危险,应加强监测。长期使用可产生依赖性,但较吗啡和哌替啶轻。

支气管哮喘、呼吸抑制、重症肌无力者及 2 岁以下小儿禁用。心律失常、肝或肾功能损害、慢性阻塞性肺病、脑外伤昏迷、颅内压增高和脑肿瘤患者及孕妇慎用。

二氢埃托啡

二氢埃托啡(dihydroetorphine)为高效镇痛药,口服吸收差,舌下含化吸收快,10～15 min 疼痛可明显减轻,维持 1～3 h。与 μ、δ、κ 受体的亲和力远大于吗啡,其中对 μ 受体的亲和力远大于 δ 和 κ 受体。药理活性强度比吗啡强 6000～10000 倍,安全性高于吗啡,但镇痛作用时间较短。呼吸抑制作用较吗啡轻,无致欣快感作用,成瘾性较小。仅限用于创伤、手术后及诊断明确的各种剧烈疼痛,包括对吗啡或哌替啶无效者。治疗剂量下无明显不良反应,少数患者可出现头晕、恶心、呕吐、乏力、出汗等症状,卧床患者比活动患者反应轻。

第二节 阿片受体部分激动药

阿片受体部分激动药是一类对阿片受体兼有激动和拮抗作用的药物。这类药主要激动 κ 受体,对 δ 受体也有一定激动作用,而对 μ 受体则有不同程度的拮抗作用。由于对受体的作用不同,与纯粹的阿片受体激动药相比有以下特性:① 镇痛强度较小;② 呼吸抑制作用较轻;③ 很少产生依赖性;④ 可引起烦躁不安、心血管兴奋等不良反应。常用药物有喷他佐辛、丁丙诺啡、布托啡诺和纳布啡等。

喷 他 佐 辛

喷他佐辛(pentazocine,镇痛新)为苯并吗啡烷类衍生物,其哌啶环上的 N-甲基被异戊烯基取代。

【体内过程】 本品口服、皮下注射和肌肉注射均吸收良好,口服首过消除明显,生物利用度为 20%,血药浓度与其镇痛作用强度和持续时间相平行。血浆蛋白结合率为 35%～64%,$t_{1/2}$ 为 2～3 h,亲脂性较吗啡强,易透过胎盘和血脑屏障,主要在肝脏代谢,代谢物随尿排出,代谢速率个体差异较大。

【药理作用及机制】 可激动 κ 受体和 σ 受体、拮抗 μ 受体。镇痛强度为吗啡的 1/4～1/3,呼吸抑制作用为吗啡的 1/2,但剂量超过 30 mg 时,呼吸抑制程度并不随剂量增加而加重,安全性较高。对胃肠道平滑肌作用与吗啡相似,但对胆道括约肌作用较弱,对心血管作用不同于吗啡,大剂量反可引起血压上升,心率加快,此作用可能与升高血浆中儿茶酚胺含量有关。

【临床应用】 因轻度拮抗 μ 受体,成瘾性小,适用于各种疼痛,如癌性疼痛、创伤性疼痛、手术后疼痛,对剧痛的止痛效果不及吗啡。也可用于手术前或麻醉前给药,作为外科手术麻醉的辅助用药。

【不良反应】 常见镇静、嗜睡、眩晕、出汗、轻微头痛等,剂量增大可引起烦躁、幻觉、噩梦、呼吸抑制、血压升高、心率加快等。大剂量静注,偶见癫痫大发作样惊厥。连续或反复使用,可产生吗啡样生理依赖性,但戒断症状较吗啡轻,此时应逐渐减量至停药。

布 托 啡 诺

布托啡诺(butorphanol)为吗啡的衍生物,激动 κ 受体,对 μ 受体有弱拮抗作用。其特点为首过消除明显,不宜口服,镇痛效力为吗啡的 4～8 倍,呼吸抑制作用较吗啡轻。临床用于缓解中、重度疼痛,如术后、外伤和癌症疼痛以及肾或胆绞痛等。常见不良反应有镇静、乏力、出汗,偶见嗜睡、头痛、眩晕、漂浮感及精神错乱等。由于镇痛剂量会使心脏兴奋,肺动脉压增高,因而不能用于心肌梗死镇痛。久用可产生依赖性。

丁 丙 诺 啡

丁丙诺啡(buprenorphine)为半合成阿片受体部分激动药,以激动 μ 受体为主,对 κ 受体和 δ 受体有拮抗作用。口服首过消除明显,宜舌下含服,镇痛效力为吗啡的 30 倍。作用时间长,成瘾性比吗啡小,临床应用同布托啡诺,也可用于吗啡或海洛因成瘾的脱毒治疗。常见不良反应有头晕、嗜睡、恶心、呕吐、口干、消化不良等症状,偶见幻觉、烦躁不安、意识模糊、抑郁、言语不清等精神症状。长期应用可产生依赖性,但戒断症状较轻。6 岁以下儿童、孕妇、哺乳期妇女禁用。

纳 布 啡

纳布啡(nalbuphine)对 μ 受体的拮抗作用比布托啡诺强,对 κ 受体的激动作用比布托啡诺弱。镇痛作用稍弱于吗啡,约为喷他佐辛的 3 倍,其呼吸抑制作用与等效剂量的吗啡相似,但有封顶效应,即超过一定剂量,呼吸抑制作用不再加重;可用于缓解中至重度疼痛,也可作为复合麻醉时辅助用药,用于术前、术后镇痛和生产、分娩过程中的产科镇痛。纳洛酮可对抗本品的镇痛及呼吸抑制作用。致依赖作用较弱,戒断症状较轻。

第三节　其他镇痛药

曲 马 多

曲马多(tramadol)为非阿片类中枢性镇痛药,但与阿片受体有很弱的亲和力。口服后几乎完全吸收,20～30 min 起效,作用维持 4～6 h。与 μ 受体亲和力约为吗啡的 1/6000,并可抑制去甲肾上腺素和 5-HT 的再摄取。其镇痛强度约为吗啡的 1/10,镇咳作用约为可待因的 1/2,其镇痛作用可被纳洛酮部分拮抗。镇静作用较哌替啶弱,治疗剂量不抑制呼吸,大剂量引起呼吸频率减慢,但程度较吗啡轻。不易产生欣快感,耐受性和成瘾性较低。

主要用于手术、创伤、分娩及晚期癌症等所致的中、轻度急、慢性疼痛,也可用于心脏病突发性痛、关节痛、神经痛。偶见恶心、呕吐、口干、眩晕、嗜睡、皮疹、低血压等不良反应。长期应用可致耐受性和依赖性。肝肾功能损害者、孕妇和哺乳期女性慎用。禁止与单胺氧化酶抑制剂合用。

布 桂 嗪

布桂嗪(bucinnazine,强痛定)为速效镇痛药。口服 10～30 min 或皮下注射 10 min 起效,作用维持 3～6 h。镇痛强度约为吗啡的 1/3,呼吸抑制和胃肠道作用较轻,对皮肤、黏膜和运动器官的疼痛镇痛效果差。为中等强度镇痛药,用于偏头痛、神经性疼痛、炎症性疼痛、关节痛、外伤性疼痛、痛经、癌症引起的疼痛和术后疼痛。偶见恶心、眩晕或困倦、黄视、全身发麻感等,如出现上述症状,患者不能耐受,应停药。给药期间,应嘱患者避免驾驶、机械操作或高空作业,并禁止饮酒。长期用药可致依赖。

延胡索乙素和罗通定

延胡索乙素(tetrahydropalmatine)是从中药延胡索中提取的生物碱,为消旋体,即四氢巴马汀,其有效部分为左旋体,即左旋四氢巴马汀,也称罗通定(rotundine)。本品具有镇痛、镇静、催眠及安定作用,其镇痛作用弱于哌替啶,但强于一般解热镇痛药,对慢性持续性疼痛及内脏钝痛效果较好,对急性锐痛、晚期癌症疼痛效果较差。在产生镇痛作用的同时,可引起镇静及催眠,治疗量无成瘾性。主要用于消化系统疾病引起的内脏痛、一般性头痛、痛经及分娩后宫缩痛,其镇静和催眠作用可用于紧张性疼痛或因疼痛所致的失眠。可引起嗜睡、眩晕、乏力、恶心等不良反应,大剂量对呼吸中枢有抑制作用,并可引起锥体外系反应。

普瑞巴林[基]

普瑞巴林(pregabalin)为 γ-氨基丁酸(GABA)类似物,可抑制中枢神经系统电压门控钙通道的 α_2-δ 亚基蛋白,减少神经细胞去极化和 Ca^{2+} 内流,从而减少谷氨酸盐、去甲肾上腺素、P 物质和降钙素基因相关肽等兴奋性递质的释放,产生镇痛、抗癫痫、抗焦虑作用。用于治疗带状疱疹后神经痛、糖尿病性周围神经病变神经痛、焦虑症、社交恐惧症和癫痫部分发作的辅助治疗。可见头晕、嗜睡、共济失调、意识模糊、乏力、思维异常、视物模糊、运动失调等不良反应。

第四节 阿片受体拮抗药

阿片受体拮抗药本身对阿片受体并无激动效应,但对 μ 受体有很强的亲和力,对 κ 受体和 δ 受体也有一定的亲和力,可竞争与这些受体结合的麻醉性镇痛药,从而产生拮抗效应。

纳 洛 酮[基]

纳洛酮(naloxone)的化学结构与吗啡相似,无内在活性,可竞争性拮抗阿片受体,是研究疼痛与镇痛的重要工具药物。

【体内过程】 口服易吸收,首过消除明显。舌下含服吸收速度较快,也可注射给药,亲脂性强,易于透过血脑屏障。主要在肝内代谢,代谢物与葡萄糖醛酸结合后由尿中排出,$t_{1/2}$ 为 $40\sim55$ min。纳洛酮可增加吗啡的分布容积,降低吗啡血药浓度和脑组织中的生物半衰期。

【药理作用及机制】 本品为阿片受体特异性拮抗剂,对四种阿片受体亚型(σ、κ、δ、μ)均有拮抗作用。对吗啡中毒者,小剂量($0.4\sim0.8$ mg)肌内或静脉注射,可迅速翻转吗啡的作用,$1\sim3$ min 就可消除吗啡中毒引起的呼吸抑制、镇静、瞳孔缩小及严重中毒引起的血压降低、昏迷等作用。对吗啡成瘾者可迅速诱发戒断综合征。纳洛酮能对抗休克时内啡肽的作用,具有抗休克作用。对酒精中毒有促醒作用。

【临床应用】 主要用于阿片类药物急性中毒,解救呼吸抑制及其他中枢抑制症状,使昏迷患者迅速复苏。能诱发戒断症状,可用于阿片类药成瘾者的诊断。对休克、脊髓损伤、中风及脑外伤等也有一定的疗效。此外也可用于酒精中毒,以解除呼吸抑制和催醒。

【不良反应与护理对策】

(1) 不良反应少,有轻度嗜睡,偶见恶心、呕吐、烦躁不安。大剂量用于拮抗麻醉性镇痛药时,由于痛觉突然恢复,可产生交感神经系统兴奋现象,表现为血压升高、心率增快、心律失常,甚至肺水肿和心室颤动。

(2) 作用持续时间短,起效后,一旦其作用消失,可使患者再度陷入昏睡和呼吸抑制,需注意维持药效。

纳 曲 酮

纳曲酮(naltrexone)与纳洛酮相似,但对 κ 受体的拮抗作用强于纳洛酮。作用持续时间可长达 24 h,生物利用度高。主要用于阿片类依赖者脱毒后预防复吸的辅助药物。可见恶心、呕吐、胃肠不适、乏力等症状,连续服用 $2\sim3$ 天后可逐渐消失。纳曲酮治疗必须在纳洛酮诱发呈阴性时才能实行。有肝毒性,应用本品之前或应用后应定期检查肝功能。

纳 美 芬

纳美芬(nalmefene)是纳曲酮的衍生物,能竞争性拮抗 μ、κ、δ 阿片受体,其中与 μ 受体的亲和力最强,能抑制或逆转阿片类药物的呼吸抑制等作用,其作用持续时间为纳洛酮的 $3\sim4$ 倍。主要用于预防或逆转阿片类药物引起的呼吸抑制、镇静及低血压等效应。可产生恶心、呕吐、头晕、头痛等不良反应。

制剂与用法

1. 盐酸吗啡(morphine hydrochloride)。片剂:10 mg,20 mg,30 mg。注射剂:10 mg。口服,$5\sim10$ mg/次,$15\sim60$ mg/d。极量:30 mg/次,100 mg/d。控释片或缓释片:开始每 12 h 服用 $10\sim20$ mg,视止痛效果调整剂量。必须完整吞服、切勿嚼碎。皮下注射,10 mg/次。极量:20 mg/次,60 mg/d。

2. 盐酸氢吗啡酮(hydromorphone hydrochloride)。注射液:2 mg/2 mL,5 mg/5 mL,10 mg/10 mL。皮下或肌内注射,1~2 mg/2~3 h。静脉注射,0.2~1 mg/2~3 h。

3. 盐酸哌替啶(pethidine hydrochloride)。注射剂:50 mg/mL,100 mg/2 mL。肌内注射,50~100 mg/次。极量:150 mg/次,600 mg/d。

4. 盐酸美沙酮(methadone hydrochloride)。片剂:2.5 mg,5 mg,10 mg。口服溶液:1 mg/10 mL,2 mg/10 mL,5 mg/10 mL,10 mg/10 mL。口服,5~10 mg/次,3 次/天。极量:10 mg/次,20 mg/d。脱瘾治疗,剂量应根据戒断症状严重程度和病人躯体状况及反应而定。开始剂量15~20 mg,可酌情加量。剂量换算为1 mg美沙酮替代4 mg吗啡、2 mg海洛因、20 mg哌替啶。

5. 枸橼酸芬太尼(fentanyl citrate)。注射剂:0.05 mg/mL,0.1 mg/2 mL,0.5 mg/10 mL。贴剂:5 mg/贴,8.25 mg/贴,16.5 mg/贴。皮下或肌注:0.05~0.1 mg/次。贴剂:1 片/3d,贴于锁骨下胸部洁净皮肤处,并按反应调整剂量。

6. 盐酸瑞芬太尼(remifentanil hydrochloride)。注射剂:1 mg,2 mg。只能用于静脉给药,特别适用于静脉持续滴注给药。使用生理盐水、5%葡萄糖溶液或5%葡萄糖氯化钠溶液稀释成25 μg/mL、50 μg/mL或250 μg/mL浓度的溶液滴注。

7. 盐酸阿芬太尼(alfentanil hydrochloride)。注射液:1 mg/2 mL,2.5 mg/5 mL,5 mg/10 mL。静脉注射,根据手术时间给予20~150 μg/kg。

8. 盐酸舒芬太尼(sufentanil citrate)。注射液:50 μg/1 mL,100 μg/2 mL,250 μg/5 mL。麻醉辅助镇痛,麻醉时间长约2 h者,1~2 μg/kg;麻醉时间长2~8 h者,2~8 μg/kg。麻醉诱导或维持麻醉,10~30 μg/kg,分次给予。初次剂量2~5 μg/kg通常可引起意识丧失。

9. 盐酸二氢埃托啡(dihydroetorphine hydrochloride)。舌下片:20 μg,40 μg。舌下含化,20~40 μg/次,经10~15 min疼痛可获明显减轻,视需要可于3~4 h后重复用药。允许使用最大剂量为一次60 μg/次,180 μg/d,连续用药不得超过3 d。

10. 盐酸喷他佐辛(pentazocine hydrochloride)。片剂:25 mg。口服,25~50 mg/次,必要时每隔3~4 h 1 次。乳酸喷他佐辛(pentazocine lactate)。注射剂:30 mg/mL。皮下或肌注,30 mg/次。

11. 酒石酸布托啡诺(butorphanol tartrate,stadol)。鼻喷剂:10 mg/mL,每喷含酒石酸布托啡诺1 mg。注射剂:1 mg/1 mL,4 mg/2 mL。鼻腔内喷洒,1 mg/次。肌注:1~4 mg/次。静脉注射,0.5~2 mg/次。

12. 盐酸丁丙诺啡(buprenorphine hydrochloride)。舌下片:0.2 mg,0.4 mg,0.5 mg,1 mg,2 mg。注射剂:0.15 mg/mL,0.3 mg/mL。舌下含服,0.2~0.4 mg,6~8 h后可重复用药。肌注或缓慢静注,0.15~0.4 mg/次。

13. 盐酸纳布啡(nalbuphine hydrochloride)。注射液:20 mg/2 mL。皮下、肌内注射或静脉注射,10 mg/次,必要时3~6 h重复给药。最大剂量:20 mg/次,160 mg/d。

14. 盐酸曲马多(tramadol hydrochloride)。胶囊:50 mg。片剂:50 mg。缓释片:100 mg。注射剂:50 mg/2 mL。口服,50 mg/次,3 次/天。肌注、静注或静滴,50~100 mg/次,必要时重复给药,总量不超过400 mg/d,老年人不超过300 mg/d。直肠内给药,每次100 mg,1~2 次/天。

15. 盐酸布桂嗪(bucinnazine hydrochloride)。片剂:30 mg。注射液:50 mg/1 mL,100 mg/2 mL。口服,30~60 mg/次,3 次/天。皮下或肌内注射,50~100 mg/次,1~2 次/天。

16. 硫酸延胡索乙素(tetrahydropalmatine sulfate)。片剂:50 mg。成人用于镇痛50~100 mg/次,3~4 次/天;用于助眠100~200 mg/次,睡前服。

17. 罗通定片(rotundine)。片剂:30 mg,60 mg。口服,30~60 mg/次,3 次/天。

18. 普瑞巴林(pregabalin)。胶囊:25 mg,75 mg,100 mg,150 mg。口服,75～150 mg/次,2 次/天。

19. 盐酸纳洛酮(naloxone hydrochloride)。舌下片:0.4 mg。注射剂:0.4 mg/mL,1 mg/mL,2 mg/2 mL。肌注,5 μg/kg,待 15 min 后再肌注 10 μg/kg;或先给负荷量 1.5～3.5 μg/(kg·h)维持。治疗急性乙醇中毒,静注纳洛酮 0.4～0.6 mg,可使患者清醒。

20. 盐酸纳曲酮(naltrexone hydrochloride)。片剂:5 mg,50 mg。每个工作日口服 50 mg,周六给 100 mg,疗程可持续半年。

21. 盐酸纳美芬(nalmefene hydrochloride)。注射液:0.1 mg/mL。静脉注射,初始剂量 0.25 μg/kg,2～5 min 后再给 0.25 μg/kg,呈现阿片逆转作用后立即停止给药。

（熊　波　杨解人）

第十八章　解热镇痛抗炎药

解热镇痛抗炎药（antipyretic-analgesic and anti-inflammatory drugs）是一类具有解热、镇痛作用，且大多兼具抗炎、抗风湿作用的药物。其抗炎作用机制与基本结构为甾核的糖皮质激素类药物不同，故又称为非甾体抗炎药（non-steroidal anti-inflammatory drugs，NSAIDs）。由于阿司匹林是这类药物的代表，故又称为阿司匹林类药物。

第一节　概　　述

解热镇痛抗炎药根据化学结构可分为水杨酸类、苯胺类、吲哚类、芳基乙酸类、芳基丙酸类、烯醇酸类、吡唑酮类、烷酮类及异丁芬酸类等多种类型。虽然化学结构不同，但该类药物的药理作用及机制基本相似。

解热镇痛抗炎药的共同作用机制是通过抑制体内环氧化酶（cyclooxygenase，COX），干扰前列腺素（prostaglandin，PG）的生物合成，从而发挥解热、镇痛、抗炎、抗风湿等作用（图18.1）。COX 主要有两种同工酶，即 COX-1 和 COX-2。COX-1 为结构型，主要存在于血管、胃、肾等组织中，参与血管舒缩、血小板聚集、胃黏膜血流、胃黏液分泌及肾功能调节等，对维持机体自身稳态有着重要作用。COX-2 为诱导型，各种损伤性化学、物理、生物因子激活磷脂酶 A_2（phospholipase A_2，PLA_2），使得细胞膜磷脂水解产生花生四烯酸（arachidonic acid，AA），后者经 COX-2 催化加氧生成前列腺素。

1. 解热作用

解热镇痛药能降低发热患者的体温，而对正常体温无影响。位于下丘脑的体温调节中枢通过调节产热、散热过程的动态平衡，使体温保持在相对恒定的水平。在炎症反应中，细菌内毒素可引起 IL-1β、IL-6、IFN-α、IFN-β 和 TNF-α 等细胞因子释放，它们可促进下丘脑视前区附近合成 PGE_2，通过 cAMP 作用于体温调节中枢，使得体温调定点上移，因而产热增多、散热减少，体温升高。NSAIDs 可通过抑制下丘脑 COX 而减少 PGs 合成，使体温调定点下调，促使产热减少、散热增加，体温降至正常水平。

2. 镇痛作用

解热镇痛药对中等程度的慢性钝痛具有良好的镇痛效果，如牙痛、头痛、神经痛、肌肉痛、关节痛、痛经、产后疼痛及癌症疼痛等。长期应用一般不产生耐受性，无欣快感。其与阿片类药物联合应用可抑制术后疼痛，且可减少阿片类药物的用量。

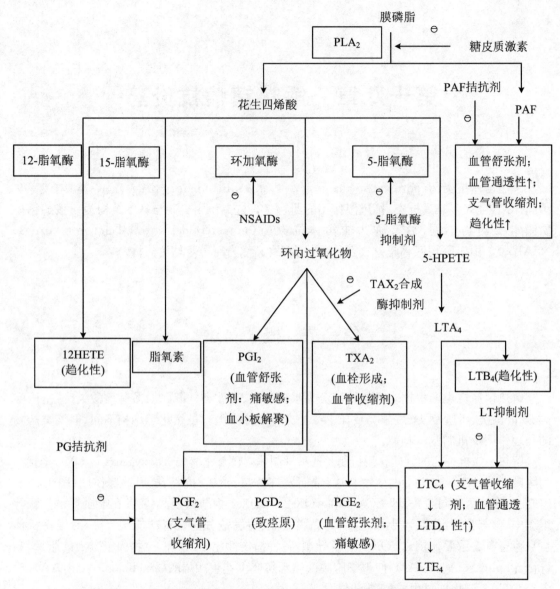

图 18.1　膜磷脂生成的各种物质及其作用以及抗炎药的作用部位示意图

PLA$_2$:磷脂酶 A$_2$;NSAIDs:非甾体抗炎药;PAF:血小板活化因子;5-HPETE:5-氢过氧化二十碳四烯酸;LX:脂氧素;HX:羟基环氧素;PGI$_2$:前列环素;PG:前列腺素;TXA$_2$:血栓素 A$_2$;LT:白三烯

　　本类药物的镇痛作用部位主要在外周神经系统。当组织损伤或产生炎症时,局部合成与释放某些致痛化学物质如缓激肽、PGs 和组胺等,它们能直接刺激痛觉神经末梢,PGs 还能明显提高痛觉神经末梢对致痛物质的敏感性,从而产生钝痛。NSAIDs 抑制炎症局部的PGs 合成,因而对致痛物质所致慢性钝痛有良好的止痛效果,而对创伤及内脏平滑肌痉挛等直接刺激痛觉神经末梢引起的锐痛疗效较差。部分 NSAIDs 能在中枢神经系统产生镇痛作用,主要作用部位在脊髓,可能与其抑制中枢神经系统 PGs 的合成或干扰伤害感受系统的介质、调质的产生和释放有关。

3. 抗炎、抗风湿作用

损伤性因子可诱导 IL-1、IL-6、IL-8、TNF-α 等多种细胞因子产生，这些因子又能诱导 COX-2 表达而增加 PGs 合成。PGs 可使血管扩张，毛细血管通透性增加，局部组织充血、水肿，且可与缓激肽等协同致炎。大多数解热镇痛药都具有抗炎作用，其主要作用机制是抑制 COX 进而抑制 PGs 的生物合成。此外，NSAIDs 还可抑制选择素（E-selectin、P-selectin、L-selectin）、细胞间黏附分子-1（ICAM-1）、血管细胞黏附分子-1（VCAM-1）、白细胞整合素等黏附分子表达，减少白细胞、血小板等向炎症区域趋化，从而减轻炎症的红、肿、热、痛等反应。NSAIDs 能明显缓解风湿性及类风湿性关节炎的症状，但仅能对症治疗，不能消除病因。

4. 其他

NSAIDs 通过抑制 COX 而对血小板聚集产生强大、不可逆的抑制作用。NSAIDs 对肿瘤的发生、发展及转移可能均有抑制作用，其抗肿瘤作用机制除与抑制 PGs 生成有关外，还与其激活 caspase-3 和 caspase-9、诱导肿瘤细胞凋亡、抑制肿瘤细胞增殖以及抗新生血管形成等有关。此外，NSAIDs 尚能预防和延缓阿尔茨海默病发病、延缓角膜老化、防止早产。

第二节　常用解热镇痛抗炎药

NSAIDs 抑制 COX-2 是其发挥疗效的药理学基础，而对 COX-1 的抑制则是不良反应发生的基础。根据药物对两种亚型 COX 选择性作用的差异，NSAIDs 可分为非选择性 COX 抑制药与选择性 COX-2 抑制药。

一、非选择性 COX 抑制药

非选择性 COX 抑制药对 COX 各亚型无选择性，对 COX-1 和 COX-2 均有抑制作用，不良反应较多。

（一）水杨酸类

水杨酸类药物包括阿司匹林和水杨酸钠，其中临床最常用的是阿司匹林。

阿 司 匹 林[基]

阿司匹林（aspirin，乙酰水杨酸）是水杨酸（salicylate）的衍生物，其临床应用已有一百多年历史，为医药史上三大经典药物之一。

【体内过程】　口服吸收迅速，小部分在胃、大部分在小肠上段吸收，吸收率和溶解度与胃肠道 pH 有关，肠溶片剂吸收慢。在吸收过程中与吸收后，迅速被胃黏膜、血浆、红细胞及肝脏中的酯酶水解为活性产物水杨酸盐，后者可分布到各种组织和体液，包括关节腔、脑脊液、乳汁。水杨酸盐血浆蛋白结合率为 80%～90%。主要在肝脏代谢，肾脏排泄。服用量较大时，未经代谢的水杨酸排泄增多，尿液 pH 影响排泄速度。

阿司匹林的血浆 $t_{1/2}$ 约为 15 min,其水解产物水杨酸盐的代谢情况则因浓度高低而不同。口服小剂量(1 g 以下)阿司匹林时,水解生成的水杨酸盐较少,按一级动力学消除,水杨酸血浆 $t_{1/2}$ 为 2～3 h。当阿司匹林剂量达 1 g 以上时,水杨酸产生较多,则转为零级动力学消除,水杨酸血浆 $t_{1/2}$ 可延长至 15～30 h。如剂量再增大,血中游离水杨酸浓度将急剧上升,可突然出现中毒症状。本药血浆有效抗炎浓度为 150～300 mg/L,中毒浓度大于 300 mg/L。

【药理作用及机制】 阿司匹林及其代谢产物水杨酸对 COX-1 和 COX-2 的抑制作用基本相当,具有相似的解热、镇痛及抗炎抗风湿作用。

1. 解热镇痛及抗炎抗风湿

阿司匹林可抑制 COX,减少 PG 生成,减轻炎症引起的红、肿、热、痛等症状,产生较强的解热、镇痛及抗炎抗风湿作用。

2. 影响血小板功能

血小板内存在 COX-1 和血栓素 A_2(TXA$_2$)合酶,血管内皮存在 COX-1 和前列环素(PGI$_2$)合酶,COX-1 先催化花生四烯酸生成环内过氧化物,进而分别在 TXA$_2$ 合酶与 PGI$_2$ 合酶的作用下生成 TXA$_2$ 及 PGI$_2$。TXA$_2$ 可收缩血管,促进血小板聚集,而 PGI$_2$ 作为 TXA$_2$ 的生理拮抗剂,可舒张血管、抑制血小板聚集。小剂量阿司匹林能使 COX 活性中心的丝氨酸乙酰化而失活,不可逆地抑制血小板 COX-1,显著减少血小板中 TXA$_2$ 的生成,进而抑制血小板的聚集及抗血栓形成,发挥抗凝作用。大剂量阿司匹林也能抑制血管内皮 COX-1 的活性而减少 PGI$_2$ 的合成,部分抵消因 TXA$_2$ 生成减少所致的抗血小板作用,可能促进凝血及血栓形成。由于血小板中的 COX 对阿司匹林的敏感性远高于血管中的 COX,而且血小板的寿命仅 8～11 天,与血管内皮相比无蛋白质合成能力,不能合成新的 COX-1,只有待新生的血小板进入血循环后才具有 COX-1 活性。因此,临床采用小剂量阿司匹林防止血栓形成。

【临床应用】

1. 解热、镇痛

可缓解头痛、牙痛、肌肉痛、神经痛、痛经和术后创口痛等慢性钝痛,并可用于感冒发热。

2. 抗炎、抗风湿

大剂量阿司匹林治疗类风湿性关节炎能迅速镇痛,消退关节炎症,减轻或延缓关节损伤。对于急性风湿热的患者,用药后 24～48 h 即可退热,关节红、肿、热、痛等症状明显缓解,因而可作为急性风湿热的鉴别诊断依据。用于抗风湿最好用至最大耐受剂量,一般成人口服 3～5 g/d,分 4 次于饭后服用。阿司匹林抗炎抗风湿的有效血药浓度已接近轻度中毒水平,为了保证用药的安全和有效,应监测患者的血药浓度,尽量做到剂量个体化,以确保在提高疗效的同时防止中毒。

3. 防治血栓形成

小剂量(50～100 mg)阿司匹林可防治缺血性心脏病、缺血性脑病、心房纤颤、动静脉瘘、人工心脏瓣膜置换术或其他术后血栓形成。

4. 其他

用于治疗儿科皮肤黏膜淋巴结综合征(川崎病),阿司匹林能抑制该病的炎症反应、预防血栓形成。流行病学研究结果表明,长期规律服用阿司匹林可降低结直肠癌风险。

【不良反应】 阿司匹林用于解热镇痛只需短期服用且剂量较小,因而不良反应较轻;用于抗炎抗风湿则需长期大量使用,不良反应多且较重。

1. 胃肠道反应

最常见为食欲不振、上腹不适、恶心、呕吐。口服阿司匹林可直接刺激胃黏膜,也能抑制胃壁细胞 COX-1 而减少对胃黏膜细胞具有保护作用的 PGE_2 产生。血药浓度高则能刺激延髓催吐化学感应区(CTZ),导致恶心、呕吐。较大剂量(抗风湿剂量)可引起胃溃疡、无痛性胃出血,原有溃疡病者症状加重。为减轻胃肠道反应,宜餐后服药,服用肠溶制剂,或同服抗酸药。合用 PGE_1 衍生物米索前列醇可降低溃疡的发生率。

2. 加重出血倾向

小剂量阿司匹林不可逆性抑制血小板 COX-1,对于 TXA_2 合成具有强大而持久的抑制作用,TXA_2 合成能力的恢复则需待新生血小板进行补充。小剂量阿司匹林对于 PGI_2 合成的抑制作用较弱而短暂,导致血液中 TXA_2/PGI_2 比率下降,血小板聚集受到抑制,血液不易凝固,出血时间延长。大剂量或长期服用阿司匹林可抑制凝血酶原的形成,延长凝血酶原时间,加重出血倾向,应用维生素 K 可以预防。

3. 过敏反应

少数患者可出现荨麻疹、血管神经性水肿、过敏性休克。某些哮喘患者服用阿司匹林或其他解热镇痛药后可诱发哮喘,称为"阿司匹林哮喘",其机制与阿司匹林抑制 COX 活性有关。由于 PG 合成受阻,由花生四烯酸生成的白三烯以及其他脂氧酶代谢产物增多,内源性支气管收缩物质居优势,导致支气管强烈痉挛,诱发哮喘。肾上腺素对"阿司匹林哮喘"无效。

4. 水杨酸反应

阿司匹林剂量过大(5 g/d)可出现恶心、呕吐、头痛、眩晕、耳鸣和视力、听力减退,总称为"水杨酸反应",是水杨酸类药物中毒的表现。严重者可致过度换气、酸碱平衡紊乱、高热、脱水、精神错乱、昏迷甚至危及生命,应立即停药,静脉滴注碳酸氢钠溶液以碱化尿液,加速水杨酸盐自尿液排泄。

5. 瑞氏综合征(Reye syndrome)

儿童感染病毒性疾病如流感、水痘、麻疹、流行性腮腺炎等使用阿司匹林退热时,偶可出现脑病合并内脏脂肪变性综合征(瑞氏综合征),表现为肝功能衰竭合并脑病,虽少见,但预后差。故水痘或流行性感冒等病毒性感染患儿不宜使用阿司匹林,可用对乙酰氨基酚等药替代。

6. 对肾脏的影响

阿司匹林对正常肾功能无明显影响。但对少数人,尤其是老年人及伴有心、肝、肾功能损害的患者,可引起肾小管功能损伤,产生水肿、多尿等症状。其原因可能是由于患者原先存在隐性肾损害或肾小球灌注不足,服用阿司匹林后抑制 PG 合成,使得 PG 的代偿机制取消所致。偶见间质性肾炎、肾病综合征,甚至肾衰竭,其机制未明。为减少本药对肾脏的损害,用药期间宜多饮水。

活动性溃疡病或其他原因引起的消化道出血、严重肝功能不全、有出血倾向的疾病如低凝血酶原血症血友病或血小板减少症者以及产妇、孕妇等禁用。如需手术者,术前 1 周应停用阿司匹林,以防出血。

【药物相互作用】

(1)阿司匹林与香豆素类抗凝血药合用,因竞争血浆蛋白结合部位,可使双香豆素、华法林等游离型药物浓度增加,抗凝作用增强,易致出血。

（2）与肝药酶诱导剂苯巴比妥等合用，后者能加速阿司匹林的代谢而使之疗效降低。尿碱化药（碳酸氢钠等）、抗酸药（长期大量应用）可增加本品自尿中排泄，使血药浓度下降。

（3）与肾上腺皮质激素如泼尼松、地塞米松等合用，不仅可竞争血浆蛋白结合部位，使游离型激素浓度增加，而且产生药效学协同作用，更易诱发消化道溃疡及出血。

（4）与呋塞米、青霉素、甲氨蝶呤等弱酸性药物合用，由于竞争肾小管主动分泌的载体，各自排泄减少，游离血药浓度增加，可致蓄积中毒。

（5）与其他 NSAIDs 合用时疗效并不加强，但可降低其他药物的生物利用度，同时胃肠道不良反应增加，故不宜合用。与对乙酰氨基酚长期大量同用，可引起肾乳头坏死、肾癌或膀胱癌等病变。

（二）苯胺类

苯胺类衍生物中应用最早的是非那西丁（phenacetin），但因其毒性较大，目前已被其代谢产物对乙酰氨基酚取代，现仅用于某些复方制剂如复方阿司匹林片、去痛片之中。

对乙酰氨基酚[基]

对乙酰氨基酚（acetaminophen，扑热息痛）是非那西丁在体内的活性代谢产物。

【体内过程】　口服吸收迅速而完全，$0.5\sim1$ h 血药浓度达峰值。90% 以上在肝脏代谢，与葡萄糖醛酸或硫酸结合而失活，从肾脏排出，$t_{1/2}$ 为 $2\sim4$ h。剂量较大时，上述催化结合反应的代谢酶达饱和后，则经肝微粒体混合功能氧化酶代谢为有毒的中间体即对乙酰苯醌亚胺，后者可与肝、肾组织中的谷胱甘肽结合而解毒。长期用药或过量中毒时，体内谷胱甘肽被耗竭，此代谢中间体则以共价键形式与肝、肾中重要的酶、蛋白质不可逆地结合，引起肝细胞、肾小管细胞坏死。肝功能减退时 $t_{1/2}$ 可延长 $1\sim2$ 倍。

【药理作用】　解热镇痛作用强度与阿司匹林相似，但抗炎作用极弱，可能与其主要抑制中枢神经系统的 COX，而对外周组织的 COX 无明显抑制作用有关。

【临床应用】　用于缓解轻中度疼痛，如头痛、偏头痛、关节痛、肌肉痛、痛经、牙痛、神经痛，也用于普通感冒或流行性感冒引起的发热。

【不良反应与护理对策】

（1）不良反应较少，对胃肠道刺激小，常见恶心、呕吐，偶见皮疹、粒细胞缺乏症、贫血、药热等过敏反应。偶见过敏性皮炎，给药后注意观察患者皮肤、黏膜有无异常症状。

（2）长期大量使用，尤其是肾功能低下者，可出现肾绞痛、急慢性肾衰竭。宜多饮水，降低药物在肾小管中的浓度，减少肾毒性发生。

（3）酒精中毒、患有肝病或病毒性肝炎时，本药有增加肝脏毒性的危险。长期饮酒或应用其他肝药酶诱导剂时，若长期或大量服用本药，更有发生肝脏毒性的危险。应定期检查肝、肾功能，若有明显异常，应及时停药。

（4）不宜长期或大剂量使用本药，用于退热不宜超过 3 天，用于止痛不宜超过 5 天，症状不缓解须咨询医师或药师。

（三）吲哚类

吲 哚 美 辛[基]

吲哚美辛（indometacin，消炎痛）为人工合成的吲哚衍生物。

【体内过程】　口服吸收迅速而完全,3 h血药浓度达高峰。血浆蛋白结合率为90%,广泛分布于组织液中,不易透过血脑屏障。主要经肝脏代谢为去甲基化合物和去氯苯甲酰化物,代谢物从尿、胆汁、粪便排泄,10%～20%以原形从肾脏排泄。血浆$t_{1/2}$为2～3 h。个体差异较大,用药时应注意剂量个体化。

【药理作用】　吲哚美辛是最强的COS抑制药之一,对COX-1、COX-2均有强大抑制作用,也能抑制磷脂酶A_2和磷脂酶C,抑制粒细胞游走而减少其对炎症部位的浸润。抑制淋巴细胞增殖,阻止炎症刺激物引起的细胞炎症反应,抗炎作用比阿司匹林强10～40倍,解热、抗炎作用显著,对炎性疼痛具有明显的镇痛效果。

【临床应用】　由于不良反应多,一般不作为常规解热镇痛药使用,仅用于其他药物不能耐受或疗效不显著的病例。① 关节炎,对急性风湿热及类风湿性关节炎,约2/3患者可明显缓解疼痛和肿胀;② 软组织损伤和炎症;③ 解热,对癌性发热及其他不易控制的发热常能见效;④ 用于治疗偏头痛、痛经、手术后痛、创伤后痛等。

【不良反应与护理对策】　治疗量时有30%～50%的患者出现不良反应,约20%的患者必须停药,大多数不良反应与剂量过大有关。一般应先用最小剂量,给药期间应加强监护,注意观察和随访用药后的不良反应。

1. 胃肠道反应

较常见,如食欲减退、恶心、呕吐、腹痛和上消化道溃疡,偶致穿孔、出血、腹泻。可于餐后给药,或与食物、抗酸药等同服。如出现胃痛及大便黑色,应立即做大便隐血试验。

2. 中枢神经系统症状

较多见,25%～50%的患者出现前额头痛、眩晕,偶见幻觉、精神失常。用药期间应避免驾驶、机械作业或高空作业。

3. 血液系统疾病

可引起粒细胞减少、血小板减少、溶血性贫血、再生障碍性贫血等,应定期检查血象。

4. 过敏反应

常见皮疹,严重者可诱发哮喘、血管神经性水肿及休克等。与阿司匹林有交叉过敏反应。

胃及十二指肠溃疡、精神失常、癫痫、帕金森病、哮喘患者及孕妇、儿童禁用。

(四) 芳基乙酸类

双 氯 芬 酸[基]

双氯芬酸(diclofenac)为邻氨基苯甲酸类衍生物。

【体内过程】　口服吸收迅速,1～2 h血药浓度达峰值,与食物同服时6 h达峰值,血浆浓度降低。有首过效应,生物利用度约为50%。血浆蛋白结合率达99%。可在关节滑液中积聚,药物浓度较血药浓度高,且能维持12 h。经肝脏代谢后与葡萄糖醛酸或硫酸结合后迅速排出体外,$t_{1/2}$为1～2 h。长期应用无蓄积作用。

【药理作用】　本药抑制COX作用强于阿司匹林和吲哚美辛等,不仅能阻断花生四烯酸向前列腺素的转化,也能促进花生四烯酸与甘油三酯结合,降低细胞内游离花生四烯酸浓度,间接抑制白三烯的合成。

【临床应用】　主要用于缓解类风湿性关节炎、骨关节炎、脊柱关节病、痛风性关节炎、风湿性关节炎等各种关节炎的关节肿痛症状，也可用于各种软组织疼痛（如肩痛、腱鞘炎、滑囊炎、肌痛及运动后损伤性疼痛）及手术后、创伤后、劳损后、痛经、牙痛、头痛等轻中度疼痛。

【不良反应与护理对策】

1. 胃肠道反应

常见胃不适、腹痛、烧灼感、反酸、纳差、便秘、恶心等，其中少数患者可出现溃疡、出血和穿孔。

2. 神经系统反应

偶见头痛、眩晕、嗜睡、兴奋等。服药后避免驾驶、机械操作或高空作业。

3. 其他

本药可使出血性疾病患者出血时间延长，加重出血倾向。偶见肝功能异常、白细胞减少。长期用药，应定期检查肝功能及血象。

（五）芳基丙酸类

本类药物包括萘普生（naproxen）、布洛芬（ibuprofen）、非诺洛芬（fenoprofen）、酮洛芬（ketoprofen）、氟比洛芬（flurbiprofen）等，均为作用较强的 COX 抑制药，临床应用较广。

布 洛 芬[基]

布洛芬（ibuprofen）口服吸收迅速，生物利用度为 80%，血浆蛋白结合率约为 99%。主要通过抑制 COX 而减少 PG 合成，具有明显的抗炎、解热、镇痛作用。用于缓解轻中度疼痛如头痛、关节痛、偏头痛、牙痛、肌肉痛、神经痛、痛经，也可用于普通感冒或流行性感冒引起的发热。常见恶心、胃灼热感、上腹疼痛、头痛、眩晕、耳鸣、骨髓抑制、肾毒性、过敏反应、支气管痉挛等不良反应。出现胃肠道出血或溃疡、胸痛、气短、无力、言语含糊等情况，应停药并咨询医师。第一次使用本品如出现皮疹或过敏症状，应立即停药并咨询医师。

（六）烯醇酸类

吡 罗 昔 康

吡罗昔康（piroxicam，炎痛喜康）为烯醇酸类衍生物。

【体内过程】 口服吸收完全，2～4 h 血药浓度达高峰，食物可降低吸收速度，但不影响吸收总量，血浆蛋白结合率达 90% 以上。绝大部分药物在肝脏代谢，代谢产物及少量原形药物经尿液和粪便排泄。$t_{1/2}$ 约为 50 h，肾功能不全者 $t_{1/2}$ 延长。

【药理作用】 本药不仅抑制 PGs 的合成，还能抑制白细胞趋化，减少溶酶体释放，降低软骨中黏多糖酶、胶原酶的活性，减轻炎症反应及对软骨的破坏，具有很强的解热、镇痛、抗炎及抗痛风作用。但是本药只能缓解炎症及疼痛，不能改变各种关节炎病程进展，必要时可与糖皮质激素联用进行治疗。

【临床应用】 用于缓解各种关节炎及软组织病变的疼痛和肿胀，疗效与阿司匹林、吲哚美辛及萘普生相似，优点是作用迅速而持久，用药剂量小。对急性痛风、肩周炎、腰肌劳损、原发性痛经也有一定疗效。

【不良反应与护理对策】 不良反应较少，患者易耐受。

（1）常见恶心、胃痛、纳差及消化不良等胃肠道不良反应，服药量一日大于 20 mg 时胃溃疡发生率明显增高,甚至诱发出血、穿孔。可于餐后给药或与食物、抗酸药同服。服药期间禁止饮酒,不能与其他 NSAIDs 合用。

（2）偶见头痛、眩晕、腹泻或便秘、粒细胞减少、再生障碍性贫血、水肿等,停药后一般可自行消失。用药期间如出现过敏反应、血象异常、视力模糊、精神症状、水潴留及严重胃肠反应,应立即停药。

（3）长期用药可致肝肾功能异常,应定期复查肝、肾功能及血象。

美 洛 昔 康

美洛昔康（meloxicam）选择性较强,对 COX-2 的抑制作用较 COX-1 强 10 倍左右。口服吸收快而完全,生物利用度为 91%,血浆蛋白结合率为 99%。经肝脏代谢,主要由肾脏排泄,$t_{1/2}$ 为 20 h。抗炎作用强,适应证与吡罗昔康相同。治疗量时胃肠道不良反应少,剂量过大或长期应用可致消化道溃疡、出血。

氯 诺 昔 康

氯诺昔康（lornoxicam）口服吸收迅速而完全,血浆蛋白结合率为 99%,$t_{1/2}$ 为 3~5 h,个体差异大。本药除对 COX-2 具有高度选择性抑制作用,还能激活阿片肽神经系统,诱导体内强啡肽、β-内啡肽的释放,产生强大的镇痛作用,其镇痛效应与吗啡、曲马多相当,且无镇静、呼吸抑制、依赖性等不良反应。临床用于缓解术后疼痛、剧烈坐骨神经痛、晚期癌痛及强直性脊柱炎的慢性疼痛,亦可替代其他 NSAIDs 用于关节炎的治疗。

常见恶心、呕吐等胃肠道不良反应,偶见胃溃疡、胃穿孔、消化道出血。避免与其他 NSAIDs,包括选择性 COX-2 抑制剂合并用药。

（七）吡唑酮类

吡唑酮类包括氨基比林（amidopyrine）、安乃近（metamizol）、保泰松等,其中氨基比林和安乃近解热作用强,保泰松抗炎作用较强。

保 泰 松

保泰松（phenylbutazone）口服吸收迅速完全,血浆蛋白结合率为 98%,主要在肝脏经氧化缓慢代谢,代谢物之一羟基保泰松仍有抗炎活性,$t_{1/2}$ 约 70 h。能抑制 PG 合成,也能抑制白细胞趋化和溶酶体释放。抗炎、抗风湿作用强,而解热、镇痛作用较弱。主要用于治疗风湿性关节炎、类风湿性关节炎、强直性脊柱炎。较大剂量可减少肾小管对尿酸盐的重吸收,促进尿酸排泄,用于治疗痛风。

不良反应较多,常见恶心、呕吐、腹泻、头痛、眩晕、水肿、皮疹等,长期大剂量使用可致消化道溃疡及胃肠出血。偶见肝炎、黄疸、肾炎、血尿、剥脱性皮炎、甲状腺肿、粒细胞及血小板缺乏症等,服药一周以上应检查血象、肾功能,如出现发热、咽痛、皮疹、黄疸及柏油样便,应立即停药。

本品为肝药酶抑制剂,能抑制香豆素类抗凝药和磺酰脲类降糖药的代谢,并可将其从血浆蛋白结合部位置换出来,从而明显增强其作用及毒性,可引起出血症状或血糖过低。

（八）烷酮类

萘 丁 美 酮

萘丁美酮（nabumetone）为非酸性的可溶性脂质酮，是一种前体药物。吸收后经肝脏转化为活性代谢产物 6-甲氧基-2-萘乙酸（6-methoxy-2-naphthylacetic acid, 6-MNA）。6-MNA 的血浆蛋白结合率大于 99%，体内分布广泛，易于扩散进入滑膜组织、滑液和各种炎性渗出物中，$t_{1/2}$ 为 24 h。

本药抗炎、解热作用强于阿司匹林，镇痛作用比阿司匹林弱，主要用于风湿及类风湿性关节炎、骨关节炎、强直性脊柱炎和软组织损伤等，也可用于急性痛风。常见恶心、呕吐、腹痛、腹泻等胃肠道不良反应，偶致消化性溃疡、胃肠道出血、头痛、眩晕、耳鸣、失眠、多梦及皮疹、瘙痒等。活动性消化性溃疡或出血、严重肝功能损害、对萘丁美酮及其他 NSAIDs 过敏者禁用。

（九）异丁芬酸类

舒 林 酸

舒林酸（sulindac）为吲哚乙酸类衍生物，为活性极低的前体药，在体内转化为有活性的磺基代谢物，发挥解热、镇痛、抗炎作用。其效应强度不及吲哚美辛，但强于阿司匹林。主要用于类风湿性关节炎、骨关节炎及退行性关节病。因舒林酸在吸收入血前较少被胃肠黏膜转化为活性代谢产物，故胃肠道反应发生率较低，少数患者出现头痛、头晕、失眠等。

二、选择性环氧合酶-2 抑制药

解热镇痛抗炎药产生疗效的主要机制与抑制 COX-2 有关，而抑制 COX-1 则与其不良反应有关。传统解热镇痛抗炎药对于 COX-1、COX-2 的抑制作用无选择性，因此在临床使用时可引起胃肠道反应、肾脏损害、出血倾向等多种不良反应。为此，近年来选择性 COX-2 抑制药相继出现。

然而，随着基础与临床研究的发展，越来越多的证据表明两种 COX 在生理、病理上的差别并不明显，其活性在很大程度上交错重叠。COX-1 不仅是结构酶，也是诱导酶，在发挥生理作用的同时也发挥病理作用；而 COX-2 不仅是诱导酶，也是结构酶，具有一定的生理作用。多项药物上市后监测资料表明，本类药物可能带来心血管系统等更严重不良反应，故在药品说明书上也增加了可能加重心血管系统疾病、胃肠道溃疡及出血等不良反应的安全警示。

塞 来 昔 布

塞来昔布（celecoxib）是选择性的 COX-2 抑制药。

【体内过程】 口服吸收良好，约 3 h 血药浓度达峰值。血浆蛋白结合率约为 97%。体内分布广泛，可通过血脑屏障。主要经肝代谢，少量药物以原形从肾脏排出。

【药理作用】 能选择性抑制 COX-2，其抑制 COX-2 的作用较 COX-1 强 375 倍。具有解热、镇痛和抗炎作用。治疗量时对人体 COX-1 无明显影响,不影响 TXA_2 合成,但可抑制 PGI_2 合成。

【临床应用】　主要用于治疗风湿性、类风湿性关节炎、骨关节炎及强直性脊柱炎,也可用于术后急性疼痛、牙痛、痛经等,同时还可用于治疗家族性腺瘤性息肉。

【不良反应】

(1)胃肠道反应、出血和溃疡的发生率较非选择性 NSAIDs 低,但可能出现多尿和肾损害等不良反应。

(2)心血管系统不良反应较为严重,长期使用可能增加严重血栓性不良事件,如心肌梗死和卒中等,并随药物使用时间的延长而增加。

尼 美 舒 利

尼美舒利(nimesulide)是一种新型 NSAIDs,口服吸收迅速且完全,生物利用度为 92%,血浆蛋白结合率达 99%。主要经肝脏代谢,$t_{1/2}$ 为 2~3 h。对 COX-2 的选择性抑制作用较强,并能抑制白三烯生成和组胺释放,具有显著的抗炎、解热和镇痛作用,并具有抗过敏作用。适用于治疗类风湿性关节炎和骨关节炎、手术和急性创伤后的疼痛和炎症、耳鼻咽部炎症引起的疼痛、痛经、上呼吸道感染引起的发热等。

可见胃灼热、恶心、胃痛,但症状轻微而短暂,餐后服用可减轻胃肠道反应。偶见过敏性皮疹。有出血性疾病、胃肠道疾病、接受抗凝血剂或抗血小板聚集药物治疗的患者应慎用。儿童发热慎用,12 岁以下儿童禁用其口服制剂。

制剂与用法

1. 阿司匹林(aspirin)。片剂:0.05 g,0.1 g,0.3 g,0.5 g。泡腾片:0.3 g,0.5 g。肠溶片:0.3 g。解热镇痛,0.3~0.6 g/次,3 次/天,饭后服用。抗风湿,0.6~1 g/次,4 次/天,症状控制后逐渐减量。抗凝、抗血栓,50~300 mg/次,1 次/天。泡腾片放于温水 150~250 mL 中,溶化后饮下。

2. 对乙酰氨基酚(acetaminophen)。片剂:0.1 g,0.3 g,0.5 g。泡腾颗粒:0.1 g,0.5 g。成人 0.5~1 g/次,3~4 次/天,最大剂量不超过 4 g。儿童:3 个月~1 岁,60~120 mg/次;1~5 岁,0.15~0.25 g/次;6~12 岁,0.5 g/次,3~4 次/天。

3. 吲哚美辛(indomethacin)。片剂:25 mg。肠溶片:25 mg。胶囊剂:25 mg。栓剂:25 mg,50 mg,100 mg。贴片:12.5 mg。口服,25 mg/次,2~3 次/天,餐后服用或与食物同服。每周可递增 25~50 mg,至 0.1~0.15 g/d。直肠给药,取出栓剂,持栓剂下端,轻轻塞入肛门约 2 cm 处,1 枚/次,1 次/日,每日剂量不宜超过 2 枚。贴片:贴敷于受累关节或疼痛部位,适当贴用,一日 1 次。

4. 双氯芬酸(diclofenac)。片剂:25 mg。栓剂:50 mg。气雾剂:0.75 g。注射剂(钠盐):75 mg/2 mL。深部肌肉注射,75 mg/次,1 次/天。口服,25 mg/次,3 次/天。直肠给药,持栓剂下端,以少量温水湿润后,轻轻塞入肛门 2 cm 处,成人一次 50 mg,一日 50 mg~100 mg,或遵医嘱。局部喷雾,2~3 h 一次,3~4 揿/次(每揿含双氯芬酸钠 0.5 mg)。

5. 布洛芬(ibuprofen)。片剂:0.1 g,0.2 g。胶囊:0.2 g。缓释胶囊:0.3 g。栓剂:50 mg,100 mg。口服,0.2~0.4 g/次,3 次/天,餐中服。直肠给药,1~3 岁小儿,一次 50 mg,塞肛门内,症状不缓解,每隔 4~6 h 重复给药 1 次。24 h 不超过 4 粒。3 岁以上小儿 100 mg/次。

6. 奈普生(naproxen)。片剂:0.125 g,0.25 g。注射液:0.1 g/2 mL,0.2 g/2 mL。口服,0.25 g/次,2 次/天。肌内注射,100~200 mg/次,1 次/天。

7. 吡罗昔康(piroxicam)。片剂:10 mg,20 mg。口服,20 mg/次,1 次/天,或 10 mg/次,2 次/天,饭后服用,每日最大剂量不超过 20 mg。

8. 美洛昔康(meloxicam)。片剂:7.5 mg。胶囊:7.5 mg。口服,7.5 mg/次,1~2 次/天,早餐后服。

9. 氯诺昔康(lornoxicam)。片剂:4 mg,8 mg。注射剂:8 mg。口服,8 mg/次,2~3 次/天。肌内或静脉注射,起始剂量为 8 mg,如不能充分缓解疼痛,可加用一次 8 mg。

10. 保泰松(phenylbutazone)。片剂:0.1 g。口服,0.1~0.2 g/次,3 次/天,餐中服。症状缓解后,改为 1 次/天。

11. 萘丁美酮(nabumetone)。片剂:0.5 g,0.75 g。胶囊:0.25 g,0.5 g。干混悬剂:0.5 g。口服,0.5 g/次,2 次/天。

12. 舒林酸(sulindac)。片剂:0.1 g。胶囊:0.1 g。口服,成人 0.2 g/次,2 次/天,镇痛时可 8 h 后再次给药。2 岁以上儿童按体重一次 2.25 mg/kg,2 次/天,每日剂量不得超过 6 mg/kg。

13. 塞来昔布(celecoxib)。胶囊:0.2 g。口服,治疗骨关节炎,200 mg/次,1 次/天,或 100 mg/次,2 次/天。治疗类风湿性关节炎,100~200 mg/次,2 次/天。治疗急性疼痛:第 1 天首剂 400 mg,必要时,可再服 200 mg;随后根据需要,200 mg/次,2 次/天。

14. 尼美舒利(nimesulide)。片剂:100 mg。颗粒:50 mg,100 mg。胶囊:100 mg。口服,0.1 g/次,2 次/天,餐后服。

（熊 莺 杨解人）

第十九章　中枢兴奋药

中枢兴奋药（central nervous system stimulants）是能够选择性兴奋中枢神经系统、提高其功能活动的一类药物，根据其主要作用部位可分为三类：① 主要兴奋大脑皮质的药物，如咖啡因等；② 主要兴奋延髓呼吸中枢的药物，通常称为呼吸兴奋药，如尼可刹米等；③ 主要兴奋脊髓的药物，如士的宁等。兴奋脊髓的药物安全范围小，特别容易导致惊厥，现在除作为科研工具药外，临床基本不用。本章主要介绍前两类药物。

第一节　主要兴奋大脑皮质的药物

大脑皮层兴奋药在治疗剂量下选择性兴奋大脑皮质，提高其功能活动。

咖　啡　因[基]

咖啡因（caffeine）为黄嘌呤类衍生物，是咖啡豆中的主要生物碱。

【体内过程】　口服吸收迅速，也可静脉给药。咖啡因可迅速通过血脑屏障，也可通过胎盘进入胎儿体内，并可分泌进入乳汁。主要在肝脏代谢，代谢产物和原形药物从尿液排泄。早产儿、新生儿由于肝酶系统不成熟，药物主要以原形通过尿液排泄。

【药理作用及机制】　咖啡因能兴奋中枢神经系统和心肌，松弛平滑肌，并具有利尿作用。其可能机制包括：① 抑制磷酸二脂酶，使细胞内 cAMP 含量增加，进而介导一系列生理、生化反应；② 阻断神经元突触后膜 A_1 型腺苷受体，拮抗腺苷的抑制性效应；③ 促进肌浆网钙池释放 Ca^{2+}，使细胞内 Ca^{2+} 浓度增加；④ 竞争性拮抗苯二氮䓬受体，抑制 Cl^- 通道开放，而引起中枢兴奋。

1. 中枢神经系统

对中枢神经系统各部位均有兴奋作用，其作用范围与剂量相关。小剂量（50～200 mg）能兴奋大脑皮质，表现为精神振奋、思维活跃、疲乏减轻、睡意减少、脑力劳动效率提高。剂量增加（200～500 mg），可引起紧张、焦虑、失眠、头痛、震颤等兴奋症状。注射 0.3～0.5 g，能直接兴奋延髓呼吸中枢，提高呼吸中枢对 CO_2 的敏感性，呼吸加深加快，通气量增加；也可兴奋延髓血管运动中枢和迷走神经中枢，使血压升高，心率减慢，但这两种作用的效应常被直接兴奋心脏的作用抵消。更大剂量可兴奋脊髓，使反射亢进。中毒量可引起惊厥。

2. 心血管系统

咖啡因小剂量可减慢心率，可能与兴奋迷走神经中枢有关；较大剂量可直接兴奋心脏，使心率加快,心肌收缩力增强。咖啡因直接松弛血管平滑肌,使肺血管、冠状动脉和全身血管扩张,外周阻力降低。但咖啡因可使脑血管收缩,脑血流量减少,因此可与解热镇痛抗炎药合用,治疗脑血管扩张所致头痛。

3. 其他

咖啡因可松弛支气管、胆道及胃肠平滑肌,促进胃酸和胃蛋白酶的分泌。增加肾小球滤过率,抑制肾小管对 Na^+ 的重吸收而具有利尿作用。

【临床应用】

(1) 用于早产儿和新生儿原发性呼吸暂停,也可用于严重传染病或吗啡等引起的中枢性呼吸抑制。

(2) 与阿司匹林、对乙酰氨基酚、氨基比林等组成复方,用于缓解感冒、上呼吸道感染引起发热、头痛等症状,亦可用于神经痛、风湿痛、牙痛等。

(3) 与麦角胺、普萘洛尔等合用以预防或减少、减轻偏头痛发作。

【不良反应与护理对策】 毒性较低,治疗剂量安全性较高。

(1) 常见不良反应主要有激动、不安、失眠、头痛、恶心、呕吐等,剂量过大时出现心悸、低血压、神经过敏、肌肉抽搐甚至惊厥。急性心肌梗死、心律失常、消化性溃疡患者不宜久用。

(2) 静脉输注应在具备新生儿重症监护经验的医生指导下使用,并配备适当监测和监护设备,使用输液泵或其他定量输液装置,缓慢静脉输注,输注期间应严密监测患者血压、心率及呼吸情况。枸橼酸咖啡因的给药途径为静脉输注及口服给药,不得经肌内、皮下、椎管内或腹腔注射给药。

(3) 对长期服药者,不可骤停,应逐渐减量直至停药。误服中毒时间尚短者,可用温水洗胃,并用硫酸钠或硫酸镁导泻,过量解救可静注地西泮等。接受枸橼酸咖啡因治疗的新生儿,如果采用母乳喂养,其母亲不得食用或饮用含咖啡因的食物和饮料,亦不应使用含咖啡因的药物。

【药物相互作用】 咖啡因与麻黄碱或肾上腺素合用,可相互增强作用。大量应用可影响抗凝血药作用。与 MAO 抑制药合用,可致高血压危象。与西咪替丁合用,可干扰后者代谢而增强其作用。另外,可增加氨茶碱毒性。异烟肼能增加咖啡因作用,口服避孕药可降低其消除率。

哌 甲 酯

哌甲酯(methylphenidate)为人工合成药,化学结构与苯丙胺相似,但拟交感作用很弱。

【药理作用】 小剂量兴奋大脑皮质,消除疲乏,提高情绪,增加自信,提高运动能力。大剂量兴奋呼吸中枢。其机制主要是促进中枢释放去甲肾上腺素,大剂量可促进多巴胺、5-HT 的释放,并抑制其重摄取。此外,还能抑制单胺氧化酶的活性。

【临床应用】 临床主要用于对抗巴比妥类和其他中枢抑制药中毒引起的昏睡与呼吸抑制、发作性睡病,也可用于儿童多动症,使其注意力集中,减少过度活动,增加自制力,提高其学习能力。

【不良反应与护理对策】 毒性较低,不良反应与剂量有关。治疗量时可见焦虑、失眠、心悸、恶心和厌食,大剂量时可使血压升高、心率加快、头痛甚至惊厥,长期应用可引起精神依赖和成瘾。用药期间须监测血压,观察患者激动、耐受或心理依赖征象。服用单胺氧化酶抑制剂者,应在停药 2 周后再用本品。傍晚后不宜服药,以免引起失眠。癫痫、高血压、重度抑郁等患者慎用。

【药物相互作用】　与中枢兴奋药、肾上腺素受体激动药合用,作用相加,可诱发紧张、激动、失眠、甚至惊厥或心律失常。与抗癫痫药、抗凝药以及保泰松合用可使血药浓度升高,出现毒性反应。

匹 莫 林

匹莫林(pemoline)口服易吸收,经 2～4 h 血浆药物浓度达峰值,部分药物经肝脏代谢,代谢产物和部分原形药经肾脏排泄,$t_{1/2}$ 为 12 h。作用机制与哌甲酯相似,能提高中枢内去甲肾上腺素含量,从而兴奋中枢神经系统。用于治疗儿童多动症、轻度抑郁症、发作性睡病、过度脑力劳动所致疲劳及记忆障碍,也可用于遗传性过敏性皮炎。

常见失眠、厌食、体重减轻,偶见头昏、抑郁、易激惹、皮疹等不良反应。癫痫、肝肾功能不全者及 6 岁以下儿童、孕妇禁用。

甲 氯 芬 酯

甲氯芬酯(meclofenoxate)可兴奋大脑皮质,促进脑细胞的氧化还原过程,增加其对糖类的利用,改善脑细胞能量代谢,对处于抑制状态的中枢神经系统有兴奋作用。临床用于颅脑外伤性昏迷、脑动脉硬化、老年性精神病、酒精中毒、新生儿缺氧症、儿童精神迟钝、小儿遗尿症等。偶见兴奋、激动、失眠、胃部不适、头痛等不良反应,停药后可恢复。过量中毒可致焦虑不安、活动增多、共济失调、惊厥、心悸、血压升高等,可用 5% 葡萄糖氯化钠注射液静脉滴注并给予相应的对症处理及支持疗法。精神兴奋、有锥体外系症状及对本品过敏者禁用。

第二节　主要兴奋延髓呼吸中枢的药物

本类药可直接或间接兴奋延髓呼吸中枢,增加呼吸深度及频率,呼吸中枢受抑制时,作用尤为明显。但随剂量增加,可兴奋中枢其他部位,甚至引起惊厥。

尼 可 刹 米[基]

尼可刹米(nikethamide,可拉明)为烟酰胺的衍生物。

【体内过程】　可皮下注射、肌内注射或静脉注射,起效快,作用时间短暂,一次静脉注射只能维持作用 5～10 min。进入体内后迅速分布至全身,在体内首先代谢为烟酰胺,然后再被甲基化成为 N-甲基烟酰胺经尿排出。

【药理作用及机制】　可选择性兴奋延髓呼吸中枢,也可作用于颈动脉体和主动脉体化学感受器反射性地兴奋呼吸中枢,并提高呼吸中枢对二氧化碳的敏感性,使呼吸加深加快,对血管运动中枢有微弱兴奋作用。较其他中枢兴奋药安全,治疗剂量对大脑皮质及脊髓仅有较弱的兴奋作用,但剂量过大亦可广泛兴奋中枢神经系统而导致惊厥。

【临床应用】　作用温和、短暂,安全范围较大,广泛用于中枢性呼吸抑制及各种原因导致的呼吸抑制。对肺心病引起的呼吸衰竭及吗啡中毒所致呼吸抑制疗效显著,对巴比妥类中毒所致者效果较差。

【不良反应与护理对策】 常见面部刺激征、烦躁不安、抽搐、恶心、呕吐等不良反应,大剂量时可出现血压升高、心悸、出汗、面部潮红、震颤、心律失常、惊厥、甚至昏迷。用药前应先解除呼吸道梗阻,用药期间监测患者血压、心率及呼吸状况,随时调整剂量,以免过量。过量中毒应立即停药,并及时静脉注射苯二氮䓬类或小剂量硫喷妥钠等药物对症治疗。

二 甲 弗 林

二甲弗林(dimefline,回苏灵)直接兴奋呼吸中枢,使肺换气量及动脉氧分压升高,二氧化碳分压降低,作用较尼可刹米强 100 倍以上,临床苏醒率达 90%～95%。主要用于麻醉、催眠药物所引起的呼吸抑制及各种疾病引起的中枢性呼吸衰竭,也可用于手术、外伤等引起的虚脱和休克。可见恶心、呕吐、皮肤烧灼感等不良反应,过量可致抽搐或惊厥,应准备短效巴比妥类(如异戊巴比妥)作惊厥时急救用。静注速度须缓慢,并随时注意病情进展。肝肾功能不全者、孕妇、有惊厥史者禁用。

洛 贝 林[基]

洛贝林(lobeline,山梗菜碱)是从北美山梗菜科植物山梗菜中提出的生物碱,现已人工合成。治疗剂量可刺激颈动脉体和主动脉体化学感受器的 N_1 受体,反射性地兴奋呼吸中枢而使呼吸加快,但对呼吸中枢无直接兴奋作用。剂量加大可直接兴奋延髓导致震颤、惊厥。作用短暂,仅持续数分钟。临床用于各种原因所致的中枢性呼吸抑制,如新生儿窒息、一氧化碳中毒及中枢抑制药吗啡、巴比妥类引起的呼吸抑制。常见恶心、呕吐、呛咳、头痛、心悸等不良反应,剂量过大可引起心动过速、传导阻滞、呼吸抑制甚至惊厥等。

胞磷胆碱钠[基]

胞磷胆碱钠(citicoline sodium,胞二磷胆碱钠)为核苷衍生物。口服吸收良好,只有少量通过血脑屏障,但当颅脑受伤时,进入脑组织的药物增加。主要参与卵磷脂的生物合成,增强网状结构上行激活系统的功能,降低脑血管阻力,增加脑血流量,改善大脑血液循环,促进大脑物质代谢。用于治疗颅脑损伤和脑血管意外所引起的神经系统后遗症,并可用于帕金森病。偶见胃肠道反应、一过性血压下降、失眠等不良反应,停药后可自行消失。

贝 美 格

贝美格(megimide,美解眠)能直接兴奋呼吸中枢及血管运动中枢,使呼吸增加,血压轻微升高,其中枢兴奋作用类似戊四氮,对巴比妥类及其他镇静催眠药有对抗作用。作用迅速,维持时间短,静脉注射后仅维持 10～20 min。主要用于巴比妥类及其他镇静催眠药中毒的解救,亦可减少硫喷妥钠麻醉时的深度,并促进其恢复,故可用作静脉麻醉的催醒剂。用量过大或注射过快可致恶心、呕吐、腱反射亢进、抽搐甚至惊厥。静脉注射或静脉滴注速度不宜过快,以免产生惊厥。

多 沙 普 仑

多沙普仑(doxapram)为呼吸兴奋药,小剂量可刺激颈动脉体化学感受器,反射性兴奋呼吸中枢,大剂量直接兴奋延髓呼吸中枢,使潮气量加大。在阻塞性肺疾病患者发生急性通气不全时,应用此药后,潮气量、血二氧化碳分压、血氧饱和度均有改善。作用强,安全范围较大,治疗量与中毒量之比为 1∶70。用于全麻药引起的呼吸抑制或呼吸暂停、药物过量引起的中枢神经抑制、慢性阻塞性肺病引起的急性呼吸功能不全、呼吸窘迫、潮气量小等。可引起头痛、无力、恶心、呕吐、腹泻及尿潴留等不良反应。惊厥、癫痫、重度高血压、嗜铬细胞瘤、甲状腺功能亢进、冠心病、严重肺部疾患者禁用。孕妇及 12 岁以下儿童慎用。

制剂与用法

1. 枸橼酸咖啡因(caffeine citrate)。注射液:20 mg/1 mL,60 mg/3 mL。负荷量 20 mg/kg 体重,输液泵或其他定量输液装置,缓慢静脉输注(30 min)。间隔 24 h,给予 5 mg/kg 体重的维持剂量缓慢静脉输注(10 min)。

2. 盐酸哌甲酯(methylphenidate hydrochloride)。片剂:10 mg。注射剂:20 mg。口服,10 mg/次,2～3 次/天,饭前 45 min 服用。皮下、肌内注射或缓慢静脉注射,一次 10～20 mg。

3. 匹莫林(pemoline)。片剂:20 mg。口服,20 mg/次,1 次/天,晨服,一日总剂量不宜超过 60 mg。

4. 盐酸甲氯芬酯(meclofenoxate)。胶囊:0.1 g,0.2 g。分散片:0.1 g。注射剂:0.1 g,0.2 g,0.25 g。口服,0.1～0.2 g/次,3 次/天,疗程至少为一周。静脉注射或静脉滴注,0.1～0.25 g/次,3 次/天。治疗成人昏迷状态,肌内注射,0.25 g/次,2 h/次。

5. 尼可刹米(nikethamide)。注射液:0.375 g/1.5 mL,0.5 g/2 mL。皮下、肌内或静脉注射,0.25～0.5 g/次,以 5% 葡萄糖溶液稀释,缓慢注入。极量 1.25 g/次。用药须配合人工呼吸和给氧措施。

6. 二甲氟林(demefline)。注射剂:8 mg。肌内注射,8 mg/次。静脉注射,8～16 mg/次,临用前加 5% 葡萄糖注射液稀释后缓慢注射。静脉滴注,用于重症患者,16～32 mg/次,临用前加氯化钠注射液或 5% 葡萄糖注射液稀释后静脉滴注。

7. 盐酸洛贝林(lobeline hydrochloride)。注射剂:3 mg/mL,10 mg/mL。皮下或肌内注射,3～10 mg/次。极量 20 mg/次,50 mg/d。

8. 胞磷胆碱钠(citicoline sodium)。片剂:0.1 g,0.2 g。注射液:0.25 g/2 mL,0.5 g/2 mL,1 g/5 mL。氯化钠注射液:0.25 g/100 mL,0.25 g/250 mg,0.5 g/50 mL,0.5 g/100 mL。口服,0.2 g/次,3 次/天。肌内注射,0.1～0.3 g/d,分 1～2 次注射。静脉缓慢滴注,一日 0.25～0.5 g,5～10 日为一疗程。

9. 贝美格(megimide)。注射剂:50 mg/10 mL,50 mg/20 mL。静脉注射,每 3～5 min 注射 50 mg,至病情改善或出现中毒症状。静脉滴注,50 mg 加 5% 葡萄糖注射液 250～500 mL 稀释后静脉滴注。

10. 多沙普仑(doxapram hydrochloride)。注射液:100 mg/5 mL。静脉注射,0.5～1.0 mg/kg,不超过 1.5 mg/kg,如需重复给药,至少间隔 5 min。静脉滴注,0.5～1.0 mg/kg,加葡萄糖氯化钠注射液稀释后静脉滴注,总量不超过一日 3 g。

（郭莉群　杨解人）

第二十章　利尿药及脱水药

利尿药和脱水药都具有利尿和消除水肿的作用,其区别在于利尿药通过抑制肾小管对 Na^+、Cl^- 等的重吸收,达到增加尿量、消除水肿的目的;而脱水药为高渗液,进入血液后,可以提高血浆和肾小管液渗透压,从而使组织脱水,消除水肿。

第一节　利　尿　药

利尿药(diuretics)作用于肾脏,促进体内水和电解质排泄,增加尿量,临床主要用于治疗心衰、肾衰、肾病综合征等各种原因引起的水肿,也可用于某些非水肿性疾病,如高血压、肾结石、高钙血症等。常用利尿药按效能分为三大类(见表 20.1)。

表 20.1　利尿药的分类及药物

效　能	类　　　别	作用部位	代表药物
高效利尿药	袢利尿药	髓袢升支粗段	呋塞米
中效利尿药	噻嗪类及类噻嗪类	远曲小管近端	氢氯噻嗪
	保钾利尿药	远曲小管远端和集合管	螺内酯,氨苯蝶啶
低效利尿药	碳酸酐酶抑制药	近曲小管	乙酰唑胺
	渗透性利尿药	髓袢及肾小管其他部位	甘露醇

一、利尿药的生理学基础及药物作用环节

尿液在肾脏生成,需要经肾小球滤过和肾小管与集合管的重吸收、分泌等过程。利尿药可通过影响这一过程的某些环节而产生利尿作用。

(一) 增加肾小球滤过

正常人每日经肾小球滤过产生的原尿量可达 180 L,排出终尿 1~2 L,说明约 99% 的原尿被肾小管与集合管重吸收。强心苷、氨茶碱等药物可通过增加心肌收缩力、扩张肾血管、增加肾血流量和肾小球滤过率,使原尿增加,但由于肾脏存在球-管平衡的调节机制,终尿量并不明显增多,利尿作用很弱。因此,目前常用的利尿药不是作用于肾小球,而是通过影响

肾小管与集合管的重吸收发挥利尿作用(图20.1)。

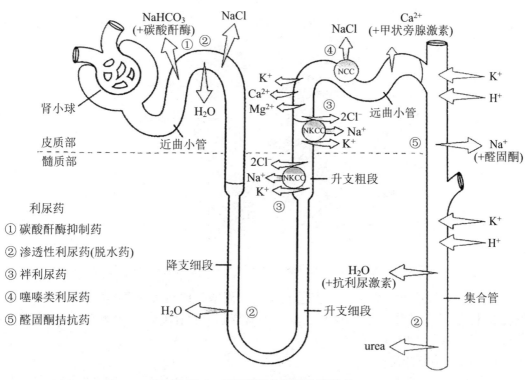

图 20.1 利尿药的作用部位及靶点

(二)抑制肾小管重吸收

1. 抑制近曲小管重吸收

原尿中约 60% 的 Na^+ 在近曲小管重吸收,但作用于此段的药物并无明显利尿效果,其原因是药物抑制了近曲小管对 Na^+ 的重吸收,使近曲小管腔内原尿增多,小管扩张,吸收面积增大,代偿性地增加了肾小管各部对水和 Na^+ 的重吸收。碳酸酐酶抑制药如乙酰唑胺可作用近曲小管减少 H^+ 的分泌,抑制 H^+-Na^+ 交换,使 Na^+ 重吸收减少而利尿(图20.2)。由于利尿作用弱,同时伴有 HCO_3^- 排出增多,可致代谢性酸血症,乙酰唑胺现已很少作为利尿药使用。近曲小管对水高度通透,水的转运伴随离子重吸收,此段小管液保持等渗。

2. 抑制髓袢升支粗段的重吸收

髓袢升支对水的通透性极低,在尿液的稀释和浓缩机制中具有重要意义。原尿中约 35% 的 Na^+ 在髓袢升支粗段重吸收,主要依赖于管腔膜上的 Na^+-K^+-$2Cl^-$ 共同转运子。由于此段 Na^+ 重吸收的同时不伴有水的重吸收,小管液(即尿液)逐渐被稀释,随着原尿中的 NaCl 不断进入髓质间隙,髓质则形成高渗状态,以利于小管液在流经集合管时在抗利尿激素作用下向髓质扩散,尿液被浓缩。故高效能袢利尿药抑制此段 Na^+-K^+-$2Cl^-$ 共同转运子,减少 NaCl 重吸收,影响肾脏的稀释和浓缩功能,排出大量近似等渗的尿液,利尿作用十分强大。

3. 抑制远曲小管的重吸收

此段 Na^+ 重吸收是由 Na^+-Cl^- 共同转运体介导完成的,可被噻嗪类利尿药阻断。与髓

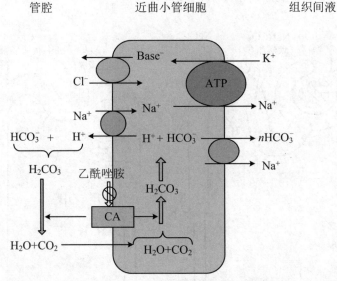

管腔　　　　　　　　近曲小管细胞　　　　　　　组织间液

图 20.2　近曲小管的离子转运及碳酸酐酶(CA)抑制药的作用机制

袢升支粗段一样,远曲小管对水不通透,且不受醛固酮和抗利尿激素的影响。NaCl 的重吸收使小管液进一步稀释。此外,该段上皮细胞管周膜上存在 Ca^{2+} 主动转运系统,甲状旁腺激素可促进 Ca^{2+} 的重吸收。

4. 抑制集合管的重吸收

集合管是肾单位最终末部分,重吸收原尿中 $2\%\sim5\%$ 的 NaCl。主细胞管腔膜通过分离的通道分别转运 Na^+ 和排出 K^+,形成了 Na^+-K^+ 交换。由于 Na^+ 进入细胞的动力超过 K^+ 的分泌,可产生显著管腔负电位,驱使 Cl^- 通过旁细胞途径吸收。

K^+ 的分泌受集合管腔 Na^+ 浓度影响,如作用于集合管上游的利尿药增加 Na^+ 的排出,会引起集合管 K^+ 的分泌增加。醛固酮通过对基因转录的影响,增加管腔膜 Na^+ 通道和 K^+ 通道活性及 Na^+-K^+-ATP 酶活性,可促进 Na^+ 的重吸收和 K^+ 的分泌。直接抑制集合管 Na^+ 的重吸收或拮抗醛固酮的药物均可产生留钾排钠的利尿作用,故螺内酯和氨苯蝶啶又被称为保钾利尿药。

影响尿浓缩的最后关键是抗利尿激素(antidiuretic hormone,ADH),通过调控集合管主细胞表达的水通道 AQP2 向细胞膜的转移过程,增加集合管对水通透性。在高浓度的尿素与 NaCl 形成的髓质高渗作用下,尿液中水分通过集合管主细胞表达的水通道被重吸收。

二、常用利尿药

(一)高效利尿药

高效利尿药作用于髓袢升支粗段,故又称为袢利尿药,存在明显的剂量-效应关系,利尿作用迅速而强大,是目前最有效的利尿药。常用药物有呋塞米、布美他尼、依他尼酸、托拉塞米等。

呋　塞　米[基]

呋塞米(furosemide,速尿)是目前临床应用最广泛的利尿药。

【体内过程】　口服 30～60 min 起效,持续 6～8 h。静脉给药 5 min 起效,持续 2 h。血浆蛋白结合率约为 95%,主要以原形经肾脏排泄,少量经肝脏代谢由胆汁排泄,$t_{1/2}$ 的个体差异大,正常人为 30～60 min,无尿患者延长至 75～155 min,肝肾功能严重受损者可延长至 11～20 h。

【药理作用及机制】

1. 利尿作用

作用于髓袢升支粗段,抑制管腔膜上 Na^+-K^+-$2Cl^-$ 同向转运系统,使尿液 Na^+、K^+、Cl^- 增多,同时影响髓质间液高渗透压的维持,减弱尿液的稀释和浓缩功能,排出大量近于等渗的尿液。此外,由于 K^+ 重吸收的减少,降低了 K^+ 再循环导致的管腔正电位,使 Mg^{2+} 和 Ca^{2+} 的重吸收减少,尿 Mg^{2+}、Ca^{2+} 排泄增加,输送到远曲小管和集合管部位的 Na^+ 增加又促进 Na^+-K^+ 交换,使 K^+ 排泄进一步增加。Cl^- 的排出量也往往超过 Na^+,连续应用可引起低氯性碱血症。大剂量呋塞米可抑制近曲小管的碳酸酐酶,增加尿液 HCO_3^- 排出(图 20.3)。

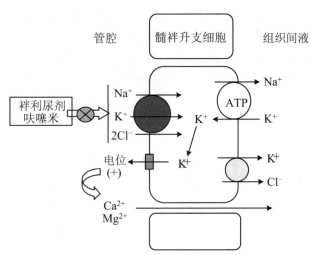

图 20.3　髓袢升支粗段离子转运及袢利尿药作用机制

髓袢升支粗段对 NaCl 重吸收依赖于管腔膜上的 Na^+-K^+-$2Cl^-$ 同向转运子。进入细胞内的 Na^+ 由基侧膜上的 Na^+-K^+-ATP 酶主动转运至细胞间质,K^+ 在细胞内蓄积并扩散返回管腔,造成管腔内正电位,驱动 Mg^{2+}、Ca^{2+} 重吸收。袢利尿药则通过抑制管腔膜上 Na^+-K^+-$2Cl^-$ 同向转运子,排出 Cl^-、Na^+、K^+、Mg^{2+}、Ca^{2+},产生利尿作用。

2. 扩血管作用

呋塞米可促进肾脏前列腺素的合成,扩张肾血管、增加肾血流量,有利于防治急性肾衰竭;扩张全身静脉,增加静脉容积,以及快速排钠利尿,减少血容量和回心血量,降低左室充盈压,有助于减轻肺水肿。

【临床应用】

1. 急性肺水肿和脑水肿

袢利尿剂是治疗急性肺水肿的首选药物。静脉注射呋塞米可迅速缓解急性肺水肿。利尿作用使血容量和细胞外液明显减少,血浆渗透压增高,利于消除脑水肿,尤其是脑水肿合并心衰患者。

2. 其他严重水肿

用于心源性、肝源性和肾源性等各类水肿和其他利尿药无效的严重水肿患者。

3. 急慢性肾衰竭

呋塞米增加尿量和排钾,冲洗肾小管,减少肾小管萎缩和坏死,同时扩张肾血管,增加肾血流量和肾小球滤过率,可预防和治疗急性肾衰竭,但不能延缓肾衰的进程。对其他药物疗效不佳的慢性肾衰患者用大剂量呋塞米治疗,也可增加尿量。

4. 高钙血症

静脉注射呋塞米配合输入生理盐水,可显著抑制 Ca^{2+} 的重吸收,降低血钙,迅速控制高钙血症。

5. 加速毒物排泄

应用呋塞米同时配合输液,强迫性利尿以促进毒物排出,用于抢救经肾排泄的药物中毒,如水杨酸类、巴比妥类等。

【不良反应与护理对策】

1. 水、电解质代谢紊乱

大剂量或长期应用可引起低血容量、低血钾、低血钠、低血镁、低血氯性碱中毒等。常见口干、烦渴、肌肉痉挛、恶心、呕吐和极度疲乏无力等症状。

血钾过低易诱发或加重强心苷对心脏的毒性,对晚期肝硬化患者可引起肝昏迷。故本药宜小剂量开始,根据尿量调整,注意补钾或与保钾利尿药配伍使用。当低血钾和低血镁同时存在时应先纠正低血镁,由于 Na^+-K^+-ATP 酶的激活需要 Mg^{2+},否则即使补钾也不易纠正。

2. 耳毒性

大剂量静脉快速注射可出现眩晕、耳鸣、听力障碍,多为暂时可逆性,少数为不可逆性,尤其当肾功能不全或与其他耳毒性的药物合用时易发生。耳毒性的原因可能与药物引起内耳淋巴液、电解质浓度迅速改变和耳蜗外毛细胞损伤有关。为避免耳毒性,应延长严重肾功能损害患者用药间隔时间,并定期检查听力。

3. 高尿酸血症

呋塞米与尿酸竞争近曲小管有机酸分泌途径,抑制尿酸排泄,且利尿后血容量降低,尿酸盐的重吸收增加。长期用药可出现高尿酸血症,但临床诱发痛风发生率较低。

4. 过敏反应

表现为皮疹、嗜酸性粒细胞增多等,停药可迅速恢复。这种过敏反应与磺胺结构有关。

5. 其他

可引起恶心、呕吐,大剂量引起胃肠出血,可升高血糖、LDL 胆固醇和甘油三酯,降低 HDL 胆固醇。偶可引起粒细胞、血小板减少。

无尿或严重肝肾功能损害、糖尿病、高尿酸血症或有痛风病史、急性心肌梗死、胰腺炎、低钾倾向、红斑狼疮及前列腺肥大等患者应慎用。应定期检测血电解质、血压、肝肾功能、血糖、血尿酸、酸碱平衡及听力等。

【药物相互作用】

(1) 与巴比妥类药物、麻醉药合用,易引起直立性低血压。与两性霉素、头孢菌素、氨基糖苷类等抗生素合用,会增加肾毒性和耳毒性。与锂盐合用明显增加肾毒性。与抗组胺药物合用可增加耳毒性。

(2) 与碳酸氢钠合用可发生低氯性碱中毒。本药可降低降血糖药、抗凝药物和抗纤溶药物的疗效。吲哚美辛和丙磺舒与呋塞米竞争近曲小管有机酸分泌途径,影响呋塞米的排泄。

(3) 肾上腺皮质激素、促肾上腺皮质激素及雌激素能增加低钾血症的发生机会。非甾体类抗炎药能抑制前列腺素合成,降低本药的利尿作用和增加肾损害。酒及含酒精制剂和降压药能增强本药的利尿和降压作用。

布 美 他 尼

布美他尼(bumetanide)与呋塞米同属磺胺类利尿药,具有高效、速效、短效和低毒等特点,用于各种顽固性水肿及急性肺水肿和急慢性肾衰竭。效价强度为呋塞米的 20~60 倍,不良反应较少,耳毒性发生率仅为呋塞米的 1/6,故听力障碍及急性肾衰竭者宜选用布美他尼。

依 他 尼 酸

依他尼酸(ethacrynic acid)的利尿作用、临床应用基本同呋塞米,但永久性耳聋发生率较高,临床少用。依他尼酸不含磺胺结构,对磺胺过敏者可选用本药。

(二)中效利尿药

噻嗪类(thiazides)是临床广泛应用的口服利尿药和降压药,基本化学结构相似,均含有苯噻嗪核和磺酰胺基。本类药物虽然效价不同,但效能相同。吲哒帕胺(indapamide)、氯噻酮(chlorothiazide,氯肽酮)、美托拉宗(metolazone)、喹乙宗(quinethazone)等虽无噻嗪环但有磺胺结构,利尿作用与噻嗪类相似,同属于中效利尿药(见表 20.2)。

表 20.2 常用噻嗪类或非噻嗪类利尿药用量和药理特性比较

药物	每日口服用量(mg)	药理特性(与氢氯噻嗪比较)
氢氯噻嗪	50~100	中效利尿,作用温和
吲哒帕胺	2.5~10	效能相同,对碳酸酐酶抑制作用强
氯噻酮	50~100	效能相同,作用持久,对 K^+ 影响小
美托拉宗	2.5~10	效能相同,作用持久
喹乙宗	50~100	效能相同,作用持久

氢 氯 噻 嗪[基]

氢氯噻嗪(hydrochlorothiazide,双氢克尿塞)是噻嗪类的原形药物,最为常用。

【体内过程】 口服吸收迅速但不完全,进食能增加吸收量,可能与药物在小肠的滞留时间延长有关。服后 1~2 h 出现利尿作用,持续 6~12 h。部分与血浆蛋白相结合,部分进入红细胞内。主要以原形从近曲小管分泌排出,$t_{1/2}$ 约 15 h。

【药理作用及机制】

1. 利尿作用

噻嗪类药物作用于远曲小管近段,抑制 Na^+-Cl^- 共同转运子,减少 NaCl 的重吸收,影响尿液的稀释功能,但不影响尿液浓缩过程,利尿作用温和持久。转运至远曲小管的 Na^+ 增加,会促进 Na^+-K^+ 交换,使 K^+ 排泄增加,长期服用可致低血钾。噻嗪类也可抑制碳酸酐酶,增加 HCO_3^- 的排泄。与袢利尿药不同,噻嗪类能增加远曲小管由甲状旁腺激素调节的 Ca^{2+} 重吸收,减少尿 Ca^{2+} 排出。噻嗪类的利尿作用部分依赖于促进肾脏前列腺素的合成,可被 NSAIDs 所抑制。

2. 降压作用

早期通过利尿、降低血容量而降压,长期则通过扩张外周血管而发挥作用(详见抗高血压药物),单用降压效应较弱。

3. 抗利尿作用

噻嗪类可排 Na^+ 降低血浆渗透压,明显减少尿崩症患者的尿量和口渴感,具体抗利尿机制不明。

【临床应用】

1. 水肿

临床用于各种类型水肿,是轻度、中度心源性水肿的首选药。对肾性水肿的疗效受肾功能损害程度的影响,轻者较好,重者则差。对肝性水肿也有效,但慎用,以防低血钾诱发肝性昏迷。

2. 高血压

常作为基础降压药与其他降压药合用,可减少后者用量,减轻不良反应。

3. 尿崩症

主要用于肾性尿崩症及加压素无效的中枢性尿崩症,可使患者尿量明显减少。

4. 高尿钙伴肾结石

降低尿钙含量以及在管腔中的沉积,抑制肾结石形成。

【不良反应与护理对策】

1. 电解质紊乱

老年人应用本类药物较易发生低血压、低血钾、低血镁及低钠低氯性碱血症,常见口干、烦渴、肌肉痉挛、恶心、呕吐和极度乏力等症状。应告知患者避免突然改变体位,防止直立性低血压,避免热水盆浴或长时间淋浴。监测出入水量、血压、体重、电解质、血肌酐和尿素氮水平,观察有无低血钾的症状如肌肉无力、抽搐等。应从最小有效剂量开始,间歇用药,以减少反射性肾素和醛固酮的分泌。

2. 代谢变化

抑制尿酸排泄引起高尿酸血症。抑制胰岛素分泌及减少组织利用葡萄糖,可引起血糖升高。尚可导致高脂血症。用药期间监测尿酸和血糖及血脂。

3. 过敏反应

可见皮疹、光敏性皮炎、溶血性贫血、血小板减少性紫癜、坏死性胰腺炎等,与磺胺类药物、呋塞米、布美他尼、碳酸酐酶抑制剂有交叉过敏反应。建议患者使用遮阳物,避免光过敏反应。

无尿或严重肾功能减退者,对噻嗪类、磺胺药等过敏的患者,糖尿病、痛风、红斑狼疮、胰腺炎、严重肝功能损伤者及有黄疸的婴儿、运动员等慎用。

【药物相互作用】 NSAIDs 尤其是吲哚美辛,能降低本药的利尿作用,与前者抑制前列腺素合成有关;考来烯胺能减少胃肠道对本药的吸收,故应在口服考来烯胺 1 h 前或 4 h 后服用本药;与降压药合用时,利尿降压作用均加强;使抗凝药作用减弱,主要是由于利尿后机体血浆容量下降,血中凝血因子水平升高,加上利尿使肝脏血液供应改善,合成凝血因子增多;与洋地黄类、胺碘酮等合用时,应慎防因低钾血症引起的副作用。

吲 哒 帕 胺[基]

吲哒帕胺(indapamide)为含吲哚环的磺胺衍生物。口服吸收快而完全,生物利用度高,作用维持 18 h。抑制碳酸酐酶作用强,具有利尿作用,效价高,用量仅为氢氯噻嗪的 1/10。并可直接舒张血管,降低血压。不影响脂质代谢,可用于高血压伴高脂血症者。过量可致水电解质紊乱。对磺胺过敏、严重肾功能不全、肝性脑病、低钾血症者禁用。

(三) 低效利尿药

低效利尿药按作用方式的不同分为保钾利尿药和碳酸酐酶抑制药。保钾利尿药作用于远曲小管末段及集合管,拮抗醛固酮或者通过抑制管腔膜上的 Na^+ 通道而起作用,目前有螺内酯、依普利酮、坎利酮(canrenone)和坎利酸钾(potassium canrenoate)拮抗醛固酮,氨苯蝶啶和阿米洛利抑制肾小管上皮细胞钠离子通道。由于利尿作用弱,单用效果差,常与其他利尿药合用。

碳酸酐酶抑制药乙酰唑胺是磺胺衍生物,通过抑制肾小管碳酸酐酶的活性减少 HCO_3^- 重吸收,利尿作用弱,临床不作为利尿药使用。

螺 内 酯[基]

螺内酯(spironolactone)又名安体舒通(antisterone),为竞争性醛固酮拮抗药。

【体内过程】 口服吸收良好,生物利用度大于 90%,血浆蛋白结合率达 90% 以上。进入体内后 80% 由肝脏迅速代谢为有活性的坎利酮,口服 1 d 起效,2~3 d 达高峰,停药后作用仍可维持 2~3 d。在肝脏代谢,无活性代谢物经肾脏和胆汁分泌排泄,约 10% 以原形从肾脏排出。

【药理作用及机制】 螺内酯及其代谢产物坎利酮的结构与醛固酮相似,可结合胞质中的醛固酮受体,阻止醛固酮-受体复合物核转位,干扰醛固酮诱导的基因转录和蛋白表达,抑制 Na^+-K^+ 交换,产生排钠保钾的利尿作用。作用较弱,缓慢而持久。螺内酯仅在体内存在醛固酮时发挥作用,利尿作用与体内醛固酮浓度有关,对切除肾上腺的动物无效。

【临床应用】

1. 伴有醛固酮增多的顽固性水肿

常与氢氯噻嗪或高效能利尿药合用治疗肝硬化和肾病综合征水肿患者,既可增强利尿作用,又可预防低钾血症。也用于治疗原发性醛固酮增多症。

2. 慢性心力衰竭

螺内酯拮抗醛固酮不仅可以排钠利尿、消除水肿,还可通过抑制心肌纤维化等作用改善临床症状。

【不良反应与护理对策】 与呋塞米和氢氯噻嗪相比,螺内酯的不良反应较轻,不影响尿酸排泄,也无升高血糖作用。

1. 高血钾

久用可致高钾血症,表现为嗜睡、极度疲乏、心率减慢、心律失常等。用药期间应密切随访血钾和心电图,用药期间如出现高钾血症,应立即停药。少食含钾丰富的食物,忌补钾。

2. 性激素样作用

长期用药可致男性乳房发育、性功能低下,女性可出现乳房胀痛、毛发增多、月经失调等,停药后可消失。少数患者可引起头痛、困倦与精神紊乱等。

3. 其他

本品应于进食时或餐后服药,以减少胃肠道反应,并可能提高生物利用度。肾功能不良或血钾偏高者禁用。

依 普 利 酮

依普利酮(eplerenone)为选择性醛固酮受体拮抗剂,对糖皮质激素、黄体酮和雄激素受体的亲和力较低,故克服了螺内酯的促孕和抗雄激素等副作用。口服达峰时间约 1.5 h,$t_{1/2}$ 为 4~6 h。抗醛固酮受体活性约为螺内酯的 2 倍,对高血压、心力衰竭等疗效较好,副作用较小,临床应用前景较广。

氨 苯 蝶 啶[基]

氨苯蝶啶(triamterene)为低效保钾利尿药。与螺内酯不同,因不拮抗醛固酮,无性激素样副作用,对肾上腺切除的动物仍有利尿作用。

【体内过程】 本药口服 2 h 起效,6 h 作用达峰值,作用持续时间为 7~9 h。主要在肝脏代谢,经肾脏排泄,$t_{1/2}$ 为 1.5~2 h。

【药理作用及机制】 直接作用于远曲小管远端和集合管,选择性阻滞管腔膜上的钠通道,减少 Na^+ 重吸收,抑制 Na^+-K^+ 交换。由于管腔内负电位减小,使 K^+ 向管腔分泌的驱动力减少,K^+ 分泌减少。

【临床应用】 利尿作用较弱,临床很少单用,常与排钾利尿药合用,治疗各种顽固性水肿,拮抗其他利尿药的排钾作用。

【不良反应及护理对策】 长期连续服用,可致高钾血症,肾功能不良者及老年患者尤易发生。应少食含钾高的食物,如橘子、香蕉等。抑制二氢叶酸还原酶可发生巨幼红细胞性贫血,应补充甲酰四氢叶酸钙。偶见嗜睡、头晕、恶心、呕吐、腹泻及光敏反应等不良反应。严重肝肾功能不全、高钾血症倾向者禁用。

阿 米 洛 利

阿米洛利(amiloride,氨氯吡咪)的化学结构与氨苯蝶啶不同,但药理作用相似,为作用较强的保钾利尿药,无拮抗醛固酮作用。高浓度时,阻滞 Na^+-H^+ 和 Na^+-Ca^{2+} 反向转运子,可能抑制 H^+ 和 Ca^{2+} 的排泄。临床应用同氨苯蝶啶。

本药可引起恶心、呕吐、腹痛、腹泻、便秘等胃肠道反应,还可发生头晕乏力、感觉异常、轻度精神及视力异常、皮疹等。长期应用可引起高钾血症,肾功能不全、糖尿病患者及老年人较易发生。高钾血症患者禁用。

乙 酰 唑 胺[基]

乙酰唑胺(acetazolamide)为碳酸酐酶抑制药,利尿作用弱,临床不作为利尿药使用。能抑制睫状体上皮细胞碳酸酐酶活性,从而减少房水生成,降低眼压,适用于治疗各种类型的青光眼。常见四肢麻木及刺痛感、疲劳、体重减轻、困倦抑郁、嗜睡、恶心、食欲不振、腹泻、多尿、皮疹等。长期用药可加重低钾血症、低钠血症、电解质紊乱及代谢性酸中毒等。血钾下降可减弱本品的降眼压作用。对肾结石患者,本品可诱发或加重病情,如出现肾绞痛和血尿应立即停药。

第二节　脱　水　药

脱水药又称渗透性利尿药,包括甘露醇、山梨醇、高渗葡萄糖等。渗透性利尿药应具有下列特点:① 静脉注射后不易通过毛细血管进入组织;② 易经肾小球滤过;③ 不易被肾小管重吸收。大剂量静脉给药后,可迅速提高血浆渗透压,使组织脱水;当这些药物通过肾脏时不易被重吸收,小管液渗透压增高使水分重吸收减少,尿量增加,故本类药物既可脱水又可利尿。渗透性利尿药主要是增加水分而不是 Na^+ 的排泄,作用较弱,一般不作为利尿药使用。

甘　露　醇[基]

甘露醇(mannitol)为己六醇结构,临床常用 20％高渗溶液静脉注射或滴注。

【药理作用及机制】

1. 脱水作用

甘露醇口服不吸收,产生腹泻,可迅速排出胃肠道内毒物。静脉注射或滴注时,可迅速提高血浆渗透压,使组织内过多的水分向血浆转移而产生脱水作用,无反跳性回升。

2. 利尿作用

静脉注射甘露醇可增加血容量及肾小球滤过率,经肾小球滤过后不被重吸收,保持肾小管较高的渗透压,使水分重吸收减少,排出增多。同时由于排尿速率增快,减少了尿液与肾小管上皮细胞的接触时间,使电解质重吸收也减少,髓质高渗区渗透压降低,进而抑制集合管对水的重吸收。

【临床应用】

1. 降低颅内压

甘露醇降低颅内压安全有效,是治疗脑水肿的首选药。

2. 青光眼

可用于青光眼急性发作或术前应用,以降低眼压。

3. 预防急性肾衰竭

甘露醇通过渗透性利尿维持尿量,冲刷和稀释肾小管内有害物质,保护肾小管以免萎缩坏死。利用脱水作用减轻肾间质水肿,还可增加肾血流量,改善急性肾衰竭早期的缺血缺氧状态。甘露醇对肾衰竭伴有低血压者效果较好。

【不良反应与护理对策】

1. 水和电解质紊乱

快速大量静注可引起一过性头痛、眩晕、视力模糊、心悸等，应调整滴速，注意滴速过慢则达不到降颅内压作用。长期用药应定期检查尿量、血糖、血浆渗透压以及血压、肾功能和心功能等。尚可见高渗性口渴、组织脱水、中枢神经系统症状。老年患者肾血流量减少及低钠脱水者可引起渗透性肾病（或称甘露醇肾病），出现尿量减少，甚至急性肾衰竭，故老年人应用本品应适当控制用量。

2. 静脉注射可引起血栓性静脉炎

药液外漏可致组织水肿、皮肤坏死。应选择较粗静脉，每次穿刺应更换静脉，并观察注射点情况，一旦外漏应给予热敷。

3. 过敏反应

偶见皮疹、荨麻疹、呼吸困难、过敏性休克等症状，应立即停药处理。

急性肾小管坏死、急性肺水肿或严重肺淤血、充血性心衰、严重失水、休克、颅内出血、妊娠期禁用。心肺功能损害、高钾血症或低钠血症、低血容量及严重肾衰竭及对本品不能耐受者慎用。

山 梨 醇

山梨醇（sorbitol）是甘露醇的同分异构体，作用与甘露醇相似但较弱，静脉注射后迅速进入细胞外液而不进入细胞内。利尿作用于静注后 0.5～1 h 出现，维持 3 h，降低眼压和颅内压作用于静注后 15 min 内出现，维持 3～8 h。除小部分转化为糖外，大部分以原形经肾排出。适用于治疗脑水肿及青光眼，也可用于心肾功能正常的水肿少尿。山梨醇易溶、价廉，临床常用 25％高渗溶液。

甘 油 果 糖[基]

甘油果糖（glycerol fructose）氯化钠注射液含 10％甘油、5％果糖和 0.9％氯化钠，为高渗溶液，进入脑脊液及脑组织较慢，清除也较慢。通过高渗透性脱水，使脑组织水分含量减少，降低颅内压，用于脑血管病、脑外伤、脑肿瘤、颅内炎症及其他原因引起的急慢性颅内压增高、脑水肿等症。无明显不良反应，偶致溶血现象。

50％葡萄糖注射液

50％葡萄糖溶液静脉注射，可产生轻度的脱水和渗透性利尿作用。葡萄糖可从血管弥散到组织中，且在体内易被代谢，故作用较弱而不持久。停药后有颅内压回升引起反跳现象，故治疗脑水肿时应与甘露醇交替使用，以巩固疗效。

第三节　利尿药的合理应用

一、合理选药

水肿常见于心、肝、肾性疾病,临床应根据水肿形成的不同病因以及利尿药的特点合理选药。

1. 心性水肿

治疗心性水肿主要依靠心功能的改善,利尿药仅作为辅助治疗。对轻度、中度心性水肿,常用氢氯噻嗪,对严重心性水肿可采用高效利尿药。应用中注意以下几点:① 过度利尿可减少回心血量,使心室充盈压下降而减少心排血量,导致重要脏器缺血,右心衰竭患者尤易发生。② 利尿药引起的代谢性碱中毒,可进一步损害心功能,一般用补钾或生理盐水纠正,针对严重心衰患者补盐可增加心脏充盈压,纠正其碱中毒可用乙酰唑胺。③ 利尿药引起的低血钾可加重心律失常,易发生强心苷中毒,限制患者摄钠可减少集合管处 Na^+-K^+ 交换,避免低血钾发生。

2. 肾性水肿

急性肾炎时,主要采用无盐膳食和卧床休息以消退水肿,一般不用利尿药,必要时可用氢氯噻嗪。慢性肾炎和肾病综合征水肿可酌情选用噻嗪类、保钾利尿药或高效利尿药。急性肾功能不全初期因甘露醇无效或因左心衰竭忌用甘露醇者,用袢利尿药可获得满意疗效。慢性肾功能不全,虽可用大剂量呋塞米治疗,但因减少血容量,降低肾小球滤过率,临床主要采用饮食和透析治疗。

3. 肝性水肿

肝硬化时因血浆胶体渗透压下降及对醛固酮、抗利尿激素灭活能力下降,开始治疗时不宜采用高效利尿剂,否则会引起电解质紊乱,加速肝衰竭和诱发肝性昏迷。一般宜先用保钾利尿药,或保钾利尿药加噻嗪类利尿药,若疗效不佳,可合用保钾及高效利尿药。

4. 急性肺水肿及脑水肿

急性肺水肿在采取综合治疗措施的同时,静注呋塞米等高效利尿药可通过排钠利尿减少血容量及舒张血管,减轻左心负荷,迅速消除肺水肿。对脑水肿,利尿药降低颅内压效果较差,可与甘露醇合用。

二、合理给药

利尿药一般宜从小剂量口服给药开始。对心力衰竭患者,由于肠道淤血水肿,药物吸收不良,应静脉给药。间歇用药,能减少电解质紊乱发生的风险。当提高剂量而利尿效果无明显提高时,不宜继续增加剂量,应增加给药次数,因为药物在体内浓度增加并不与利尿作用成正比,且血中药物浓度过高会增加不良反应。在某些特殊情况,如有低蛋白血症时,可产生对利尿药的抵抗,影响疗效。此时用利尿药要适当补充白蛋白,因白蛋白可提高胶体渗透压,增加循环血容量,有助于利尿。但白蛋白会增加尿中蛋白,有时可引起肾小管功能障碍,须密切观察。

三、注意事项

在应用利尿药时注意以下几点:① 在使用利尿药之前,必须先对原发疾病进行治疗。② 动员组织间液或体腔积液进入血液,便于利尿消肿,患者可卧床休息并行支持疗法。③ 采用低盐饮食以减少体内 Na^+ 含量。④ 注意观察患者的血流动力学状态,监测血电解质及酸碱平衡等。

制剂及用法

1. 呋塞米(furosemide)。片剂:20 mg。注射剂:20 mg。口服,20 mg/次,3 次/天。间歇给药,服药 1～3 d,停药 2～4 d。静脉注射或肌注,20 mg/次,每日或隔日 1 次,稀释后缓慢推注。

2. 布美他尼(bumetanide)。片剂:1 mg。注射剂:0.5 mg,1 mg。口服,0.5～2 mg/次,1 次/天。静脉注射或肌注,0.5～1 mg/次,必要时每 2～3 h 重复,最大剂量 10 mg/d。

3. 依他尼酸(etacrynic acid)。片剂:25 mg。注射剂:25 mg。口服,25 mg/次,1～3 次/天。静脉用药,起始剂量为 50 mg 或 0.5～1 mg/kg 体重,溶于 5%葡萄糖液或生理盐水(1 mg/mL)中缓慢滴注。必要时 2～4 h 后重复,有反复者可每 4～6 h 重复 1 次,危重情况可每小时重复 1 次,一般每日剂量不超过 100 mg。

4. 氢氯噻嗪(hydrochlorothiazide)。片剂:6.25 mg,10 mg,25 mg,50 mg。口服,25～50 mg/次,1～2 次/天或隔日治疗或每周连服 3～5 d。

5. 氯噻酮(chlortalidone)。片剂:50 mg,100 mg。口服,100 mg/次,1 次/天或 1 次/2 天。

6. 吲达帕胺(indapamide)。片剂:2.5 mg。口服,2.5 mg/次,1 次/天。

7. 螺内酯(spironolactone)。片剂:20 mg。胶囊:20 mg。口服,20 mg/次,3～4 次/天。

8. 氨苯蝶啶(triamterene)。片剂:50 mg。口服,25～100 mg/d,分 2 次服用。

9. 盐酸阿米洛利(amiloride hydrochloride)。片剂:2.5 mg。口服,2.5～5 mg/次,1～2 次/天。

10. 乙酰唑胺(acetazolamide)。片剂:0.25 g。治疗青光眼,口服,0.25 g/次,2～3 次/天。

11. 甘露醇(mannitol)。注射液:4 g/20 mL,10 g/50 mL,20 g/100 mL,50 g/250 mL。静脉滴注,按每次 1～4.5 g/kg 计,一般用 20%溶液 250～500 mL,滴速 10 mL/min。

12. 山梨醇(sorbitol)。注射液:25 g/100 mL,62.5 g/250 mL。静脉滴注,1 次 25%溶液 250～500 mL,于 20～30 min 内滴完,必要时隔 6～12 h 重复给药。

13. 甘油果糖(glycerol fructose)。氯化钠注射液:10%甘油,5%果糖,0.9%氯化钠。静脉滴注,成人 250～500 mL/次,1～2 次/天,每 500 mL 需滴注 2～3 h。

14. 50%葡萄糖(glucose)。注射液:10 g/20 mL。静脉注射,每次 40～60 mL。

(王 娟 杨解人)

第二十一章　抗高血压药

高血压(hypertension)是以体循环动脉压升高为主要临床表现、可伴有心、脑、肾等器官功能或器质性损害的临床综合征。在未服用抗高血压药物的情况下,成人收缩压≥140 mmHg和(或)舒张压≥90 mmHg 即可诊断为高血压。绝大部分的高血压病因不明,称为原发性高血压或高血压病,是心脑血管疾病最重要的危险因素。约5%的高血压有明确病因如肾脏疾病、原发性醛固酮增多症、嗜铬细胞瘤、甲状腺功能亢进等,称为继发性高血压。

抗高血压药(antihypertensive drugs)又称降压药,可用于高血压治疗,能有效降低血压,减少心、脑、肾等并发症的发生率和病死率,提高患者生活质量。

第一节　抗高血压药物分类

动脉血压形成的基本因素是心排血量和外周血管阻力。前者主要与血容量和心脏泵血功能有关,后者主要取决于外周小动脉血管壁的张力。许多神经、体液因素通过影响上述基本因素参与血压调节,其中最主要的是交感神经系统和肾素-血管紧张素-醛固酮系统(renin-angiotensin-aldosterone system,RAAS)。不同的抗高血压药物可分别作用于上述不同环节和部位发挥降压作用。根据药物的作用机制,抗高血压药物可分为六类(见表21.1)。

表 21.1　抗高血压药物分类及代表药

分　类	代表药物
一、利尿药	氢氯噻嗪、吲哒帕胺
二、肾素-血管紧张素系统抑制剂	
1. 血管紧张素转化酶(ACE)抑制剂	卡托普利、依那普利
2. 血管紧张素Ⅱ受体阻断剂	氯沙坦、缬沙坦
3. 肾素抑制剂	雷米克林、阿利克林
三、钙通道阻滞药(钙拮抗剂)	硝苯地平、氨氯地平
四、交感神经抑制药	
1. 中枢性降压药	可乐定、莫索尼定
2. 神经节阻断药	樟磺咪芬

续表

分　类	代表药物
3. 去甲肾上腺素能神经末梢阻滞药	利血平
4. 肾上腺素受体阻断药	
（1）α受体阻断药	哌唑嗪、特拉唑嗪
（2）β受体阻断药	普萘洛尔、美托洛尔
（3）α、β受体阻断药	拉贝洛尔、卡维地洛
五、血管扩张药	硝普钠
六、其他抗高血压药	
1. 钾通道开放药	吡那地尔、米诺地尔
2. 前列环素合成促进药	沙克太宁
3. 内皮素受体阻断药	波生坦
4. 作用于 5-HT 受体药	
（1）5-HT 受体阻断药	酮色林
（2）5-HT 受体激动药	乌拉地尔

第二节　常用抗高血压药

一、利尿药

利尿药是治疗高血压的基本药物，主要包括噻嗪类、袢利尿剂和保钾利尿剂，其中噻嗪类降压起效较平稳，持续时间较长，且不良反应较小，为常用降压药。

【药理作用及机制】　目前认为降压机制可能包括两方面：① 用药初期，促进肾脏排钠利尿，使细胞外液和血容量减少，心排血量降低，血压下降；② 用药后期，Na^+ 大量排出，血管平滑肌细胞内 Na^+ 浓度降低可能导致 Ca^{2+} 浓度降低，同时对缩血管物质敏感性下降，使血管平滑肌舒张、外周阻力下降，发挥降压作用。

【临床应用】　噻嗪类降压较平稳、缓慢、持久且不良反应较小，为常用的药物。袢利尿剂一般不作为首选药物，当噻嗪类药物疗效不佳，尤其是合并肾功能不全或出现高血压危象时可选用。

1. 氢氯噻嗪

单用于轻、中度高血压，尤其是盐敏感性高血压，或与其他降压药联用治疗各型高血压。一般使用小剂量（6.25～12.5 mg/d）降压疗效明显，且长期用药不良反应轻。大剂量使用（25 mg/d）降压作用并不增强，而不良反应发生率明显增加。因此，抗高血压治疗时，不宜超过 25 mg/d。若不能有效控制血压,应联用其他抗高血压药或更换药物。

2. 吲达帕胺[基]

适用于各型高血压,常与其他药联用。降压同时尚具有逆转左心室肥厚的作用,且不影响糖、脂代谢,可代替噻嗪类利尿药用于伴有高脂血症的高血压患者。

二、钙通道阻滞剂

钙通道阻滞剂(calcium channel blocker,CCB)又称钙拮抗药(calcium antagonists),根据化学结构可分为二氢吡啶类和非二氢吡啶类,其中二氢吡啶类对血管平滑肌选择性较高,对心脏影响较小,其降压效果确切,对血糖、血脂等影响小,是临床常用的降压药,如硝苯地平、尼群地平、氨氯地平、非洛地平、拉西地平(lacidipine)、阿折地平(azelnidipine)、尼莫地平(nimodipine)、尼卡地平(nicardipine)等。

硝 苯 地 平[基]

硝苯地平(nifedipine)为二氢吡啶类钙通道阻滞剂。

【体内过程】 口服吸收迅速、完全,血浆蛋白结合率达 90% 以上。口服 15 min 起效,1~2 h 作用达高峰,持续 4~8 h。主要在肝脏代谢,80% 原形药及代谢产物由尿排出,$t_{1/2}$ 约 4 h。

【药理作用及机制】 阻滞血管平滑肌细胞膜上 Ca^{2+} 通道,减少 Ca^{2+} 内流,引起血管平滑肌舒张,对动脉的舒张作用尤为明显,可使外周阻力降低,血压下降。其降压作用具有如下特点:① 增加心、脑、肾等重要器官血流量,改善器官功能;② 扩张冠状动脉,增加心脏血流量;③ 降低肾血管阻力,增加肾小球滤过率;④ 长期应用可逆转高血压患者的心脏和血管重构,改善心功能,增加血管顺应性,对心肌具有保护作用;⑤ 抑制血小板聚集、增加红细胞变形能力和降低血液黏滞度。

【临床应用】

(1)用于各型高血压,与其他降压药联用可增强降压效果。本品为短效降压药,临床推荐使用缓释与控释剂型,可减轻快速降压造成的反射性交感活性增高。

(2)用于心绞痛,对变异型心绞痛、不稳定型心绞痛、慢性稳定型心绞痛均有较好疗效。

【不良反应与护理对策】

(1)常见头痛、心悸、面部潮红、头晕、脚踝水肿、胸闷、气短、腹胀、腹泻等反应,偶见白细胞减少、血小板减少、紫癜、过敏性肝炎、皮疹等。

(2)常见轻度低血压症状,偶见严重低血压,常发生在剂量调整期或加量时,尤其是合用 β 受体阻滞剂时,在此期间需监测血压。少数患者,特别是严重冠脉狭窄患者,在服用硝苯地平或加量期间,降压后出现反射性交感兴奋而心率加快,可诱发心绞痛或心肌梗死。宜从小剂量开始服用,逐渐调整剂量。

尼 群 地 平[基]

尼群地平(nitrendipine)口服后约 1.5 h 血药浓度达峰值,持续 6~8 h,$t_{1/2}$ 为 10~22 h,为中效类钙通道阻滞药。药理作用与硝苯地平相似,对血管的扩张作用较硝苯地平强,降压作用温和而持久,适用于各种类型高血压,可作为轻度、中度高血压的首选药。不良反应与硝苯地平相似。严重主动脉瓣狭窄者禁用,肝、肾功能减退、不稳定型心绞痛者以及孕妇慎用。

氨 氯 地 平[基]

氨氯地平(amlodipine)口服吸收完全,不受食物影响,6～12 h 达峰浓度,血浆蛋白结合率约为 97%,$t_{1/2}$ 达 40～50 h,为长效钙通道阻滞药。作用与硝苯地平相似,但降压作用较平缓,持续时间明显延长,单用或与其他抗高血压药物联合用于各型高血压,也可用于稳定性和变异性心绞痛。常见头痛、眩晕、心悸、水肿、嗜睡、疲劳、恶心、腹痛、面部潮红等不良反应。

左氨氯地平[基](levamlodipine)是消旋氨氯地平拆分的左旋体,降压作用是右旋体的1000 倍,不良反应较消旋体明显减少,临床应用同氨氯地平。

非 洛 地 平[基]

非洛地平(felodipine)为选择性钙拮抗药,主要抑制小动脉平滑肌细胞外钙内流,舒张小动脉,对静脉无明显影响,不引起直立性低血压,对心肌无明显抑制作用,适用于轻、中度原发性高血压。

三、β 肾上腺素受体阻断药

β 肾上腺素受体阻断药为常用抗高血压药,包括普萘洛尔、阿替洛尔、美托洛尔、比索洛尔、拉贝洛尔、卡维地洛等。

【药理作用及机制】 能阻断心脏 $β_1$ 受体,使心肌收缩力减弱,心率减慢,心排血量减少。阻断肾小球旁器 $β_2$ 受体,抑制肾素分泌,降低 RAAS 活性。阻断外周去甲肾上腺素能神经突触前膜的 $β_2$ 受体,抑制其正反馈作用,减少 NA 的释放,降低外周交感神经活性。阻断与血压控制有关的中枢 β 受体,降低外周交感神经张力,使外周交感神经抑制。促进前列环素生成,使血管扩张而产生降压作用。

普 萘 洛 尔

普萘洛尔(propranolol)为非选择性 β 受体阻断药,口服吸收良好,但首过消除明显,生物利用度个体差异大,血浆蛋白结合率为 90%～95%。单用或与其他降压药合用于各种程度的高血压,对伴有心排血量高和肾素活性偏高的高血压患者以及高血压伴有心绞痛、偏头痛、焦虑症等疗效较好。

阿 替 洛 尔

阿替洛尔(atenolol)口服吸收快,但不完全,2～4 h 达峰浓度,可持续 24 h,$t_{1/2}$ 为 6～7 h,主要以原形从尿排出。降压机制同普萘洛尔,对心脏 $β_1$ 受体选择性较高,对血管及支气管 $β_2$ 受体影响较小,用于各种程度高血压。

美 托 洛 尔

美托洛尔(metoprolol)口服吸收完全,首过效应明显,生物利用度约为 20%,血浆蛋白结合率 99％以上。能选择性阻断 β_1 受体,其阻断作用与普萘洛尔相当,对 β_1 受体的选择性稍弱于阿替洛尔,适用于各种程度的高血压及高血压急症、妊娠期高血压、嗜铬细胞瘤等。

比 索 洛 尔[基]

比索洛尔(bisoprolol)口服吸收好,生物利用度为 90％,$t_{1/2}$ 为 10～12 h。为高选择性 β_1 受体拮抗剂,对支气管和血管平滑肌 β_2 受体亲和力低,短期服用可降低心率、搏出量及心肌耗氧量,长期服用可降低外周阻力,用于治疗原发性高血压。

拉 贝 洛 尔[基]

拉贝洛尔(labetalol)为 α、β 受体阻断药,对 β_1 和 β_2 受体作用相当,对 α_1 受体作用较弱,对 α_2 受体无作用。适用于各种程度的高血压及高血压急症、妊娠期高血压、嗜铬细胞瘤、麻醉或手术时高血压。大剂量可致直立性低血压,少数患者有头痛、疲倦、上腹部不适等症状,一般不需停药。长期应用可致自身免疫反应,故多短期用于治疗高血压危象。

卡 维 地 洛

卡维地洛(carvedilol)口服易吸收,首过效应明显,与食物同服吸收减慢,但对生物利用度无明显影响,且可减少引起直立性低血压的危险。血浆蛋白结合率大于 98％,$t_{1/2}$ 约 10 h。兼有 α_1 和 β 受体阻断作用,用于原发性高血压,可单独用药,也可与其他降压药合用,尤其是噻嗪类利尿药。不良反应与普萘洛尔相似,但对血脂代谢无影响。

四、血管紧张素转化酶抑制剂

血管紧张素转化酶抑制剂(angiotensin converting enzyme inhibitor,ACEI)降压效果明显,且有器官保护作用,对高血压患者的并发症及伴发疾病有良好治疗效果,目前已成为治疗高血压伴糖尿病、左心室肥厚、左心功能障碍及急性心肌梗死患者的首选药物。常用药物有卡托普利、依那普利、赖诺普利[基](lisinopril)、贝那普利(benazepril)、福辛普利(fosinopril)、喹那普利(quinapril)、培哚普利(perindopril)和雷米普利(ramipril)等。

卡 托 普 利[基]

卡托普利(captopril)为首个用于临床的 ACE 抑制药。

【体内过程】 口服吸收较好,易受食物影响,宜在餐前 1 h 服用。口服后 15 min 起效,持续 6～12 h。在肝内代谢为二硫化物等,经肾脏排泄,其中约 50％以原形排出,也可通过乳汁分泌,$t_{1/2}$ 约 2 h。

【药理作用及机制】 卡托普利抑制循环和组织中的 ACE,使 Ang Ⅱ 生成减少,血管舒张;减少醛固酮分泌,减轻水钠潴留;抑制激肽酶使缓激肽降解减少,并可促进 NO 和 PGI_2 合成,舒张血管,降低血压。由于 Ang Ⅱ 生成减少,减弱对 NADH/NADPH 氧化酶的激活作用,抑制氧自由基生成,并具有清除氧自由基的作用。保护血管内皮细胞,逆转高血压、心力衰竭、动脉硬化和高血脂引起的内皮细胞功能损伤,恢复内皮依赖性血管舒张作用。另外,能增加糖尿病和高血压患者对胰岛素的敏感性。

【临床应用】 适用于各型高血压,为治疗高血压的一线药物。单用治疗轻度、中度高血压,合用利尿药及其他降压药可用于治疗重度或顽固性高血压。因具有逆转左心室肥厚与血管重构、改善胰岛素抵抗和糖脂代谢紊乱等优点,可作为伴糖尿病、左心室肥厚、左心功能障碍及急性心肌梗死等高血压患者的首选药物,可明显改善患者生活质量且无耐受性、无停药反跳现象。也可用于心力衰竭。

【不良反应与护理对策】

1. 首剂低血压

较为多见,尤其是老年患者,首次用药后引起血压明显下降。应定期监测血压、心率,出现异常症状及时报告医生。心力衰竭患者,服药期间应避免过度活动,防止出汗过多及腹泻、呕吐等,以免体液减少致血压骤降。

2. 刺激性干咳

较为常见,偶有支气管痉挛性呼吸困难,与缓激肽、前列腺素、P 物质在肺内蓄积有关,吸入色甘酸二钠可缓解。若持续性干咳,可用异丙嗪治疗。

3. 高血钾和低血糖

能减少醛固酮分泌,导致血钾升高,多见于肾功能障碍及同时服用保钾利尿药者。可增强胰岛素敏感性,降低血糖,尤以糖尿病患者易发生,用药期间定期检测血钾和血糖。

4. 肾功能损害

Ang Ⅱ可通过收缩出球小动脉维持肾灌注压,卡托普利舒张出球小动脉,降低肾灌注压,导致肾小球滤过率与肾功能降低,对肾动脉阻塞或肾动脉硬化性肾病患者,可加重肾功能损伤,升高血浆肌酐浓度,甚至产生氮质血症。停药可恢复,偶有不可逆性肾功能减退发展为持续性肾衰竭。

5. 血管神经性水肿

多见于唇、舌头、口腔、鼻部与面部其他部位。偶可发生喉头水肿,威胁生命。其发生可能与缓激肽及其代谢物有关,一旦发生应立即停药,皮下注射 1∶1000 肾上腺素 0.3～0.5 mL。

可产生味觉障碍、皮疹与白细胞缺乏等。如白细胞过低,应暂停用药。在妊娠中、后期长期用药可致胎儿畸形、胎儿发育不全甚至死胎,故孕妇禁用。

【药物相互作用】 与利尿药合用降压作用增强,但应避免引起严重低血压,故原用利尿药者宜停药或减量。本品开始用小剂量,逐渐调整剂量。与保钾药物如螺内酯、氨苯喋啶、阿米洛利同用可能引起血钾过高。与内源性前列腺素合成抑制剂吲哚美辛同用,使本品降压作用减弱。

依 那 普 利[基]

依那普利(enalapril)为长效、高效 ACEI,口服易吸收,与食物同服不影响其生物利用度,服药后 1 h 血浆浓度达峰值。本品为前体药物,在体内经肝酯酶水解生成二羧酸活性代谢物依那普利拉,后者可与 ACE 结合而抑制其活性,其对 ACE 抑制作用较卡托普利强 10 倍。依那普利拉的 $t_{1/2}$ 为 30～35 h,主要由肾脏排泄。临床用于各型高血压的治疗,长期应用能防止或逆转左室肥厚,改善动脉顺应性,提高患者生活质量。

依那普利拉(enalaprilat)为依那普利的活性代谢物,口服不易吸收,静脉给药后抑制 ACE,降低 Ang Ⅱ含量,减少醛固酮分泌,引起全身血管舒张,血压下降,适用于治疗急进型或高血压危象需迅速降压者及稳定型心力衰竭者,尤其适用于处于昏迷状态及因各种原因不能口服给药的患者。

五、AT₁ 受体阻断药

AT₁ 受体阻断药为一线抗高血压药物。对 AT₁ 受体有高度选择性,亲和力强,作用持久,降压作用较 ACEI 更完全,无血管神经性水肿、刺激性干咳等不良反应。

氯 沙 坦

氯沙坦(losartan)为首个用于临床的非肽类 AT₁ 受体阻断药。

【体内过程】 口服吸收迅速,首过效应明显,生物利用度约为 33%。血浆蛋白结合率高达 99% 以上。约 14% 经肝脏代谢为活性更强的 5-羧酸代谢物 EXP3174,与 AT₁ 受体结合牢固,作用比原型强 10~40 倍。大部分无活性代谢物随胆汁排泄,部分原形药及代谢产物随尿液排出。

【药理作用及机制】

1. 阻断 AT₁ 受体

竞争性阻断 AT₁ 受体,拮抗 Ang Ⅱ 收缩血管、增强交感神经活性及促进醛固酮分泌等作用,从而降低血压。长期应用能抑制左室肥厚和血管壁增厚,降低心血管疾病的病死率。对肾功能的保护作用与 ACEI 相似,在降压的同时能保持肾小球滤过率,增加肾血流量,促进排钠,减少蛋白尿,对高血压、糖尿病合并肾功能不全患者具有保护作用。

2. 激活 AT₂ 受体

由于阻断 AT₁ 受体,同时反馈性增加肾素活性,使 Ang Ⅱ 浓度增加,激活 AT₂ 受体,产生扩血管和抗增殖等作用,有利于降压和保护靶器官。

【临床应用】 用于各型高血压,对高血压伴有糖尿病肾病、慢性心功能不全的患者有良好疗效。与利尿药或钙通道阻滞剂、ACEI 等合用,可增强疗效。

【不良反应】 不良反应较 ACEI 轻,不影响血脂、血糖代谢,刺激性干咳发生率较 ACEI 明显减少。可见头晕、乏力和剂量相关的直立性低血压,尤以低血压及电解质、体液平衡失调、血容量不足的患者易发生。孕妇、哺乳期妇女及肾动脉狭窄者禁用。低血压、严重肾功能不全、肝病患者慎用。

临床应用的 AT₁ 受体拮抗剂还包括缬沙坦[基](valsartan)、厄贝沙坦(irbesartan)、坎地沙坦(candesartan)、替米沙坦(telmisartan)、依普沙坦(eprosartan)、他索沙坦(tasosartan)、奥美沙坦(olmesartan)等,其中坎地沙坦具有作用强、用量小、维持时间久、谷峰比值高(>80%)等优点。

第三节 其他抗高血压药

一、中枢性抗高血压药

中枢性降压药作用于中枢神经系统,激活延髓 α_2 受体或咪唑啉受体,抑制中枢神经系统发放交感神经冲动,从而抑制外周交感神经活动,包括可乐定、甲基多巴、莫索尼定、利美尼定等。

可 乐 定

可乐定(clonidine)为第一代中枢性降压药。

【体内过程】 脂溶性高,口服吸收快而完全,1.5～3 h 血药浓度达峰值,生物利用度约 71%～82%,可透过血脑屏障。约 50% 药物经肝代谢,其余以原形经肾排泄,血浆 $t_{1/2}$ 为 5.2～13 h。

【药理作用及机制】

(1) 激动延髓背侧孤束核(NTS)抑制性神经元突触后膜 α_2 受体和延髓嘴端腹外侧区(RVLM)的 I_1 咪唑啉受体,抑制交感神经中枢的传出冲动,降低外周交感神经活性,使外周阻力下降,产生降压作用。

(2) 激动外周交感神经末梢突触前膜 α_2 受体及其相邻的咪唑啉受体,产生负反馈作用,减少去甲肾上腺素释放,降低血压。大剂量激动血管平滑肌上的 α_1 受体而收缩血管,减弱其降压作用。

【临床应用】 降压作用中等偏强,用于其他降压药无效的中度高血压、肾性高血压或伴有消化性溃疡的高血压,与利尿药合用治疗重度高血压。也可用于高血压急症、偏头痛、绝经期潮热、痛经等。

【不良反应与护理对策】

(1) 常见不良反应为口干、便秘、嗜睡、抑郁、眩晕、血管神经性水肿、腮腺肿痛、心动过缓、恶心、食欲不振等。高空作业者或驾驶员不宜使用。

(2) 长期用药导致水钠潴留产生耐受性,降压作用减弱,合用利尿剂可以缓解,并能减少耐受性和用药剂量。

(3) 突然停药,可发生血压反跳现象。因此,停药必须在 1～2 周内逐渐减量,同时加用其他降压药。过量中毒出现低血压、心动过缓、嗜睡、烦躁和乏力等,应将患者平卧、抬高床脚,必要时静脉输液,给予多巴胺以升高血压。

高血压伴有脑血管病、冠状动脉供血不足、窦房结或房室结功能低下、血栓闭塞性脉管炎、精神抑郁、近期心肌梗死、雷诺病、慢性肾功能障碍者以及孕妇、哺乳期妇女慎用。

莫 索 尼 定

莫索尼定(moxonidine)为第二代中枢性降压药,口服生物利用度为 88%,无首过效应。

对咪唑啉 I_1 受体的选择性高,降压效能低于可乐定。适用于轻度、中度高血压和老年高血压病。不良反应较少,长期用药能逆转心肌肥厚。病窦综合征、恶性心律失常、重度心衰、不稳定型心绞痛、重度肾功能不全及血管神经性水肿者禁用。

二、血管平滑肌扩张药

血管平滑肌扩张药通过直接扩张血管而产生降压作用。在降压的同时,可反射性地引起交感神经兴奋,心肌收缩力增强,心排出量增加,并升高血浆肾素水平,激活 RAAS,导致外周血管阻力升高和醛固酮分泌增加,水、钠潴留,回心血量增加,从而使降压作用减弱,并可诱发心绞痛。因此,一般不宜单独使用,常需合用利尿药、β 肾上腺素受体阻断药,可提高疗效、减少不良反应。

硝 普 钠[基]

硝普钠(sodium nitroprusside)为硝基扩血管药,水溶液不稳定,遇光、热或长时间储存易分解产生有毒的氰化物。药液需现配现用,避光静滴,使用时间不应超过 4 h。

【体内过程】 口服不吸收,静脉滴注 30 s 血压下降,2 min 血压降到最低水平,停药后 5 min 内血压可恢复至给药前水平。本品在体内产生的氰根离子(CN^-)可被肝脏转化为硫氰酸根(SCN^-),经肾排泄,肾功能正常者 $t_{1/2}$ 为 7 d。

【药理作用及机制】 在血管平滑肌内代谢产生 NO,后者激活鸟苷酸环化酶,使血管平滑肌细胞内 cGMP 含量增加,血管舒张,外周阻力下降,血压降低。降压作用强、起效快、持续时间短。血管扩张使心脏前、后负荷均减低,心排血量改善,故对心力衰竭有益。

【临床应用】 用于高血压急症如高血压危象、高血压脑病、恶性高血压、嗜铬细胞瘤手术前后阵发性高血压等的紧急降压,也可用于外科麻醉期间进行控制性降压。此外,还可用于急性心力衰竭、急性心肌梗死等。

【不良反应与护理对策】

1. 扩血管反应

由于过度血管扩张和降压,可致面部潮红、头胀痛、出汗、恶心、呕吐、心悸、低血压等表现,调整滴速或停药后消失。用药前备好升压药,开始剂量宜小,根据血压变化逐渐增量。用药期间每隔 5 min 测量血压,如发生严重的低血压要立即停药,同时报告医生。停药时应逐渐减量,并加用口服血管扩张剂,以免出现血压反跳现象。

2. 硫氰化物中毒

长期大剂量应用,特别是肝肾功能损害患者,可导致血浆氰化物或硫氰化物蓄积中毒。如有中毒征象,监测血浆氰化物浓度,吸入亚硝酸异戊酯或静滴亚硝酸盐或硫代硫酸钠,有助于将氰化物转为硫氰酸盐。

三、α₁肾上腺素受体阻断药

α_1 肾上腺素受体阻断药可降低动脉阻力,增加静脉容量,增加血浆肾素活性,不易引起反射性心率增加。长期使用后舒血管作用仍存在,但肾素活性可恢复正常。其最大优点是对代谢无明显影响,并可降低血糖、血脂。用于各种程度的高血压,对轻度、中度高血压有明确疗效,与利尿药及 β 受体阻断药合用可增加其降压作用。常用药物有哌唑嗪(prazosin)、特拉唑嗪(terazosin)、多沙唑嗪(doxazosin)等。

哌 唑 嗪[基]

哌唑嗪(prazosin)为选择性 α_1 受体阻断药,可松弛血管平滑肌,扩张周围血管,降低血管阻力,降低血压。扩张动脉和静脉,降低心脏前、后负荷,使左心室舒张末压下降,改善心功能。降压作用中等偏强,适用于各型高血压,单用可治疗轻度、中度高血压及并发肾功能受损的高血压,尤适用伴前列腺增生、高脂血症、糖尿病及肾上腺嗜铬细胞瘤所致的高血压,与其他降压药合用可治疗重度高血压。

首次给药可致严重的直立性低血压,称"首剂现象",发生率高达 50%,老年人,尤其已用利尿药或 β 受体阻断药者易发生。少数患者有轻度头晕、嗜睡、头痛、鼻塞等反应,可自行消失。长期用药应注意防止水钠潴留、下肢水肿和体重增加,可合用利尿药。支气管痉挛、严重慢阻肺、窦性心动过缓、房室传导阻滞、心源性休克、心力衰竭及对本类药物过敏者慎用。

四、钾通道开放药

钾通道开放药(potassium channel openers)又称钾通道激活药(potassium channel activators),是一类新型的血管扩张药,主要有尼可地尔(nicorandil)、米诺地尔(minoxidil)、吡那地尔(pinacidil)等。可激活血管平滑肌细胞膜 ATP 敏感性钾通道,使 K^+ 外流增加,导致细胞膜超极化,电压依赖性钙通道关闭,Ca^{2+} 内流减少,细胞内游离 Ca^{2+} 浓度下降,引起血管舒张,血压下降,用于轻度、中度高血压,常与利尿药和 β 受体阻断药合用提高疗效。

常见不良反应为水肿,大剂量可引起头痛、嗜睡、乏力及多毛症,并可引起反射性交感神经兴奋,出现心悸、心动过速、心律失常等。

五、5-HT 受体阻断药

酮 色 林

酮色林(ketanserin)口服吸收迅速完全,生物利用度约为 50%,$t_{1/2}$ 约 15 h。选择性阻断 5-HT$_{2A}$ 受体,使交感神经节后神经元释放去甲肾上腺素减少,增加内皮细胞舒张因子释放,血管舒张,血压降低。尚有较弱的阻断外周突触后膜 α_1 受体作用,有利于其发挥降压作用。可用于控制轻度、中度或重度高血压,或控制急性高血压发作,可单用或与其他降压药合用。

六、内皮素受体拮抗药

内皮素-1(endothelin,ET-1)主要由血管内皮细胞合成,是迄今所知作用最强的缩血管活性多肽,与血管舒张因子共同调节血管张力。人体内的 ET-1 受体有 ET_A 和 ET_B 两种亚型,ET_A 的主要作用是促进血管收缩和细胞增殖,而 ET_B 的主要作用是引起血管舒张、抑制增殖以及清除 ET-1。在肺动脉高压患者中,血浆 ET-1 的浓度显著升高,并且与右心房平均压力和疾病的严重程度相关。

波　生　坦[基]

波生坦(bosentan)口服生物利用度约为 50%,且不受食物影响,血浆蛋白结合率为 98%。主要在肝脏代谢,经胆汁排泄,$t_{1/2}$ 约 5.4 h。为非选择性 ET 受体拮抗药,与 ET_A 受体的亲和力高于 ET_B 受体,可降低肺血管和全身血管阻力,在不增加心率的情况下增加心排血量,用于治疗中度、重度肺动脉高压,以改善患者的运动能力和减少临床恶化。用药初期可引起 ALT 和 AST 增高、血红蛋白浓度下降和体液潴留等,长期使用应监测血常规。对本品过敏者、孕妇、严重肝功能损害患者禁用。

安　立　生　坦

安立生坦(ambrisentan)口服吸收迅速,2 h 后血药浓度达峰值,进食不影响药物的生物利用度,血浆蛋白结合率为 99%。与 ET_A 亲和力较 ET_B 高 4000 倍,临床应用同波生坦。常见不良反应有头痛、眩晕、心悸、腹痛、便秘、外周性水肿、皮疹、肝损伤等。特发性肺纤维化、严重肝损害者及孕妇禁用。

七、肾素抑制药

肾素(renin)也称血管紧张素原酶,是肾小球旁器细胞释放的一种蛋白水解酶,是 RAAS 链起始的特异性限速酶,故抑制肾素活性可抑制整个 RAAS 功能。

阿　利　吉　仑

阿利吉仑(aliskiren)为第一个上市的非肽类小分子肾素抑制剂,口服后 1~3 h 血药浓度达峰值,生物利用度为 2.6%,食物降低药物吸收量和吸收速度。91% 以原型经粪便排泄,$t_{1/2}$ 约 40 h。阿利吉仑通过结合肾素降低血浆肾素活性,阻止血管紧张素原转化为 AngI,降低 AngI 及 AngⅡ 水平,临床主要用于治疗原发性高血压。主要不良反应为腹泻、头痛、鼻咽炎、头晕、乏力、上呼吸道感染等。对本品过敏者、妊娠中晚期妇女禁用。

第四节　抗高血压药的应用原则

高血压治疗的最终目标不仅是降低血压,而且应减轻或逆转患者的靶器官损伤,防止发生严重的心、脑、肾等并发症,提高患者生活质量,延长寿命。在治疗中既要确切、平稳降压,防止血压波动过大,又要阻断 RAAS,保护靶器官功能。

一、正确掌握治疗目标,终生治疗

降压治疗的主要目标是控制血压,最终目标是减少心、脑、肾等靶器官并发症的发生率。确切有效的降压治疗可以大幅度地减少高血压并发症的发生率。理想的血压水平是将血压降到最大能耐受程度,此水平时心血管并发症危险程度最低。只有达到理想的血压水平,才能使靶器官得到较好保护。目前高血压病病因不明,无法根治,药物治疗使血压达到正常后停药,血压可重新升高,故需要终生治疗。

二、平稳降压

血压不稳定可导致重要靶器官损伤。在血压水平相同的高血压患者中,血压波动性越高,靶器官损伤越严重。有心、脑、肾供血不足者,过度降压可加重缺血症状。除非紧急情况,一般不必急剧降压,尤其老年人,宜逐渐降压。正常生理情况下,机体通过神经与体液调节,使血压在一定范围内波动。因此,高血压患者在治疗时,应注意尽可能地减少人为因素导致的血压波动。使用短效的降压药常使血压波动增大,最好选用 24 h 平稳降压的长效药,其降压效力的"谷峰比值"宜>50%,即给药 24 h 后仍保持 50% 以上的最大降压效应。该类药物不仅提高患者的依从性,更重要的是通过降低 24 h 血压波动性而减少心血管危险事件,保护靶器官免受损害。

三、保护靶器官

长期高血压导致的靶器官损伤包括心肌肥厚、肾小球硬化和小动脉重构等,并可相互作用,形成恶性循环。因此,在抗高血压的治疗中必须考虑防止和逆转靶器官损伤。一般而言,血压控制在正常范围内即能减少靶器官的进一步损伤。目前认为对靶器官有保护作用的药物有长效钙拮抗剂、ACEI 和 AT_1 受体拮抗剂。

四、强调个体化治疗

高血压治疗应个体化,主要根据患者年龄、性别、血压水平、病情程度、并发症等情况制订不同的治疗方案,维持和改善患者生活质量,延长寿命。选药和剂量宜个体化。因不同患者或同一患者在不同病程时期,所需剂量不同,或由于药物可能存在遗传代谢多态性,不同患者病情相似,但所需剂量也不同。所以,应选择疗效最好、剂量适宜、不良反应最少的药物进行治疗。

五、抗高血压药物的联合应用

抗高血压药物联合应用的目的是增强疗效、减少不良反应和保护靶器官。当一种降压药无效时,可改用另一种作用机制不同的降压药。单一药物有较好反应,但未达到目标血压可采用联合用药。联合用药应从小剂量开始,并应采用作用机制不同的药物,以提高疗效、减少不良反应。目前推荐以下几种联合用药:① 利尿剂与 β 受体阻断药;② 利尿剂与 ACEI(或 AT_1 受体阻断药);③ 二氢吡啶类钙拮抗药与 β 受体阻断药;④ ACEI 与二氢吡啶类钙拮抗药。

制剂与用法

1. 氢氯噻嗪(hydrochlorothiazide)。片剂:6.25 mg,10 mg,25 mg,50 mg。口服,治疗水肿性疾病,25~50 mg/次,1~2 次/天。治疗高血压,25~100 mg/d,分 1~2 次服用,并按降压效果调整剂量。

2. 吲达帕胺(indapamid)。片剂:2.5 mg。胶囊:2.5 mg。口服,2.5~5 mg/次,1 次/天。缓释片:1.5 mg。缓释胶囊:1.5 mg。口服,每24 h 一片,早晨服用,加大剂量并不能提高抗高血压疗效,只能增加利尿作用。

3. 尼群地平(nitrendipine)。片剂:10 mg,20 mg。胶囊:10 mg。口服,20~30 mg/次,1 次/天。

4. 硝苯地平(nifedipine)。片剂:5 mg,10 mg。胶囊剂:5 mg,10 mg。控释片:30 mg。缓释片:20 mg。口服,5~10 mg/次,3 次/天。控释片,30 mg/次,1 次/天,缓释片,20 mg/次,每12 h 一次,整片吞服,切勿嚼碎。

5. 马来酸氨氯地平(amlodipine maleate)或苯磺酸氨氯地平(amlodipine besylate)。片剂:5 mg。滴丸:5 mg。胶囊:5 mg。口服,5~10 mg,1 次/天。

6. 非洛地平(felodipine)。片剂:2.5 mg,5 mg,10 mg。缓释片:5 mg,10 mg。缓释胶囊:2.5 mg。口服,2.5 mg/次,2 次/天。

7. 盐酸普萘洛尔(propranolol hydrochloride)。片剂:10 mg。缓释胶囊:40 mg。口服,片剂10~20 mg/次,3~4 次/天,以后每周增加剂量 10~20 mg,直到达到满意疗效,一般最大剂量不应超过 300 mg/d。缓释胶囊,40~80 mg,1 次/天。

8. 阿替洛尔(atenolol)。片剂:25 mg,50 mg,100 mg。口服:50~100 mg/次,1 次/天。

9. 盐酸拉贝洛尔(labetalol hydrochloride)。片剂:100 mg,200 mg。口服:开始时剂量 100 mg/次,2~3 次/天,根据血压水平调整用量,如疗效不佳,可增至 200 mg/次,3~4 次/天。

10. 富马酸比索洛尔(bisoprolol fumarate)。片剂:2.5 mg,5 mg。胶囊:2.5 mg,5 mg。口服,2.5~5 mg/次,1 次/天。

11. 卡维地洛(carvedilol)。片剂:6.25 mg,10 mg,12.5 mg,20 mg。胶囊:10 mg。口服,片剂起始剂量 6.25 mg/次,2 次/天,在需要的情况下增至 12.5 mg/次,2 次/天。

12. 卡托普利(captopril)。片剂:12.5 mg,25 mg,50 mg。口服,开始 25 mg/次,3 次/天,饭前服,逐增至 50 mg/次,3 次/天。最大剂量:450 mg/d。

13. 马来酸依那普利(enalapril maleate)。片剂:5 mg,10 mg。胶囊:5 mg,10 mg。口服,开始时,2.5~5 mg/d,治疗量为 2.5~40 mg/d,可 1 次或分 2 次服用。剂量超过 10 mg 后,增加剂量只延长作用持续时间。

14. 氯沙坦钾(losartan potassium)。片剂:50 mg,100 mg。胶囊:50 mg,100 mg。口服,通常起始和维持剂量为每天一次 50 mg,治疗 3~6 周可达到最大降压效果。

15. 缬沙坦(valsartan)。片剂:40 mg,80 mg,160 mg。胶囊:40 mg,80 mg,160 mg。口服,80 mg/次,1 次/天。

16. 盐酸可乐定(clonidine hydrochloride)。片剂:0.075 mg。注射剂:0.15 mg/mL。口服,0.075~0.15 mg/次,1~3 次/天,根据病情可逐渐增加剂量。极量:0.4~0.6 mg/次。肌注或静注,0.15~0.3 mg/次,必要时每6 h 重复一次。

17. 盐酸莫索尼定(moxonidine hydrochloride)。片剂:0.2 mg。胶囊:0.2 mg。口服,0.2 mg/次,1 次/天。

18. 硝普钠(sodium nitroprusside)。粉针剂:50 mg。静滴:50 mg 以 5‰ 葡萄糖溶液 2~3 mL 溶解,然后根据所需浓度再稀释于 250 mL,500 mL 或 1000 mL 的 5‰ 葡萄糖溶液中,缓慢静滴 (避光),根据临床症状与血压调整药量,滴速不超过 3 μg/(kg·min)。配置时间超过 4 h 的溶液不宜使用。

19. 盐酸哌唑嗪(prazosin hydrochloride)。片剂:0.5 mg,1 mg,2 mg。口服,首次 0.5 mg/次,然后 1 mg/次,3 次/天。一般每隔 2~3 d 增加 1 mg。

20. 盐酸特拉唑嗪(terazosin hydrochloride)。片剂:1 mg,2 mg,5 mg。胶囊:1 mg,2 mg。口服,开始剂量 1 mg,1 次/天,首次睡前服用,剂量逐渐增加直到出现满意疗效。

21. 甲磺酸多沙唑嗪(doxazosin mesylate)。片剂:1 mg,2 mg,4 mg。胶囊:1 mg,2 mg。缓释片:4 mg。口服,起始剂量 1 mg,1 次/天,1~2 周后根据临床反应和耐受情况调整剂量。缓释片:用足量的水将药片完整吞服,不得咀嚼、掰开或碾碎后服用,不受进食的影响。调整剂量的时间间隔以 1~2 周为宜,剂量超过 4 mg 易引起过度直立性低血压。

22. 波生坦(bosentan)。片剂:62.5 mg,125 mg。口服,初始剂量为 62.5 mg/次,2 次/天,持续 4 周,随后增加至维持剂量 125 mg,2 次/天。

24. 安立生坦(ambrisentan)。片剂:5 mg,10 mg。口服,5~10 mg/次,1 次/天。

25. 阿利吉仑(aliskiren)。片剂:150 mg,300 mg。口服,起始剂量为 150 mg,1 次/天,对于血压仍不能完全控制的患者,剂量可以增加至 300 mg,1 次/天。

(杨解人　张俊秀)

第二十二章　抗心律失常药

心律失常(arrhythmia)是指心脏冲动的节律、频率、起源部位、传导速度或激动次序的异常,可导致心脏泵血功能发生障碍,影响全身器官组织供血,严重时可危及生命。心律失常的治疗方式有药物治疗(即抗心律失常药)和非药物治疗(介入和手术)。抗心律失常药可通过终止心律失常发作或复发而减轻患者症状或改善预后,在抗心律失常方面发挥了重要作用。

第一节　抗心律失常药的电生理学基础

一、正常心脏的电生理学特性

(一)心脏的传导系统

正常的心脏冲动起自窦房结,经过心房、房室结、房室束及浦肯野纤维,最后到达心室肌,引起整个心脏以一定频率发生有规律的搏动。

(二)心肌细胞的分类

根据组织学和电生理学特点,心肌细胞可分为工作细胞和自律细胞两类。工作细胞包括心房肌和心室肌,具有兴奋性、传导性和收缩性。自律细胞主要包括窦房结和浦肯野细胞,组成心脏特殊传导系统,具有自律性、兴奋性和传导性。

根据动作电位0期除极速率,心肌细胞可分为快反应细胞和慢反应细胞。快反应细胞包括心房肌、心室肌和浦肯野细胞,慢反应细胞包括窦房结和房室结细胞。

(三)心肌细胞的跨膜电位

各类心肌细胞的跨膜电位存在明显区别(图22.1),这与各类心肌细胞跨膜电位的离子机制不同。

1. 静息电位

心肌细胞未受刺激时(静息状态下)存在于细胞膜内外两侧的外正内负的电位差称为心肌细胞的静息电位。

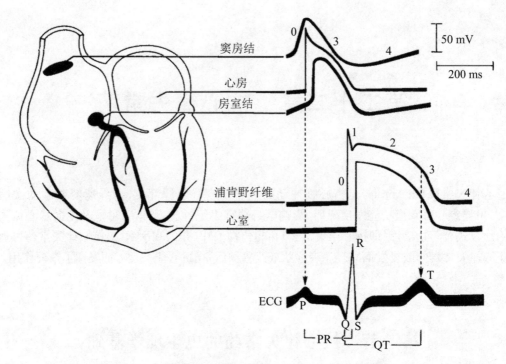

图 22.1　各类心肌细胞的跨膜电位及与心电图的关系

2. 动作电位

动作电位是指在静息电位基础上,心肌细胞受到阈上刺激时,发生迅速、可逆转、可传播的细胞膜两侧的电位变化。按其发生顺序分为 5 个时相(图 22.2)。0 相(除极期):快反应细胞是由 Na^+ 快速内流引起,速度快,波幅大,时程短;慢反应细胞主要由 Ca^{2+} 较慢的内流引起,速度慢,波幅小,时程短。1 相(快速复极初期):由于短暂 K^+ 外流和 Cl^- 内流,使膜电位迅速向负极转化。2 相(缓慢复极期):主要有 Ca^{2+} 及少量 Na^+ 内流,同时有 K^+ 外流及 Cl^- 内流所致,此期复极缓慢,图形较平坦,又称平台期。3 相(快速复极末期):细胞膜对 K^+ 的通透性加大,K^+ 快速外流,膜电位恢复到静息电位水平。4 相(静息期):工作细胞通过 Na^+-K^+-ATP 酶排出 Na^+ 并摄入 K^+,以及 Na^+-Ca^{2+} 交换体和 Ca^{2+} 泵排出 Ca^{2+},使膜电位维持在静息水平;自律细胞在 3 相复极末达到最大复极电位后,产生 4 相自动去极化,其主要由 K^+ 外流的进行性衰减和 Ca^{2+}、Na^+ 内流逐渐增强而形成。

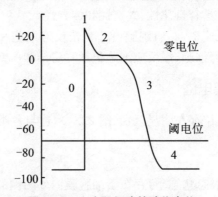

图 22.2　心室肌细胞的动作电位

3. 动作电位时程和有效不应期

动作电位时程（APD）是动作电位从 0 相到 3 相末的时程。有效不应期（ERP）是指心肌细胞从除极开始到细胞接受刺激能够再一次产生可扩布动作电位的时间。ERP 与 APD 的变化程度用 ERP/APD 比值表示。

二、心律失常的分类

1. 室上性和室性心律失常

按心律失常的发生部位，分为室上性和室性心律失常两大类。室上性心律失常的发生部位在窦房结、心房及房室交界区，包括窦性心动过速（窦速）、房性期前收缩、心房扑动（房扑）、心房颤动（房颤）、房室交界区性期前收缩、阵发性室上性心动过速（室上速）等。室性心律失常发生部位在心室，包括室性期前收缩、室性心动过速（室速）、心室颤动（室颤）等。

2. 缓慢型和快速型心律失常

按心律失常发生时心率的快慢，分为缓慢型和快速型两类。缓慢型心律失常有窦性心动过缓和传导阻滞等，主要用 M 受体阻断药和 β 肾上腺素受体激动药治疗。快速型心律失常包括窦速、房早、房扑、房颤、室上速、室早和室颤等，主要选用本章药物治疗，故又将其称为抗快速型心律失常药物。

三、心律失常的发生机制

窦房结是心脏的正常起搏点，窦房结的冲动沿着结间束、房室结、希氏束、左束支、右束支和浦肯野纤维，依次传导至心房和心室，直至整个心脏兴奋，其中的任何一个环节发生异常，都会导致心律失常。心律失常的发生机制包括冲动形成异常和（或）冲动传导异常。

（一）冲动形成异常

冲动形成异常包括自律性异常和后除极。

1. 自律性异常

当交感神经活性增高、低血压、心肌细胞受到机械牵张时，自律细胞的动作电位 4 相斜率增加，自律性升高。工作细胞无自律性，但在缺血缺氧条件下会出现异常自律性，这种异常自律性向周围组织扩布也可导致心律失常。

2. 后除极

后除极是指心肌细胞在一个动作电位后产生一个提前的除极化。根据后除极出现的时间分为早后除极和迟后除极。早后除极发生于动作电位 2、3 相复极中，APD 过于延长时易于发生，诱发因素有药物、低血钾等。迟后除极发生于动作电位完全复极或接近完全复极时（图 22.3），是细胞内钙超载所引起，诱发因素有强心苷中毒、心肌缺血及细胞外高钙等。

（二）冲动传导异常

冲动传导异常包括折返激动、传导阻滞和异常传导等，其中折返激动是快速型心律失常的最常见发生机制。折返激动是指冲动沿传导通路下传后，又经另一条传导通路折回再次兴奋原已兴奋过的心肌,并可反复运行的现象。形成折返的基本条件是:① 存在解剖学折返环路;② 折返环路中存在单向阻滞;③ 折返环路中有传导性下降的部位(图 22.4)。

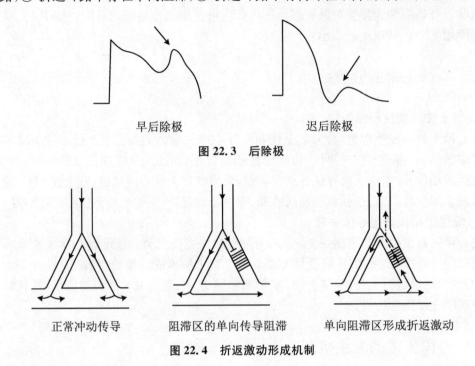

图 22.3　后除极

正常冲动传导　　　　　阻滞区的单向传导阻滞　　　　单向阻滞区形成折返激动

图 22.4　折返激动形成机制

四、抗心律失常药的作用机制

药物的基本电生理作用是影响心肌细胞膜的离子通道,通过改变离子流而改变细胞的电生理特性,基本作用机制如下:

1. 降低自律性

抗心律失常药可通过降低动作电位 4 相斜率、提高动作电位的发生阈值、增加静息膜电位绝对值及延长 APD 等方式降低自律性(图 22.5)。

2. 减少后除极

缩短 APD 的药物可减少早后除极的发生;钙通道阻滞药和钠通道阻滞药可减少迟后除极的发生。

3. 消除折返

药物通过改变传导性和(或)延长 ERP 而消除折返。钙通道阻滞药和 β 肾上腺素受体阻断药可降低房室结的传导性,消除房室结折返所致的室上性心动过速。钠通道阻滞药和钾通道阻滞药延长快反应细胞的 ERP,钙通道阻滞药延长慢反应细胞的 ERP。

五、抗心律失常药分类

根据药物的主要作用通道和电生理特点,可将抗心律失常药物分为四类:Ⅰ类钠通道阻滞药、Ⅱ类 β 肾上腺素受体阻断药、Ⅲ类延长动作电位时程药、Ⅳ类钙通道阻滞药,其中Ⅰ类药物根据钠通道复活时间,又可分为三个亚类,即 I a、I b 和 I c 类(见表 22.1)。

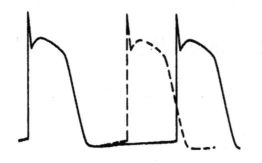

(a) 降低4相斜率（β受体阻断药）

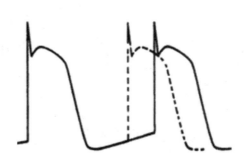

(b) 提高阈电位（钠通道或钙通道阻滞药）

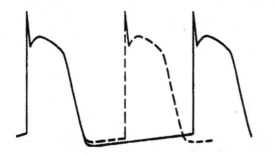

(c) 增加静息膜电位的绝对值（腺苷）

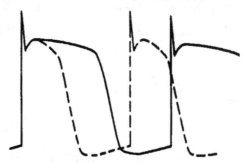

(d) 延长APD（钾通道阻滞药）

图 22.5　四种降低自律性的方式及药物

注:------ 正常动作电位;——药物作用后

表 22.1　抗心律失常药物的分类及代表药物

类　别	常用代表药物
I 类　钠通道阻滞药	
I a 适度钠通道阻滞药	普鲁卡因胺、奎尼丁
I b 轻度钠通道阻滞药	美西律[基]、利多卡因、苯妥英钠
I c 明显钠通道阻滞药	普罗帕酮[基]、氟卡尼、莫雷西嗪[基]
II 类　β肾上腺素受体阻断药	普萘洛尔[基]、美托洛尔[基]、阿替洛尔[基]、艾司洛尔[基]
III 类　延长 APD 药(钾通道阻滞药)	胺碘酮[基]、索他洛尔[基]、伊布利特[基]
IV 类　钙通道阻滞药	维拉帕米[基]、地尔硫卓
其他	腺苷

第二节　常用抗心律失常药

一、Ⅰ类:钠通道阻滞药

根据钠通道复活时间常数,即药物对通道产生阻滞作用到阻滞作用解除的时间不同分为三个亚类。复活时间常数<1 s为轻度钠通道阻滞药(Ⅰb类),复活时间常数>10 s为明显钠通道阻滞药(Ⅰc类),复活时间常数介于上述二者之间者为适度钠通道阻滞药(Ⅰa类)。

(一)Ⅰa类

奎　尼　丁

奎尼丁(quinidine)为适度阻滞钠通道药,是广谱抗心律失常药物,但不良反应多,应用受限。

【体内过程】　口服后吸收快而完全,生物利用度为44%~98%,蛋白结合率为80%~88%,口服后30 min起效,1~3 h达最大作用,持续约6 h。主要经肝脏代谢,肾脏排泄,$t_{1/2}$为6~8 h。

【药理作用及机制】　奎宁丁可阻滞钠通道、钾通道及钙通道,也可抗胆碱和阻断外周血管α_1肾上腺素受体。

1. 阻滞钠通道

阻滞激活状态的钠通道,并减慢通道复活。降低浦肯野纤维的自律性,减慢心房、心室、浦肯野纤维的传导速度,延长大部分心肌组织的不应期。

2. 阻滞钾通道

减少K^+外流,延长心房、心室、浦肯野纤维的ERP和APD。

3. 其他

阻滞钙通道,减少Ca^{2+}内流,降低心肌收缩力。阻断外周血管α_1受体使血管舒张,血压下降。抗胆碱作用,可减慢心房肌的传导,但加快房室结传导。

【临床应用】　主要适用于心房颤动或心房扑动经电转复后的维持治疗。对房性早搏、阵发性室上性心动过速、预激综合征伴室上性心律失常、室性早搏、室性心动过速等也有效,但由于不良反应较多,目前已少用。

【不良反应与护理对策】　奎尼丁的安全范围小,不良反应多,目前已少用。

1. 胃肠道反应

包括恶心、呕吐、腹痛、腹泻等,其中腹泻最常见。与食物或牛奶同服可减少对胃肠道的刺激,不影响生物利用度。

2. 金鸡纳反应

血浆奎尼丁水平过高时,可引起头痛、头晕、恶心、呕吐、耳鸣、听力下降、视力模糊、精神失常、震颤、兴奋、昏迷、忧虑,甚至死亡,称为金鸡纳反应。

3. 心血管毒性

有促心律失常作用,产生心脏停搏及传导阻滞,较多见于原有心脏病患者,也可发生室性早搏、室性心动过速及室颤。过量可导致房室及室内传导阻滞,心电图表现为 Q-T 间期过度延长,出现尖端扭转性心动过速,发作时患者意识丧失、四肢抽搐、呼吸停止,甚至室颤而死亡,称为"奎尼丁昏厥"。奎尼丁的抗胆碱作用增加窦性频率,加快房室传导,治疗心房扑动时可加快心室率。奎尼丁的 α 受体阻断作用使血管扩张、血压下降。当每日口服量超过 1.5 g 时,或给有不良反应的高危患者用药,应住院,并监测心电图及血药浓度。

4. 过敏反应和特异质反应

过敏反应表现为药热、皮疹、荨麻疹、哮喘等。特异质反应可见头晕、恶心、呕吐、冷汗、休克、呼吸抑制或停止等,与剂量无关。

洋地黄中毒致Ⅱ度或Ⅲ度房室传导阻滞(除已安起搏器者)、病态窦房结综合征、心源性休克、严重肝或肾功能不良、重症肌无力、对奎宁或其衍生物过敏及血小板减少者禁用。

普鲁卡因胺

普鲁卡因胺(procainamide)与奎尼丁电生理作用相似,但作用较弱。口服吸收良好,生物利用度为 75%。主要在肝脏代谢,肾脏排泄,$t_{1/2}$ 为 3.5 h。可阻滞开放状态的钠通道,普鲁卡因胺对心肌的直接作用与奎尼丁相似但较弱,降低自律性,减慢传导速度,延长 APD、ERP。间接抗胆碱作用弱于奎尼丁,小剂量可使房室传导加速,用量增大则直接抑制房室传导。有直接扩血管作用,但无明显阻断 α 受体作用。适用于危及生命的室性心律失常。

可引起心脏停搏、传导阻滞及室性心律失常,快速静注可使血管扩张产生严重低血压、室颤、心脏停搏。大剂量易引起厌食、恶心、呕吐、腹泻、肝肿大、氨基转移酶升高等,也可引起头晕、抑郁、过敏反应、血细胞减少等。

(二) Ⅰb类

利 多 卡 因

利多卡因(lidocaine)静脉注射作用迅速,维持 20 min,为窄谱抗心律失常药物。

【药理作用及机制】　主要作用于浦肯野纤维,阻滞激活或失活状态的钠通道,对缺血区等除极化组织作用较强,对缺血或强心苷中毒所致的除极化心律失常有较强的抑制作用。由于心房肌细胞的 APD 短,钠通道失活态时间短,因此利多卡因对房性心律失常疗效差。

1. 降低自律性

抑制 Na^+ 内流,使 4 相除极速率下降,提高阈电位,降低自律性。治疗浓度(2~5 μg/mL)降低浦肯野纤维及异常窦房结的自律性。

2. 减慢传导速度

大剂量可明显抑制 0 相上升速率而减慢传导。

3. 相对延长 ERP

抑制 2 相少量 Na^+ 内流,缩短或不影响浦肯野纤维及心室肌的 APD、ERP,APD 缩短更为显著,相对延长 ERP,消除折返。

【临床应用】 为治疗室性心律失常的常用药物,用于急性心肌梗死后、心脏手术、心导管术、电转律术、强心苷中毒引起的室性心律失常。

【不良反应】 可引起头晕、激动不安、嗜睡等,严重者可出现精神失常、呼吸抑制及惊厥。剂量过大可引起低血压、心率减慢、房室传导阻滞及心搏骤停。禁用于严重房室传导阻滞、癫痫发作史、肝功能严重不全及休克者。

美 西 律[基]

美西律(mexiletine)是轻度阻断钠通道药,药理作用与利多卡因相似,可口服。口服吸收完全,生物利用度为 $80\%\sim90\%$,T_{max} 为 $2\sim4\,h$,$t_{1/2}$ 为 $8\sim12\,h$。临床主要用于室性心律失常,特别对心肌梗死急性期者有效。不良反应与剂量相关,常见恶心、呕吐等胃肠道反应,长期使用可致震颤、复视、共济失调、精神失常。房室传导阻滞、窦房结功能不全、心室内传导阻滞、有癫痫史、低血压或肝病者慎用。

苯 妥 英 钠

苯妥英钠(phenytoin)的作用与利多卡因相似。与强心苷竞争 Na^+-K^+-ATP 酶,恢复其活性,抑制强心苷中毒时迟后除极所引起的触发活动,大剂量时可抑制窦房结自律性。适用于心脏手术、心肌梗死等引起的室性心律失常,是强心苷中毒所致的室性心动过速的首选用药。常见头晕、震颤、共济失调及呼吸抑制等中枢不良反应,严重者出现呼吸抑制。窦性心动过缓及 Ⅱ、Ⅲ 度房室传导阻滞者禁用。

(三) Ⅰc 类

普 罗 帕 酮[基]

普罗帕酮(propafenone)明显阻滞钠通道,其化学结构与普萘洛尔相似,是临床上常用的抗心律失常药物,但易诱发致命性心律失常(室颤、室速)。

【体内过程】 口服吸收良好,T_{max} 为 $2\sim3\,h$,作用持续 $8\,h$ 以上。血浆蛋白结合率为 93%,初期给药肝脏首过消除明显,生物利用度约为 50%。长期用药后,首过消除减弱,生物利用度几乎达 100%。主要经肝脏代谢,肾脏排泄,$t_{1/2}$ 为 $3.5\sim4\,h$。

【药理作用及机制】 明显阻滞钠通道的开放态和失活态,减慢心房、心室和浦肯野纤维传导,降低浦肯野纤维自律性。抑制钾通道,延长 APD 和 ERP。增加心电图中 PR 和 QRS 间期,但对 Q-T 间期无明显影响。同时具有弱的 β 肾上腺素受体阻断和钙通道阻滞作用,可降低血压、抑制心肌收缩力、减慢心率、增加冠脉流量。

【临床应用】 用于阵发性室性心动过速及室上性心动过速(包括伴预激综合征者)。

【不良反应】 常见房室传导阻滞、加重心力衰竭、直立性低血压。也可引起恶心、呕吐、味觉改变、口干、舌唇麻木等。偶见溶血性贫血和粒细胞缺乏症。禁用于严重心力衰竭、心源性休克、严重心动过缓、室内传导阻滞、病态窦房结综合征。

莫 雷 西 嗪[基]

莫雷西嗪(moricizine)又称乙吗噻嗪,是吩噻嗪类衍生物。口服后迅速吸收,生物利用

度为 38%，蛋白结合率为 95%，在肝脏代谢，主要由粪便和尿液排泄，$t_{1/2}$ 为 $1.5\sim3.5$ h。可抑制快 Na^+ 内流，具有膜稳定作用，缩短 2 相和 3 相复极及动作电位时间，缩短有效不应期。主要适用于室性心律失常，包括室性早搏及室性心动过速。不良反应包括恶心、呕吐、眩晕、焦虑、口干、头痛及视力模糊、心律失常等。

二、Ⅱ类：β 肾上腺素受体阻断药

激动 β 肾上腺素受体可使 L 型钙通道开放和起搏电流增加，病理条件下可触发早后除极和迟后除极。β 肾上腺素受体阻断药可减慢窦房结和房室结的 4 相除极而降低自律性，减慢 0 相上升最大速率而减慢传导速度，缩短 APD 和 ERP，从而减慢心率、抑制细胞内钙超载、减少后除极等作用治疗心律失常。

普 萘 洛 尔[基]

普萘洛尔（propranolol）为肾上腺素 β 受体阻断药。

【药理作用及机制】 交感神经兴奋或儿茶酚胺释放增多时，心肌自律性增高，传导加快，不应期缩短，易引起快速性心律失常。普萘洛尔对 β 受体的阻断作用和膜稳定作用是抗心律失常作用的药理基础。

1. 降低自律性

阻断心脏 $β_1$ 受体，减慢动作电位 4 相除极速度，降低窦房结、心房及浦肯野纤维自律性，在交感神经兴奋或儿茶酚胺释放过多时，此作用更为明显。还能减少儿茶酚胺所致的迟后除极。

2. 减慢传导

大剂量应用具有膜稳定作用，可明显减慢心房、房室结及浦肯野纤维的传导速度。

3. 延长不应期

明显延长房室结 ERP。治疗浓度缩短浦肯野纤维 APD 和 ERP，缩短 APD 更加明显，相对延长 ERP。高浓度可延长浦肯野纤维 APD 和 ERP。

【临床应用】 适于治疗与交感神经兴奋有关的各种心律失常。

1. 室上性心律失常

对于交感神经兴奋性过高、甲状腺功能亢进及嗜铬细胞瘤等引起的窦性心动过速效果好。与强心苷合用，控制房扑、房颤及阵发性室上性心动过速的室性频率效果较好。还可用于预激综合征合并室上速、Q-T 间期延长或肥厚型心肌病所致的心律失常。

2. 室性心律失常

对由运动或情绪变动所引发的室性心律失常效果良好。较大剂量对缺血性心脏病患者的室性心律失常也有效。

3. 其他

可减少心肌梗死患者心律失常的发生，缩小心肌梗死范围，降低病死率。

美 托 洛 尔[基]

美托洛尔（metoprolol）是选择性 $β_1$ 受体拮抗药，对心脏作用较强，抑制窦房结和房室结自律性，减慢房室结传导。亲脂性高，易通过血脑屏障，阻断中枢的 β 受体，降低外周交感神经的张力,使血浆中去甲肾上腺素的水平降低,增加心脏迷走神经的兴奋性,产生中枢性抗心律失常作用。适用于室上性和室性心律失常。

阿 替 洛 尔[基]

阿替洛尔(atenolol)是长效 β_1 受体阻断药,对心脏选择性高,抑制窦房结、房室结及浦肯野纤维的自律性,减慢房室结及浦肯野纤维的传导。适用于室上性心律失常,可用于减慢房颤和房扑的心室率,对室性心律失常也有效。可用于哮喘及糖尿病患者,但剂量不宜过大。

艾 司 洛 尔[基]

艾司洛尔(esmolol)是短效 β_1 受体阻断药,静脉注射后数秒起效,$t_{1/2}$ 为 9 min。具有心脏选择性,抑制窦房结及房室结的自律性、传导性。主要用于降低房扑、房颤时的心室率,也可治疗窦性心动过速。

三、Ⅲ类:延长 APD 的药物

延长 APD 的药物又称为钾通道阻滞药,减少 K^+ 外流,主要延长心房肌、心室肌和浦肯野纤维细胞的 APD 和 ERP,对动作电位幅度和去极化速率影响较小。

胺 碘 酮[基]

胺碘酮(amiodarone)的心脏电生理作用广泛而复杂,是广谱抗心律失常药。

【体内过程】 口服吸收缓慢,T_{max} 为 4～12 h,生物利用度为 22%～86%,需数天至数周起效。静脉注射起效迅速,维持 20 min 至 4 h。蛋白结合率为 62%,体内分布广泛,心肌药物浓度为血浆药物浓度的 30 倍。肝脏代谢,主要代谢物去乙胺碘酮仍有生物活性。主要经胆汁由肠道排泄。

【药理作用及机制】 以Ⅲ类药作用为主,兼具Ⅰ、Ⅱ和Ⅳ类抗心律失常药物的电生理作用,广泛阻滞钾通道、轻度阻滞钠通道及 L 型钙通道,作用于窦房结、房室结和浦肯野纤维。此外,胺碘酮可非竞争性阻断肾上腺素 α、β 受体,舒张血管平滑肌,并能扩张冠状动脉、增加冠脉血流量、降低心肌耗氧量。

1. 降低自律性

阻滞动作电位 4 相钠离子和钙离子内流,阻断 β 受体,降低窦房结、房室交界区和浦肯野纤维的自律性。

2. 减慢传导

阻滞快反应细胞 0 相钠离子和慢反应细胞 0 相钙离子内流,减慢心房、房室结、房室旁路及浦肯野纤维的传导。

3. 延长不应期

阻滞心房肌、心室肌和浦肯野纤维 3 相钾离子外流,显著延长 APD 和 ERP,延长 Q-T 间期和增宽 QRS 波。

【临床应用】 适用于危及生命的阵发室性心动过速及室颤的预防,也可用于其他药物无效的阵发性室上性心动过速、阵发性心房扑动、心房颤动,包括合并预激综合征者及持续心房颤动、心房扑动电转复后的维持治疗。此外,也可用于持续房颤、房扑时心室率的控制。

【不良反应与护理对策】

1. 心血管不良反应

较其他抗心律失常药对心血管的不良反应少,可见窦性心动过缓、房室传导阻滞,偶见Q-T间期延长伴尖端扭转型室性心动过速。用药期间应监测心电图,口服时应特别注意Q-T间期。

2. 甲状腺功能紊乱

胺碘酮的结构与甲状腺素相似,其毒性反应与其作用于细胞核甲状腺素受体有关,可出现甲状腺功能亢进或低下。停药数周至数月可消失,少数患者需用抗甲状腺药、普萘洛尔、肾上腺皮质激素或甲状腺素治疗。用药期间应监测甲状腺功能。

3. 消化系统反应

可有便秘、恶心、呕吐、食欲下降、肝炎、脂肪肝及血清氨基转移酶增高。

4. 呼吸系统反应

个别患者出现间质性肺炎或肺纤维化。早期发现,及时停药,适当治疗(包括糖皮质激素)病变可以消退,长期服药者应定期进行胸部 X 片检查。

5. 其他

用药后皮肤和眼睛对强烈日光敏感性增加,常有皮肤及角膜色素沉着。可出现震颤、共济失调、肌无力、锥体外系反应、头痛、失眠及肌肉痉挛等神经系统反应,减量或停药后逐渐消退。静脉用药时,局部刺激可产生静脉炎。

窦房传导阻滞、房室传导阻滞、病态窦房结综合征、心源性休克、严重肝病及对碘过敏者禁用。

索 他 洛 尔[基]

索他洛尔(sotalol)口服吸收良好,生物利用度达 $95\% \sim 100\%$,与食物同服时生物利用度降低约为 20%。$80\% \sim 90\%$ 以原形经尿液排泄,$t_{1/2}$ 为 $15 \sim 20$ h。本品兼有Ⅱ类和Ⅲ类抗心律失常药物的作用,可非选择性阻断 β 肾上腺素受体,能降低窦房结和浦肯野纤维自律性,减慢房室结传导;也可抑制动作电位 3 相钾离子外流,延长心房肌、心室肌及浦肯野纤维的 APD 和 ERP,以延长 ERP 为主,消除折返。可一线用于预防心房颤动(左心室功能正常且无结构性心脏病,或伴有冠心病、瓣膜性心脏病和左心室肥厚的心房颤动患者)复发;对于室性心律失常、房性早搏、房性心动过速也有较好的疗效;也可用于植入型心律转复除颤器(ICD)术后的长期辅助治疗。长期用药的安全性良好,不良反应少,偶见 Q-T 间期延长者出现尖端扭转型室性心动过速。

伊 布 利 特[基]

伊布利特(ibutilide)为一种新型Ⅲ类抗心律失常药物,结构与索他洛尔相似。静脉给药后,迅速分布于细胞外液,主要经肝脏代谢,经尿液和粪便排出,$t_{1/2}$ 为 $2 \sim 12$ h。主要抑制动作电位 3 相钾离子外流,亦可促进平台期钠离子内流和钙离子内流,延长心肌细胞的 APD 和 ERP,延长 Q-T 间期,进而发挥抗心律失常作用。可用于各种新发生的房扑和房颤的转复治疗,以房扑和房颤持续时间少于 90 天为宜,对持续时间少于 30 天者疗效更佳。长期房性心律失常患者对本品不敏感。常见的不良反应为尖端扭转型室性心动过速,发生率约为 4%。有窦房结功能障碍者慎用。

四、Ⅳ类：钙通道阻滞药

能阻滞 L 型钙通道，降低窦房结、房室结细胞的自律性，减慢房室结传导速度，延长房室结细胞膜钙通道复活时间，延长不应期。

维 拉 帕 米[基]

维拉帕米(verapamil)为罂粟碱衍生物，口服吸收迅速完全，2～3 h 血药浓度达峰值，生物利用度为 10%～30%，肝脏代谢，其代谢物仍有活性，$t_{1/2}$ 为 3～7 h。

【药理作用及机制】

1. 降低自律性

抑制慢反应细胞钙离子内流，降低窦房结和房室结自律性，也能降低心房肌、心室肌及浦肯野纤维自律性。

2. 减慢传导

抑制房室结 0 相钙离子内流，降低膜反应性，减慢房室结的传导速度。

3. 延长不应期

阻断钙通道，延长慢反应细胞窦房结、房室结细胞的 ERP，取消折返。高浓度时延长浦肯野纤维的 APD 和 ERP。

【临床应用】 适用于阵发性室上性心动过速，能有效控制房性心动过速、房颤及房扑时的心室率。也可用于原发性高血压和心绞痛。

【不良反应】 常见低血压、下肢水肿、心力衰竭、心动过缓。偶可发生Ⅱ度或Ⅲ度房室传导阻滞及心脏停搏，也可使预激综合征伴房颤或房扑者心率增快。可出现便秘、腹胀、腹泻、头痛、头晕或眩晕等。偶见血催乳素浓度增高或溢乳、关节痛、皮肤瘙痒、荨麻疹及呼吸困难。Ⅱ或Ⅲ度房室传导阻滞、充血性心力衰竭、心源性休克、重度低血压、病态窦房结综合征(除已安装起搏器者)、预激综合征伴心房颤动或心房扑动者禁用。

五、其他抗心律失常药

腺 苷

腺苷(adenosine)为内源性嘌呤核苷酸，静脉注射迅速起效，$t_{1/2}$ 约 10 s，被大多数组织细胞摄取，并被腺苷脱氨酶灭活，作用维持 1～2 min，需反复给药。

【药理作用及机制】 与窦房结、心房肌和房室结的 A_1 受体结合，激活乙酰胆碱敏感钾通道，增加钾离子外流，加快细胞复极化，缩短 APD，抑制窦房结传导，降低自律性。抑制 Ca^{2+} 内流，延长房室结的 ERP、减慢房室传导。抑制交感神经兴奋引起的迟后去极。与血管内皮细胞、平滑肌细胞的腺苷 A_2 受体结合，显著扩血管和冠状动脉，增加冠脉血流，同时抑制血小板聚集，保护心脏。

【临床应用】 适用于阵发性室上性心动过速、窦房结折返性心动过速、宽 QRS 波心动过速等。

【不良反应】 常见胸闷、呼吸困难，静脉注射过快可致短暂心脏停搏。罕见支气管痉挛和房颤。病态窦房结综合征、Ⅱ或Ⅲ度房室传导阻滞未放置起搏器者、心房颤动者、心房扑动者及哮喘患者禁用。

第三节　快速型心律失常的药物选择

不同类型抗心律失常药的临床适应证各不相同,可引发各种不良反应,因此应明确诊断,按临床适应证合理用药。

1. 窦性心动过速

应针对病因治疗,需要时可采用β受体阻断药或维拉帕米。

2. 房性期前收缩

一般不需药物治疗,若频繁发生并引起阵发性房性心动过速时,可用β₁受体阻断药、维拉帕米、地尔硫卓或Ⅰ类抗心律失常药。

3. 心房扑动、心房颤动

转律用奎尼丁(宜先给强心苷类)、普鲁卡因胺、胺碘酮,减慢心室率用β受体阻断药、维拉帕米、洋地黄类。转律后用奎尼丁、丙吡胺防止复发。

4. 阵发性室上性心动过速

急性发作时宜首选维拉帕米,也可选用强心苷类、β受体阻断药、腺苷等。慢性或预防发作时,选用洋地黄类、奎尼丁、普鲁卡因胺等。

5. 室性期前收缩

首选普鲁卡因胺、美西律或其他Ⅰ类抗心律失常药以及胺碘酮。心肌梗死急性期通常用静脉滴注利多卡因。强心苷中毒者选用苯妥英钠。

6. 阵发性室性心动过速

转律用利多卡因、普鲁卡因胺、美西律、胺碘酮、奎尼丁,维持用药与治疗室性期前收缩相同。

7. 心室颤动

转律可选用利多卡因、普鲁卡因胺和胺碘酮。

制剂与用法

1. 硫酸奎尼丁(quinidine sulfate)。片剂:0.2 g。成人应先试服0.2 g,观察有无过敏及特异质反应。常用量0.2~0.3 g/次,3~4次/天。

2. 盐酸普鲁卡因胺(procainamide hydrochloride)。片剂:0.25 g。注射剂:0.1 g/1mL。口服,0.5~1 g,以后0.25~0.5 g,4次/天,维持量0.25 g,2~3次/天。静脉注射成人常用量:0.1 g/次,静注5 min,必要时每隔5~10 min重复一次,总量按体重不得超过10~15 mg/kg。

3. 盐酸利多卡因(lidocaine hydrochloride)。注射剂:0.1 g/5 mL,0.2 g/10 mL,0.4 g/20 mL。室性心律失常,50~100 mg/次或1~2 mg/kg/次静注,维持量100 mg静滴,1~2 mL/min。

4. 苯妥英钠(phenytoin sodium)。片剂:50 mg,100 mg。口服,第1日0.5~1 g,第2、3日500 mg/d,分3~4次服用,之后300~400 mg/d维持。

5. 盐酸美西律(mexiletine hydrochloride)。片剂:50 mg,100 mg。胶囊剂:50 mg,100 mg。注射剂:100 mg/2 mL。口服,200～300 mg,必要时 2 h 后再服 100～200 mg,维持量 400～800 mg/d,分 2～3 次,极量 1200 mg/d。静脉给药,首次负荷量 100～200 mg,静注 10～15 min,随后 1～1.5 mg/min 静滴维持。

6. 盐酸普罗帕酮(propafenone hydrochloride)。片剂:50 mg,100 mg,150 mg。胶囊剂:100 mg,150 mg。注射剂:17.5 mg/5 mL,35 mg/10 mL,70 mg/20 mL。口服,0.1～0.2 g/次,3～4 次/天,1 周后维持量 0.3～0.6 g/d,分 2～4 次。极量:0.9 g/d。静脉给药,1～1.5 mg/kg,静注 5 min,必要时 15 min 后重复 1 次,后以 0.5～1 mg/min 静滴维持。

7. 氟卡尼(flecainide)。片剂:100 mg,200 mg。注射剂:50 mg/5 mL,100 mg/10 mL。口服,100 mg,2 次/天,每隔 4～5d,增加 50 mg/次,最大量 200 mg/次。静脉给药,1～2 mg/kg,15 min 内缓慢静注,维持量 0.15～0.25 mg/(kg·h)静滴。

8. 盐酸普萘洛尔(propranolol hydrochloride)。片剂:10 mg。注射剂:5 mg/5 mL。口服,10～30 mg,3～4 次/天。静脉注射,治疗严重心律失常,1～3 mg,不超过 1 mg/min,1 次/4 h。

9. 阿替洛尔(atenolol)。片剂:25 mg,50 mg,100 mg。注射剂:5 mg/10 mL。口服,12.5～25.0 mg,1～2 次/天。静脉注射,5 mg,5 min 后再给 1 次,10 min 后改口服维持,50 mg/d。

10. 酒石酸美托洛尔(metoprolol tartrate)。片剂:50 mg,100 mg。胶囊:50 mg,100 mg。缓释片:25 mg,50 mg,100 mg,150 mg。注射剂:5 mg/5mL。口服,25～50 mg,2～3 次/天,最大量不超过 50～100 mg/d。静脉注射,2.5～5 mg,以 1～2 mg/min 静注,5 min 后重复 1 次,总量不超过 10～15 mg,10 min 后可改口服维持,50 mg/d。

11. 盐酸胺碘酮(amiodarone hydrochloride)。片剂:100 mg,200 mg。胶囊:100 mg,200 mg。注射剂:150 mg/2 mL。口服,室上性心律失常,0.4～0.6 g/d,分 2～3 次,维持量 0.2～0.4 g/d。治疗严重室性心律失常,0.6～1.2 g/d,分 3 次服,维持量 0.2～0.6 g/d。静脉给药,3 mg/kg 静注,然后以 1～1.5 mg/min 静滴,6 h 以 0.5～1.0 mg/min 静滴,总量 1200 mg/d,后逐渐减量,维持 3～4 d。

12. 盐酸索他洛尔(sotalol hydrochloride)。片剂:40 mg,80 mg。注射剂:20 mg,40 mg。口服,口服 80～160 mg/d,分 2 次服用。静脉注射,1.5～2.0 mg/kg 或 20～60 mg/次。

13. 富马酸伊布利特(ibutilide fumarate)。注射剂:1 mg/10 mL。对于体重大于 60 kg 者,首剂 1 mg,10 min 内静脉滴注,如需要,10 min 后第二次滴注,剂量仍为 1 mg。对于体重小于 60 kg 者,首剂 0.01 mg/kg,若需要,再用相同剂量给予第二次治疗。

14. 盐酸维拉帕米(verapamil hydrochloride)。片剂:40 mg。缓释片:120 mg,180 mg。注射剂:5 mg/2 mL。口服,40～80 mg,3～4 次/天;缓释片,口服,起始剂量 180 mg,清晨口服一次。静脉注射,5 mg 或 0.075～0.15 mg/kg,若无效 10～30 min 后再注射一次。静脉注射,5～10 mg/h,不超过 50～100 mg/d。

15. 腺苷(adenosine)。注射剂:6 mg/2 mL。快速静脉注射(1～2 s 内完成),成人初始剂量为 3 mg,第二次给药剂量 6 mg,第三次给药剂量 12 mg。每次间隔 1～2 min,若出现高度房室阻滞不得再增加剂量。

(张俊秀 杨解人)

第二十三章 抗心力衰竭药物

心力衰竭(heart failure,HF)是由各种心脏疾病导致心功能不全,引起心脏收缩功能和(或)舒张功能发生障碍,以静脉系统血液淤积、动脉系统血液灌注不足为临床表现的一种临床综合征,主要表现为呼吸困难、活动耐量受限和体液潴留(肺淤血和外周水肿),是各种心脏病的严重表现和终末阶段。根据心衰发生的时间和速度,分为急性心衰和慢性心衰。多数急性心衰患者经治疗,症状缓解后转入慢性心衰;慢性心衰患者,常因各种诱因急性加重而需紧急治疗。目前治疗心力衰竭的药物包括 ACEI、AT$_1$受体拮抗药、醛固酮拮抗药、利尿药、β肾上腺受体阻断药以及正性肌力药等。

第一节 概 述

一、心力衰竭的病理生理学及药物作用环节

心力衰竭的发生发展是由多种因素参与的复杂过程,主要有心肌结构功能、神经内分泌以及肾上腺素 β 受体信号转导的变化(图 23.1)。

(一)心肌结构变化

心室重构是心力衰竭发病的基本机制,由心肌缺血、缺氧、能量生成障碍及钙超载等引发的心肌细胞肥大、凋亡、细胞外基质堆积、胶原含量增加以及心肌组织纤维化等形态学改变。抗肾素-血管紧张素-醛固酮系统(RAAS)药物具有逆转心肌肥厚的作用。

(二)心肌功能变化

心力衰竭可分为收缩性和舒张性心力衰竭。收缩性心力衰竭表现为心肌收缩力减弱,心搏出量及射血分数减少,组织器官灌注不足,对正性肌力药物反应较好。舒张性心力衰竭表现为心室舒张受限或不协调,心室顺应性降低,心搏出量减少,心室舒张末压升高,肺循环及(或)体循环淤血,对正性肌力药的反应较差。

(三)神经内分泌的变化

主要包括以下两个方面:

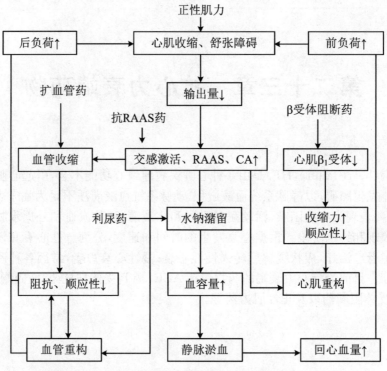

图 23.1　心力衰竭的病理生理学及药物作用环节示意图

1. RAAS 激活

由于心输出量减少,使肾血流量降低,激活 RAAS,Ang Ⅱ 和醛固酮分泌增加,血管收缩,水钠潴留,心脏前后负荷增加;同时生长因子、原癌基因表达及细胞外基质合成增加,使心肌细胞肥大和增生,引起心室重构。抗 RAAS 药可抑制上述不同环节,改善心力衰竭;利尿药则通过排钠利尿,减少血容量,减轻患者心脏前后负荷,缓解心力衰竭。

2. 交感神经系统激活

心力衰竭患者由于心肌收缩或(和)舒张功能不全,心排血量减少,反射性引起交感神经兴奋,儿茶酚胺水平升高,使血管收缩,外周阻力增加,心脏后负荷加重,并可促进心肌细胞增生、肥厚,甚至直接导致心肌细胞凋亡和坏死。正性肌力药可增强患者心肌收缩功能,改善上述症状。扩血管药物则可减轻心脏前后负荷。β 受体阻断药可拮抗交感神经系统活性。

(四) 心肌肾上腺素 β 受体的改变

心衰时交感神经系统长期激活,导致心肌 β_1 受体下调,受体密度降低,数目减少,心肌对 β_1 受体激动药的敏感性降低。β 受体阻断药可上调 β_1 受体,有利于心衰治疗。

二、抗心力衰竭药物的分类

根据药物的作用机制,抗心力衰竭的药物可分为表 23.1 中的几类。

表 23.1　抗心力衰竭药物的分类及代表药物

类　　别	常用药物
1. RAAS 抑制药	
（1）ACEI	卡托普利、依那普利
（2）AT1 受体阻断药	氯沙坦、缬沙坦
（3）醛固酮拮抗药	螺内酯、依普利酮
2. 利尿药	氢氯噻嗪、呋塞米
3. β受体阻断药	美托洛尔、卡维地洛
4. 正性肌力药	
（1）强心苷类	地高辛、去乙酰毛花苷
（2）非强心苷类	米力农、多巴酚丁胺
5. 扩血管药	硝普钠、硝酸酯类、肼曲嗪

第二节　利　尿　药

利尿药具有降低心力衰竭患者液体潴留的作用,如用量不足,患者液体潴留,会降低对 ACEI 的反应,增加 β 受体阻断药的不良反应。因此,应用利尿药是处理心衰的重要环节。常用药物有氢氯噻嗪、呋塞米、托伐普坦等。

【抗心力衰竭作用及机制】　利尿药能促进钠水排出,减少血容量,减轻心脏前负荷,改善心功能,有利于症状缓解。由于钠排出增加,降低血管平滑肌细胞内钙含量,使血管扩张,心脏负荷减轻。呋塞米尚有直接扩血管作用。

【临床应用】　心力衰竭患者伴有液体潴留或曾有液体潴留者,均可给予利尿药。对轻度心力衰竭,可单用氢氯噻嗪;对中、重度患者,可用呋塞米或氢氯噻嗪加用留钾利尿药;对严重心力衰竭、慢性心力衰竭急性发作、急性肺水肿或全身水肿者宜静脉注射呋塞米。

第三节　RAAS 抑制药

RAAS 抑制药不仅能改善心力衰竭患者的血流动力学、缓解症状及提高生活质量,而且能阻止和逆转心肌重构,保护肾脏等重要靶器官,降低病死率,改善预后。目前用于临床的 RAAS 抑制药包括 ACEI、AT$_1$ 受体阻断药及醛固酮拮抗药。

一、血管紧张素 I 转化酶抑制药

ACEI 通过抑制 RAAS 和作用于激肽酶 II 治疗心力衰竭,能显著降低心衰患者病死率。目前常用药物有卡托普利、依那普利、赖诺普利、培哚普利和雷米普利等。

【抗心力衰竭作用及机制】 ACEI 可通过以下途径达到抗心力衰竭的作用(图 23.2)。

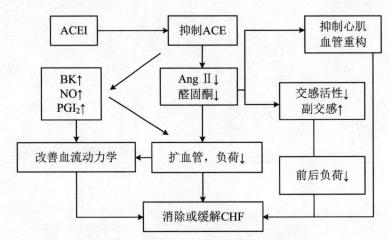

图 23.2 ACEI 抗心力衰竭作用机制示意图

1. 改善血流动力学

ACEI 能减少 Ang II 生成,使血管扩张、外周阻力降低、醛固酮释放减少、水钠潴留减轻,可降低心脏负荷及心肌耗氧量,改善心肌收缩和舒张功能,缓解心衰症状。ACEI 还可抑制缓激肽(BK)的降解,BK 不仅直接扩张血管,而且促进 NO 和 PGI_2 生成,发挥扩血管、降低心脏负荷的作用。ACEI 可减少醛固酮释放,减轻水钠潴留,降低心脏前负荷。

2. 抑制血管和心室重构

Ang II 和醛固酮通过发挥生长因子样作用,促进心衰时的血管和心室重构。ACEI 使 Ang II 和醛固酮生成减少,抑制血管和心室重构。

3. 降低交感神经活性

Ang II 通过作用于外周和中枢的 AT_1 受体,促进去甲肾上腺素释放,兴奋交感活性,加重心脏负荷及心肌损伤。ACEI 可通过减少 Ang II 发挥其抗交感作用,提高副交感神经张力,改善心功能。

【临床应用】 ACEI 对心力衰竭各阶段均有效,是治疗心衰的一线药物。ACEI 可缓解心衰症状,延缓心衰病程进展,提高运动耐力和生存质量,防止和逆转心肌肥厚,降低病死率。

二、AT_1 受体阻断药

AT_1 受体阻断药可拮抗 Ang II 与受体结合,较 ACEI 抗心脏和血管重构疗效更好。临床常用的药物有氯沙坦、缬沙坦、厄贝沙坦、坎替沙坦和替米沙坦等。

【抗心力衰竭作用及机制】 AT_1 受体阻断药对 Ang II 的阻断作用较 ACEI 全面,能抑制心肌磷脂酶 C(PLC)信号系统的过度激活,减少 4,5-二磷酸肌醇(PIP_2)水解为二酰甘油(DAG)及 1,4,5-三磷酸肌醇(IP_3),减弱其对蛋白激酶 C(PKC)系统的过度激活和原癌基因 *c-fos*、*c-myc* 的过度表达,阻止或逆转组织重构,缓解心力衰竭患者症状(图 23.3)。

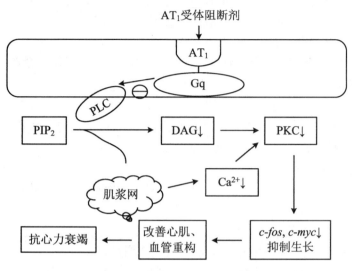

图 23.3　AT_1 受体阻断药抗心力衰竭作用示意图

【临床应用】　AT_1 受体阻断药的作用及临床应用与 ACEI 相似,但不易引起刺激性干咳、血管神经性水肿等不良反应,因此常作为对 ACEI 不耐受者的替代品。

三、醛固酮受体拮抗药

目前常用的药物有螺内酯(spironolactone)和依普利酮(eplerenone)等。

【抗心力衰竭作用及机制】　醛固酮不仅保钠排钾,而且具有明显的促生长作用。因此,螺内酯可减少心血管组织胶原沉积,阻断心肌纤维化,阻止或逆转左心室肥厚。该类药物具有改善血管内皮细胞功能、维持冠脉血流的作用,可减少心衰进展的心肌缺血事件。

【临床应用】　在常规治疗的基础上加用螺内酯,可改善临床症状和血流动力学,防止左心室肥厚及心肌纤维化,明显降低病死率。单用螺内酯抗心衰治疗时作用较弱,与 ACEI 联用效果更佳,可降低 Ang II 和醛固酮水平,减少室性心律失常的发生率和患者病死率。

第四节　β肾上腺素受体阻断药

心力衰竭时,去甲肾上腺素能神经通路持续、过度激活,心肌细胞 β_1 受体下调,致心肌收缩力下降。β受体阻断药能改善患者的临床症状和左室功能,降低病死率,故应用 β 受体阻断药是治疗心力衰竭的基础。目前常用的药物有美托洛尔、卡维地洛、比索洛尔等。

【抗心力衰竭作用及机制】

1. 上调 β₁ 受体

心力衰竭患者心肌细胞的 β₁ 受体密度下调、功能受损,对儿茶酚胺的敏感性降低,导致心肌收缩力减弱。β 受体阻断药能防止心肌 β₁ 受体长期暴露于过多的儿茶酚胺下,从而增加心肌 β₁ 受体密度,恢复心肌对儿茶酚胺的敏感性,增强心肌收缩力,改善心功能。

2. 降低 RAAS 兴奋性

β 受体阻断药通过降低交感神经张力,减少肾素分泌,降低心衰时异常升高的 RAAS 兴奋性,减轻心脏负荷。

3. 抗心律失常

本类药物具有明显的抗心律失常和抗心肌缺血作用,可降低患者因心律失常所致猝死,这也是本类药物治疗心衰的重要作用机制之一。

4. 抗心血管重构作用

β 受体阻断药通过拮抗过度升高的儿茶酚胺对心肌和血管平滑肌的毒性、降低 RAAS 兴奋性等作用,产生抗心肌、血管增生与重构作用。

【临床应用】 对左室射血分数低下的心力衰竭患者,包括无症状者或近期曾发生过急性心肌梗死的患者,均应尽早使用 β 受体阻断药。初期用药可使血压下降、心率减慢、充盈压上升、心排血量下降、心功能恶化,故应从小剂量开始,并与强心苷类合用,以消除其负性肌力作用。对顽固性心衰 NYHA 心功能 IV 级者,在严密监护下可与 ACEI 及利尿药同用。

用药期间如心衰轻、中度加重,应加大利尿药和 ACEI 用量,以稳定病情。如病情恶化,β 受体阻滞药宜暂时减量或停用。应避免突然撤药引起病情显著恶化,减量应缓慢,每 2～4 天减一次量,2 周内减完。病情稳定后,可再加量或继续用 β 受体阻断药。必要时可短期静脉应用正性肌力药。

第五节 正性肌力药

正性肌力药对心脏有正性肌力作用(positive inotropic action),能增强心肌收缩力、提高心排血量,用于治疗心力衰竭。

一、强心苷类

强心苷是一类具有强心作用的苷类化合物(图 23.4),常用的有地高辛[基](digoxin)、去乙酰毛花苷[基](deslanoside,西地兰)和洋地黄毒苷(digitoxin)等。

【体内过程】 常用强心苷类药物的体内过程见表 23.2。

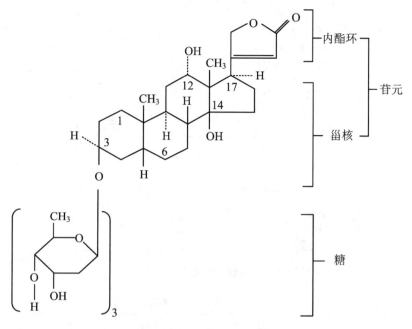

图 23.4 强心苷的化学结构

表 23.2 强心苷类药物的体内过程

药物	给药途径	吸收率	蛋白结合率	肝肠循环	代谢转化	肾排泄	半衰期(h)
地高辛	口服	60%~85%	<30%	6.8%	5%~10%	60%~90%	33~36
去乙酰毛花苷	静注	—	<25%	少	少	90%~100%	33~36

【药理作用及机制】

1. 对心脏的作用

（1）正性肌力作用。强心苷对心脏具有高度选择性,可直接作用于心肌细胞,使衰竭心肌的收缩力增强,心排血量增加。其机制是强心苷抑制心肌细胞膜上 Na^+-K^+-ATP 酶的活性,使胞内 Na^+ 含量增多。此时,通过 Na^+-Ca^{2+} 双向交换机制使 Na^+ 外流增加、Ca^{2+} 内流增加(或 Na^+ 内流减少,Ca^{2+} 外流减少),最终导致细胞内 Na^+ 减少,Ca^{2+} 增加。细胞内 Ca^{2+} 的增加,进一步促使肌浆网释放出 Ca^{2+},即"以钙释钙"的过程。最终使心肌细胞内可利用的 Ca^{2+} 增加,心肌收缩力增强(图 23.5)。

（2）负性频率作用。心衰时反射性交感神经活性增强,使心率加快;应用强心苷后心肌收缩力增强,心搏出量增加,反射性兴奋迷走神经,使心率和传导减慢,心肌氧耗量不增加或降低。治疗量强心苷对正常心率影响小,但对心率加快及伴有房颤的心衰患者则可显著减慢心率。

（3）对心脏电生理特性的影响见表 23.3。

2. 对血管的作用

强心苷能直接收缩血管平滑肌,增加外周阻力,可使正常人血压升高。但心衰患者用药后,反射性迷走神经兴奋、交感神经活性降低,其作用超过直接收缩血管的效应,因此血管阻力下降、心排血量及组织灌流增加、动脉压不变或略升。

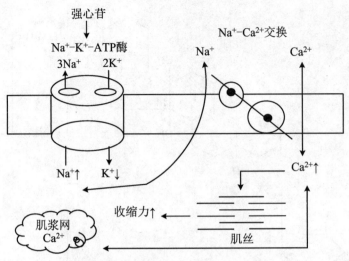

图 23.5 强心苷正性肌力作用机制示意图

表 23.3 强心苷的主要电生理作用

部位	自律性	传导速度	有效不应期
窦房结	↓		
心房			↓
房室结		↓	
浦肯野纤维	↑		↓

3. 对肾脏的作用

心衰患者应用强心苷后,血流动力学改善,肾血流量增加。此外,强心苷也可直接抑制肾小管 Na^+-K^+-ATP 酶,减少 Na^+ 重吸收,产生利尿作用。

4. 对神经系统的作用

强心苷对自主神经系统的影响,随用药量的不同而异。治疗量可兴奋脑干副交感神经中枢,减慢心率和抑制房室传导。中毒量可兴奋延髓及后区催吐化学感受区引起呕吐,还可兴奋交感神经中枢,明显增加交感神经冲动发放,引起快速型心律失常。

5. 对 RAAS 系统的作用

强心苷可降低心衰患者血浆肾素活性,进而减少 AngⅡ及醛固酮含量,抑制心衰时过度激活的 RAAS 系统。

【临床应用】 强心苷类主要用于治疗心力衰竭与快速性心律失常。

1. 心力衰竭

主要用于以收缩功能障碍为主者,包括对利尿药、ACEI、β受体阻断药疗效欠佳者。对扩张性心肌病、舒张性心衰患者不应选用强心苷类,而应首选β受体阻断药和 ACEI。

2. 心律失常

(1)心房颤动与心房扑动。强心苷类能抑制房室传导,使冲动不能通过房室结下达心室,减慢心室率,使心排血量增加,解除心功能不全症状,为治疗房颤的首选药物。强心苷类能不均一地缩短心房不应期,引起折返激动,使心房扑动转为心房颤动,然后再发挥治疗心房颤动的作用。

（2）阵发性室上性心动过速。可先采用增强迷走神经的措施，如压迫颈动脉窦、压迫眼球等，如无效或同时伴有心功能不全可选用强心苷，其可通过兴奋迷走神经减慢房室传导而控制发作。但要注意强心苷中毒时也可出现阵发性室上性心动过速，应予鉴别。

【不良反应与护理对策】 强心苷的安全范围小，一般治疗剂量已接近中毒量的 60%，易发生不良反应。

1. 心脏毒性

是最严重的毒性反应，可发生各种心律失常：

（1）快速性心律失常。多见室性期前收缩，严重的出现心动过速，甚至室颤。一旦发生，立即停用强心苷，补充氯化钾。细胞外 K^+ 能阻止强心苷与心肌细胞膜 Na^+-K^+-ATP 酶结合，阻止毒性发展，但有传导阻滞者禁用。对重度者宜选用苯妥英钠，它能使强心苷从受体复合物中解离出来，恢复 Na^+-K^+-ATP 酶的活性，并能控制室性早搏及心动过速而不减慢房室传导。利多卡因可用于治疗强心苷引起的严重室性心动过速和心室纤颤。

（2）缓慢性心律失常。出现房室传导阻滞、窦性心动过缓，可用 M 受体阻断药阿托品治疗。

2. 胃肠道反应

为常见的早期中毒症状，表现为厌食、恶心和呕吐。应注意与强心苷用量不足，心力衰竭未得到控制所致的胃肠症状相鉴别。剧烈呕吐可导致低血钾而加重强心苷中毒，应注意补钾或停药。

3. 神经精神症状

主要为定向力障碍、昏睡及精神错乱及视觉异常如黄视、绿视等。视觉异常通常是强心苷中毒的先兆，为停药指征。

4. 中毒防治和护理

（1）加强监护，尽早发现和消除诱发强心苷中毒因素，如精神创伤、感染、低血钾、低血镁、高血钙、肾功能降低、心肌缺氧等。应根据患者年龄、体重、肾功能及临床症状等情况，实现个体化用药。

（2）静脉给药不可直接推注，应稀释 4 倍以上，以免引起血管刺激症状，注射时间应在 5 min 以上，速度过快，会引起全身小动脉和冠状动脉收缩。药液不能漏出血管外，否则会产生局部刺激或组织坏死。

（3）用药期间嘱患者勿饮酒、饮茶及各类饮料，以免影响吸收。应按医嘱服药，不可遗忘、漏服，也不可任意加减药量，更不可因漏服而加倍补服。不可自行停药或擅自加服其他药物。注意监测血药浓度，如地高辛浓度高于 3.0 ng/mL，洋地黄毒苷高于 45 ng/mL，应考虑强心苷中毒。

（4）对危及生命的重症中毒者，静脉注射地高辛抗体的 Fab 片段（80 mg Fab 可拮抗 1 mg 地高辛），能使地高辛自 Na^+-K^+-ATP 酶的结合中解离出来，迅速有效地解除致死性中毒症状。

伴窦房传导阻滞、二度或高度房室传导阻滞、急性心肌梗死后患者特别是有进行性心肌缺血者禁用。老年患者及不完全房室传导阻滞、窦性心动过缓、室性期前收缩、慢性缩窄性心包炎、肥厚性心肌病、肾功能不全、严重的肺部疾病、甲状腺功能减退患者慎用。

【药物相互作用】

（1）与胺碘酮和 β 受体阻滞剂合用，可增加窦房结或房室结功能的抑制。

（2）奎尼丁、维拉帕米、胺碘酮、克拉霉素、红霉素等可增加地高辛血药浓度和中毒发生率，合用宜减量。苯妥英钠能加速地高辛清除，降低血药浓度。排钾利尿药可致血钾降低而加重强心苷毒性。

（3）甲氧氯普胺等促进肠道运动可减少地高辛的生物利用度约为 25%，而普鲁本辛等因抑制肠蠕动而提高地高辛生物利用度约为 25%。

二、非苷类正性肌力药

非苷类正性肌力药包括磷酸二酯酶抑制药、β 肾上腺素受体激动剂和钙增敏剂等，临床证明对心力衰竭有效，但可增加患者病死率，故不作常规治疗用药。

（一）磷酸二酯酶抑制药

磷酸二酯酶抑制药（phosphodiesterase inhibitor，PDEI）兼有增强心肌收缩力和扩张血管作用，使心排血量增加，缓解心力衰竭症状。

米 力 农

米力农（milrinone）为非苷类非儿茶酚胺类强心药，能抑制 PDE 活性，使心肌细胞内 cAMP 水平升高，细胞内钙离子浓度增加，心肌收缩力增强，心排血量增加。其血管扩张作用可能是直接作用于小动脉所致，从而降低心脏前、后负荷，降低左心室充盈压，改善左室功能，增加心脏指数。短期静脉给药用于对强心苷、利尿药、扩血管药治疗无效或效果欠佳的各种原因引起的急性、慢性顽固性心力衰竭。不良反应较少，偶见头痛、室性心律失常、无力、血小板减少等，过量可发生低血压、心动过速。用药期间应监测心率、心律、血压，必要时调整剂量。

同类药物还有氨力农（amrinone）和奥普力农（olprinone），其药理作用和临床应用同米力农。

（二）β 肾上腺素受体激动药

心力衰竭患者交感神经长期处于激活状态，内源性儿茶酚胺的长期影响使 β 受体下调，此时受体对激动药敏感性下降。因此，β 受体激动药不适于常规治疗心力衰竭，仅用于强心苷治疗反应不佳或有禁忌者，或伴有心率减慢或传导阻滞的患者。临床常用多巴酚丁胺（dobutamine）和多巴胺（dopamine）。服用此类药物时，剂量不宜过大，以免引起心动过速、血压升高、诱发心绞痛。当连续应用时可产生快速耐受性，因此不宜长时间使用。梗阻型肥厚性心肌病、房颤患者禁用。

（三）钙增敏剂

钙增敏剂通过增加心肌细胞对 Ca^{2+} 的敏感性发挥强心作用，左西孟旦（levosimendan）为第一个上市的该类药物。本品可与心肌肌钙蛋白 C 结合而产生正性肌力作用，增强心肌收缩力；同时可使 ATP 敏感的 K^+ 通道（K_{ATP}）开放，产生血管舒张作用，使冠状动脉阻力血管和静脉血管舒张,改善冠脉血流供应;另外还可抑制 PDE,产生与 PDEI 同样的正性肌力作用。在心力衰竭患者中,本品的正性肌力和扩血管作用可以使心肌收缩力增强,降低心脏前后负荷,而不影响其舒张功能。适用于传统治疗(利尿剂、ACEI 和洋地黄类)疗效不佳,并且需要增加心肌收缩力的急性失代偿心力衰竭的短期治疗。常见头痛、低血压、室性心动过速、低钾血症、失眠、头晕、恶心、便秘、腹泻、呕吐等不良反应。

第六节　扩 血 管 药

扩血管药治疗心力衰竭,能缓解症状,改善血流动力学,提高运动耐力和生活质量,但一般不能降低病死率。目前用于治疗心力衰竭的扩血管药主要有硝酸酯类、硝普钠、肼屈嗪和哌唑嗪等。

【药理作用及机制】　扩血管药治疗心力衰竭的机制主要是:

(1)扩张小动脉,降低外周阻力,减轻心脏后负荷,进而改善心功能,增加心排血量(CO),缓解组织缺血症状,抵消因小动脉扩张而可能发生的血压下降和冠状动脉供血不足等不利影响。

(2)扩张小静脉,使回心血量减少,降低肺动脉压和左室舒张末压(LVEDP)而降低心脏前负荷(图 23.6)。

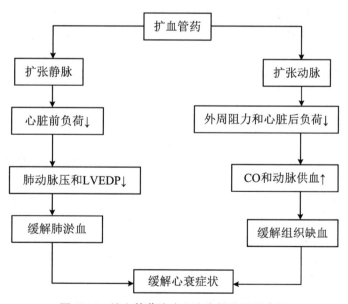

图 23.6　扩血管药治疗心力衰竭作用示意图

【临床应用】　心衰患者应用此类药物时须密切监测收缩压的变化,以小剂量慢速给药并合用正性肌力药物。收缩压≥90 mmHg 的患者可使用,尤其适用于伴有高血压的急性心衰患者。收缩压<90 mmHg 或症状性低血压患者禁用。

1. 硝酸酯类

适用于急性心衰合并高血压、冠心病心肌缺血及二尖瓣反流的患者。常用硝酸甘油和硝酸异山梨酯，但患者对该类药物的个体差异较大，硝酸异山梨酯在患者血药浓度和血压的稳定性、血管耐受性方面优于硝酸甘油。

2. 硝普钠(sodium nitroprusside)

适用于严重心衰、后负荷增加以及伴肺淤血或肺水肿的患者，特别是高血压危象、急性主动脉瓣反流、急性二尖瓣反流及急性室间隔穿孔。硝普钠在体内迅速代谢为氰化物，大剂量持续应用易导致中毒，故用药时间不宜连续超过 24 h。

3. 重组人脑利钠肽(recombinant human brain natriuretic peptide)

是一种兼具多重作用的血管扩张剂。不仅通过扩张静脉和动脉(包括冠状动脉)降低心脏前、后负荷，且具有抑制 RAAS、抗交感及利尿作用，适用于休息或轻微活动时呼吸困难的急性心力衰竭患者。

4. α肾上腺素受体阻断药

常用药物为乌拉地尔(urapidil)。该药可扩张血管(对静脉作用大于动脉)，降低外周及肾血管阻力，减轻心脏后负荷；还可激活中枢 5-HT$_{1A}$受体，降低延髓心血管调节中枢交感神经的冲动发放；对心率无明显影响。适用于高血压合并急性心衰、主动脉夹层合并急性心衰的患者。

制剂与用法

1. 卡托普利(captopril)。片剂：12.5 mg，25 mg。胶囊：25 mg。缓释片：37.5 mg。注射液：25 mg/1 mL，50 mg/2 mL。口服，从小剂量 12.5 mg，2～3 次/天，最大剂量为 150 mg/d。25 mg 溶于 10%葡萄糖液 20 mL，缓慢静脉注射(10 min)，随后用 50 mg 溶于 10%葡萄糖液 500 mL，静脉注射 1 h。

2. 马来酸依那普利(enalapril maleate)。胶囊：5 mg，10 mg。片剂：5 mg，10 mg，20 mg。口服，2.5～10 mg/次，2 次/天，最大剂量为 40 mg/d。

3. 赖诺普利(lisinopril)。片剂：10 mg。胶囊：10 mg。口服，初始剂量 10 mg/d，维持剂量为 20 mg/次，1 次/天。

4. 氯沙坦钾(losartan potassium)。片剂：50 mg。胶囊：50 mg。口服，起始剂量 25～50 mg/次，1 次/天，目标剂量 50～100 mg/次，1 次/天。

5. 缬沙坦(valsartan)。片剂：40 mg，80 mg，160 mg。胶囊：40 mg，80 mg，160 mg。分散片：40 mg，80 mg。口服，起始剂量 20～40 mg/次，2 次/天，目标剂量 160 mg/次，2 次/天。

6. 坎地沙坦(candesartan cilexetil)。胶囊：4 mg，8 mg。片剂：4 mg，8 mg。分散片：4 mg，8 mg。口服，4～8 mg/次，1 次/天。

7. 厄贝沙坦(irbesartan)。片剂：75 mg，150 mg。胶囊：75 mg，150 mg。分散片：75 mg，150 mg。口服，起始剂量为 0.15 g/次，1 次/天。根据病情可增至 0.3 g/次，1 次/天。

8. 依普沙坦(eprosartan)。片剂：600 mg。口服，600 mg/次，1 次/天。

9. 螺内酯(aldactone)。片剂：12 mg，20 mg。胶囊：20 mg。口服，治疗水肿性疾病，每日 40～120 mg，分 2～4 次服用。治疗高血压，开始每日 40～80 mg，分次服用，至少 2 周。

10. 依普利酮(eplerenone)。片剂：25 mg，50 mg，100 mg。口服，起始剂量为 25 mg/次，1 次/天，逐渐加量至 50 mg/次，1 次/天。

11. 卡维地洛(carvedilol)。片剂:6.25 mg,10 mg,12.5 mg,20 mg。胶囊:10 mg。分散片:6.25 mg,12.5 mg。口服,在应用强心苷等药物的基础上,3.125 mg/次,2 次/天,两周后可渐增至25 mg/次,2 次/天。

12. 地高辛(digoxin)。片剂:0.25 mg。注射液:0.5 mg/2 mL。口服,0.125~0.5 mg/次,1 次/天。静脉注射,0.25~0.5 mg,用 5%葡萄糖注射液稀释后缓慢注射,以后可用 0.25 mg,每隔 4~6 h 按需注射,但每日总量不超过 1 mg。

13. 去乙酰毛花苷(deslanoside)。注射剂:0.4 mg/2 mL。静脉注射,首剂 0.4~0.6 mg,以后每 2~4 h 可再给 0.2~0.4 mg,用 5%葡萄糖注射液稀释后缓慢注射,总量 1~1.6 mg。

14. 米力农(milrinone)。注射剂:5 mg/5 mL,10 mg/10 mL。静脉注射,负荷量 25~75 μg/kg,缓慢静注(5~10 min),以后 0.25~1.0 μg/kg 维持。每日最大剂量不超过 1.13 mg/kg。

15. 氨力农(amrinone)。注射剂:50 mg,100 mg。适量生理盐水稀释后,一般先以 0.5~1.0 mg/kg 静脉注射 5~10 min,再以 5~10 μg/(kg·min)的速度静脉滴注,必要时 30 min 后可再静脉注射 0.5~1.0 mg/kg,每日总量不超过 5~10 mg/kg。

16. 重组人脑利钠肽。粉针剂:0.5 mg。静脉注射,1.5 μg/kg 静脉推注后,以 0.0075 μg/(kg·min)的速度连续静脉滴注。

17. 乌拉地尔(urapidil)。注射剂:25 mg/5 mL。静滴:100~400 μg/min,严重高血压者可缓慢静脉注射 12.5~25 mg。

(杨解人 张俊秀)

第二十四章 抗心绞痛药

第一节 概　述

心绞痛(angina pectoris)是由冠状动脉供血不足引起的急剧暂时性心肌缺血缺氧综合征,其典型临床表现为阵发性胸骨后压榨性疼痛,并可放射至左肩及左上肢。发作一般持续数分钟,很少超过 15 min,休息或用药后常可缓解。

根据心绞痛发病的病理生理及临床表现,可分为三类:① 稳定型心绞痛(stable angina),又称劳力型心绞痛(exertional angina),最为常见,常在劳累、情绪激动、受寒或饱食时发作,且发作的性质在 1~3 个月内无改变,即每日和每周疼痛发作次数大致相同,诱发疼痛的劳累和情绪激动程度相同,每次发作疼痛的部位和性质无改变,疼痛持续时间相似。② 变异型心绞痛(variant angina)较少见,发作与心肌耗氧量的增加无关,常因冠脉痉挛引起心肌供血不足,多发生于安静状态。可分为变异型(冠状动脉暂时性痉挛和收缩造成)及卧位型(休息或熟睡时)等。③ 不稳定型心绞痛(unstable angina),表现为发作频繁、日趋严重,疼痛持续时间超过 15 min。轻度体力劳动或情绪激动即可诱发。如不及时治疗,可引起急性心肌梗死、猝死等,故又称为"梗死前心绞痛"。

心绞痛的主要病理生理是心肌需氧与供氧的失衡,致心肌暂时性缺血缺氧,心肌代谢产物(乳酸、丙酮酸、组胺等)聚集在心肌组织内,刺激心肌自主神经传入纤维末梢引起疼痛。任何引起心肌组织需氧量增加和(或)冠脉狭窄、痉挛致心肌组织供血供氧减少的因素都可成为心绞痛的诱因。心肌的氧供取决于动、静脉的氧分压差及冠状动脉的血流量。心肌的耗氧因素主要取决于心肌收缩力、心率和心室壁张力。因此,降低心肌耗氧量、增加冠脉血流而增加心肌供血、供氧有助于缓解心绞痛。目前常用的抗心绞痛药物主要有硝酸酯类、β受体阻断药和钙拮抗药。此外,临床应用抗血小板药、抗血栓药、血管紧张素转化酶抑制剂及他汀类药物等,也有助于心绞痛的防治。

第二节　常用抗心绞痛药物

一、硝酸酯类

硝酸酯类(nitrate esters)药物均有硝酸多元酯结构,脂溶性高,分子中的—O—NO$_2$是发挥疗效的关键结构。此类药物对各型心绞痛均有确切疗效,一直是治疗心绞痛的首选药。临床常用硝酸甘油、硝酸异山梨酯和单硝酸异山梨酯等。

硝 酸 甘 油[基]

硝酸甘油(nitroglycerin,NTG)为硝酸酯类的代表药,具有起效快、疗效确切、使用方便及价格经济的优点,是防治心绞痛急性发作最常用的药物。

【体内过程】　口服首过效应明显,生物利用度仅为 8%。舌下含服易通过口腔黏膜吸收,生物利用度可达 80%,舌下给药 1～2 min 起效,4 min 达最大效应,作用持续 20～30 min。主要在肝脏代谢,中间产物为二硝酸盐和单硝酸盐,终产物为丙三醇,最后经肾排出。

【药理作用及机制】　硝酸甘油作为一氧化氮(nitric oxide,NO)供体,在平滑肌细胞内经谷胱甘肽转移酶的催化释放出 NO,后者与其受体即可溶性鸟苷酸环化酶(guanylyl cyclase,GC)结合,进而激活 GC,促使血管平滑肌细胞内第二信使环磷酸鸟苷(cyclic guanine monophosphate,cGMP)生成增多,并进一步激活 cGMP 依赖性蛋白激酶,降低细胞内 Ca^{2+}浓度,松弛血管平滑肌。此外,硝酸甘油扩血管作用还有 PGI$_2$和降钙素基因相关肽(CGRP)机制参与。硝酸甘油通过释放 NO 还能抑制血小板聚集和黏附,防止血栓形成,亦有利于冠心病心绞痛的治疗。

硝酸甘油可扩张动脉、静脉和冠状血管,尤其以扩张静脉血管作用显著,从而发挥抗心绞痛作用。

1. 降低心肌耗氧量

小剂量可明显扩张静脉血管,特别是较大的静脉血管,减少回心血量,使心室容积缩小,降低心脏的前负荷,同时缩短射血时间,从而减少心肌耗氧量。大剂量可显著舒张动脉血管,降低心脏的射血阻力,减轻左室内压和心室壁张力,使心肌需氧量降低。

2. 扩张冠状动脉,增加缺血区血液灌注

硝酸甘油选择性扩张较大的心外膜血管、输送血管及侧枝血管,尤其在冠状动脉痉挛时更加明显。当冠状动脉因粥样硬化或痉挛而发生狭窄时,缺血区的阻力血管已因缺氧、代谢产物堆积而处于舒张状态。这样,非缺血区阻力就比缺血区大,用药后血液将顺压力差从输送血管经侧枝血管流向缺血区,从而增加缺血区的血液供应(图 24.1)。

3. 降低左室充盈压,增加心内膜供血,改善左室顺应性

冠状动脉从心外膜呈直角分支,贯穿心室壁呈网状分布于心内膜下,内膜下血流易受心室壁肌张力和室内压力的影响。硝酸甘油减少回心血量,降低心室内压,有利于血液由心外膜向心内膜缺血区灌注。

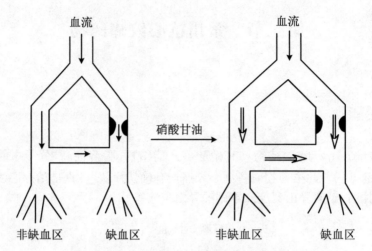

图 24.1 硝酸甘油对冠脉血管的调节作用

血液从阻力较大的非缺血区经扩张的侧支血管流向阻力较小的缺血区

4. 保护缺血的心肌组织

硝酸甘油释放 NO,促进内源性前列环素(prostacyclin,PGI$_2$)、降钙素基因相关肽等的生成和释放,保护心肌细胞。硝酸甘油还能增强缺血心肌的膜稳定性、提高室颤阈、消除折返、改善房室传导,从而减少心肌缺血导致的并发症。

【临床应用】 舌下含服硝酸甘油能迅速缓解各种类型心绞痛,在发作前用药也可预防发作。对急性心肌梗死者,采用静脉给药,不仅能降低心肌需氧量、增加缺血区供血,还可抑制血小板聚集和黏附,从而缩小梗死范围。由于硝酸甘油可降低心脏前、后负荷,因此也可用于心衰的治疗。此外,还可舒张肺血管、降低肺血管阻力,改善肺通气,用于急性呼吸衰竭及肺动脉高压的患者。

【不良反应与护理对策】

1. 扩血管反应

常见面颈部潮红、心率加快、搏动性头痛、眼压增高等。大剂量可出现直立性低血压,若血压过度下降使冠脉灌注压过低可反射性兴奋交感神经、增加心率、加强心肌收缩,使心脏耗氧量增加而加重心绞痛发作。舌下含服用药时患者应尽可能取坐位或半卧位,以免因头晕而摔倒。用药后,应休息 15～20 min,不可过早活动,以免发生眩晕或晕厥。

2. 快速耐受性

连续用药 2～3 周后可出现耐受性,不同的硝酸酯类之间有交叉耐受性,停药 1～2 周后,耐受性可消失。出现耐受性后应增加剂量,但也会增加不良反应,故宜采用间歇给药法,或与其他抗心绞痛药交替使用。

3. 过量中毒

超剂量使用可引起高铁血红蛋白血症,表现为面色苍白、多汗、低血压、发绀、昏迷、心跳快而弱,应首先使患者平卧,取头低脚高位,同时吸氧、补充血容量及采用其他抗休克措施。

急性心肌梗死早期(有严重低血压及心动过速时)、严重贫血、青光眼、颅内压增高、对硝酸甘油过敏者和使用西地那非的患者禁用。

【药物相互作用】　拟交感胺类药如去氧肾上腺素、麻黄碱或肾上腺素可能降低本品的抗心绞痛效应。降压药或血管扩张药可使本品直立性低血压作用增强。中度或过量饮酒时服用本药易导致低血压。西地那非与硝酸甘油联用时，可使血压显著降低，故不宜联用。

硝酸异山梨酯[基]

硝酸异山梨酯（isosorbide dinitrate）口服吸收完全，肝脏首过效应明显，一次用药作用持续 2~4 h。药理作用及机制与硝酸甘油相似，但作用较弱，起效较慢，维持时间较长。口服用于预防心绞痛、冠心病的长期治疗及心肌梗死后持续心绞痛的治疗，也可与洋地黄或利尿剂合用，治疗慢性心力衰竭。本品剂量范围个体差异较大，量大时易致头痛、低血压等反应，缓释剂可减少不良反应。

单硝酸异山梨酯[基]（isosorbide mononitrate）的作用及应用与硝酸异山梨酯相似。

二、β 受体阻断药

β 受体阻断药可使心绞痛发作次数减少、运动耐量增加、心肌需氧量减少，改善缺血区代谢和缩小梗死范围，现已作为防治心绞痛的一线药物。目前临床常用药物主要有普萘洛尔、阿替洛尔和美托洛尔等。

【抗心绞痛作用】

1. 降低心肌耗氧量

心绞痛发作时，心肌组织和血液中儿茶酚胺水平均显著升高，β_1 受体激动，心肌收缩力增强、心率加快，心肌耗氧量增加。β 受体阻断药阻断心脏 β_1 受体，拮抗交感神经兴奋和儿茶酚胺作用，降低心肌收缩力和心率，降低心肌耗氧量，使缺血心肌的氧供需关系在低水平上恢复平衡。

2. 改善缺血区心肌供血

β 受体阻断药减慢心率，使心脏的舒张期相对延长，从而增加心肌缺血区的血液灌流时间，有利于血液从心外膜血管流入易缺血的心内膜区。此外，用药后尚可增加侧支循环，促进血液流向已代偿性舒张的缺血区。

【临床应用】

1. 心绞痛

该类药物对稳定型心绞痛疗效肯定，尤其适用于并发高血压或快速型心律失常的患者。对硝酸酯类不敏感或疗效差的稳定型心绞痛，可减少发作次数，提高患者的运动耐受力。对冠脉痉挛引起的变异性心绞痛疗效差，因其阻断 β 受体，α_1 受体作用占优势，易诱发冠脉痉挛。

2. 心肌梗死

能缩小梗死范围，但可抑制心肌收缩力，对心力衰竭或心功能不全的患者慎用。

β 受体阻断药和硝酸酯类合用时，能协同降低耗氧量，相互取长补短，合用时用量减少，不良反应也相应减少，但要注意二者都可降低血压，对心绞痛不利。合用时宜选用作用时间相近的药物，例如普萘洛尔和硝酸异山梨酯。

三、钙通道阻断药

钙通道阻断药（calcium channel blockers，CCBs）是预防和治疗心绞痛的常用药物，尤其对变异性心绞痛疗效最好。常用于抗心绞痛的药物有硝苯地平（nifedipine）、维拉帕米（verapamil）和地尔硫卓（diltiazem）等。

【药理作用及机制】 本类药物通过阻滞 Ca^{2+} 通道，抑制 Ca^{2+} 内流而产生以下作用（图24.2）。

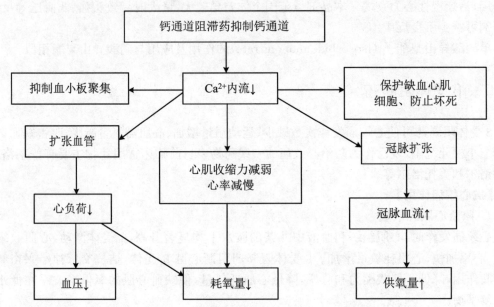

图24.2 钙通道阻滞药抗心绞痛作用示意图

1. 降低心肌需氧量

抑制 Ca^{2+} 内流，降低心肌收缩力，减轻心脏负荷，从而降低心肌需氧量。

2. 增加缺血区供血

舒张血管平滑肌，扩张冠脉血管，特别是对处于痉挛状态的血管有显著的解除痉挛作用，从而增加缺血区的供血。

3. 阻止细胞内 Ca^{2+} 超负荷

心肌缺血再灌损伤中，细胞内 Ca^{2+} 超负荷，线粒体内 Ca^{2+} 过多可妨碍 ATP 的产生，导致细胞死亡。钙通道阻滞药可阻滞 Ca^{2+} 内流，防止 Ca^{2+} 超负荷，进而保护缺血心肌细胞。

4. 抑制血小板聚集

不稳定型心绞痛与血小板黏附和聚集以及冠状动脉血流减少有关。钙通道阻滞药可阻滞 Ca^{2+} 内流，降低血小板内 Ca^{2+} 浓度，抑制血小板聚集。

【临床应用】 不同的钙通道阻滞药对心脏及血管作用的强度不同，临床应用时应予注意。

1. 硝苯地平[基]

抑制血管痉挛，扩展冠状动脉和外周血管的作用强，对变异型心绞痛最有效，伴高血压的患者尤为适用，对稳定型心绞痛也有效。对急性心肌梗死，应用本药能促进侧支循环，缩小梗死区，与β受体阻断药合用，可增加疗效，但可致血压过低、心功能抑制，发生心力衰竭风险增加。与硝酸酯类药联用，治疗心绞痛作用增强。

2. 维拉帕米

扩张冠状动脉作用较弱，对变异型心绞痛多不单独应用。对稳定型心绞痛也有较好疗效。与β受体阻断药有协同作用，但两药合用可显著抑制心肌收缩力及传导系统，合用须慎重。对心脏抑制作用明显，故对伴心衰、窦性心动过缓及房室传导阻滞明显的心绞痛患者禁用。

3. 地尔硫卓

选择性扩张冠状动脉，对外周血管作用较弱，对变异型心绞痛、稳定型心绞痛、不稳定型心绞痛都可应用，较少引起低血压。

钙通道阻断药与β受体阻断药也可联合应用治疗心绞痛，尤其是硝苯地平和β受体阻断药合用更安全，对心绞痛伴高血压及心率过快者最适宜。

【不良反应与护理对策】

（1）硝苯地平不良反应发生率达20%，一般较轻，主要是扩张血管，可引起头痛、面红、低血压等反应。偶见心悸、心动过速、心绞痛加重，与血管扩张、血压下降、反射性心动过速有关。

（2）维拉帕米不良反应发生率约为10%，口服易致胃肠道症状，静脉注射可致血压下降、暂时窦性停搏等。

（3）地尔硫卓不良反应较少，可抑制心肌收缩力，2%～5%的患者可能出现，注射给药可引起房室传导阻滞及低血压。

（4）出现头痛、头晕、疲劳感、心动过缓等症状时应减量或停用。低血压、传导阻滞、病窦综合征及心源性休克患者禁用。支气管哮喘、心力衰竭者慎用。

【药物相互作用】　硝苯地平与硝酸酯类药物联用，治疗心绞痛作用增强。与β受体阻滞药合用，可致血压过低、心功能抑制，心力衰竭风险增加。硝苯地平与其他降压药合用，可致血压严重下降。与西咪替丁合用，本品的血药浓度峰值增高，应注意调节剂量。

四、其他抗心绞痛药物

尼 可 地 尔[基]

尼可地尔（nicorandil）属硝酸酯类化合物，既可释放NO，也可阻止细胞内钙离子游离，增加细胞膜对钾离子的通透性，引起细胞超级化，扩张冠脉，增加冠脉血流量，抑制冠脉痉挛，对血压、心率、心肌收缩力以及心肌耗氧量影响较小。此外，还可抑制血小板聚集，防止血栓形成。主要用于变异型心绞痛及稳定型心绞痛，不易产生耐受性，与其他硝酸酯类药物无交叉耐药性。

制剂与用法

1. 硝酸甘油（nitroglycerin）。片剂：0.5 mg。注射剂：2 mg/1 mL，5 mg/1 mL。气雾剂：0.05 g，0.1 g。贴片：25 mg。舌下含服，0.25～0.5 mg/次，每5 min可重复1片，直至疼痛缓解。如果15 min内总量达3片后疼痛持续存在，应立即就医。静脉滴注，用5%葡萄糖注射液或氯化钠注射液稀释,开始剂量为 5 μg/min。喷雾给药,在心绞痛发作时或在运动、劳动前,向口腔舌下黏膜喷射 1～2 次,相当于硝酸甘油 0.5～1.0 mg。皮肤贴敷,开始时每日 1 片,贴于胸前皮肤,剂量可根据需要酌情增加。

2. 硝酸异山梨酯(isosorbide dinitrate)。片剂:5 mg。注射液:5 mg/5 mL,10 mg/10 mL。气雾剂:96.2 mg,125 mg,625 mg,0.125 mg,250 mg。预防心绞痛,口服,5～10 mg/次,2～3 次/天。缓解症状,舌下给药,5 mg/次。静脉滴注,开始剂量 30 μg/min,观察 0.5～1 h,如无不良反应可加倍,1 次/天,10 天为一疗程。喷雾,将喷雾嘴对准口腔,按压 4 撤,可达到有效剂量 2.5 mg。

3. 单硝酸异山梨酯(isosorbide mononitrate)。片剂:10 mg,20 mg。缓释片:30 mg,40 mg,50 mg,60 mg。注射剂:10 mg/1 mL,20 mg/5 mL。口服,20 mg/次,2 次/天。静脉滴注,用 5% 葡萄糖注射液稀释后从 1～2 mg/h 开始静滴,根据患者的反应调整剂量,最大剂量为 8～10 mg。缓释片口服,1 片/d。

4. 硝苯地平(nifedipine)。片剂:5 mg,10 mg。缓释片:10 mg,20 mg,30 mg。胶囊:5 mg,10 mg。口服,起始剂量 10 mg/次,3 次/天,10～20 mg/次,3 次/天。缓释片,口每次 10～20 mg/次,2 次/天。

5. 盐酸维拉帕米(verapamil hydrochloride)。片剂:40 mg。缓释片:120 mg,180 mg,240 mg。口服,40～80 mg/次,3～4 次/天。缓释片,120～180 mg,清晨口服一次。

6. 盐酸地尔硫卓(diltiazem hydrochloride)。片剂:30 mg,45 mg,60 mg。缓释片:30 mg。口服,30 mg/次,3～4 次/天。缓释片,30～120 mg/次,2 次/天。

7. 尼可地尔(nicorandil)。片剂:5 mg。注射剂:12 mg,48 mg。口服,5～10 mg/次,3 次/天。静脉滴注,2 mg/h 为起始剂量,根据病情调整剂量,最大剂量不超过 6 mg/h。

(郭莉群　杨解人)

第二十五章 抗动脉粥样硬化药

动脉粥样硬化(atherosclerosis,AS)是一种常见的血管硬化性疾病,主要累及大动脉及中动脉,如冠状动脉、脑动脉和主动脉,是冠心病、脑卒中等心脑血管疾病的重要病理学基础。动脉粥样硬化的发病机制至今仍未完全阐明,其中血脂异常是动脉粥样硬化最主要危险因素之一。早期或轻症动脉粥样硬化可通过改变生活方式等措施加以防治,较重者则应用药物治疗。抗动脉粥样硬化药物主要包括调血脂药、抗氧化剂及多烯脂肪酸类等。

第一节 调 血 脂 药

血脂是血浆中脂质的总称,包括胆固醇(cholesterol,CH)、甘油三酯(triglyceride,TG)、磷脂(phospholipid,PL)和游离脂肪酸(free fatty acid,FFA)等,其中甘油三酯参与能量代谢,胆固醇主要用于合成细胞膜、类固醇激素和胆汁酸等。人体内的胆固醇主要以游离胆固醇(free cholesterol,FC)和胆固醇酯(cholesteryl ester,CE)的形式存在,二者之和为总胆固醇(total cholesterol,TC)。

血脂不溶于血液,必须与载脂蛋白(apoprotein,Apo)结合形成脂蛋白(lipoprotein,LP)才能溶于血液并运输至组织进行代谢。

Apo 主要有 ApoA、ApoB、ApoC、ApoD 及 ApoE 五类。根据氨基酸序列的差异,ApoA 分为 A1、A2、A4、A5;ApoB 分为 B48、B100;ApoC 分为 C1、C2、C3、C4;ApoE 分为 E2、E3、E4 等。

脂蛋白根据密度大小可分为乳糜微粒(chylomicrons,CM)、极低密度脂蛋白(very low density lipoprotein,VLDL)、中间密度脂蛋白(intermediate density lipoprotein,IDL)、低密度脂蛋白(low density lipoprotein,LDL)、高密度脂蛋白(high density lipoprotein,HDL)和脂蛋白(a)[lipoprotein(a),Lp(a)](见表25.1)。

血脂异常通常指血浆中 CH、TG、LDL-C、VLDL 水平升高和(或)HDL-C 水平降低。世界卫生组织(WHO)根据脂蛋白的种类和严重程度将血脂异常分为5型(见表25.2),其中第Ⅱ型又分为2个亚型。Ⅱa、Ⅱb 和Ⅳ型较常见。临床常将血脂异常分为高胆固醇血症、高TG血症、混合型高脂血症及低 HDL-C 血症(见表25.3)。

表 25.1　脂蛋白的分类及功能

类　型	主要脂质成分	主要载脂蛋白	来　源	功　能
CM	TG	B48、A1、A2	小肠合成	转运外源性 TG 到外周组织
VLDL	TG	B100、E、C	肝脏合成	转运内源性 TG 到外周组织
IDL	TG、CH	B100、E	VLDL 分解代谢	LDL 前体,部分经肝脏代谢
LDL	CH	B100	VLDL 和 IDL 分解代谢	转运 CH 到外周组织,经 LDL 受体介导其摄取和利用,是 ASCVD 危险因素
HDL	CH、PL	A1、A2、C	肝脏和小肠合成	逆向转运 CH,HDL-C 与 ASCVD 负相关
Lp(a)	CH	B100	Apo(a) 和 LDL 形成的复合物	ASCVD 的独立危险因素

表 25.2　血脂异常的 WHO 分类

类　型		TC	TG	CM	VLDL	LDL-C
Ⅰ		↑	↑↑	↑↑	↑↑	↑
Ⅱ	Ⅱa	↑↑	—			↑↑
	Ⅱb	↑↑	↑↑			↑↑
Ⅲ		↑↑	↑↑	↑	↑	↓
Ⅳ		↑	↑↑	—	↑↑	—
Ⅴ		↑	↑↑	↑↑	↑↑	↑—

注:↑示浓度升高;↓示浓度降低;—示浓度正常。

表 25.3　血脂异常的临床分类

类　型	TC	TG	HDL-C	对应 WHO 分类
高胆固醇血症	↑↑	—	—	Ⅱa
高 TG 血症	—	↑↑	—	Ⅳ、Ⅰ
混合型高脂血症	↑↑	↑↑	—	Ⅱb、Ⅲ、Ⅳ、Ⅴ
低 HDL-C 血症	—	—	↓↓	

注:↑示浓度升高;↓示浓度降低;—示浓度正常。

　　对于血脂异常,应首先采用饮食控制、调节生活方式等干预措施。若无法使血脂水平恢复正常,则应根据血脂异常类型尽早选用合适的调血脂药。调血脂药包括主要降低胆固醇的药物和降低 TG 的药物。

一、主要降低 TC 和 LDL-C 的药物

以 LDL-C 或 TC 升高为特点的血脂异常是心脑血管疾病的重要危险因素,其中 LDL-C 水平越高越容易形成斑块。因此,降低 LDL-C 水平是防治心脑血管疾病最重要的策略之一,该指标被视为干预血脂异常的主要靶点。胆固醇占 LDL 的比重约为 50%,故血液中 LDL-C 的浓度基本反映 LDL 的总量,而影响胆固醇的因素均可影响 LDL-C 水平。

主要降低胆固醇的药物包括他汀类、胆固醇吸收抑制剂及 PCSK9 抑制剂等。

(一)他汀类

他汀类(statins)药物又称羟甲基戊二酰单酰辅酶 A(3-hydroxy-3-methylglutaryl CoA,HMG-CoA)还原酶抑制剂,是血脂异常药物治疗的基石,常用药物包括普伐他汀(pravastatin)、辛伐他汀[基](simvastatin)、洛伐他汀(lovastatin)、氟伐他汀(fluvastatin)、阿托伐他汀[基](atorvastatin)、瑞舒伐他汀[基](rosuvastatin)及匹伐他汀(pitavastatin)等。

【体内过程】　该类药物一般吸收良好,但易受食物影响,首过消除明显。大部分在肝脏代谢,经胆汁由肠道排出,少部分由肾脏排泄。用药 2 周出现明显疗效,4～6 周达高峰,长期应用可保持疗效。其药物代谢动力学特点见表 25.4。

表 25.4　常用他汀类药物的药动学特点

名　称	口服吸收	达峰时间 (h)	血浆蛋白 结合率	食物对生物 利用度的影响	半衰期 (h)
普伐他汀	35%	1～1.5	50%	<30%	1.5～2
辛伐他汀	60%～85%	1.2～2.4	>95%	—	1.9
洛伐他汀	30%	2～4	≥95%	>50%	3
氟伐他汀	>98%	0.6	≥98%	—	1.2
阿托伐他汀	>99%	1～2	≥98%	—	14
瑞舒伐他汀	20%	3～5	88%	—	19
匹伐他汀	80%	0.5～0.8	96%	0	11

【药理作用及机制】　主要包括调血脂与非调血脂作用。

1. 调血脂作用

HMG-CoA 还原酶是胆固醇合成的限速酶。他汀类药物及其代谢产物与 HMG-CoA 的化学结构相似,可竞争性抑制 HMG-CoA 还原酶,使内源性胆固醇合成受阻,减少胆固醇的合成,降低 LDL-C 水平;同时上调细胞表面 LDL 受体,增加 LDL 中 ApoB100 水解,显著降低 ApoB100 水平;还可抑制 VLDL 合成,引起 VLDL 下降;也在一定程度上降低 TG;轻度升高 HDL-C。各种他汀类药物与 HMG-CoA 还原酶的亲和力不同,调血脂的作用强度各有差异(表 25.5)。

表 25.5　他汀类药物降胆固醇强度分类

分　类	降低 LDL-C	药物名称	每日剂量
高强度	≥50%	阿托伐他汀	40～80 mg
		瑞舒伐他汀	20 mg
中等强度	30%～50%	阿托伐他汀	10～20 mg
		瑞舒伐他汀	5～10 mg
		氟伐他汀	80 mg
		洛伐他汀	40 mg
		匹伐他汀	2～4 mg
		普伐他汀	40 mg
		辛伐他汀	20～40 mg
低强度	<30%	辛伐他汀	10 mg
		氟伐他汀	20～40 mg
		洛伐他汀	20 mg
		匹伐他汀	1 mg
		普伐他汀	10～20 mg

2. 非调血脂作用

具有改善血管内皮功能、抗炎、提高斑块稳定性、抗血栓及肾脏保护等作用。

(1) 改善血管内皮功能,增加 NO 的合成与分泌,提高血管内皮对扩血管物质的反应性。

(2) 抑制单核-巨噬细胞的黏附和分泌功能,降低血浆 C 反应蛋白,减轻动脉粥样硬化形成过程中的炎症反应。

(3) 抑制血管平滑肌细胞(VSMCs)增殖和迁移,减少动脉壁巨噬细胞及泡沫细胞形成,稳定和缩小动脉粥样硬化斑块。

(4) 抑制血小板聚集,提高纤溶活性和降低全血黏度,防止血栓形成。

(5) 减轻因脂质代谢异常引发的慢性肾功能损伤,从而保护肾脏。

【临床应用】　适用于高胆固醇血症、混合型高脂血症,也可用于冠心病,减少冠心病死亡、非致死性心肌梗死及脑卒中的危险性。

【不良反应与护理对策】　多数患者能耐受治疗,其不良反应多见于大剂量治疗的患者。

1. 肝功能异常

呈剂量依赖性,0.5%～3.0%的患者出现丙氨酸氨基转氨酶(ALT)和(或)门冬氨酸氨基转氨酶(AST)升高至正常的 3 倍。一旦发生,应减量或停药。失代偿性肝硬化及急性肝功能衰竭者禁用。

2. 肌病

通常发生在用药后 8～25 周,症状有肌痛、肌炎、横纹肌溶解,一旦发生应立即停药。与环孢素、贝特类、大环内酯类抗生素等合用时,可增加肌病的发生率。治疗过程中若发现肌酸激酶(CK)显著上升或肌痛,应立即停药。

3. 糖尿病

长期服用可增加新发糖尿病的发病率，发生率为 $10\%\sim12\%$。但他汀类药物对心血管疾病的总体益处远远大于新增糖尿病的风险。

有一过性的认知功能异常、乏力、头痛、失眠、抑郁、胃肠道症状、皮疹等现象，减量或停药后可消失。孕妇和哺乳期妇女及对本品过敏者禁用。

（二）胆汁酸结合树脂（胆酸螯合剂）

胆汁酸结合树脂为碱性阴离子交换树脂，常用药物有考来烯胺（colestyramine）、考来替泊（colestipol）等。

该类药物口服不吸收，在肠道内通过离子交换与胆汁酸结合，形成配合物，随粪便排出，减少了胆汁酸的重吸收。由于粪便中排出的胆汁酸增多，经肝肠循环至肝脏的胆汁酸含量减少，刺激 $7\text{-}\alpha$ 羟化酶（催化胆固醇在肝脏转化为胆汁酸的限速酶）活性增强，使胆固醇转化为胆汁酸速度加快，继发性减少肝细胞中胆固醇含量。肝细胞中胆固醇减少，使得肝细胞表面 LDL 受体增加或活性增强，LDL-C 经受体进入肝细胞，使血浆 TC 和 LDL-C 水平降低。用药 $1\sim2$ 周，胆固醇浓度开始降低。适用于高胆固醇血症患者，与他汀类药物联用，降脂作用明显提高。

常见便秘、恶心、呕吐、胃痛等消化道反应，一般可自行消失。偶见胆石症、胰腺炎、胃肠出血或胃溃疡、脂肪泻、头晕、头痛等。该类药物可干扰其他同服药物的吸收，如叶酸、地高辛、贝特类、他汀类、抗生素及脂溶性维生素等。为避免药物相互作用，可在本品服用前 1 h 或服用后 $4\sim6$ h 再服用其他药物。长期服用应注意出血倾向，应补充脂溶性维生素（以肠道外给药为宜）。

（三）胆固醇吸收抑制剂

依 折 麦 布

依折麦布（ezetimibe）口服吸收迅速，食物不影响其吸收，主要在小肠和肝脏与葡萄糖苷酸结合形成依折麦布-葡萄糖苷酸，由胆汁和肾脏排泄。可与小肠绒毛刷状缘的 NPC1L1 蛋白（Niemann-Pick C1-like 1 protein，在肠道吸收胆固醇的过程中起关键作用）特异性结合，抑制胆固醇和植物固醇吸收，从而降低小肠中胆固醇向肝脏转运，使得肝脏胆固醇贮量降低而增加血液中胆固醇的清除。本品不影响胆汁酸和其他物质的吸收。适用于高胆固醇血症和以 TC 升高为主的混合型高脂血症，单药应用或与他汀类联合使用。在他汀类药物基础上使用依折麦布，能进一步降低心血管事件的发生率。该药的安全性和耐受性良好，不良反应轻微且多为一过性，主要表现为头痛和消化道症状，与他汀类联用可出现转氨酶增高和肌痛。妊娠期和哺乳期妇女禁用。

（四）前蛋白转化酶枯草溶菌素（PCSK9）抑制药

前蛋白转化酶枯草溶菌素 kexin9 型（proprotein convertase subtilisin/kexin type 9，PCSK9）是由肝脏合成的分泌性丝氨酸蛋白酶，可与低密度脂蛋白受体（LDLR）结合，促使受体内化至溶媒体降解，使肝细胞表面 LDLR 减少，降低肝细胞对 LDL-C 颗粒的清除能力，进而上调血浆 LDL-C 水平，促进心血管事件的发生。PCSK9 抑制药抑制 PCSK9，阻止

LDLR 降解,促进 LDL 清除,降低 LDL-C 水平。

依洛尤单抗

依洛尤单抗(evolocumab)为人 PCSK9 单克隆抗体(IgG_2),皮下注射生物利用度约为 72%,$t_{1/2}$ 为 11~17 d。可与 PCSK9 结合,阻止 PCSK9 与 LDLR 结合,增加血液中 LDL 清除。适用于纯合子型家族性高胆固醇血症,可与饮食疗法或他汀类、依折麦布等合用,也可用于成人动脉粥样硬化性心血管疾病的治疗,以降低心肌梗死和卒中的风险。常见皮疹、鼻咽炎、上呼吸道感染、背痛、咳嗽、头痛、眩晕等不良反应。

阿利西尤单抗(alirocumab)为全人源 IgG_1 型单克隆抗体,能结合 PCSK9 并抑制循环型 PCSK9 与 LDLR 结合,从而阻止 PCSK9 介导的低密度脂蛋白受体降解,临床应用同依洛尤单抗。

二、主要降低 TG 及 VLDL 的药物

(一)贝特类

临床常用药物有非诺贝特[基](fenofibrate)、吉非罗齐(gemfibrozil)和苯扎贝特(bezafibrate)。

【体内过程】 贝特类药物体内过程特点见表 25.6。

表 25.6 贝特类药物的体内过程

名　称	给药途径	生物利用度	T_{max}	$t_{1/2}$	代谢	排　泄
非诺贝特	口服	50%~75%	4 h	22 h	肝脏	66%经尿排出
吉非罗齐	口服	100%	1~2 h	1~2 h	肝脏	66%经尿排出,6%经粪便排出
苯扎贝特	口服	100%	2 h	1~2 h	肝脏	94.6%经尿排出,3%由粪便排出

【药理作用与机制】 贝特类通过调血脂作用和非调血脂作用共同发挥抗动脉粥样硬化的效应。调血脂作用为降低血浆 TG、VLDL-C、TC、LDL-C,升高 HDL-C;非调脂作用有抗凝血、抗血栓和抗炎作用等。

1. 调血脂作用

贝特类是 PPARα 的配体,通过激活 PPARα 调节脂蛋白酯酶(lipoprotein lipase,LPL)、Apo CⅢ、Apo AⅠ 等基因的表达,降低 Apo CⅢ 转录,增加 LPL 和 Apo AⅠ 活性;同时促进肝脏摄取脂肪酸,并抑制 TG 的合成,使含 TG 的脂蛋白减少。

2. 非调血脂作用

PPARα 活化后能增加诱导型一氧化氮合酶(iNOS)活性,NO 含量升高,从而抑制巨噬细胞表达 MMP-9,提高动脉粥样硬化斑块的稳定性;PPARα 是一种炎症调节因子,激活后能降低 AS 过程中的炎症反应,抑制血管平滑肌细胞增殖和血管成形术后再狭窄;贝特类可降低某些凝血因子的活性,减少纤溶酶原激活物抑制物(PAI-1)的产生。

【临床应用】 非诺贝特适用于高甘油三酯血症以及甘油三酯升高为主的混合型高脂血症。也适用于高脂血症伴糖尿病、高血压或其他心血管疾病的患者。

吉非罗齐为Ⅲ型高脂蛋白血症和中/重度高甘油三酯血症(可能伴有胰腺炎)首选,对以VLDL升高为特征的家族性混合型高脂血症有效。

苯扎贝特主要用于Ⅱ、Ⅳ型高脂血症,因能降低糖尿病患者约10%的空腹血糖,更适用于糖尿病所引起的继发性高脂血症。

【不良反应】 不良反应较轻,主要为消化道反应,如食欲不振、恶心、呕吐和腹胀等;少见有心律失常、白细胞减少或贫血、发热、寒战、背痛、排尿困难、斑丘疹、多形红斑、血尿、下肢水肿;偶见肌痛、横纹肌溶解、转氨酶升高等,一般停药后可恢复。肝胆疾病、孕妇、儿童及肾功能不全者禁用。与他汀类药联用可增加肌病发生率。

【药物相互作用】

(1)可明显增强口服抗凝药的作用,与其同用时应减小口服抗凝药的剂量,并经常监测凝血酶原时间以调整抗凝药剂量。

(2)与HMG-CoA还原酶抑制剂如普伐他汀、氟伐他汀、辛伐他汀等合用,可引起肌痛、横纹肌溶解、血肌酸激酶增高等肌病,严重时应停药。

(3)与其他血浆蛋白结合率高的药物合用,可竞争血浆蛋白,应调整剂量。

(4)主要经肾排泄,在与免疫抑制剂如环孢素合用时,可增加后者的血药浓度和肾毒性,有导致肾功能恶化的危险,应减量或停药。

(二)烟酸类

烟 酸

烟酸(nicotinic acid)也称维生素 B_3,属人体必需维生素。

【体内过程】 口服吸收良好,30~60 min血药浓度达峰值,生物利用度达95%,吸收后迅速分布到肝、肾和脂肪组织,代谢物及原形经肾脏排出,$t_{1/2}$ 为20~45 min。

【药理作用】 大剂量烟酸具有降低 TC、LDL-C、TG 以及升高 HDL-C 的作用,其机制可能为降低细胞内 cAMP 水平和脂肪酶活性,加速 TG 与 VLDL 的水解,也可抑制外周组织游离脂肪酸进入肝内,减少肝合成和分泌 VLDL,从而使血浆 TG 和 VLDL 水平降低,还可降低 LDL 水平;直接抑制脂肪细胞分解,使血浆游离脂肪酸水平下降,增加血浆乳糜微粒和 TG 的清除;由于 TG 浓度降低,使得 HDL 分解减少,从而升高 HDL-C 水平。此外,烟酸可抑制 TXA_2 的合成,增加 PGI_2 的合成,发挥抑制血小板聚集和扩张血管的作用。

【临床应用】 广谱调血脂药,对多种高脂血症均有一定的效应,对Ⅱb型和Ⅳ型高脂血症疗效最好。适用于混合型高脂血症、高 TG 血症、低 HDL 血症等,与他汀类或贝特类合用可提高疗效。

【不良反应与护理对策】 长期使用不良反应较多,应根据血脂变化,由小剂量开始,逐渐增量。常见面部潮红、瘙痒及胃肠道不良反应,偶见肝功能损害、高尿酸血症、糖耐量下降及青光眼等。肌炎是烟酸单用的罕见并发症,但与他汀类药合用发生率明显增加,停药后可恢复。慢性活动性肝病、活动性消化性溃疡及痛风患者禁用,糖尿病患者慎用。

第二节 抗 氧 化 剂

活性氧(reactive oxygen species,ROS)是体内氧化代谢产物,可损伤血管内膜,引起血管内皮功能障碍。已明确氧化低密度脂蛋白(ox-LDL)可促进动脉粥样硬化的发生及发展。因此,阻断 ROS 的形成和脂蛋白的氧化修饰是抗动脉粥样硬化的重要措施之一。抗氧化剂能明显延迟或阻止 ROS 生成或加快其清除,常用药物有普罗布考和维生素 E 等。

普 罗 布 考

普罗布考(probucol,丙丁酚)不仅可降低血清胆固醇,而且具有明显的抗氧化及抗动脉粥样硬化作用。

【体内过程】 口服吸收差,与食物同服可增加其吸收,主要蓄积于脂肪组织和肾上腺,血清浓度较低,口服 18 h 后达血药浓度峰值。每天服用,血药浓度逐渐增高,3~4 个月达稳态水平。80%以上药物以原形从粪便排出,少量代谢产物自尿液排泄,$t_{1/2}$ 为 52~60 h。

【药理作用与机制】

1. 抗氧化

普罗布考结构中的酚羟基很容易被氧化而发生断链,捕捉氧离子并与之结合后形成稳定的酚氧基,从而降低 ROS 浓度,抑制 ox-LDL 形成。

2. 调血脂

普罗布考通过掺入 LDL 颗粒核心中,影响脂蛋白代谢,使 LDL 易通过非受体途径被清除,降低血浆中的胆固醇和 LDL-C 水平;此外,尚可调节 HDL-C 代谢,提高 HDL 逆向转运胆固醇的效率。

3. 其他

可降低 IL-1、TNF-α 等炎性因子的基因表达,阻止炎症过程的发展;抑制致动脉粥样硬化相关因子的表达;降低 LDL-C 中的溶血卵磷脂胆碱(LPC)水平,抑制 LDL 的致动脉粥样硬化作用;稳定粥样斑块,防止斑块破裂导致的血栓形成;促进 NO 生成,改善内皮依赖性血管舒张功能。

【临床应用】 主要用于Ⅱ型、特别是Ⅱa 型高脂蛋白血症的治疗,也可用于降低某些Ⅲ型高脂蛋白血症患者胆固醇含量,对糖尿病、肾病继发高胆固醇血症也有效。

【不良反应】 常见腹泻、恶心、呕吐、腹痛等胃肠道反应,也可引起头痛、头晕、感觉异常、失眠、耳鸣、皮疹、瘙痒等,偶见过敏反应、心电图 Q-T 间期延长、室性心动过速、血小板减少等。服用本品期间应定期检查心电图 Q-T 间期。服用三环类抗抑郁药、Ⅰ类及Ⅲ类抗心律失常药和吩噻嗪类药物的患者服用本品发生心律失常的危险性大。

维 生 素 E

维生素 E(vitamine E)存在于动物或植物脂肪中,属脂溶性很强的抗氧化剂,可有效清除超氧阴离子和脂氧自由基,使细胞膜免受自由基的损伤。

当脂氧自由基与维生素 E 反应时,可转变为性质不活泼的多不饱和脂肪酸过氧化物,维生素 E 则转变成为其自由基形式,从而阻断了自由基连锁反应。还能防止脂蛋白氧化及其所引起的一系列动脉粥样硬化病变过程,如抑制 VSMCs 增殖和迁移,抑制血小板黏附、聚集和释放,抑制血栓形成,减少白三烯的合成,增加 PGI_2 的释放,阻止单核细胞向内皮的黏附等,从而抑制动脉粥样硬化的发展,降低缺血性心脏病的发生率和死亡率。

第三节　多烯脂肪酸类

多烯脂肪酸类(polyenoic fatty acids)又称为多不饱和脂肪酸类(polyunsaturated fatty acids,PUFAs),可降低血浆中的 TG、胆固醇,对动脉粥样硬化具有抑制作用。根据不饱和键在脂肪酸链中开始出现的位置,分为 n-3 型及 n-6 型 PUFAs。

一、n-3 型多烯脂肪酸类

n-3 型 PUFAs 除 α-亚麻酸(α-linolenic acid)外,主要包括二十碳五烯酸(eicosapentaenoic acid,EPA)和二十二碳六烯酸(docosahexaenoic acid,DHA)。在海洋生物藻类、鱼及贝壳类中含量丰富。

【药理作用与机制】　n-3 型 PUFAs 具有调血脂和非调血脂双重作用。

1. 调血脂作用

EPA 和 DHA 可显著降低血浆 TG 和 VLDL-C 水平,适度升高 HDL-C 水平,对 TC 和 LDL-C 作用较弱。其作用机制可能与抑制肝脏合成 TG 和 ApoB、提高 LPL 活性、促进 VLDL 分解有关。

2. 非调血脂作用

n-3 型 PUFAs 较广泛地分布于细胞膜磷脂,可取代花生四烯酸,作为前列腺素和白三烯的前体,产生相应的活性物质,从而发挥以下作用:

(1) 减弱 TXA_2 合成、抑制血小板聚集和血管收缩。

(2) 在血管壁形成 PGI_2,有扩血管和抗血小板聚集的作用。

(3) 抑制血小板衍生生长因子的释放,减轻血管平滑肌细胞的增殖和迁移。

(4) 红细胞膜上的 EPA 和 DHA 可增加红细胞的可塑性,改善微循环。

(5) 减弱白三烯促白细胞向血管内皮黏附和趋化作用。

(6) 抑制黏附分子的活性。

【临床应用】　适用于以 TG 水平升高为主的高脂蛋白血症,亦可用于糖尿病并发高脂血症等。对心肌梗死患者的预后有改善作用。

【不良反应】　一般无不良反应,长期或大剂量用药,由于减弱 TXA_2 合成、抑制血小板聚集可使出血时间延长。

n-6 型多烯脂肪酸类

n-6 型 PUFAs 包括亚油酸(linoleic acid,LA)、γ-亚麻酸(γ-linolenic acid),主要含于玉

米油、葵花子油、红花油、亚麻子油等植物油中。降脂作用较弱,常用药物有亚油酸和月见草油。

亚油酸是人体必需但又不能自行合成的不饱和脂肪酸。亚油酸与胆固醇结合成酯后,可以减少血浆胆固醇含量,并能改变体内胆固醇的分布,使其较多地沉积于血管外,以减少胆固醇在血管壁的沉积,具有调血脂和抗动脉粥样硬化的作用。用于治疗和预防动脉粥样硬化症。长期使用可引起恶心、腹胀、食欲减退等胃肠道反应。

月见草油(biennisol oil)是从植物月见草种子中提取的脂肪油,有效成分为 γ-亚麻酸和亚油酸。γ-亚麻酸具有抗血小板聚集的作用,并可显著抑制 TG 升高,除清除血浆中 TG 外,还可部分抑制脂肪的吸收。同时还可使前 β-脂蛋白减少,造成 β-脂蛋白来源不足。主要用于高甘油三酯血症、动脉粥样硬化及肥胖症等的治疗。长期服用少数病人有恶心、胃部不适等症状,偶见肝区疼痛或下肢水肿。

第四节　其他抗动脉粥样硬化药

临床上还有一些非典型抗动脉粥样硬化药,如弹性酶、泛硫乙胺等。

弹　性　酶

弹性酶(elastase,胰肽酶 E)为肽链内切酶,能水解弹性蛋白、胶原蛋白和糖蛋白,增强脂蛋白脂酶活性,阻止胆固醇的体内合成并促其转化为胆酸,降低血浆胆固醇、LDL、VLDL 和甘油三酯,升高 HDL,阻止脂质向动脉壁沉积,分解陈旧的弹性蛋白并促进新的弹性蛋白合成,维持血管弹性,因而具有抗动脉粥样硬化的作用。临床常用于 Ⅱ型、Ⅳ型高脂蛋白血症,也可用于治疗动脉粥样硬化和脂肪肝等。可出现轻度胃肠道反应如腹胀、食欲不振等,也可见肝区痛、口干、嘴唇发麻。一般无须治疗,可自愈。

泛　硫　乙　胺

泛硫乙胺(pantethine)为泛酸类似物,可参与体内辅酶 A 的生成。具有促进脂质代谢、防止胆固醇在动脉壁沉积、抑制脂质过氧化物生成、抑制血小板聚集、改善脂代谢紊乱、预防动脉粥样硬化的作用。适用于高脂蛋白血症的治疗,能降低血浆 TC、TG、VLDL 和 LDL-C 水平,并能升高 HDL-C 和 ApoA 水平,不良反应少见。

制剂与用法

1. 洛伐他汀(lovastatin)。片剂:10 mg,20 mg。胶囊:10 mg,20 mg。分散片:20 mg。口服,初始剂量为 10~20 mg/d,晚餐时服用,4 周后可视病情调整剂量。最大剂量 80g/d,1 次或分次服用。

2. 普伐他汀(pravastatin)。片剂:10 mg,20 mg,40 mg。胶囊:5 mg,10 mg。口服,10~20 mg,临睡前服用。

3. 辛伐他汀(simvastatin)。片剂:5 mg,10 mg,20 mg。胶囊:5 mg,10 mg,20 mg。滴丸:

5 mg,10 mg。治疗高胆固醇血症,口服,初始剂量为10 mg/d,晚间顿服。治疗纯合子家族性高胆固醇血症,口服,40 mg/d,晚间顿服,或80 mg/d分早晨20 mg、中午20 mg和晚间40 mg三次服用。

4. 氟伐他汀(fluvastatin)。胶囊:20 mg,40 mg。缓释片:80 mg。口服,20～40 mg/d,晚餐时或睡前顿服。治疗效果不满意者可用缓释片80 mg/d。

5. 阿托伐他汀钙(atorvastatin calcium)。片剂:10 mg,20 mg,40 mg。胶囊:10 mg,20 mg。分散片:10 mg,20 mg。口服,10 mg/次,1次/天,最大剂量80 mg/d。

6. 瑞舒伐他汀钙(rosuvastatin calcium)。片剂:5 mg,10 mg,20 mg。胶囊:5 mg,10 mg,20 mg。分散片:10 mg,20 mg。口服,起始剂量5 mg/次,1次/天,最大剂量20 mg/d。

7. 考来烯胺(cholestyramine)。散剂:4 g。口服,维持量每日2～24 g,分3次于饭前服或与饮料拌匀服用。

8. 考来替泊(colestipol)。粉剂:10 g。开始5 g/次,2次/天,间隔1～2个月逐渐增高到30 g/d,分次口服。

9. 依折麦布(ezetimibe)。片剂:10 mg。口服,10 mg/次,1次/天。

10. 依洛尤单抗(evolocumab)。注射液:140 mg/1 mL。皮下注射,420 mg/次,1次/月。

11. 非诺贝特(fenofibrate)。片剂:0.1 g。胶囊:0.1 g,0.16 g,0.2 g。缓释胶囊:0.25 g。口服,片剂0.1 g,3次/天。胶囊剂0.2 g,1次/天。维持量0.1 g/次,1～2次/天。缓释胶囊,0.25 g/次,1次/天。

12. 吉非罗齐(gemfibrozil)。片剂0.15 g。胶囊:0.3 g。口服,0.6 g/次,早、晚餐前30 min服用。

13. 苯扎贝特(benzafibrate)。片剂:0.2 g。胶囊:0.2 g。口服,0.2 g/次,3次/天。

14. 烟酸(nicotinic acid)。片剂:50 mg,100 mg。注射液:20 mg/2 mL,50 mg/5 mL,100 mg/2 mL。口服,50～100 mg,5次/天。肌内注射,50～100 mg,5次/天;静脉缓慢注射,25～100 mg/次,一日2次或多次。

15. 普罗布考(probucol)。片剂:0.125 g,0.25 g。口服,0.25～0.5 g/次,2次/天,连用12周为1疗程。

16. 亚油酸(linoleic acid)。胶丸:0.15 g。软胶囊:0.15 g。口服,3粒/次,3次/天。

17. 月见草油(biennisol oil)。胶丸:0.15 g,0.3 g,0.5 g。口服,1.5～2 g/次,2次/天。

18. 弹性酶(elastase)。片剂:150 U。肠溶片:150 U,300 U,600 U。肠溶胶囊:100 U。口服,300～600 U/次,3次/天。

19. 泛硫乙胺(pantethine)。片剂:0.1 g。胶囊:0.1 g,0.2 g。口服,0.1～0.2 g/次,1～3次/天。

(张俊秀　杨解人)

第二十六章　作用于呼吸系统的药物

咳嗽、咳痰和喘息是呼吸系统疾病最为常见的临床症状,镇咳药、祛痰药和平喘药是呼吸系统疾病对症治疗的常用药物,合理使用这些药物可有效缓解呼吸系统疾病临床症状,预防并发症的发生。

第一节　平　喘　药

支气管哮喘是由多种细胞(如嗜酸性粒细胞、肥大细胞、T 淋巴细胞、中性粒细胞、气道上皮细胞等)和细胞组分参与的以气道狭窄、慢性炎症和黏液分泌过多为特征的异质性疾病,表现为反复发作的喘息、气促、胸闷和(或)咳嗽等。应用平喘药的目的在于抑制气道炎症、改善气道阻塞状。在使用平喘药之前,应排除阿司匹林、β 受体阻断药等诱发的药源性哮喘,并积极寻找过敏原。根据作用机制不同平喘药可分为 5 类(见表 26.1)。

表 26.1　平喘药分类及代表药

分　类	代表药
支气管扩张药:	
肾上腺素受体激动药	沙丁胺醇
茶碱类	氨茶碱
M 胆碱受体阻断药	异丙托溴铵
白三烯拮抗剂与白三烯途径抑制剂	孟鲁司特、齐留通
肥大细胞膜稳定剂	色甘酸钠
磷酸二酯酶-4 抑制剂	罗氟司特
糖皮质激素类	丙酸倍氯米松

一、支气管扩张药

（一）肾上腺素受体激动药

可用于支气管哮喘的肾上腺素受体激动药包括 α 与 β 受体激动药、非选择性 β 受体激动药及选择性 β_2 受体激动药。肾上腺素（adrenaline）是 α 与 β 受体激动药，可松弛支气管平滑肌，减轻支气管黏膜充血水肿，缓解气道狭窄。异丙肾上腺素（isoprenaline）为非选择性 β 受体激动药。两药均可激动 β_1 受体，引起心率加快、心悸等不良反应，临床上仅用于哮喘急性发作。选择性 β_2 受体激动药对 β_2 受体选择性较高，治疗量时心血管系统不良反应很少，临床较为常用。

选择性 β_2 受体激动药包括短效类的沙丁胺醇、左沙丁胺醇、特布他林等和长效类的克仑特罗、福莫特罗、沙美特罗、班布特罗等两大类。

沙 丁 胺 醇[基]

沙丁胺醇（salbutamol）平喘作用与异丙肾上腺素相似，心脏兴奋等不良反应约为后者的 1/10。

【体内过程】　口服 30 min 起效，2～4 h 达高峰，作用维持 4～6 h，$t_{1/2}$ 为 2.7～5 h。气雾吸入 15 min 起效，1 h 达高峰，作用维持 3～4 h。

【药理作用及机制】　选择性激动支气管平滑肌细胞膜上 β_2 受体，激活腺苷酸环化酶，增加细胞内 cAMP 水平，抑制肌球蛋白磷酸化，降低细胞内 Ca^{2+} 水平；抑制气道炎性细胞释放炎症介质和细胞因子，促使支气管平滑肌松弛，尤其对各种刺激引起的支气管平滑肌痉挛具有较强的舒张作用。

【临床应用】　用于支气管哮喘或喘息型支气管炎等伴有支气管痉挛的呼吸道疾病。对夜间哮喘发作，可选用缓释和控释剂型，使作用时间延长。

【不良反应与护理对策】　常见肌肉震颤、焦虑、头痛、口干和心悸。偶见反常性支气管痉挛、荨麻疹、低血压和虚脱等。用药期间应注意监测患者血压、心率变化。尽量避免晚间给药，以免影响患者睡眠。长期应用可使支气管平滑肌细胞 β_2 受体敏感性下降或数量减少，产生耐受性，对各种刺激反应性增高，使哮喘发作加重。经肠道外或雾化吸入可能引起严重低钾血症并诱发心律失常，尤其是洋地黄化患者注射使用沙丁胺醇。应对患者吸药方式加以指导，确保吸药与吸气同步进行，以使药物最大程度达到肺部。高血压、冠状动脉供血不足、糖尿病、甲状腺功能亢进患者慎用。

【药物相互作用与配伍禁忌】　沙丁胺醇与其他 β 受体激动药或茶碱类药合用，药效可增强，但同时增加不良反应。与非选择性 β-受体阻断剂，如普萘洛尔等合用药效降低或消失。

左沙丁胺醇

左沙丁胺醇（levosalbutamol）为消旋沙丁胺醇的 R-异构体，平喘作用强于沙丁胺醇，对心脏 β_1 受体作用弱，用于成人及 6 岁以上儿童呼吸道阻塞性疾病如哮喘等。可见头晕、胸痛、心率加快、恶心、腹泻等不良反应。心律失常、高血压、甲状腺功能亢进、糖尿病患者慎用。与非选择性 β 肾上腺素受体阻断药合用可出现相互拮抗作用。可致哮喘加重,持续几天或更长时间,应根据病情重新确定给药方案,增加剂量或加用肾上腺皮质激素。

特 布 他 林

特布他林(terbutaline)可口服、吸入或注射给药。口服约 30 min 起效,维持 5~8 h;吸入给药 15 min 起效,维持 6 h;皮下注射 5~15 min 起效,维持 1.5~5 h。可选择性激动 $β_2$ 受体,舒张支气管平滑肌,并可抑制内源性致痉挛物质的释放及内源性介质引起的水肿,提高支气管黏膜纤毛廓清能力。作用较沙丁胺醇弱,用于支气管哮喘及慢性支气管炎、肺气肿和其他伴有支气管痉挛的肺部疾病。可引起头晕、头痛、心悸、恶心、焦虑、震颤、高血糖等不良反应。冠心病、甲亢、糖尿病患者和孕妇慎用。

氯 丙 那 林

氯丙那林(clorprenaline)口服 15~30 min 起效,维持 4~6 h。舒张支气管作用较强,兴奋心脏作用较弱。适用于支气管哮喘、喘息型支气管炎等具有喘息症状者。可致头痛、心悸、恶心、胃部不适、手指颤动等不良反应。给药期间,患者如持续出现上述症状,应酌情减量或停药。心律失常、高血压、甲状腺功能亢进、糖尿病及前列腺增生而致排尿困难的患者慎用。与其他扩张支气管的 $β_2$ 受体激动剂合用有相加作用,但也会增加不良反应。与抗胆碱药或茶碱类药合用,其扩张支气管、缓解哮喘的效果增强。

克 仑 特 罗

克仑特罗(clenbuterol)为长效 $β_2$ 受体激动药,松弛支气管平滑肌作用是沙丁胺醇的 100 倍。口服 10~20 min 起效,维持 4~6 h。气雾吸入 5~10 min 起效,维持 2~4 h。此外,能增强支气管纤毛运动,促进痰液的排出。治疗剂量对 $β_1$ 受体作用较弱,心血管系统的不良反应较少。用于支气管哮喘、喘息型支气管炎及肺气肿等所致的支气管痉挛。少数患者可见心悸、手指震颤、头晕等不良反应。心律失常、高血压和甲亢患者慎用。

福 莫 特 罗

福莫特罗(formoterol)为选择性长效 $β_2$ 受体激动药,可舒张支气管平滑肌,还能抑制肺肥大细胞释放组胺,平喘作用强而持久。用于治疗支气管哮喘、慢性气管炎、喘息型支气管炎、肺气肿等气道阻塞性疾病所引起的呼吸困难,尤其适用于需要长期服用肾上腺素 $β_2$ 受体激动药的患者和夜间发作型的哮喘患者。可致头痛、眩晕、震颤、嗜睡、心动过速、面部潮红等不良反应。

同类药物还有沙美特罗(salmeterol)、班布特罗(bambuterol)等,药理作用与临床应用同福莫特罗。

(二) 茶碱类

茶碱(theophylline)类药物具有松弛平滑肌、兴奋心脏、兴奋中枢、增加肾血流量等作用,近年发现该类药物还具有一定的抗炎作用。常用药物有茶碱、氨茶碱和胆茶碱。

茶　　碱[基]

茶碱(theophylline)口服易吸收,血药浓度达峰时间为 4~7 h,每日口服 1 次,茶碱血药浓度可维持在治疗范围内(5~20 μg/mL)达 12 h。

【药理作用与作用机制】 茶碱对呼吸道平滑肌有直接松弛作用,其机制包括:① 抑制磷酸二酯酶活性,使平滑肌细胞内 cAMP 含量增高,支气管平滑肌松弛。② 促进内源性儿茶酚胺的释放,间接舒张支气管平滑肌。③ 阻断腺苷受体,对抗腺苷收缩支气管平滑肌的作用。此外,茶碱能增强膈肌收缩力,尤其在膈肌收缩无力时作用更显著,因此有益于改善呼吸功能。

【临床应用】 适用于支气管哮喘、喘息型支气管炎、阻塞性肺气肿等缓解喘息症状,也可用于心力衰竭时喘息。

【不良反应与护理对策】 口服可引起恶心、呕吐、食欲缺乏、头晕、烦躁不安、失眠等反应。当血清中茶碱浓度超过 20 μg/mL 时,可出现心动过速、心律失常,血清中茶碱浓度超过 40 μg/mL,可引起发热、失水、惊厥等症状,严重者甚至呼吸、心跳停止死亡。用药期间应定期监测血清茶碱浓度,以保证最大的疗效而不发生血药浓度过高的危险。茶碱制剂可致心律失常和(或)使原有的心律失常恶化,患者出现心率和(或)节律的任何改变均应进行监测和研究。

茶碱缓释制剂不适用于哮喘持续状态或急性支气管痉挛发作。对本品过敏者、活动性消化性溃疡和未经控制的惊厥性疾病患者禁用。可通过胎盘屏障,也能分泌入乳汁,随乳汁排出,孕妇、产妇及哺乳期妇女慎用。

【药物相互作用】

(1)地尔硫卓、维拉帕米可干扰茶碱在肝内的代谢,与本品合用,可增加本品血药浓度和毒性。

(2)西咪替丁可降低本品肝清除率,合用时可增加茶碱的血清浓度和(或)毒性。

(3)某些抗菌药物,如大环内酯类的红霉素、罗红霉素、克拉霉素,喹诺酮类的依诺沙星、环丙沙星、氧氟沙星、左氧氟沙星,克林霉素、林可霉素等可降低茶碱清除率,增高其血药浓度,尤以红霉素和依诺沙星为著,当茶碱与上述药物伍用时,应适当减量。

(4)苯巴比妥、苯妥英、利福平可诱导肝药酶,加快茶碱的肝清除率;茶碱也干扰苯妥英的吸收,两者血浆中浓度均下降,合用时应调整剂量。

氨 茶 碱[基]

氨茶碱(aminophylline)为茶碱和乙二胺的复盐,其药理作用主要来自茶碱,乙二胺使其水溶性增强,可制成注射剂。口服后吸收迅速,在体内释放出茶碱发挥作用,后者血浆蛋白结合率为 60%,$t_{1/2}$ 为 3~9 h。大部分以代谢产物形式通过肾脏排泄,10% 以原形排出。其药理作用、临床应用及不良反应等同茶碱。

胆 茶 碱

胆茶碱(cholinophylline)口服吸收迅速,体内分布广泛,可透过胎盘,90% 药物在肝脏转化,大部分从尿中排泄,亦可分泌进入乳汁。胆茶碱对心脏和中枢神经系统作用均较氨茶碱弱,胃肠道刺激作用较轻,患者易耐受。用于治疗支气管哮喘和心源性哮喘。肾功能不全、肥胖、酒精中毒、心衰、低氧血症患者及老年人应适当减少剂量。

(三)M 胆碱受体阻断药

内源性乙酰胆碱可激动支气管平滑肌细胞的 M 胆碱受体,使支气管收缩,并促进肥大细胞释放组胺,诱发哮喘发作。M胆碱受体阻断药可阻断乙酰胆碱的作用,用于治疗哮喘。阿托品等M受体阻断药选择性低,副作用多,不能用于哮喘的治疗。目前用于治疗哮喘的是人工合成的高选择性M胆碱受体阻断药。

异丙托溴铵[基]

异丙托溴铵(ipratropium bromide,异丙托品)为阿托品的异丙基衍生物。吸入后有20%～35%到达支气管,65%～80%的药物被吞咽,吞咽药物的生物利用度仅为2%左右。吸入15 min左右起效,作用持续3～5 h。对M_1、M_2、M_3胆碱受体无选择性,但对气道平滑肌有高度选择性,松弛支气管平滑肌作用较强,对呼吸道腺体和心血管系统的作用不明显。用于慢性阻塞性气道疾病相关的呼吸困难、慢性阻塞性支气管炎、轻至中度支气管哮喘。吸入给药,全身不良反应较少,可见头痛、恶心、口干、支气管扩张性咳嗽、局部刺激等。闭角型青光眼患者慎用。

噻托溴铵[基]

噻托溴铵(tiotropium bromide)为季铵衍生物,作用维持24 h。对M胆碱受体无选择性,吸入后引起支气管平滑肌松弛,用于支气管哮喘、慢性气管炎、喘息型支气管炎、肺气肿等气道阻塞性疾病所引起的呼吸困难,尤其适用于需要长期服用肾上腺素β_2受体激动药的患者和夜间发作型的哮喘患者。偶致头痛、震颤、腹痛、口渴、胃酸过多、心动过速等不良反应,吸入药物可能引起吸入性支气管痉挛。本品主要用作每日一次的维持治疗,不应作为支气管痉挛急性发作的急救药物。闭角型青光眼、前列腺增生、膀胱颈梗阻患者慎用。

二、抗白三烯类药物

白三烯(LTs)是花生四烯酸经5-脂氧合酶(5-LOX)代谢产生的一组炎性介质,对支气管平滑肌有很强的收缩作用,还可刺激黏液分泌,增加血管通透性,促进黏膜水肿形成。抗白三烯药物包括LTs受体拮抗剂和白三烯途径抑制剂(即5-LOX活性抑制剂),前者阻断支气管平滑肌等部位的白三烯受体,后者通过抑制5-LOX活性而抑制LTs的生成,发挥舒张支气管平滑肌作用。

孟鲁司特

孟鲁司特(montelukast)为白三烯受体拮抗剂,口服吸收迅速而完全,血浆蛋白结合率约为99%,以原形或代谢物形式经胆汁排泄,$t_{1/2}$为2.7～5.5 h。能特异性阻断气道中白三烯受体,减轻支气管收缩,改善气道炎症,控制哮喘症状。用于预防和治疗哮喘,包括预防白天和夜间哮喘发作,治疗对阿司匹林敏感的哮喘患者以及预防运动诱发的支气管收缩等,也可用于减轻过敏性鼻炎的症状。本品不用于急性哮喘发作的治疗。一般耐受性良好,不良反应轻微,常见头痛、眩晕、恶心、腹痛、皮疹、瘙痒、失眠等。

普仑司特

普仑司特(pranlukast)可选择性地拮抗白三烯受体,抑制支气管收缩、血管高渗透性、黏膜水肿和气道过敏反应,改善支气管哮喘患者的临床症状和肺功能,用于支气管哮喘的预防和治疗。主要不良反应包括皮疹、瘙痒、腹痛、腹泻、呕吐、胃部不适等,偶见白细胞减少、血小板减少,此时应停药并采取适当措施。本品不同于支气管扩张药物及肾上腺皮质激素,对急性发作的哮喘无缓解作用。哮喘患者服用本品期间,若出现急性发作时必须使用其他支气管扩张药或肾上腺皮质激素,并前往医院进一步治疗。

齐 留 通

齐留通(zileuton)为 5-脂氧合酶抑制剂,抑制花生四烯酸转化成白三烯(LTB4、LTC4、LTD4 和 LTE4),阻止嗜酸性粒细胞聚集,降低毛细血管通透性,改善气道炎症,减轻哮喘症状。用于哮喘的预防与维持治疗,不适用于解除哮喘的急性发作。常见鼻窦炎、恶心、咽喉疼痛等不良反应,也可引起门冬氨酸转氨酶显著升高,停用后症状可消除。用药期间应定期检查肝功能,活动性肝病患者禁用。

三、肥大细胞膜稳定剂

色 甘 酸 钠

色甘酸钠(sodium cromoglycate)口服仅能吸收约 0.5%,吸入后有 8%～10%进入肺内,经支气管和肺泡吸收,以原形排出,50%通过肾脏排泄,50%通过胆汁排泄,$t_{1/2}$ 约80 min。

【药理作用及机制】　色甘酸钠能抑制肥大细胞磷酸二酯酶活性,使细胞内 cAMP 水平升高,阻止钙离子转运进入细胞,从而抑制肥大细胞脱颗粒,减少组胺、5-羟色胺、慢反应物质等过敏介质的释放。本品无松弛支气管平滑肌作用,也无对抗过敏介质的作用。

【临床应用】　主要用于预防各型支气管哮喘的发作。对过敏性哮喘的疗效最好,对运动性哮喘疗效较好,对已发作的哮喘无效。也可用于过敏性鼻炎、过敏性结膜炎等。

【不良反应与护理对策】　该药毒性低,不良反应较少。偶有排尿困难,喷雾吸入可致刺激性咳嗽、气急,甚至诱发哮喘发作,与少量吸入型 β_2 受体激动药合用可预防。本品系预防性阻断肥大细胞脱颗粒,而非直接舒张支气管,起效较慢,对正在发作的哮喘无效。因此对于支气管哮喘患者应在发病季节前 2～3 周提前用药。使用过程中不可突然停药,以防哮喘复发。

酮 替 芬

酮替芬(ketotifen)兼有抑制过敏反应介质释放和组胺 H_1 受体拮抗作用,其预防过敏作用较色甘酸钠强且较持久。临床用于预防各种类型哮喘发作,尤其是对过敏性哮喘疗效显著。酮替芬滴眼液用于治疗过敏性结膜炎,滴鼻液用于过敏性鼻炎。主要不良反应有头晕、乏力、嗜睡及口干,偶见皮疹、转氨酶和碱性磷酸酶活性升高。不良反应严重者可暂将剂量减半,待其消失后再恢复原剂量。

服药期间不得驾驶机、车、船,从事高空作业,机械作业及操作精密仪器等。孕妇慎用。与其他中枢神经抑制剂或酒精合用,可增强本品的镇静作用,应予避免。与口服降糖药合用,可致可逆性血小板减少。

曲 尼 司 特

曲尼司特(tranilast)可稳定肥大细胞和嗜碱粒细胞,阻止其脱颗粒,从而抑制组胺、5-羟色胺等过敏介质的释放,用于预防和治疗支气管哮喘及过敏性鼻炎。可引起恶心、呕吐、腹痛、腹胀、食欲缺乏、头痛、头晕等不良反应,偶见膀胱刺激症状和肝功能异常,应减量或停药。肝、肾功能异常者慎用。本品不同于支气管舒张剂以及肾上腺皮质激素,对已经发作的哮喘症状,不能迅速起效,应在哮喘好发季节前半月起服用,发挥预防作用。

四、磷酸二酯酶-4 抑制剂

罗 氟 司 特

罗氟司特(roflumilast)为磷酸二酯酶-4(PDE-4)长效抑制剂,口服生物利用度为80%,$t_{1/2}$ 为 17 h,血浆蛋白结合率为99%。选择性抑制 PDE-4,减少 cAMP 降解,使细胞内 cAMP 水平升高,阻断炎症反应信号转导,发挥抗炎作用,用于慢性阻塞性肺病。单独用药不能缓解急性支气管痉挛,与支气管扩张药合用可治疗哮喘。不良反应有腹泻、体重下降、恶心、头痛、失眠、尿道感染。

异 丁 司 特

异丁司特(ibudilast)可抑制 PDE-4,升高细胞内 cAMP 水平,扩张支气管平滑肌,用于轻度、中度支气管哮喘。常见食欲缺乏、嗳气、上腹不适、恶心、呕吐、眩晕、皮疹等不良反应,偶见心悸、血清转氨酶及总胆红素升高等。妊娠、哺乳期妇女禁用,肝功能障碍患者慎用。若出现皮疹、瘙痒等过敏症状,应停止用药。本品与支气管扩张药和肾上腺皮质激素类药不同,不能迅速缓解正在发作的哮喘症状。

五、糖皮质激素类

糖皮质激素具有强大的抗炎和免疫抑制作用,但全身应用作用广泛、不良反应多。目前主要采用吸入方式局部应用,但对严重者不能控制时仍需全身给药。

丙酸倍氯米松

丙酸倍氯米松(beclometasone dipropionate)为地塞米松的衍生物,是人工合成的强效外用肾上腺皮质激素类药物,局部作用为地塞米松的数百倍。亲脂性较强,易渗透,约吸入量的 25% 到达肺部。起效较慢,一般在用药后 10 d 左右达到最大治疗作用。

【药理作用及机制】 糖皮质激素进入细胞内,与糖皮质激素受体结合形成复合物后进入细胞核,调节基因表达而发挥抑制细胞因子和炎症介质的产生,并可抑制气道高反应性。能增强支气管平滑肌 β_2 受体的反应性,松弛支气管平滑肌;抑制前列腺素和白三烯生成;收缩毛细血管,减少支气管黏膜渗出。气雾吸入,气道内药物浓度高,产生较强的抗炎、抗过敏作用,缓解支气管哮喘。

【临床应用】 气雾吸入以缓解轻度哮喘症状,急性发作时应加用其他平喘药。也可用于过敏性鼻炎的治疗。

【不良反应与护理对策】　气雾吸入全身副作用较少,偶致喉部刺激感,用药后立即漱口可减轻。长期用药,可引起口腔白假丝酵母菌感染,可局部使用抗真菌药控制感染。用药后应在哮喘控制良好的情况下逐渐停用口服皮质激素,一般须在本气雾剂治疗 4～5 d 后逐渐减量停用。

糖尿病、高血压、骨质疏松症、消化性溃疡、青光眼、结核病患者慎用。哮喘持续状态或对本品过敏者禁用。

其他常用的吸入糖皮质激素还有布地奈德[基](budesonide)、丙酸氟替卡松[基](fluticasone propionate)、环索奈德(ciclesonide)等,其药理作用、临床应用及不良反应与倍氯米松相似。

第二节　镇　咳　药

咳嗽是呼吸系统受到刺激时机体所产生的一种防御性反射活动,具有促进呼吸道痰液和异物排出、保持呼吸道清洁与通畅的作用。但严重频繁的咳嗽可给患者带来痛苦,并影响休息和康复,引发其他并发症。因此,在寻找咳嗽的原因进行对因治疗的同时,有时需应用镇咳药缓解咳嗽症状。

镇咳药根据其作用部位的不同可分为中枢性镇咳药和外周性镇咳药,前者主要作用于中枢,抑制延髓咳嗽中枢,后者则作用于外周,通过抑制咳嗽反射弧中的感受器、传入神经、传出神经或效应器中任何环节而产生镇咳效应。

可　待　因[基]

可待因(codeine,甲基吗啡)为中枢性镇咳药,是吗啡的甲基衍生物,属于前体药物。

【体内过程】　口服易吸收,30 min 起效,2 h 达最大效应,维持 4～6 h。主要分布于肺、肝、肾和胰脏,易透过血脑屏障和胎盘。主要在肝脏与葡萄糖醛酸结合,代谢产物主要经肾排泄。约 15% 的药物经脱甲基变为吗啡发挥作用。

【药理作用及机制】　中枢性镇咳药,能直接抑制延髓咳嗽中枢,镇咳作用迅速而强大,其作用强度约为吗啡的 1/4。也有镇痛作用,为吗啡的 1/12～1/7,但强于一般解热镇痛药。其呼吸抑制、致便秘、耐受性及成瘾性等作用均弱于吗啡。

【临床应用】

1. 镇咳

用于各种原因引起的剧烈干咳和刺激性咳嗽,尤其适用于伴有胸痛的剧烈干咳。由于此药能抑制呼吸道腺体分泌和纤毛运动,故对有少量痰液的剧烈咳嗽,应与祛痰药并用。

2. 镇痛

用于中等程度疼痛。

3. 镇静

用于局麻或全麻。

【不良反应与护理对策】 常见恶心、呕吐、便秘、睡眠障碍、心理变态或幻想及呼吸微弱、缓慢或不规则,偶见惊厥、耳鸣、震颤、荨麻疹、精神抑郁、肌肉强直等,长期用药可产生耐受性和依赖性。

下列情况应慎用:急腹症,在诊断未明确时,可能因疼痛缓解而掩盖疾病本质造成误诊;原因不明的腹泻,可使肠道蠕动减弱、减轻腹泻症状而误诊;前列腺肥大,因本品易引起尿潴留而加重病情;颅脑外伤或颅内病变,本品可引起瞳孔变小,模糊临床体征。

【药物相互作用与配伍禁忌】 本品与抗胆碱药合用时,可加重便秘或尿潴留;与美沙酮或其他阿片受体激动药合用时,可加重中枢性呼吸抑制作用;与肌肉松弛药合用时,呼吸抑制更为明显。

右 美 沙 芬

右美沙芬(dextromethorphan)口服吸收良好,15~30 min 起效,作用维持 3~6 h。主要在肝内代谢,血浆中原型药物浓度很低,主要活性代谢产物 3-甲氧吗啡烷在血浆中浓度高。

本品为中枢性镇咳药,可抑制延髓咳嗽中枢而产生镇咳作用。其镇咳作用与可待因相等或稍强。治疗剂量不抑制呼吸,长期使用无成瘾性和耐受性。用于各种原因引起的干咳,对伴有疼痛的干咳疗效不及可待因。不良反应较少,可见头晕、头痛、嗜睡、易激动、恶心、便秘、食欲缺乏、皮肤过敏等,停药后可自行消失。妊娠 3 个月内的女性、有精神病史者及哺乳期女性禁用。不可与单胺氧化酶抑制剂、选择性 5-羟色胺再摄取抑制剂、乙醇及其他中枢神经系统抑制药物合用。

喷 托 维 林 [基]

喷托维林(pentoxyverine,咳必清)具有中枢和外周镇咳作用,其镇咳作用为可待因的 1/3,可选择性抑制咳嗽中枢,并有阿托品样作用及局麻作用,可轻度抑制支气管内感受器及传入神经末梢,解除支气管平滑肌痉挛。用于各种原因引起的干咳。偶见便秘、轻度头痛、头晕、嗜睡、口干、腹胀等不良反应,青光眼、前列腺肥大、心功能不全患者慎用。服药期间不得驾驶机、车、船,从事高空作业、机械作业及操作精密仪器等。

二 氧 丙 嗪

二氧丙嗪(dioxopromethazine,克咳敏)具有较强的镇咳作用,并有抗组胺、抗炎、解除平滑肌痉挛及局麻作用。用于镇咳、平喘,也可用于荨麻疹及皮肤瘙痒症等。常见乏力、困倦、头晕等不良反应,无耐受性和成瘾性。本品治疗量与中毒量接近,不得超过极量。高空作业及驾驶车辆、操纵机器者禁用。癫痫及肝功能不全者慎用。

苯 佐 那 酯

苯佐那酯(benzonatate)为丁卡因衍生物,属外周性镇咳药。口服 10~20 min 显效,维持 6~8 h。有局麻作用,能降低下呼吸道及肺牵张感受器敏感性,阻断咳嗽反射的传入冲动而发挥镇咳作用,镇咳强度不及可待因。用于急性支气管炎、支气管哮喘、肺癌等引起的刺激性干咳和阵咳,也可用于预防喉镜、支气管镜检查及支气管造影引起的咳嗽。不良反应为轻度头晕、嗜睡、鼻塞、恶心,偶见过敏性皮炎。服用时勿嚼碎,以免引起口腔麻木。

那 可 丁

那可丁（noscapine）为外周性镇咳药，可抑制肺牵张反射引起的咳嗽，并能解除支气管平滑肌痉挛，镇咳作用可维持 4 h，与可待因相似，无镇痛及中枢抑制作用，也无耐受性和依赖性。适用于干咳。不良反应少，偶有恶心、头痛、嗜睡等，大剂量可兴奋呼吸和引起支气管痉挛，应严格按照用药剂量。本药无祛痰作用，痰多患者应在医师指导下使用。用药 7 d，若症状未缓解，应立即就医。

第三节　祛　痰　药

祛痰药是指能增加呼吸道分泌、稀释痰液或降低其黏稠度，使痰液易于排出的药物。气道的痰液可刺激气管黏膜引起咳嗽，黏痰还可使气道狭窄引起喘息，并可加重气道感染。因此，祛痰药可起到间接镇咳和平喘作用。

一、痰液稀释药

氨 溴 索[基]

氨溴索（ambroxol）为黏液溶解剂，能增加呼吸道黏膜浆液腺的分泌，减少黏液腺分泌，从而降低痰液黏度；还可促进肺表面活性物质的分泌，增加支气管纤毛运动，使痰液易于咳出。本品还具有抗炎作用，减轻喉部红肿。适用于伴有痰液黏稠、咳痰困难的各种呼吸系统疾病，如慢性支气管炎急性加重、喘息型支气管炎及支气管哮喘的祛痰治疗。不良反应少，偶见皮疹、恶心、胃部不适、腹痛、腹泻等。

氯 化 铵

氯化铵（ammonium chloride）为酸性无机盐，口服后刺激胃黏膜的迷走神经，反射性引起呼吸道腺体分泌增加，使痰液稀释，易于咳出，常与其他药物制成复方制剂，适用于痰黏稠不易咳出者，也可用于泌尿系统感染需酸化尿液时。可引起恶心、呕吐等不良反应。肝肾功能异常者慎用，肝肾功能严重损害，尤其是肝性昏迷、肾衰竭、尿毒症者禁用。

愈创甘油醚

愈创甘油醚（guaifenesin）能刺激胃黏膜，反射性引起支气管黏膜腺体分泌增加，降低痰液黏性。还可促进纤毛运动，有助于痰液清除。用于呼吸道感染引起的咳嗽、多痰。常见不良反应包括恶心、呕吐、胃肠不适、头晕、嗜睡和过敏等。长期使用可引起肾结石，多饮水、升高尿液 pH 能降低结石风险。

二、黏痰溶解药

乙酰半胱氨酸[基]

乙酰半胱氨酸(acetylcysteine)为黏痰溶解剂,其分子中所含的巯基(—SH)能使痰液中糖蛋白多肽链中的二硫键(—S—S—)断裂从而降低痰液黏滞性,并使痰液化而易咳出。用于浓稠黏液分泌物过多的呼吸道疾病,如急性支气管炎、慢性支气管炎及其病情恶化者、肺气肿以及支气管扩张症者等。

该药有特殊臭味,可引起恶心、呕吐。对呼吸道有刺激性,可引起呛咳、支气管痉挛,加用异丙肾上腺素可避免。支气管哮喘患者慎用。偶见严重皮肤反应如 Steven-Johnson 综合征等,如果皮肤或黏膜发生任何变化,应立即停药并就医。本品可液化支气管内的分泌物,并刺激分泌物量增加。如果患者不能适当排痰,应做体位引流或通过支气管内吸痰方式将分泌物排出,以避免分泌物潴留阻塞气道。安瓿开启后应立即使用,未用完的药液应放置在冰箱内,并在 24 h 内使用。

溴 己 新[基]

溴己新(bromhexine)为半合成的鸭嘴花碱衍生物,口服吸收迅速、完全,1 h 血药浓度达峰值,$t_{1/2}$ 约 6.5 h。具有较强的溶解黏痰作用,可使痰中的多糖纤维素裂解,稀化痰液。抑制杯状细胞和黏液腺体合成糖蛋白使痰液中的唾液酸减少,降低痰黏度,利于排出。本品尚可促进呼吸道黏膜的纤毛运动。主要用于慢性支气管炎及其他呼吸道疾病如哮喘、支气管扩张、肺尘埃沉着病等有黏痰不易咳出者。可致头痛、头昏、恶心、呕吐、胃部不适、腹痛、腹泻等不良反应,减量或停药后可消失。偶致血清转氨酶一过性升高,肝功能不全患者应在医师指导下使用。对胃肠道黏膜有刺激性,胃炎或胃溃疡患者慎用。

羧 甲 司 坦[基]

羧甲司坦(carbocisteine,羧甲半胱氨酸)可改变黏痰的黏蛋白组成,降低黏痰的黏稠度,使痰液易于咳出。尚有抗炎、增加呼吸道纤毛运动、促进痰液排出的作用。用于慢性支气管炎、哮喘及支气管扩张症痰液黏稠不易咳出的患者。可致轻度头痛、胃部不适、腹泻、皮疹等不良反应。活动期消化道溃疡患者禁用。应避免同时服用强效镇咳药,以免痰液堵塞气道。

脱氧核糖核酸酶

脱氧核糖核酸酶(deoxyribonuclease,DNase)是一种核酸内切酶,能催化 DNA 的磷酸二酯键水解,降解 DNA 成核苷酸片段。可直接作用于脓痰,分解 DNA,痰中原与 DNA 结合的蛋白失去保护,易被蛋白溶解酶分解,产生继发的蛋白溶解作用,降低黏稠度,使痰液易于咳出。本品雾化吸入用于治疗伴大量脓痰的呼吸道感染。不良反应少,长期使用可见皮疹、发热。有急性化脓性蜂窝组织炎、支气管胸腔瘘管的活动性结核病患者禁用。

制剂与用法

1. 硫酸沙丁胺醇(salbutamol sulfate)。片剂:2 mg。控释片:4 mg,8 mg。气雾剂:20 mg,

28 mg。口服,2~4 mg/次,3 次/天。气雾吸入,1~2 撇/次,1 次/4 h。

2. 盐酸左沙丁胺醇(levosalbutamol hydrochloride)。气雾吸入溶液:0.63 mg/3 mL。气雾吸入,1~2 撇/次,1 次/4 h。

3. 硫酸特布他林(terbutaline sulfate)。片剂:2.5 mg,5 mg。注射剂:0.25 mg/mL,0.5 mg/2 mL。吸入粉雾剂:0.5 mg。口服,2.5 mg/次,2~3 次/天。静脉滴注,0.25 mg 加入生理盐水100 mL 中,以 0.0025 mg/min 的速度缓慢静滴。成人每日 0.5~0.75 mg,分 2~3 次给药或遵医嘱。吸入给药,临用前取胶囊 1 粒放入专用吸入器的刺孔槽内,用手撑压两侧按钮,胶囊两端分别被细针刺孔,然后将口吸器放入唇间,用力吸气,药粉随吸入气流进入呼吸道。

4. 盐酸氯丙那林(clorprenaline hydrochloride)。片剂:5 mg。口服,5~10 mg/次,3 次/天。预防夜间哮喘发作,可在临睡前加服 5~10 mg。

5. 富马酸福莫特罗(formoterol fumarate)。片剂:40 μg。吸入剂:12 μg。口服,40~80 μg/次,2 次/天。粉剂吸入,4.5~9 μg/次,1~2 次/天,早晨和/或晚间给药。

6. 普萘酸沙美特罗(salmeterol xinafoate)。气雾剂:1.5 mg,每撇含沙美特罗 25 μg。气雾吸入,50 μg/次,2 次/天。

7. 盐酸班布特罗(bambuterol hydrochloride)。片剂:10 mg,20 mg。胶囊:10 mg。口服液:10 mg/10 mL。口服,每晚睡前一次,初始剂量为 10 mg,根据临床效果,在用药 1~2 周后可增加到 20 mg。

8. 茶碱(theophylline)。缓释片:0.1 g。成人或 12 岁以上儿童,起始剂量为 0.1~0.2 g,2 次/天,早、晚用 100 mL 温开水送服。

9. 氨茶碱(aminophylline)。片剂:0.05 g,0.1 g,0.2 g。注射液:0.25 g/2 mL,0.25 g/10 mL,0.5 g/2 mL。口服,0.1~0.2 g/次,3 次/天,极量:0.5 g/次,1 g/d。静脉注射,0.125~0.25 g/次,0.5~1 g/d,用 50% 葡萄糖注射液稀释至 20~40 mL,注射时间不得短于 10 min。静脉滴注,0.25~0.5 g/次,0.5~1 g/d,以 5%~10% 葡萄糖注射液稀释后缓慢滴注。注射给药,极量 0.5 g/次,2 次/天。

10. 胆茶碱(choline theophyllinate)。片剂:0.1 g。口服,0.2 g/次,3 次/天。

11. 异丙托溴铵(ipratropium bromide)。气雾剂:8.4 mg。气雾吸入,预防和长期治疗,1~2 撇,每日数次。

12. 噻托溴铵(tiotropium bromide)。粉雾剂:18 μg。临用前,取胶囊 1 粒放入专用吸入器的刺孔槽内,用手指撑压按钮,胶囊两端分别被细针刺孔,然后将口吸器放入口腔深部,用力吸气,胶囊随着气流产生快速旋转,胶囊中的药粉即喷出囊壳,并随气流进入呼吸道。1 粒/次,1 次/天。

13. 孟鲁司特(montelukast)。钠片剂:10 mg。咀嚼片:4 mg,5 mg。口服,10 mg/次,1 次/天。咀嚼,同时患有哮喘和过敏性鼻炎的患者应每晚用药一次,6 至 14 岁哮喘和/或过敏性鼻炎儿童患者每日一次,每次 5 mg。2~5 岁哮喘和/或过敏性鼻炎儿童患者每日一次,每次 4 mg。

14. 普仑司特(pranlukast)。胶囊:112.5 mg。口服,225 mg/次,2 次/天。

15. 齐留通(zileuton)。片剂:0.6 g。口服,0.6 g/次,4 次/天。

16. 色甘酸钠(sodium cromoglycate)。气雾剂:0.7 g/14 g,每撇含色甘酸钠 3.5 mg;0.7 g/19.97 g,每撇含色甘酸钠 5 mg。滴鼻液:2%。滴眼液:2%。气雾吸入,3.5~7 mg/次,3~4 次/天。滴鼻,5~6 滴/次,5~6 次/天。滴眼,1~2 滴/次,4 次/天。

17. 富马酸酮替芬(ketotifen fumarate)。片剂:1 mg。胶囊:1 mg。分散片:1 mg。鼻喷雾剂:16.7 mg/15 mL。滴眼液:2.5 mg/5 mL。滴鼻剂:15 mg/10 mL。口服,1 mg/次,2 次/天。滴

鼻,1~2滴/次,1~3次/天。滴眼,1~2滴/次,4次/天。

18. 曲尼司特(tranilast)。片剂:0.1 g。胶囊:0.1 g。颗粒剂:0.1 g/1 g。口服,0.1 g/次,3次/天。

19. 罗氟司特(roflumilast)。片剂:0.5 mg。口服,0.5 mg/次,1次/天。

20. 异丁司特(ibudilast)。缓释片:10 mg。缓释胶囊:10 mg。口服,10 mg/次,2次/天。

21. 丙酸倍氯米松(beclomethasone dipropionate)。气雾剂:14 mg。气雾吸入:0.1~0.2 mg/次,2~3次/天。

22. 丙酸氟替卡松(fluticasone propionate)。吸入气雾剂:50 μg·120撤,125 μg·60撤。气雾吸入,100~1000 μg/次,2次/天。

23. 布地奈德(budesonide)。吸入气雾剂:0.1 mg·200撤,0.2 mg·100撤。气雾吸入,0.2~1.6 mg/d,分2~4次使用。

24. 环索奈德(ciclesonide)。气雾剂:0.1 mg·100撤,0.2 mg·100撤,0.2 mg·200撤。吸入,0.1~0.2 mg/d。

25. 磷酸可待因(codeine phosphate)。片剂:15 mg,30 mg。注射剂:15 mg,30 mg。缓释片:45 mg。口服,15~30 mg/次,3次/天。皮下注射,15~30 mg/次,3次/天。

26. 氢溴酸右美沙芬(dextromethorphan hydrobromide)。片剂:15 mg。胶囊:15 mg。颗粒:7.5 mg,15 mg。注射剂:5 mg。口服,15~30 mg/次,3~4次/天。肌内注射,5~10 mg/次,1~2次/天。

27. 枸橼酸喷托维林(pentoxyverine citrate)。片剂:25 mg。口服,25 mg/次,3次/天。

28. 盐酸二氧丙嗪(dioxopromethazine hydrochloride)。片剂:5 mg。口服,5 mg/次,3次/天,极量:10 mg/次,30 mg/d。

29. 苯佐那酯(benzonatate)。片剂:25 mg,50 mg。口服,50~100 mg/次,3次/天。

30. 那可丁(noscapine)。片剂:10 mg。糖浆:100 mL。口服,10~20 mg/次,3次/天。糖浆4~10 mL/次,3~4次/天。

31. 盐酸氨溴索(ambroxol hydrochloride)。片剂:30 mg,60 mg。胶囊:30 mg,60 mg。口腔崩解片:30 mg。注射液:15 mg/2 mL,30 mg/4 mL。口服,30 mg/次,3次/天。静脉滴注,15 mg/次,2~3次/天,严重病例可以增至每次30 mg。

32. 氯化铵(ammonium chloride)。片剂:0.3 g。口服,祛痰,0.3~0.6 g/次,3次/天。治疗酸化尿液,0.6~2 g/次,3次/天。

33. 愈创甘油醚(guaifenesin)。片剂:0.2 g。颗粒剂:0.8 g/10 g。口服,0.2 g/次,3~4次/天。

34. 乙酰半胱氨酸(acetylcysteine)。片剂:0.2 g,0.6 g。颗粒:0.1 g,0.2 g。注射液:4 g/20 mL。吸入制剂:0.3 g/3 mL。口服,0.2~0.6 g/次,1~2次/天。静脉滴注,8 g/次,1次/天。吸入,0.3 g/次,1~2次/天。

35. 盐酸溴己新(bromhexine hydrochloride)。片剂:8 mg。注射液:4 mg/2 mL。口服,8~16 mg/次,3次/天。肌内注射,加注射用水2 mL溶解,溶解后注射,4 mg/次,2~3次/天。静脉注射,用0.9%氯化钠注射液或5%葡萄糖注射液稀释后静脉滴注,4 mg/次,2~3次/天。

36. 羧甲司坦(carbocisteine)。片剂:0.25 g。颗粒剂:0.5 g。口服液:0.5 g/10 mL。口服,0.5 g/次,3次/天。

(黄帧桧)

第二十七章 作用于消化系统的药物

消化系统的基本生理功能是摄取、转运、消化食物和吸收营养、排泄废物,同时提供机体所需的物质和能量,这些生理功能的完成有赖于整个消化系统的协调活动。消化系统疾病是常见病、多发病,临床常用的作用于消化系统的药物主要有抗消化性溃疡药、助消化药、止吐药、泻药和止泻药等。

第一节 抗消化性溃疡药

胃和十二指肠溃疡合称为消化性溃疡,发病机制与黏膜局部损伤因子和保护因子间的平衡失调有关。胃酸分泌过多、幽门螺杆菌感染和胃黏膜保护作用减弱等是引起消化性溃疡的主要因素。常用抗消化性溃疡药包括胃酸分泌抑制药、抗酸药、黏膜保护药及抗幽门螺杆菌药等。

一、胃酸分泌抑制药

(一)质子泵抑制剂

质子泵抑制剂(proton pump inhibitors,PPI)是应用广泛、疗效最好的抗消化性溃疡药物,临床常用的有奥美拉唑、艾司奥美拉唑、兰索拉唑、泮托拉唑、雷贝拉唑、艾普拉唑等。胃壁细胞分泌 H^+ 受 M_3、H_2 及胃泌素受体、第二信使和 H^+-K^+-ATP 酶(质子泵)调控。H^+-K^+-ATP 酶位于壁细胞的管状囊泡和分泌管上,将 H^+ 从壁细胞内转运到胃腔中,将 K^+ 从胃腔中转运到壁细胞内,进行 H^+-K^+ 交换(图 27.1)。

本类药物服用后分布于壁细胞分泌小管中,在高酸环境下转化为亚磺酰胺活性形式,通过二硫键与质子泵巯基呈不可逆性结合,生成亚磺酰胺-质子泵复合物,抑制该酶活性,阻断胃酸分泌的最后环节。对各种原因引起的胃酸分泌具有强而持久的抑制作用。还具有增加胃黏膜血流量、抑制胃蛋白酶分泌和抗幽门螺杆菌的作用。

奥美拉唑[基]

奥美拉唑(omeprazole)是最早上市的第一代质子泵抑制剂。

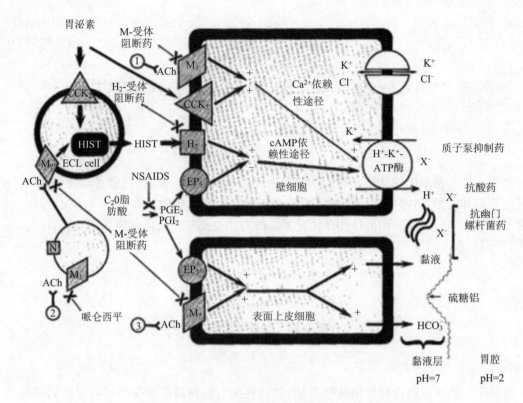

图 27.1　胃酸分泌的生理调节和抗溃疡药的作用环节

图示胃表面上皮细胞、壁细胞和分泌组胺细胞间的相互作用和抗溃疡药的作用部位。粗线条示
胃酸分泌的生理调节途径。ECL cell：分泌组胺细胞；HIST：组胺；NSAIDS：非甾体抗炎药；ACh：
乙酰胆碱；M：M-受体；CCK₂：胃泌素受体；EP₃：前列腺素 E₂-受体。

【体内过程】　口服吸收不稳定，食物可推迟吸收，血浆蛋白结合率约为 95%。生物利用
度为 35%～60%，受剂量、胃内 pH 影响大，重复给药后因 pH 升高可达 60%。主要在肝脏
代谢，大部分代谢产物由肾脏排出。

【药理作用及机制】　奥美拉唑为脂溶性弱碱性药物，易浓集于酸性环境中，因此口服后
可特异地分布于胃黏膜壁细胞的分泌小管中，并在此高酸环境下转化为亚磺酰胺的活性形
式，然后通过二硫键与壁细胞分泌膜中的质子泵的巯基不可逆结合，抑制该酶活性，阻断胃
酸分泌的最后步骤，对基础胃酸和各种刺激引起的胃酸分泌均有很强的抑制作用。用药后
随胃酸分泌量的明显下降，胃内 pH 迅速升高，对胃灼热和疼痛的缓解速度较快。对十二指
肠溃疡的治愈率亦较高，且复发率较低。

【临床应用】

1. 十二指肠溃疡、胃溃疡、应激性溃疡和反流性食管炎

疗效优于 H₂ 受体阻断药，对 H₂ 受体阻断药无效的溃疡患者有效。与抗生素联用治疗
伴有幽门螺杆菌感染的消化性溃疡。

2. 卓-艾综合征（Zollinger-Ellison syndrome，胃泌素瘤）

由胃窦 G 细胞增生或分泌胃泌素的肿瘤引起，其特点是高胃泌素血症伴大量胃酸分泌
而引起的上消化道多发性、难治性溃疡。奥美拉唑能抑制胃酸分泌，改善症状。

【不良反应与护理对策】

(1) 常见不良反应有腹痛、腹泻、头痛、眩晕、失眠、恶心、胃肠胀气及便秘等,偶见血清氨基转移酶增高、皮疹、外周神经炎等,多较轻微,可自动消失,与剂量无关。长期使用可发生胃黏膜细胞增生和萎缩性胃炎。

(2) 奥美拉唑抑制胃酸分泌作用强,持续时间长,故应用同时不宜再服其他抗酸药。应用前应排除胃及食管恶性病变的可能性,避免干扰疾病诊断,延误治疗。肠溶片服用时不能嚼碎,以防药物颗粒过早在胃内释放而影响疗效。

(3) 对本品过敏者、严重肾功能不全者及婴幼儿禁用。肝肾功能不全者、孕妇及哺乳期妇女慎用。两个月以内不宜再次服用,如出现症状反复,应立即就医。

【药物相互作用】

(1) 与克拉霉素联用可增加中枢神经系统及胃肠道不良反应发生率。与胰酶联用对顽固性脂肪泻及功能性腹泻有较好疗效。抑制肝药酶,延长苯妥英钠、地西泮、华法林消除时间。使胃内环境呈碱性,减少四环素、氨苄西林、酮康唑吸收。

(2) 奥美拉唑溶液的稳定性易受溶液 pH、光线、金属离子、温度等多种因素影响。因此,本品输液应单独配制、现用现配,静脉滴注过程中注意避光,一旦变色应停止使用。

艾司奥美拉唑(esomeprazole)是奥美拉唑的左旋异构体,用于胃食管反流性疾病、糜烂性反流性食管炎、已经治愈的食管炎患者防止复发的长期维持治疗,与适当的抗菌疗法联合用药根除幽门螺杆菌,治疗幽门螺旋杆菌引起的十二指肠溃疡,以及预防幽门螺杆菌相关的消化道溃疡的复发等。

兰 索 拉 唑

兰索拉唑(lansoprazole)为第二代质子泵抑制剂。口服易吸收,生物利用度可达 85%。作用和机制同奥美拉唑,抑制胃酸分泌和抗幽门螺杆菌作用较奥美拉唑强,不良反应相似。

泮 托 拉 唑

泮托拉唑(pantoprazole)为第三代质子泵抑制剂。口服吸收迅速,$t_{1/2}$ 约 1 h。能不可逆地抑制 H^+-K^+-ATP 酶,抑酸能力强大,不仅能抑制胃泌素、组胺、乙酰胆碱等引起的胃酸分泌,而且能抑制基础胃酸分泌。主要用于活动性消化性溃疡(胃、十二指肠溃疡)、反流性食管炎和卓-艾综合征。不良反应较少,偶见头晕、失眠、嗜睡、恶心、便秘、皮疹、肌肉疼痛等症状。哺乳期及妊娠 3 个月内禁用,肝肾功能不全者慎用,不宜同服其他抗酸剂和抑酸剂。

雷 贝 拉 唑

雷贝拉唑(rabeprazole)是第三代质子泵抑制剂,对基础胃酸和刺激引起的胃酸分泌均有抑制作用,抗幽门螺杆菌活性强于奥美拉唑和兰索拉唑,可非竞争性、不可逆地抑制幽门螺杆菌的脲酶。适用于活动性消化性溃疡、胃-食管反流征,并可联合抗生素根治幽门螺杆菌阳性的十二指肠溃疡等。常见头痛、腹泻、恶心、腹痛、虚弱、胃肠胀气、瘙痒、皮疹等不良反应,严重者可致过敏性休克、血细胞减少、视力障碍等。对本药及苯并咪唑类药物过敏者、孕妇和哺乳期妇女禁用。肝功能损伤者慎用。用药期间应定期进行血液检查及肝功能检查,发现异常要立即停药,并进行及时处理。

（二）H₂受体阻断药

H₂受体阻断药可竞争性阻断组胺 H₂受体，减少胃酸分泌，促进溃疡愈合，是治疗消化性溃疡的重要药物。临床常用药物有西咪替丁（cimetidine，甲氰咪胍）、雷尼替丁[基]（ranitidine）、法莫替丁[基]（famotidine）、拉呋替丁（lafutidine）、尼扎替丁（nizatidine）等。（详见组胺及抗组胺药）

（三）M 胆碱受体阻断药

哌仑西平

哌仑西平（pirenzepine）为选择性 M_1 胆碱受体阻断药，抑制胃酸与胃蛋白酶分泌，保护胃黏膜。临床用于消化性溃疡、反流性食管炎、应激性溃疡、急性胃黏膜出血、胃泌素瘤等，疗效与西咪替丁相似。常见不良反应有轻度口干、眼睛干涩及视力调节障碍等，停药后症状消失。偶见便秘、腹泻、头痛、精神错乱等。

（四）胃泌素受体阻断药

丙谷胺

丙谷胺（proglumide）口服吸收迅速，生物利用度为 $60\% \sim 70\%$，$t_{1/2}$ 约 3.3 h。化学结构与胃泌素及胆囊收缩素两种肠激肽的终末端化学结构相似，能特异性阻断壁细胞上胃泌素受体，抑制胃泌素引起的胃酸和胃蛋白酶分泌，对组胺和迷走神经刺激引起的胃酸分泌作用不明显。能增加胃黏膜氨基己糖的含量，促进糖蛋白合成，对胃黏膜有保护和促进愈合作用。用于胃和十二指肠溃疡、慢性浅表性胃炎等。由于抑制胃酸分泌作用较 H₂受体拮抗剂和质子泵抑制剂弱，临床已不再单独用于溃疡病。不良反应较轻，偶有口干、便秘、瘙痒、失眠、腹胀、下肢酸胀等，一般不需要特殊处理。胆囊管及胆道完全梗阻的患者禁用。

二、抗酸药

抗酸药（antiacids）是一类弱碱性物质，又称胃酸中和药。口服后能中和过多的胃酸，降低胃内酸度和胃蛋白酶活性，解除胃酸对胃黏膜及溃疡面的侵蚀和刺激，从而缓解疼痛，促进溃疡愈合。同时，因胃内酸度降低，还可促进血小板聚集而加速凝血，有利于止血和预防再出血。此外，有的抗酸药在中和胃酸的同时，可形成胶状物，覆盖于溃疡面上，起保护和收敛作用。临床用于胃酸过多、胃及十二指肠溃疡、反流性食管炎等。常用药物有氢氧化铝、三硅酸镁、碳酸氢钠等。目前临床所用多为复方制剂，以增强抗酸作用，减少不良反应。

1. 氢氧化铝（aluminum hydroxide）

可直接中和胃酸而不被肠道吸收，作用较强、缓慢而持久。中和胃酸时产生的氯化铝有收敛和局部止血的作用，还可与胃液混合形成凝胶，覆盖在溃疡表面形成保护膜。临床常用复方氢氧化铝片[基]（氢氧化铝、三硅酸镁、颠茄流浸膏）。长期大剂量服用可致严重便秘、粪结块引起肠梗阻，老年人长期服用可致骨质疏松，肾功能不全者服用可能引起血铝升高。

2. 三硅酸镁(magnesium trisilicate)

抗酸作用弱而慢,可维持 4～5 h。在中和胃酸时生成胶状二氧化硅,对溃疡面有保护作用。有轻泻作用,长期大剂量服用偶见肾硅酸盐结石。

3. 碳酸氢钠(sodium bicarbonate)

俗称小苏打,作用快而短暂,口服后迅速中和胃酸,现已极少单独用于溃疡治疗。

4. 碳酸钙(calcium carbonate)

中和胃酸作用较强,作用快而持久,中和胃酸时产生 CO_2,可引起嗳气、腹胀、便秘,过量长期服用可引起胃酸分泌反跳性增高,并可发生高钙血症。

三、胃黏膜保护药

枸橼酸铋钾[基]

枸橼酸铋钾(bismuth potassium citrate)又名三钾二枸橼酸铋,极易溶于水形成胶体溶液。在胃中形成不溶性沉淀,少量铋被吸收,与分子量 5 万以上的蛋白质结合而转运,铋主要分布在肝、肾组织中,通过肾脏从尿液排泄。

【药理作用及机制】 不抑制胃酸分泌,在酸性条件下能形成氧化铋胶体,黏着于溃疡表面形成保护屏障,防御胃液、胃蛋白酶对溃疡面的刺激;与胃蛋白酶结合降低其活性;促进黏液分泌,促进黏膜释放 PGE_2;此外,有一定杀灭幽门螺杆菌作用。

【临床应用】 用于胃、十二指肠溃疡及慢性胃炎治疗。缓解胃酸过多引起的胃痛、胃烧灼感和反酸症状。与抗生素联用,根除胃幽门螺杆菌。

【不良反应与护理对策】

(1) 不良反应少见,偶有恶心等消化道症状。

(2) 服药期间,患者口中可带有氨味,舌苔及大便呈灰黑色,停药后可消失。应注意与上消化道出血所致黑便相区别。长期大量服用可引起急性肾衰竭、中毒性脑病等,因此连用不宜超过 2 个月。

严重肾功能减退者、孕妇及哺乳期妇女禁用。急性胃黏膜病变、肝功能不良患者及儿童慎用。

【药物相互作用】 不能同时与其他铋剂合用。不能与牛奶、抗酸药和四环素同时服用,应至少间隔 30 min 以上。治疗期间应戒酒,少饮咖啡、碳酸饮料及茶等。

胶体果胶铋[基]

胶体果胶铋(colloidal bismuth pectin)的胶体性较枸橼酸铋钾强,在酸性介质中形成高浓度溶胶,可在胃黏膜上形成一层牢固的保护膜。该药对受损的黏膜具有高度选择性,且对消化道出血有止血作用,其余与枸橼酸铋钾相似。不良反应少,常规剂量下一般无肝肾及中枢作用。

铝 碳 酸 镁[基]

铝碳酸镁(magnesium aluminum carbonate)口服不吸收,在胃内发挥抗酸作用,并有胃黏膜保护作用,对胆酸也有一定吸附作用,其作用迅速、温和、持久。适用于急慢性胃炎、反流性食管炎、消化性溃疡、胃灼热及与胃酸有关的胃部不适。可引起胃肠道不适、消化不良、呕吐、大便次数增多等。

硫 糖 铝

硫糖铝(sucralfate)是蔗糖硫酸酯的碱式铝盐,在 pH<4 时聚合成胶冻,牢固黏附于上皮细胞和溃疡基底部,抵御胃酸和消化酶侵蚀;与胃蛋白酶和胆汁酸结合,减少对胃黏膜的损伤;促进胃黏液和碳酸氢盐分泌,发挥黏膜保护效应。用于消化性溃疡、慢性糜烂性胃炎、反流性食管炎,预防上消化道出血。

常见不良反应为口干、便秘。偶见腹泻、眩晕、消化不良、恶心、皮疹、失眠、嗜睡等。对本品过敏、习惯性便秘者禁用。肝肾功能不全者、孕妇及哺乳期妇女慎用。

米索前列醇

米索前列醇(misoprostol)为 PGE_1 衍生物,口服吸收良好,血浆蛋白结合率为 80%～90%。可抑制胃酸和胃蛋白酶分泌,刺激胃黏液和碳酸氢盐分泌,增加胃黏膜血流量,加强胃黏膜屏障保护作用。临床作为抗消化性溃疡二线药,对阿司匹林等非甾体类抗炎药引起的消化性溃疡、胃出血有特效。常见腹痛、腹泻、恶心、头痛等不良反应。能引起子宫平滑肌收缩,孕妇禁用。

替 普 瑞 酮

替普瑞酮(teprenone)为萜烯类化合物,可促进胃黏液合成,提高黏液中脂质含量,疏水性增强,防止胃液中 H^+ 回渗作用于黏膜细胞,用于急慢性胃炎、胃溃疡。可见便秘、腹痛、皮疹、皮肤瘙痒等不良反应,一般较轻,停药可消失。

四、抗幽门螺杆菌药

幽门螺杆菌(helicobacter pylori)为革兰阴性厌氧菌,寄居于胃及十二指肠的黏液层与黏膜细胞之间,对黏膜产生损伤作用。幽门螺杆菌能产生多种酶及细胞毒素,损伤黏液层及上皮细胞,是消化性溃疡及胃癌的危险因素。十二指肠溃疡者幽门螺杆菌阳性率为 93%～97%,胃溃疡者幽门螺杆菌阳性率约为 70%。因此,在治疗消化性溃疡时,除使用抗酸药外,根除幽门螺杆菌也是重要措施之一。

目前常用的抗幽门螺杆菌药物分为两类:一类为抗菌药,如羟氨苄西林、甲硝唑、呋喃唑酮、克拉霉素等;另一类为抗溃疡药,如铋剂、质子泵抑制剂、硫糖铝等。临床治疗时宜采用根治疗法,即三联或四联疗法,可明显增加溃疡愈合率,降低复发率。

第二节　助 消 化 药

助消化药能促进消化功能,增加食欲。本类药物能补充消化液的不足,或促进消化液的分泌,或阻止肠内过度发酵。常用助消化药及适应证见表 27.1。

表 27.1 常用助消化药及适应证

药 物	作 用	适应证
乳酶生[基] (lactasin)	活肠球菌的干燥制剂,在肠内分解糖类生成乳酸,使肠内酸度增高,从而抑制腐败菌的生长繁殖,并防止肠内发酵,减少产气,有促进消化和止泻作用	用于消化不良、腹胀及小儿饮食失调所致腹泻
稀盐酸 (dilute hydrochloric acid)	使胃内酸度增高,胃蛋白酶活性增强	慢性胃炎、胃癌、发酵性消化不良等
胃蛋白酶 (pepsin)	水解蛋白质和多肽	缺乏胃蛋白酶或病后消化功能减退而引起的消化不良症
胰酶 (pancreatin)	含胰蛋白酶、胰淀粉酶、胰脂肪酶,促进蛋白质、淀粉和脂肪消化	消化不良

第三节 止 吐 药

呕吐是临床常见症状,在对因治疗同时可适当应用止吐药。具有止吐作用的 M 胆碱受体阻断药东莨菪碱、组胺 H_1 受体阻断药苯海拉明及吩噻嗪类药物氯丙嗪等在其他章节叙述。本节主要介绍 5-羟色胺(5-HT)和多巴胺受体阻断药。

甲氧氯普胺[基]

甲氧氯普胺(metoclopramide,胃复安)为多巴胺受体阻断药,口服吸收良好,生物利用度为 75%,易通过血-脑脊液屏障和胎盘屏障,$t_{1/2}$ 为 4~6 h,大部分经肾脏排泄。

【药理作用及机制】 为多巴胺(D_2)受体拮抗剂,同时还具有 5-羟色胺($5-HT_4$)受体激动效应,对 $5-HT_3$ 受体有轻度抑制作用。可阻断延髓催吐化学感受区(CTZ)多巴胺受体而提高 CTZ 的阈值,具有强大的中枢性镇吐作用。也可阻断胃肠多巴胺受体,促进胃蠕动,加速胃内容物排空,改善胃动力。此外,本品还能阻断下丘脑多巴胺受体,抑制催乳素释放抑制因子,促进催乳素的分泌,具有催乳作用。

【临床应用】
(1) 各种病因所致恶心、呕吐、嗳气、消化不良、胃部胀满、胃酸过多等症状的对症治疗。
(2) 反流性食管炎、胆汁反流性胃炎、功能性胃滞留、胃下垂等。
(3) 残胃排空延迟症、迷走神经切除后胃排空延缓等。
(4) 糖尿病性胃轻瘫、尿毒症、硬皮病等胶原疾患所致胃排空障碍。

【不良反应与护理对策】
(1) 常见不良反应为昏睡、烦燥不安、倦怠乏力。少见乳房肿痛、恶心、便秘、皮疹、腹泻、睡眠障碍、严重口渴、头痛。

（2）大剂量长期应用可阻断多巴胺受体，使胆碱能神经相对亢进而导致锥体外系反应，出现肌震颤、发音困难、共济失调等。刺激催乳素释放，导致乳汁分泌增多。胃肠道出血、机械性肠梗阻或穿孔患者，可导致胃肠道动力增加，加重病情。

因化疗和放疗而呕吐的乳腺癌患者，有癫痫史及抗精神分裂症药物致迟发型运动功能障碍史、正在应用有致锥体外系反应药物的患者，胃肠道出血、机械性肠梗阻或穿孔患者，孕妇和哺乳期妇女禁用。心、肝、肾功能不全者及老年人和小儿慎用。严重肾功能不全患者剂量至少须减少 60%，这类患者容易出现锥体外系症状。

【药物相互作用】

（1）与吩噻嗪类合用，锥体外系反应发生率与严重性明显增加。可降低西咪替丁口服生物利用度，若两药必须合用，间隔至少 1 h。

（2）与乙醇或中枢抑制药等同用，镇静作用增强。

（3）可促进儿茶酚胺释放，正在使用单胺氧化酶抑制剂的高血压患者，使用时应注意监控。

（4）与地高辛同用，后者的胃肠道吸收减少，如间隔 1 h 服用可以减少这种影响；本品还可增加地高辛的胆汁排出，从而改变其血浓度。

（5）应避光存放，遇光变成黄色或黄棕色后，毒性增高。

多 潘 立 酮[基]

多潘立酮（domperidone，吗丁啉）为外周多巴胺受体拮抗剂，直接阻断胃肠的多巴胺受体加强胃肠蠕动，促进胃排空，协调胃肠运动。同时也能增强食管的蠕动和食管下端括约肌的张力，防止胃-食管反流，抑制恶心、呕吐，适用于消化不良、恶心、呕吐、嗳气、腹部胀痛等。不易通过血-脑脊液屏障，无明显中枢反应，偶见口干、便秘、腹泻、短时的腹部痉挛性疼痛等以及头痛、头晕、嗜睡、倦怠等神经反应，注射给药可引起一过性皮疹或瘙痒等过敏反应。对多潘立酮过敏、机械性肠梗阻、胃肠道出血、嗜铬细胞瘤及乳腺癌患者与孕妇禁用。

莫 沙 必 利[基]

莫沙必利（mosapride）口服吸收迅速，$t_{1/2}$ 约 2 h。为选择性 5-HT$_4$ 受体激动剂，通过兴奋胃肠道胆碱能中间神经元及肌间神经丛的 5-HT$_4$ 受体，促进乙酰胆碱的释放，从而增强胃肠道运动，改善功能性消化不良患者的胃肠道症状，但不影响胃酸的分泌。适用于功能性消化不良伴有胃灼热、嗳气、恶心、呕吐、腹胀等消化道症状，也可用于胃食管反流性疾病、糖尿病性胃轻瘫及部分胃切除患者的胃功能障碍。可引起腹泻、腹痛、口干、皮疹、倦怠、头晕、心悸等不良反应。胃肠道出血、穿孔者以及肠梗阻患者禁用。肝、肾功能不全者慎用。

西 沙 必 利

西沙必利（cisapride）属苯甲酰胺衍生物，为 5-HT$_4$ 受体激动药，能促使肠壁肌丛神经释放乙酰胆碱，促进食管、胃、小肠直至结肠的运动，防止食物滞留及反流，因而有止吐效果。用于治疗胃肠运动障碍性疾病，包括胃食管反流、胃轻瘫、自发性便秘和结肠运动减弱等。偶见过敏反应包括红疹、瘙痒、荨麻疹等。

昂 丹 司 琼[基]

昂丹司琼(ondansetron)口服生物利用度为 60%,血药浓度 2 h 达峰值,$t_{1/2}$ 约 3 h。能选择性阻断中枢及迷走神经传入纤维 5-HT_3 受体,产生强大的止吐作用。用于预防和治疗化疗、放疗或手术后引起的恶心、呕吐。对抗肿瘤药顺铂、环磷酰胺、阿霉素等引起的呕吐,疗效优于甲氧氯普胺,但对晕动病及多巴胺激动剂去水吗啡引起的呕吐无效。

不良反应轻,常见头痛、腹部不适、便秘、口干、皮疹,偶见支气管哮喘或过敏反应、短暂性无症状转氨酶升高等,一般较轻微,无须特殊处理。对中度及高度肝功不良者及年老体弱者每天用药剂量不应超过 8 mg,同时应注意肝功能恶化时及时用保肝药物。腹部手术后不宜使用,以免掩盖回肠或胃扩张症状。有过敏史或对昂丹司琼过敏者、胃肠道梗阻患者以及孕妇、哺乳妇女禁用。

托 烷 司 琼

托烷司琼(tropisetron,托普西龙)为外周和中枢神经系统 5-HT_3 受体的高选择性拮抗剂,作用机制与昂丹司琼相同。用于预防和治疗癌症化疗引起的恶心和呕吐。主要不良反应为便秘,部分患者有一过性头晕、疲劳和胃肠功能紊乱。禁用于对本药及其他 5-HT_3 受体拮抗药(如昂丹司琼、格雷司琼)过敏者、严重肝肾功能损害者、孕妇及哺乳期妇女。

第四节 泻 药

泻药(laxatives,catharitics)指能增加肠内水分,促进肠蠕动,软化粪便或润滑肠道促进排便的药物,主要用于功能性便秘。按作用机制分为容积性、刺激性和润滑性泻药。

一、容积性泻药

硫 酸 镁

硫酸镁(magnesium sulfate)为盐类泻药,口服不易被肠道吸收,停留于肠腔内致肠内容物渗透压升高,使肠腔内保有大量水分,容积增大,刺激肠壁增加肠蠕动而致泻。反射性引起胆总管括约肌松弛、胆囊收缩,具有利胆作用。主要用于急性便秘、食物中毒时清洗肠道、肠内异常发酵引起的下腹膨胀,也可用于外科术前或结肠镜检查前排空肠内容物,与驱虫药合用及阻塞性黄疸、慢性胆囊炎等。

导泻时如浓度过高,可引起脱水。胃肠道有溃疡、破损之处,易造成镁离子大量吸收而引起中毒。肠道出血、急腹症者及孕妇、经期妇女禁用本品导泻。中枢抑制药如苯巴比妥中毒后的导泻不宜用本品,宜用硫酸钠,以防加重中枢抑制。

乳 果 糖[基]

乳果糖(lactulose)为半乳糖与果糖组成的双糖,在小肠内不被吸收而产生渗透性导泻作用。乳果糖可被肠内细菌分解成乳酸和醋酸,使肠道 pH 降至 6 以下,从而可阻断对氨的吸收,减少内毒素的蓄积和吸收。用于慢性功能性便秘、高血氨症及由血氨升高引起的疾病。无明显不良反应。阑尾炎、肠梗阻、不明原因的腹痛禁用,糖尿病患者慎用,对半乳糖不能耐受者不宜服用。

二、刺激性泻药

比 沙 可 啶

比沙可啶(bisacodyl)属二苯甲烷衍生物,口服后 10~12 h 内起效。主要由粪便排出,仅少量被吸收。药物经肠内细菌分解的产物及药物本身均可刺激肠壁感觉神经末梢,引起肠反射性蠕动增加而导致排便。也可抑制结肠内水及电解质吸收使肠内容积增大,引起反射性排便。用于治疗便秘,也可用于腹部 X 线检查或内镜检查前清洁肠道,以及手术前清洁肠道。本品安全性高,偶可引起腹部绞痛,停药后即消失。

三、润滑性泻药

润滑性泻药通过局部润滑并软化粪便而发挥作用,适用于儿童、老年人、痔疮及肛门手术患者。

1. 液状石蜡(liquid paraffin)

为矿物油,不被肠道吸收,产生滑润肠壁和软化粪便作用,使粪便易于排出。

2. 甘油(glycerin)

50%的甘油注入直肠,通过高渗压刺激肠壁引起排便,并有局部滑润作用,数分钟内引起排便。

第五节 止 泻 药

对腹泻患者以对因治疗为主,如感染性腹泻首先用抗菌药物,但对腹泻剧烈而持久的患者,可适量应用止泻药,减少肠蠕动、减轻或保护肠道免受刺激。

阿 片 制 剂

为肠蠕动抑制药。常用的药物有复方樟脑酊、阿片酊等。能增加肠道平滑肌张力,减弱胃肠推进性蠕动,增加水分吸收,使粪便干燥而止泻。用于较严重的非细菌感染性腹泻。因有成瘾性,应避免滥用。

地 芬 诺 酯

地芬诺酯(diphenoxylate,苯乙哌啶)为人工合成的哌替啶衍生物。可直接作用于肠平滑肌,提高肌张力,减少肠蠕动,用于急、慢性功能性腹泻。不良反应少而轻,偶有腹部不适、恶心、呕吐等,大剂量长期服用可产生依赖性。可加强巴比妥类、阿片类或其他中枢抑制药作用,故不宜合用。

洛 哌 丁 胺

洛哌丁胺(loperamide)的结构类似地芬诺酯,除直接抑制肠道蠕动外,还可减少肠壁神经末梢释放乙酰胆碱,作用强而迅速。用于急、慢性腹泻,也可用于回肠造瘘术患者以减少排便体积和次数及肛门直肠手术后以抑制排便失禁。

鞣酸蛋白(tannalbin)在肠道内遇碱性肠液经胰蛋白酶分解释出鞣酸,与肠黏膜表面的蛋白质形成沉淀,附着在肠黏膜上,减轻刺激,降低炎性渗出物,发挥收敛止泻作用,用于急性胃肠炎和非细菌性腹泻。

药用炭(medicinal charcoal)能吸附肠内细菌及气体,防止毒物吸收,减轻肠内容物对肠壁的刺激,使蠕动减少,从而止泻。用于腹泻及胃肠胀气。可致恶心,久用可致便秘。

制剂及用法

1. 奥美拉唑(omeprazole)。肠溶片:10 mg,20 mg。肠溶胶囊:10 mg,20 mg。口服,20 mg/次,早晨1次服;对难治性溃疡可加至40 mg/天;治疗卓-艾综合征,60 mg 1次/天。

2. 艾司奥美拉唑(esomeprazole)。肠溶胶囊:20 mg,40 mg。注射剂:20 mg,40 mg。口服,20~40 mg/次,1次/天。静脉注射或静脉滴注,20~40 mg/次,1次/天。

3. 兰索拉唑(lansoprazole)。片剂:15 mg,30 mg。胶囊:15 mg,30 mg。肠溶片:15 mg,30 mg。肠溶胶囊:15 mg,30 mg。口服,15~30 mg/次,早晨1次服。

4. 泮托拉唑(pantoprazole)。肠溶片:40 mg。肠溶胶囊:20 mg,40 mg。口服,40 mg/次,早餐前顿服。口服,40 mg/次,早晨1次服。

5. 雷贝拉唑(rabeprazole)。肠溶片:10 mg,20 mg。肠溶胶囊:10 mg,20 mg。口服,10~20 mg/次,1次/天。

6. 艾普拉唑(ilaprazole)。肠溶片:5 mg。注射剂:10 mg。口服,5~10 mg/次,1次/天。静脉滴注,起始剂量20 mg,后续每次10 mg,每日一次,连续3天。

7. 西咪替丁(cimetidine)。片剂:0.2 g,0.4 g,0.8 g。注射液:0.3 g。口服,0.3 g/次,4次/天,餐后及睡前服,或0.8 g睡前1次服;预防复发用0.4 g睡前服;肾功能不全者减量为0.2 g/次,1次/12 h。肌内或静脉注射:0.2 g/次,1次/6 h,静脉注射宜缓慢。

8. 雷尼替丁(ranitidine)。片剂:150 mg。胶囊:150 mg。注射液:50 mg。口服,150 mg/次,2次/天,或300 mg睡前1次。静脉滴注、静脉注射或肌内注射,50 mg/次,2次/天。

9. 法莫替丁(famotidine)。片剂:20 mg。注射剂:20 mg。口服,20 mg/次,早晚各1次或睡前1次服用40 mg。缓慢静脉注射,20 mg/次,2次/天。

10. 尼扎替丁(nizatidine)。片剂:75 mg,150 mg。胶囊:150 mg。口服,150~300 mg/次,1~2次/天。

11. 盐酸哌仑西平(pirenzepine hydrochloride)。片剂:25 mg。口服,25~50 mg/次,2次/天。

12. 丙谷胺(proglumide)。片剂:0.2 g。口服,0.4 g/次,3~4次/天,餐前15 min服用。

13. 氢氧化铝(alu minium hydroxide)。片剂:0.3 g。凝胶:4%。口服,0.6~0.9 g/次,3 次/天。餐前 1 h 服。凝胶 5~8 mL/次,3 次/天。

14. 三硅酸镁(magnesium trisilicate)。片剂:0.3 g。口服,0.3~0.9 g/次,3~4 次/天。

15. 碳酸氢钠(sodium bicarbonate)。片剂:0.3g,0.5 g。口服,0.3~1.0 g/次,3 次/天。

16. 枸橼酸铋钾(bismuth potassium citrate)。颗粒剂:1.2 g。胶囊:1.2 g。口服,1.2 g/次,4 次/天,餐前 0.5 h 和睡前服用。

17. 胶体果胶铋(colloidal bismuth pectin)。胶囊:50 mg,100 mg。颗粒:150 mg。口服,100~150 mg/次,4 次/天,分别于 3 餐前 1 h 及临睡时服用,四周为一个疗程。

18. 铝碳酸镁(hydrotalcite)。片剂:0.5 g。颗粒:0.5 g。咀嚼片:0.5 g。口服或咀嚼后咽下,0.5~1 g,3 次/天。餐后 1~2 h,睡前或胃部不适时服用。

19. 硫糖铝(sucralfate)。片剂:0.25 g。胶囊:0.25 g。咀嚼片:0.25 g。口服,1 g/次,4 次/天,餐前 1 h 及睡前嚼碎后服。

20. 米索前列醇(misoprostol)。片剂:0.2 mg。口服,0.2 mg/次,1 次/天。

21. 乳酶生(biofermin)。片剂:0.1 g,0.15 g,0.3 g。口服,0.3~0.9 g/次,3 次/天。

22. 胃蛋白酶(pepsin)。片剂:120 U。颗粒:480 U。口服,2~4 片或 1 代/次,3 次/天,饭前服。

23. 胰酶(pancreatin)。肠溶片:0.3 g,0.5 g。口服,0.3~0.5 g/次,3 次/天,饭前服。

24. 甲氧氯普胺(metoclopramide)。片剂:5 mg,10 mg。注射液:10 mg。口服,5~10 mg/次,10~30 mg/d。肌内注射:10~20 mg/次,每日不超过 0.5 mg/kg。

25. 多潘立酮(domperidone)。片剂:10 mg。口服,10~20 mg/次,3 次/天,餐前服。

26. 枸橼酸莫沙必利(mosapride citrate)。片剂:5 mg。分散片:5 mg。口服,5 mg/次,3 次/天。

27. 西沙必利(cisapride)。片剂:5 mg。胶囊:5 mg。口服,5~10 mg/次,3 次/天。

28. 昂丹司琼(ondansetron)。片剂:4 mg,8 mg。注射液:4 mg,8 mg。口服,8 mg/次,每 8 h 一次。静脉注射,化疗前 30 min、化疗后各静脉注射 8 mg,再改口服。

29. 盐酸托烷司琼(tropisetron hydrochloride)。片剂:5 mg。胶囊:5 mg。注射液:5 mg。口服或静脉滴注,5 mg/次,1 次/天,最多应用 6 天。

30. 硫酸镁(magnesium sulfate)。粉剂。口服导泻,5~20 mg/次,用水 400 mL 溶解后顿服。利胆,2~5 g/次,3 次/天。

31. 乳果糖(lactulose)。口服溶液:50%。口服,10 mL/次,3 次/天。

32. 酚酞(phenolphthalein)。片剂:50 mg,100 mg。口服,50~200 mg/次。

33. 比沙可啶(bisacodyl)。片剂:5 mg。口服,5~15 mg/次,睡前服用。

34. 复方地芬诺酯(diphenoxylate)。片剂:含盐酸地芬诺酯 2.5 mg,硫酸阿托品 0.025 mg。口服,1~2 片/次,2~3 次/d。

35. 盐酸洛哌丁胺(loperamide hydrochloride)。胶囊剂:2 mg。口服,初量 2~4 mg/次,以后每次腹泻后 2 mg,每日总量不超过 16 mg。

36. 鞣酸蛋白(tannalbin)。片剂:0.25 g。口服,1~2 g/次,3 次/天。

(丁伯平　孔　祥)

第二十八章 作用于血液及造血器官的药物

在生理情况下,体内血液凝固、抗凝和纤维蛋白溶解过程维持动态平衡,保持循环系统血液处于流动状态。一旦平衡被打破,就会出现血栓或出血性疾病。此外,血液成分和循环血量也是维持机体生理功能的重要因素。临床用于血液及造血器官的药物包括抗凝血药、抗血小板药、纤维蛋白溶解药、促凝血药、抗贫血药及造血细胞生长因子和血容量扩充药。

第一节 抗 凝 血 药

血液凝固是一系列凝血因子参与的复杂的蛋白质水解活化过程,包括凝血酶原激活物形成、凝血酶形成、纤维蛋白形成三个基本环节。根据凝血酶原激活物形成始动途径和参与因子的不同,凝血过程可分为内源性凝血和外源性凝血两条途径(图 28.1)。抗凝血药即是通过影响凝血过程某些环节如凝血因子,从而防止血液凝固及血栓形成,主要用于血栓栓塞性疾病的预防和治疗。

一、肝素类

肝 素[基]

肝素(heparin)从猪肠黏膜和猪、牛的肺中提取,分子量为 $5 \sim 30$ kD,平均分子量约12 kD。主要由葡萄糖醛酸和葡萄糖胺交替连接而成,带大量的负电荷,具强酸性。

【体内过程】 肝素分子量大,不易透过细胞膜,口服不吸收,肌内注射可形成血肿,临床多采用静脉给药。60%集中分布于血管内皮,几乎不进入组织和胎盘。大部分经肝脏单核-巨噬细胞系统的肝素酶分解,代谢产物从肾脏排出。抗凝活性 $t_{1/2}$ 约为 1.5 h,随剂量增加而延长。肺气肿、肺栓塞及肝肾功能严重障碍者,$t_{1/2}$ 明显延长。

【药理作用及机制】

1. 抗凝血

肝素在体内、外均有迅速强大的抗凝作用。静脉注射 10 min,血液凝固时间、活化部分凝血活酶时间(APTT)均明显延长,维持 $3 \sim 4$ h。肝素本身对凝血因子无直接抑制作用,通过与抗凝血酶Ⅲ(antithrombinⅢ,AT-Ⅲ)结合,加速 AT-Ⅲ 灭活含丝氨酸残基活化的凝血因子,如Ⅱa、Ⅸa、Ⅹa、Ⅺa、Ⅻa等。

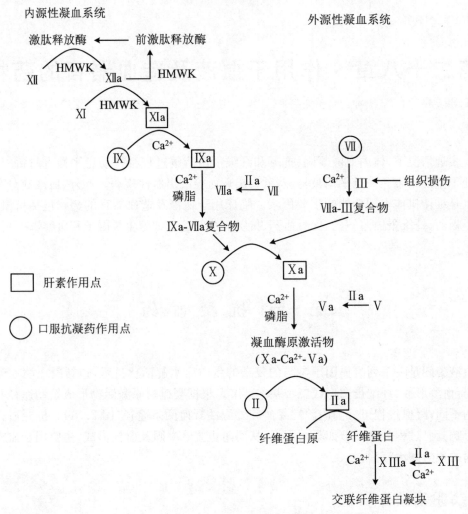

图28.1 凝血过程及抗凝血药的作用靶点

2. 调血脂

低于抗凝量的肝素,能促进血管内皮脂蛋白酯酶释放,水解血中乳糜微粒和 VLDL,增加 HDL 的含量,发挥调血脂的作用。

3. 其他

肝素增加血管内皮细胞负电荷,阻止血小板和其他物质与内皮细胞黏附,保护动脉内皮细胞,并有抗平滑肌细胞增殖作用。抑制炎症介质活性和炎性细胞活动,具有抗炎作用。

【临床应用】

1. 血栓栓塞性疾病

体内抗凝用于防治血栓的形成和扩大,如深静脉血栓、肺栓塞、外周动脉栓塞以及急性心肌梗死、脑梗死、心血管手术及外周静脉术后血栓的形成。肝素作用迅速,是临床治疗急性深静脉血栓和肺栓塞的主要药物。心肌梗死后用肝素可预防静脉血栓,并预防前壁心肌梗死患者发生动脉栓塞。

2. 弥散性血管内凝血（DIC）

肝素可用于各种原因引起的 DIC，应早期使用，减少凝血因子的消耗，防止继发性出血。

3. 体外抗凝

肝素可作为心导管检查、血液透析、体外循环的抗凝剂。

【不良反应与护理对策】

1. 自发性出血

主要不良反应是出血，表现为各种黏膜出血、关节腔积血和伤口出血等，故每次注射前应测定凝血时间。用药期间应加强监护，严密监测凝血时间或 APTT。一旦发生出血立即停药，严重时需要注射特效拮抗药硫酸鱼精蛋白[基]（protamine）解救。鱼精蛋白为碱性蛋白质，带有正电荷，与肝素形成稳定复合物使肝素失活。

用药期间为减少出血，避免进行肌注、导尿等损伤性操作。做深部皮下注射应选择腹壁脐以下髂嵴以上脂肪层，脐周 2～3cm 以内为禁区。注射完毕在针孔处轻压 1 min，不宜揉搓和按摩。

2. 血小板减少症

为一过性血小板聚集，严重可者引起动静脉血栓，多数发生在用药后 7～10 d，与肝素促进血小板释放因子 4 释放并与之结合引起免疫反应有关。用药期间定期监测血小板计数，避免与抗血小板药同时使用。

3. 过敏反应

常见寒战、发热、荨麻疹等过敏反应，偶见气喘、流泪、头痛、恶心、呕吐、心前区紧迫感、呼吸短促甚至休克。

长期应用可致骨质疏松和骨折。对肝素过敏、有自发出血倾向、血液凝固迟缓者（如血友病、紫癜、血小板减少）、溃疡病、创伤、产后出血者及严重肝功能不全者禁用。

【药物相互作用】

（1）与阿司匹林等非甾体抗炎药、香豆素类、右旋糖酐、双嘧达莫、糖皮质激素类、依他尼酸等合用，可增加出血的危险。

（2）与胰岛素或磺酰脲类药物合用可导致低血糖。

低分子量肝素[基]

低分子量肝素（low molecular weight heparin，LMWH）指分子量低于 6.5 kD，由普通肝素直接分离或降解后分离而得。LMWH 分子链较短，不能与凝血酶和 AT-Ⅲ同时结合形成复合物，因此不能灭活凝血酶，但可以灭活凝血因子Ⅹa（图 28.2）。

低分子量肝素选择性抑制凝血因子Ⅹa 活性，对凝血酶等其他凝血因子作用弱，对血小板影响小，较少引起出血。与肝素相比，具有以下优点：剂量个体差异小；一般不用监测抗凝活性；$t_{1/2}$ 较长，静脉注射可维持 12 h，皮下注射每日 1～2 次即可；较安全，适用于门诊患者。用于预防及治疗急性深部静脉血栓、血液透析时预防血凝块形成、治疗不稳定型心绞痛和非 Q 波心肌梗死及预防手术有关的血栓形成。

LMWH 可引起出血、血小板减少、过敏反应、注射部位轻度血肿和坏死等，出血解救同肝素。对本品过敏者、急性细菌性心内膜炎、血小板减少症、出血性疾病、严重肝功能障碍患者禁用。

常用制剂有依诺肝素（enoxaparin）、替地肝素（tedelparin）、弗希肝素（fraxiparin）、洛吉

肝素(logiparin)及洛莫肝素(lomoparin)等。

磺达肝癸钠

磺达肝癸钠(fondaparinux sodium)是一种人工合成的Ⅹa因子选择性抑制剂,通过结合AT-Ⅲ,增强(大约300倍)AT-Ⅲ对Ⅹa因子的灭活能力。由于其聚合体长度短,不能抑制凝血酶,对血小板也无明显作用,与肝素和LMWH相比,出血风险明显降低。用于进行下肢重大骨科手术如髋关节骨折、重大膝关节手术或者髋关节置换术等患者,预防静脉血栓栓塞。也可用于无指征进行紧急侵入性治疗的不稳定性心绞痛或非ST段抬高心肌梗死患者的治疗。

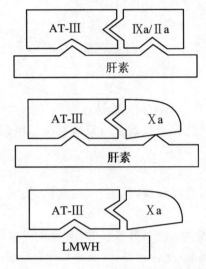

图 28.2　肝素、LMWH 和 AT-Ⅲ及凝血因子相互作用示意图

二、香豆素类

香豆素类(coumarins)具有4-羟基香豆素基本结构,口服吸收后参与体内代谢发挥抗凝作用,故称口服抗凝药。常用药物有双香豆素(dicoumarol)、华法林[基](warfarin,苄丙酮香豆素)、醋硝香豆素(acenocoumarol,新抗凝),药理作用基本相同,以华法林为常用。

【体内过程】　双香豆素吸收慢且不规则,血浆蛋白结合率为99%。醋硝香豆素口服吸收快,排泄快,大部分以原形经肾排出。华法林口服吸收迅速且完全,血浆蛋白结合率为99.5%,可通过胎盘屏障,主要经肝脏代谢,代谢物由肾脏排泄。口服抗凝药体内过程特点见表28.1。

表 28.1　口服抗凝药体内过程特点

药　物	每日量(mg)	$t_{1/2}$(h)	T_{max}(h)	持续时间(d)
华法林	5～15	10～60	24～48	3～5
醋硝香豆素	4～12	8	34～48	2～4
双香豆素	25～150	10～30	36～72	4～7

【药理作用及机制】　香豆素类药物结构与维生素 K 相似,抑制肝脏内维生素 K 由环氧化物向氢醌型转化,阻止维生素 K 反复利用(图 28.3),影响含有谷氨酸残基的凝血因子Ⅱ、Ⅶ、Ⅸ、Ⅹ及抗凝血蛋白 C 和 S 的 γ-羧化,使这些因子停留在无凝血活性的前体阶段,影响凝血过程。香豆素类对已形成的上述凝血因子无抑制作用,需要等原有凝血因子耗竭后才出现抗凝作用,故起效缓慢。停药后抗凝作用可维持数日,直到凝血因子恢复到一定水平后,抗凝作用才消失。

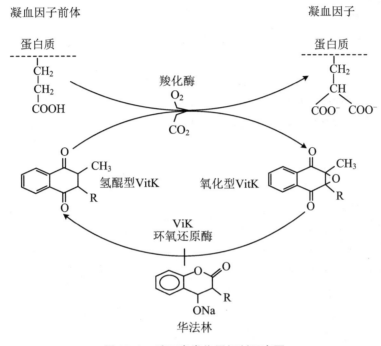

图 28.3　香豆素类作用机制示意图

【临床应用】　香豆素类与肝素不同(表 28.2),只能用于体内抗凝,主要用于防治血栓栓塞性疾病,如心房纤颤、心脏瓣膜病等所致血栓栓塞、手术后或创伤后静脉血栓形成、有血栓栓塞病史者等。优点为口服有效,作用时间较长;缺点为起效慢,作用过于持久,不易控制。防治静脉血栓和肺栓塞时一般先用肝素,后用香豆素类维持治疗。

表 28.2　肝素与双香豆素作用特点比较

	肝素	双香豆素
作用机制	加强 AT-Ⅲ,灭活凝血因子	拮抗维生素 K,阻止凝血因子合成
用途	体内外抗凝	体内抗凝
给药途径	静脉	口服
作用特点	迅速短暂	缓慢持久
过量出血解救	鱼精蛋白	维生素 K

【不良反应与护理对策】

(1)自发性出血。过量引起自发性出血,如淤斑、紫癜、牙龈出血、鼻出血等,严重时可致颅内出血。治疗期间应密切观察患者口腔黏膜、鼻腔、皮下出血及大便隐血、血尿等,定期检查凝血酶原时间(PT),一般控制在 $18\sim24$ s(正常为 12 s)较好。在无凝血酶原测定条件时,不可滥用本品。一旦发生出血,立即停药并缓慢静注维生素 K,必要时输入新鲜血浆或全血。华法林个体差异较大,治疗期间应严密观察病情,并依据凝血酶原时间国际标准化比值(INR)调整用量。

(2)可通过胎盘屏障,妊娠早期用药有致畸可能,并可造成胎儿内出血或死胎,孕妇禁用。肝肾功能损害、严重高血压、凝血功能障碍伴有出血倾向、活动性溃疡、外伤、先兆流产、近期手术者禁用。

【药物相互作用】

(1)香豆素类与阿司匹林、保泰松等血浆蛋白结合率高的药物合用,游离型药物增加,抗凝作用增强。

(2)广谱抗生素可抑制肠道菌群,减少维生素 K 的生成,可增强香豆素类抗凝作用。

(3)氯霉素、甲硝唑等为肝药酶抑制剂,抑制香豆素类代谢,增强抗凝作用。苯巴比妥为肝药酶诱导剂,可加速药物的代谢而降低其抗凝作用。

三、新型口服抗凝药

新型口服抗凝药(new oral anticoagulants,NOACs)是血栓性疾病治疗的新选择,包括凝血因子Ⅱa 抑制药达比加群酯(dabigatran etexilate)和凝血因子Ⅹa 抑制药利伐沙班[基](rivaroxaban)。达比加群酯为前药,在体内转化为有活性的达比加群,后者直接抑制因子Ⅱa 而发挥抗凝效应。利伐沙班直接抑制因子Ⅹa,抑制凝血酶的产生和血栓的形成。与香豆素类相比,NOACs 具有药动学和药效学可预测、无需常规抗凝监测、剂量固定、与食物和其他药物相互作用少等特点。达比加群酯主要用于替代华法林,防治非瓣膜病性房颤患者的血栓形成,利伐沙班主要用于择期髋关节或膝关节置换手术的成年患者,以预防静脉血栓形成。

枸 橼 酸 钠

枸橼酸钠(sodium citrate)为体外抗凝药,其酸根与血液中 Ca^{2+} 结合成难以解离的可溶性枸橼酸钙,使血中钙离子减少,凝血过程受到抑制,发挥抗凝作用。用于输血、防止血液凝固。当输入大量含有枸橼酸钠的血液时,可引起血钙明显降低,出现口唇发麻、手足抽搐,甚至有出血倾向,可静脉注射葡萄糖酸钙解救。为预防枸橼酸盐中毒反应,大量输血时可静脉注射适量葡萄糖酸钙或氯化钙,但钙剂应单独注射,不能加入血液中,以免发生凝血。

第二节　纤维蛋白溶解药

纤维蛋白溶解药(fibrinolytics)可使纤维蛋白溶酶原(plasminogen,纤溶酶原)转变为纤溶酶(plasmin),降解纤维蛋白和纤维蛋白原而溶解血栓,故又称血栓溶解药(thrombolitics)(图 28.4)。常用药物有链激酶、尿激酶、组织型纤溶酶原激活剂、瑞替普酶等。

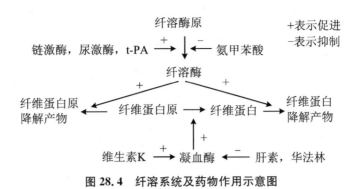

图 28.4　纤溶系统及药物作用示意图

链 激 酶

链激酶(streptokinase,SK)是由 β-溶血性链球菌培养液中提取的一种蛋白质,目前临床所用为来源于大肠杆菌的重组链激酶。口服在胃肠道易被破坏,静脉给药后迅速分布全身,15 min 后主要分布在肝(34%)、肾(12%)和胃肠(7.3%),在血浆中的浓度呈指数衰减。主要从肝脏经胆道排出,仍保留生物活性。

【药理作用及机制】　链激酶与纤溶酶原按 1∶1 结合形成复合物,然后把纤溶酶原激活成纤溶酶,后者催化血栓中主要基质纤维蛋白水解,从而使血栓溶解,血管再通。链激酶的溶栓作用会因纤维蛋白的存在而增强,因此链激酶能有效特异的溶解血栓或血块,治疗以血栓形成为主要病理变化的疾病。

【临床应用】　主要用于心肌梗死等血栓栓塞性疾病的治疗。静脉注射治疗急性栓塞、深部静脉血栓。冠脉注射可使阻塞冠脉再通,恢复血液灌流,用于心肌梗死早期,以血栓形成不超过 6 h 疗效最佳。对新近感染过 β-溶血性链球菌或近期使用链激酶的患者,其血液中可产生抗链激酶的抗体,应加大负荷剂量。

【不良反应与护理对策】

1. 过敏反应

链激酶有抗原性,可引起发热、皮疹等过敏反应,甚至发生过敏性休克。为预防过敏反应,给药前半小时肌注异丙嗪 25 mg、静注地塞米松 2.5~5 mg。少数患者用药后出现发热、寒战、头痛等不适症状,可用解热镇痛药对症处理。

2. 出血

链激酶选择性差,对病理血栓及生理状态下受损血管的止血栓子均有溶解作用,呈现全身纤溶状态,易致严重出血,可用拮抗剂氨甲苯酸解救,或补充纤维蛋白原和全血。用药期间避免肌内注射及动脉穿刺。

3. 其他

静脉注射过快可致低血压,如出现血压下降应减慢滴注速度。用于急性心肌梗死溶栓治疗时可出现再灌注心律失常。溶栓后可发生继发性栓塞,如肺栓塞、脑栓塞等。

有出血倾向者、消化性溃疡、严重高血压患者、对链激酶严重过敏者和亚急性心内膜炎患者及孕妇禁用。使用本品治疗血管再通后,若再发生梗死,可用其他溶栓药。

【药物相互作用】　与阿司匹林同用于治疗急性心肌梗死效果良好。事先使用抗凝剂或右旋糖酐,可增加出血危险。与蛋白质沉淀剂、生物碱、抗菌药等配伍,可降低其活性。链激酶溶液放置过久或剧烈振荡可降低活性,在5℃左右可保持12 h,室温下应及时使用。

尿 激 酶[基]

尿激酶(urokinase,UK)是从人尿中分离或肾细胞培养液中提取的蛋白酶,现多采用基因工程技术制备。能直接作用于内源性纤维蛋白溶解系统,催化纤溶酶原裂解成纤溶酶,后者不仅能降解纤维蛋白凝块,也能降解血循环中的纤维蛋白原、凝血因子Ⅴ和凝血因子Ⅷ等,从而发挥溶栓作用,用于血栓栓塞性疾病的溶栓治疗。血浆$t_{1/2}$仅约16 min,作用短暂。无抗原性,不引起过敏反应,可用于对链激酶过敏或耐受者。过量引起出血,解救措施同链激酶。

重组人尿激酶原(recombinant human prourokinase)是采用基因工程方法制备的单链尿激酶型纤溶酶原激活剂,属第二代溶栓剂。本品在血浆中呈非活性状态,对血浆内纤溶酶原影响很小,对正常纤溶系统无明显影响。在血栓表面,尿激酶原被激肽酶或纤溶酶激活,部分变成双链尿激酶,后者将结合于血栓表面的纤溶酶原激活为纤溶酶,使血栓纤维蛋白部分溶解。当血栓纤维蛋白暴露出E-片段,尿激酶原可直接激活结合于该片段上的纤溶酶原,其活性增加500倍,产生大量纤溶酶使血栓纤维蛋白迅速降解,血栓溶解。用于ST段抬高性急性心肌梗死的溶栓治疗,应在症状发生后时间窗内尽早使用。

组织型纤溶酶原激活剂

组织型纤溶酶原激活剂(tissue plasminogen activator,t-PA)为人体生理性纤溶酶原激活剂,在子宫、心脏、血管内皮细胞等部位合成并释放,存在于全身各组织,现采用基因工程技术制备。生理情况下,t-PA具有较弱的纤溶酶原激活作用,与纤维蛋白结合后可致构型改变,使t-PA与纤溶酶原结合力增加600倍,因此t-PA具有纤维蛋白特异性,溶栓的同时不引起全身纤溶激活状态。

阿替普酶(alteplase)是用基因工程技术制备的重组t-PA,为第二代溶栓药,对纤维蛋白具有特异性亲和力,可选择性地激活血栓中与纤维蛋白结合的纤溶酶原,具有较强的局部溶栓作用。用于急性心肌梗死、急性缺血性脑卒中和急性肺栓塞。无抗原性,$t_{1/2}$约5 min,需持续静脉给药。

瑞替普酶[基](reteplase,rPA,重组人组织型纤溶酶原激酶衍生物)是采用基因工程技术制备的t-PA衍生物,为第三代溶栓药。rPA具有溶栓疗效高、起效快、半衰期长(11～16 min)等特点,用于急性心肌梗死溶栓治疗。常见不良反应有出血、过敏反应等,有活动性内出血和出血倾向者禁用。

第三节　抗纤维蛋白溶解药

抗纤维蛋白溶解药又称抗纤溶药,可竞争性对抗纤溶酶原激活因子,阻止纤溶酶原转变为纤溶酶,从而抑制纤维蛋白溶解,产生止血作用。

氨 甲 苯 酸[基]

氨甲苯酸(aminomethylbenzoic acid,PAMBA,止血芳酸)为氨基酸类抗纤溶药物。能竞争性抑制纤溶酶原吸附在纤维蛋白网上,从而保护纤维蛋白不被纤溶酶降解。PAMBA主要用于纤溶亢进所致出血,如产后出血、前列腺、肝脏、胰腺、肺等术后出血,因这些脏器中存在有大量纤溶酶原激活因子,还可用于解救 SK 过量出血。但对创伤性出血及非纤维蛋白溶解引起的出血无效。偶有头痛、头晕、腹部不适等反应,长期应用可促进血栓形成,对于有血栓形成倾向者(如急性心肌梗死)应慎用。与口服避孕药或雌激素合用,有增加血栓形成的危险。

氨甲环酸[基](tranexamic acid,AMCHA,凝血酸)作用较强,用途与 PAMBA 相似。

第四节　抗血小板药

抗血小板药通过抑制血小板黏附、聚集及释放等功能,防止血栓形成。根据作用机制可分为:① 抑制血小板代谢的药物,如阿司匹林抑制环氧酶,利多格雷既可抑制环氧酶也可阻断 TXA_2 受体,双嘧达莫抑制 TXA_2 生成并升高血小板内 cAMP;② 阻碍 ADP 介导的血小板活化药物,如氯吡格雷、噻氯匹定;③ 凝血酶抑制药,如阿加曲班、水蛭素;④ 血小板膜糖蛋白受体拮抗剂,如依替巴肽、替罗非班、阿昔单抗。

阿 司 匹 林[基]

阿司匹林(aspirin,乙酰水杨酸)是临床应用最广泛的抗血小板药物,不可逆性抑制 COX-1,减少 TXA_2 合成。由于血小板本身不能合成环氧酶,必须依靠新生血小板才能形成 TXA_2。小剂量阿司匹林(75~150 mg/d)使 TXA_2 显著减少,而对血管内皮细胞 PGI_2 的合成无明显影响。较大剂量阿司匹林(300 mg/d)抑制血管内皮细胞 COX-1 活性,减少 PGI_2 合成,则会抵消部分抗血小板作用。故常用小剂量阿司匹林防治冠心病、心肌梗死、脑梗死、深静脉血栓形成和肺栓塞等。作为溶栓疗法的辅助治疗,能减少缺血性心脏病发作和复发的危险,降低一过性脑缺血发作患者的卒中发生率和病死率。

双 嘧 达 莫

双嘧达莫(dipyridamole,潘生丁)可抑制血小板聚集,高浓度(50 μg/mL)可抑制血小板释放,从而发挥抗血栓作用,其机制与激活腺苷酸环化酶升高血小板内 cAMP 水平、抑制磷酸二酯酶活性、抑制 TXA_2 形成和增强 PGI_2 作用有关。主要用于抗血小板聚集、预防血栓栓塞性疾病。单用作用较弱,与华法林合用可防止心脏瓣膜置换术后血栓形成。常见头痛、头晕、呕吐、腹泻、皮疹和瘙痒等不良反应,停药可消失。与抗凝剂、抗血小板聚集剂及溶栓剂合用时应监测出血倾向。与阿司匹林合用有协同作用,应减少剂量。

噻 氯 匹 定

噻氯匹定(ticlopidine)属前药,为第一代血小板 ADP 受体 P2Y12 拮抗剂,可特异性抑制由 ADP、胶原等多种诱导剂引起的血小板活化,不可逆地抑制血小板聚集,并可降低纤维蛋白原浓度及血液黏滞性。口服 3~5 d 起效,作用缓慢持久,可持续 10 d。用于预防和治疗脑卒中、心肌梗死及其他外周动脉血栓性疾病,疗效优于阿司匹林。常见粒细胞减少、血小板减少、恶心、呕吐、腹泻、皮疹等不良反应,用药最初 3 个月内,需每 2 周检查白细胞和血小板计数,当发现计数降低时应停药。血友病或其他出血性疾病患者、粒细胞或血小板减少患者、溃疡病、活动性出血患者及严重肝功能损伤者慎用。

氯吡格雷[基](clopidogrel)属前药,为第二代血小板 P2Y12 受体拮抗剂,作用机制与噻氯匹啶相似,但作用较强,不良反应较少。肝肾功能不良者慎用。

替格瑞洛[基](ticagrelor)属第三代血小板 ADP 受体 P2Y12 拮抗剂,能直接拮抗血小板 P2Y12 受体,阻断信号传导和血小板活化,起效迅速,作用强于氯吡格雷;与受体呈可逆性结合,停药后血小板功能恢复较快,有利于尽快进行外科手术治疗。

阿 加 曲 班

阿加曲班(argatroban)为人工合成的精氨酸衍生物,能可逆性抑制凝血酶活性,阻止纤维蛋白形成、血小板聚集和血管收缩,发挥抗凝作用。因分子量较小,阿加曲班对血循环中游离的和结合于血凝块中的凝血酶均有抑制作用。具有起效快、作用时间短、出血倾向小、无免疫原性等特点,临床主要用于发病 48 h 内的缺血性脑卒中急性期、慢性动脉闭塞症(血栓闭塞性脉管炎、闭塞性动脉硬化症)患者的四肢溃疡、静息痛及冷感等症状。可引起脑出血、消化道出血、过敏性休克、重症肝炎等严重不良反应,应密切观察,一旦发现异常情况,应停止用药,并采取适当措施。

阿 昔 单 抗

血小板膜糖蛋白Ⅱb/Ⅲa(GPⅡb/Ⅲa)受体是血小板膜上最丰富的受体,其介导的血小板与纤维蛋白原等的结合是血小板聚集的最后通路。GPⅡb/Ⅲa 受体拮抗剂可有效抑制血小板聚集和血栓形成。

阿昔单抗(abciximab)是 GPⅡb/Ⅲa 受体的单克隆抗体,可竞争性、特异性阻断纤维蛋白原、血管性血友病因子(von Willebrand Factor,vWF)等与 GPⅡb/Ⅲa 受体结合,从而抑制血小板聚集。具有作用强、持续时间短、不良反应少等特点,但价格昂贵。用于急性心肌梗死、溶栓治疗、不稳定型心绞痛和血管成形术后再梗死。不良反应主要是出血,活动性出血或有出血倾向的患者禁用。

依替巴肽(eptifibatide)为一环状七肽,对血小板 GPⅡb/Ⅲa 受体有高度选择性,能可逆性拮抗纤维蛋白原、vWF 和其他黏附配体结合到血小板 GPⅡb/Ⅲa 受体,从而抑制血小板聚集和血栓形成,具有起效快、持续时间短的特点,临床用于急性冠状动脉综合征患者,主要不良反应为出血、血小板减少、过敏反应等。

替罗非班(tirofiban)为非肽类可逆性血小板 GPⅡb/Ⅲa 受体拮抗剂,能强效抑制血小板聚集和血栓形成。与肝素联用治疗不稳定型心绞痛或非 Q 波心肌梗死,预防心脏缺血事件;也可用于冠脉缺血综合征患者进行冠脉血管成形术或冠脉内斑块切除术,以预防心脏缺血并发症。常见不良反应有出血、发热、恶心、头痛、皮疹、血小板减少等。

第五节　促 凝 血 药

维 生 素 K[基]

维生素 K(vitamin K)广泛存在于自然界中,基本结构为甲萘醌。维生素 K_1、K_2 为脂溶性,需胆汁协助吸收。维生素 K_3、K_4 为人工合成水溶性药物,无需胆汁协助吸收。

【药理作用及机制】　维生素 K 是 γ-羧化酶的辅酶,参与肝脏凝血因子 II、VII、IX、X 的合成。这些凝血因子前体蛋白的谷氨酸残基形成 γ-羧化后,才能与 Ca^{2+} 结合,再与带负电荷的血小板磷脂结合,促进凝血。

【临床应用】　用于维生素 K 缺乏引起的出血,如梗阻性黄疸、胆瘘、慢性腹泻等所致的出血,香豆素类、水杨酸类等所致的低凝血酶原血症,新生儿出血以及长期应用广谱抗生素所致的体内维生素 K 缺乏等。

【不良反应与护理对策】

(1)静脉注射维生素 K_1 过快,可致面部潮红、出汗、血压降低,甚至虚脱。滴注时应监测血压、心率及呼吸变化。

(2)维生素 K_4 对新生儿特别是早产儿易引起高胆红素血症和贫血,对红细胞葡萄糖-6-磷酸脱氢酶缺乏者可诱发急性溶血。

(3)有肝功能损伤的患者,本品疗效不明显,加量可加重肝损伤。对肝素引起的出血倾向无效。严重肝病及孕妇禁用。

凝 血 酶[基]

凝血酶(thrombin)是从猪、牛血中提取的酶原经激活而得,可使血液中纤维蛋白原转变为纤维蛋白,发挥止血作用。用于手术中不易结扎的小血管止血、消化道出血及外伤出血等。

偶致过敏反应,应及时停药。凝血酶必须直接与创面接触才能起到止血作用。使用时用灭菌生理盐水溶解喷雾或敷于创面,切忌进入血管内,严禁注射,如误入血管可导致血栓形成、局部坏死危及生命。应新鲜配制使用,水温不宜超过 37℃,不得与酸碱及重金属等药物配伍。

第六节　抗 贫 血 药

贫血是指循环血液中血红蛋白、红细胞数低于正常值。临床常见有缺铁性贫血、巨幼红细胞性贫血、再生障碍性贫血等。因贫血病因各异,治疗时应注意去除病因。

铁　　剂

铁(iron)是血红蛋白的重要部分,铁缺乏可导致缺铁性贫血。常用铁剂有硫酸亚铁[基](ferrous sulfate)、右旋糖酐铁[基](iron dextran)、琥珀酸亚铁[基](ferrous succinate)、枸橼酸铁铵(ferric ammonium citrate)等。

【体内过程】　铁主要以 Fe^{2+} 形式在十二指肠和空肠近端吸收,易受药物和食物影响。胃酸、维生素 C、果糖、谷胱甘肽可使 Fe^{3+} 还原为 Fe^{2+},利于铁的吸收;四环素、抗酸药以及高磷、高钙及含鞣酸的食物等可妨碍铁吸收。铁的吸收量高低与体内贮存量有关,缺铁时机体吸收率会增加。吸收的铁以 Fe^{3+} 形式或被运送到骨髓等组织中参与造血,或与肠黏膜去铁蛋白结合以铁蛋白(ferritin)形式贮存。铁主要通过肠黏膜细胞脱落以及胆汁、尿液、汗液排出体外,每日约 1 mg。

【药理作用及机制】　铁是合成血红蛋白和肌红蛋白的重要原料。人体内与三羧酸循环有关的大多数酶均含有铁或仅当铁存在时才能发挥作用,故缺铁性贫血患者补充铁剂后,除血红蛋白合成加速外,与组织缺铁和含铁酶活性降低的有关症状如生长迟缓、行为异常、体力不足、黏膜组织变化及皮肤、指甲病变也得以纠正。

【临床应用】　用于预防和治疗各种原因造成的缺铁性贫血,如月经过多、痔疮等慢性失血及营养不良、妊娠、儿童生长发育等引起的贫血。

硫酸亚铁吸收率高,不良反应少,价格低廉,最为常用。一般制成糖衣片,以防 Fe^{2+} 被氧化。枸橼酸铁铵为 Fe^{3+},吸收差,易溶于水,刺激性小,制成糖浆剂,适用于儿童。枸橼酸铁铵含铁量低,不适于重症贫血患者。富马酸亚铁含铁量较高,奏效快,恶心、呕吐、便秘等不良反应较少。右旋糖酐铁为注射剂,需深部肌内注射,仅适用于少数不能耐受口服铁剂或需要迅速纠正缺铁的患者。

【不良反应与护理对策】

(1) 口服对胃肠道有刺激性,引起恶心、呕吐、腹泻,以 Fe^{3+} 多见。为减少胃肠道刺激症状,可饭后 30 min 服用,勿以茶水送服。口服铁溶液时,可用吸管,服后及时漱口,以免腐蚀牙齿。告知病人服铁剂会出现黑便,并非出血所致,避免产生紧张情绪。

(2) 急性中毒。铁剂存放应远离幼儿,以防误服。儿童误服大量铁剂可引起坏死性胃肠炎、呕吐、腹痛、血性腹泻、休克、呼吸困难、甚至死亡。急救措施主要为催吐、用磷酸盐或碳酸盐洗胃及抗休克,并用特殊解毒剂去铁胺注入胃内结合残存铁。

消化道溃疡、严重肝肾功能不全者及对铁过敏者禁用。

【药物相互作用】　许多药物和食物会影响铁剂的吸收,如四环素、西咪替丁、高磷、高钙、牛奶、浓茶等可妨碍铁的吸收,同服应分开,至少间隔 2 h。

叶　　酸[基]

叶酸(folic acid)广泛存在于动植物中,以肝脏、酵母及绿色蔬菜中含量最多。动物自身不能合成叶酸,需从食物中摄取。

【药理作用及机制】　食物中叶酸主要在空肠近端吸收,经门静脉进入肝脏,在二氢叶酸还原酶的作用下,转变为具有活性的四氢叶酸。四氢叶酸是体内转移一碳基团的载体,参与多种生化代谢过程,特别是嘌呤核苷酸和嘧啶核苷酸的合成与转化,也参与促进某些氨基酸的转化和互变(图 28.5)。叶酸缺乏时,上述代谢过程受到影响,导致 DNA 合成受阻,蛋白质合成也受到影响,血细胞的发育和成熟停滞,造成大细胞高色素性贫血(营养性巨幼红细胞性贫血),其他增殖迅速的组织如消化道黏膜和上皮细胞的生长也受到抑制,出现舌炎、腹泻等。

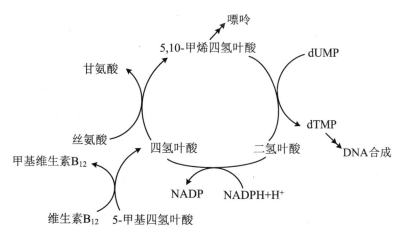

图 28.5　叶酸和维生素 B_{12} 的作用

【临床应用】　叶酸主要用于治疗各种巨幼红细胞性贫血,如营养性、婴儿期、妊娠期巨幼红细胞性贫血。对甲氨蝶呤、乙胺嘧啶等所致的巨幼红细胞性贫血无效(因二氢叶酸还原酶受抑制),需用甲酰四氢叶酸钙治疗。对维生素 B_{12} 缺乏所致的恶性贫血,叶酸仅能纠正异常血象,但不能改善神经系统症状,治疗以维生素 B_{12} 为主,叶酸为辅。妊娠早期补充叶酸可降低胎儿神经管畸形发生的危险。

【不良反应与护理对策】　不良反应较少,长期用药可出现厌食、恶心、腹胀等消化道症状。大量服用,可使尿液呈黄色,偶见过敏反应。大剂量叶酸能拮抗苯巴比妥、苯妥英钠和扑米酮的抗癫痫作用,可使癫痫发作的临界值明显降低,并使敏感患者的发作次数增多。

维　生　素　B_{12}[基]

维生素 B_{12} (vitamin B_{12})为含钴复合物,广泛存在于动物内脏、牛奶和蛋黄中。药用维生素 B_{12} 为氰钴胺和羟钴胺。口服维生素 B_{12} 必须与胃壁细胞分泌的内因子结合才能免受消化液破坏,进入回肠吸收。胃黏膜萎缩造成内因子缺乏,影响维生素 B_{12} 吸收,可致恶性贫血。

【药理作用及机制】　维生素 B_{12} 为机体细胞生长、分裂所必需的,参与体内甲基转换及叶酸代谢,促进 5-甲基四氢叶酸转为四氢叶酸,使叶酸循环利用。维生素 B_{12} 缺乏导致 DNA 合成障碍,影响红细胞成熟。维生素 B_{12} 还与神经髓鞘脂类的合成和保持髓鞘功能有关,缺乏时可产生神经损害。

【临床应用】　维生素 B_{12} 主要治疗恶性贫血和营养性巨幼红细胞性贫血。对恶性贫血口服无效,必须肌内注射,并辅以叶酸。也可用于神经系统疾病(如神经炎、神经萎缩)和肝病(肝炎、肝硬化)等的辅助治疗。

【不良反应与护理对策】

(1)肌注偶可引起皮疹、瘙痒、腹泻及过敏性哮喘,但发生率低,极个别有过敏性休克,不宜滥用。

（2）痛风患者使用本品可能发生高尿酸血症。

（3）治疗巨幼红细胞性贫血，在起始 48 h 宜查血钾，以防止低钾血症。

【药物相互作用】 维生素 C、重金属盐类均能使维生素 B_{12} 失效。应避免与氯霉素合用，以免抵消本品的造血作用。氨基糖苷类抗生素、对氨基水杨酸类、苯巴比妥、苯妥英钠、扑米酮等抗惊厥药及秋水仙碱、消胆胺等可减少维生素 B_{12} 从肠道的吸收。

重组人促红素[基]

促红素（erythropoietin，EPO）又称促红细胞生成素，由肾皮质近曲小管管周细胞分泌，可促进红系干细胞增生和成熟，促使网织红细胞从骨髓释放入血。现临床应用的 EPO 为基因工程技术制备，称重组人促红素（recombinant human erythropoietin，r-HuEPO），可静脉或皮下注射，对于多种原因所致的贫血有效，其最佳适应证为慢性肾衰竭和晚期肾病引起的贫血，对骨髓造血功能低下、化疗以及艾滋病治疗药物引起的贫血也有效。可致头痛、发热、肌痛、关节痛、过敏反应、血压升高等不良反应，治疗期间应注意观察，必要时应减量或停药。可引起红细胞压积增高，应定期检查红细胞压积，如发现过度的红细胞生长，应暂停用药。

第七节　促白细胞增生药

促白细胞增生药是一类能升高体内白细胞数量、用于治疗白细胞减少症的药物。

重组人粒细胞刺激因子

重组人粒细胞刺激因子（recombinant human granulocyte colony stimulating factor，rhG-CSF），也称非格司亭（filgrastim），能选择性作用于粒系造血祖细胞，促进其增殖、分化和成熟，增加其在外周的数量，并能提高其功能。用于肿瘤化疗等原因导致的中性粒细胞减少症、促进骨髓移植后的中性粒细胞数升高及骨髓发育不良综合征和再生障碍性贫血等引起的中性粒细胞减少症。可引起肌肉疼痛、骨痛、食欲不振、发热、皮疹等。本品应在化疗药物给药结束后 24～48 h 开始使用，定期每周监测血象两次，特别是中性粒细胞数目变化情况。严重肝、肾、心、肺功能障碍者禁用。

硫培非格司亭（mecapegfilgrastim，PEG-rhG-CSF）为聚乙二醇化的 rhG-CSF，与 rhG-CSF 相比，血浆清除率降低，半衰期延长，属长效 G-CSF。

重组人粒细胞巨噬细胞刺激因子

重组人粒细胞巨噬细胞刺激因子（recombinant human granulocyte macrophage colony stimulating factor，rhGM-CSF）也称沙格司亭（sargramostim），能作用于造血祖细胞，促进其增殖和分化，刺激粒细胞、单核巨噬细胞成熟，促进成熟细胞向外周血释放，并增强其功能。用于肿瘤放疗、化疗引起的白细胞减少症、骨髓造血功能障碍及骨髓增生异常综合征、再生障碍性贫血和艾滋病治疗药物引起的白细胞缺乏等。常见发热、骨痛、腹泻、皮疹、呼吸困难等不良反应，常规对症处理多可缓解。

第八节 血容量扩充药

大量失血或失血浆(如大面积烧伤)可引起血容量减少,导致休克,须迅速补足血容量,除全血和血浆外,可用血浆代用品,即人工合成的血容量扩充药,如右旋糖酐。

右 旋 糖 酐

右旋糖酐(dextran)是高分子化合物,是葡萄糖的聚合物。临床使用中分子量、低分子量和小分子量右旋糖酐,分别称为右旋糖酐 70、右旋糖酐 40 和右旋糖酐 20。

【药理作用及机制】

1. 扩充血容量

静脉输注右旋糖酐可升高血浆胶体渗透压,扩充血容量。中分子量右旋糖酐作用持续时间长达 12 h,而小分子右旋糖酐仅维持 3 h。

2. 抗血栓

低分子和小分子右旋糖酐能阻止红细胞、血小板及纤维蛋白聚合,降低血液黏滞性,改善微循环。

3. 渗透性利尿作用

低分子和小分子右旋糖酐迅速经肾小球滤过,且不被肾小管重吸收,有渗透性利尿作用。

【临床应用】 中分子右旋糖酐主要用于失血、创伤、烧伤等各种原因引起的低血容量性休克,低分子和小分子右旋糖酐可预防休克引起的弥散性血管内凝血(DIC),也可防治心肌梗死、脑血栓形成和血管闭塞性脉管炎等。尚可预防断肢再植术后血栓的形成,改善血液循环,提高再植成功率。

【不良反应与护理对策】

(1) 少数病人可出现皮肤瘙痒、荨麻疹、红色丘疹等过敏反应,个别患者发生过敏性休克,甚至死亡,初次滴注应严密观察,一旦出现不良反应要立即停药。过敏反应发生率与右旋糖酐分子量大小有关,分子量越大,过敏反应发生率越高。

(2) 大剂量连续应用可引起凝血障碍,如鼻出血、牙龈出血、皮肤黏膜出血、创面渗血、血尿等。

严重血小板减少症及出血性疾病禁用。心、肝、肾功能不良患者慎用;少尿或无尿者禁用。

【药物相互作用】 与卡那霉素、庆大霉素和巴龙霉素合用,可增加肾毒性。与肝素合用时,有协同作用而增加出血风险。不应与维生素 C、维生素 B_{12}、维生素 K、双嘧达莫在同一溶液中混合给药。

羟乙基淀粉 130/0.4[基]

羟乙基淀粉(hydroxyethyl starch,HES)是玉米或土豆中支链淀粉的葡萄糖环经羟乙基化形成的高分子复合物。天然淀粉性质不稳定且易被内源性淀粉酶水解,不能用作血浆代用品。经羟乙基化后,可以延缓其在血液中的分解和消除,延长其在血管内的存留时间。羟乙基淀粉溶液的容量扩充效应和血液稀释效果取决于其分子量大小、取代度、取代方式和药物浓度,以及给药剂量和速度。羟乙基淀粉 130/0.4 分子量为 130 kD,羟乙基化的比例为40%。在 30 min 内输注本品 500 mL 后,其容量扩充效应为本品输注体积的 100%,该 100%容量效应可稳定维持 4~6 h。用于治疗和预防血容量不足,也可用于急性等容血液稀释(acute normovolemic hemodilution,ANH)。

本品可改变凝血机制,引起一过性出血时间延长。可致眼睑水肿、荨麻疹及哮喘等过敏反应,也可引起心动过缓或心动过速、支气管痉挛、呕吐等。

制剂和用法

1. 肝素钠(heparin sodium)。注射液:1000 U、5000 U、12500 U。含片:2400 抗 X a 因子国际单位。静脉滴注,5000 U~10000 U/次,1 次/3~4 h,总量 25000 U。静脉注射或深部皮下注射,5000 U~10000U/次。舌下含服,1~2 片/次,3 次/天。

2. 依诺肝素(enoxaparin)。注射剂:2000 U、4000 U、6000 U、10000 U。用于预防血栓形成,皮下注射,100 U~150 U/kg 体重,1 次/天。用于血液透析,100 U/kg 体重,动脉导管中注入。

3. 替地肝素(tedelparin)。注射剂:1000 U、2500 U。皮下注射,2500 U/d。

4. 低分子量肝素(low molecular weight heparine sodium)。注射液:2500 U、3000 U、5000 U。皮下注射,200 U/kg 体重,1 次/天,或 100 U/kg 体重,2 次/天。

5. 双香豆素(dicoumarol)。片剂:50 mg。口服,0.1 g/次,第 1 天 2~3 次,第 2 天 1~2 次,以后 0.05~0.1 g/d。

6. 华法林钠(warfarin sodium)。片剂:2.5 mg,5 mg。口服,第 1~3 天,3~4 mg,之后 2~5 mg/d。

7. 醋硝香豆素(acenocoumarol)。片剂:1 mg,4 mg。口服,第 1 天 4~8 mg,分次服用,第 2天 2~4 mg。维持量:一天 2.5~5 mg,分次服用。

8. 达比加群酯(dabigatran etexilate)。胶囊:110 mg,150 mg。口服,150 mg/次,2 次/天。

9. 利伐沙班(rivaroxaban)。片剂:10 mg,15 mg,20 mg。预防择期髋关节或膝关节置换手术成年患者的静脉血栓形成,口服 10 mg/次,1 次/天。治疗深静脉血栓,前三周 15 mg/次,2 次/天,维持量 20 mg/次,1 次/天。

10. 枸橼酸钠(sodium citrate)。抗凝剂:输血时防止血凝,每 100 mL 全血中加入 2.5%枸橼酸钠溶液 10 mL。

11. 重组链激酶(recombinant streptokinase)。粉针剂:10 万 U,50 万 U,150 万 U。急性心肌梗死静脉溶栓治疗,150 万 U 溶解于 5%葡萄糖 100 mL,静脉滴注 1 h。急性心肌梗死溶栓治疗应尽早开始,争取发病 12 h 内开始治疗。

12. 尿激酶(urokinase)。粉针剂:5 万 U,10 万 U,50 万 U,100 万 U。静注或静滴,急性血栓2 万~4 万 U/d,分 1~2 次,溶于 20~40 mL 氯化钠注射液中或 5%葡萄糖注射液 500 mL 静滴,疗程 7~10 d。急性心肌梗死 50 万~150 万 U 溶于氯化钠注射液或 5%葡萄糖注射液 50~100 mL,30~60 min 滴完。

13. 重组人尿激酶原(recombinant human prourokinase)。注射剂:5 mg。一次用量 50 mg,先将 20 mg 用 10 mL 生理盐水溶解后 3 min 内静脉推注,其余 30 mg 溶于 90 mL 生理盐水,静脉滴注完毕。

13. 阿替普酶(alteplase)。粉针剂:20 mg,50 mg。100 mg 溶于 0.9%氯化钠注射液 500 mL,前 2 min 静脉注射 10 mg,然后 1 h 滴入 50 mg,第 2 h、3 h 滴注 40 mg。

14. 瑞替普酶(reteplase)。冻干粉剂:500 万 U。静脉注射,采用 1000 万 U＋1000 万 U 的给药方式,每次取本品 1000 万 U 溶于 10 mL 注射用水中,缓慢推注 2 min 以上,两次间隔为 30 min。

15. 氨甲苯酸(aminomethylbenzoic acid)。片剂:0.25 g。注射液:50 mg,100 mg。口服,0.25～0.5 g/次,2～3 次/天。静脉滴注或注射,0.1～0.3 g/次,不超过 0.6 g/d。

16. 氨甲环酸(tranexamic acid)。片剂:0.125 g,0.25 g。注射液:0.1 g,0.25 g。口服,0.25～0.5 g/次,3～4 次/天。静注或滴注,0.25～0.5 g/次,3～4 次/天。

17. 阿司匹林(aspirin)。肠溶片:25 mg,50 mg,100 mg。口服,100～300 mg,1 次/天,建议每天阿司匹林的剂量为 100 mg。

18. 双嘧达莫(dipyridamole,潘生丁)。片剂:25 mg。口服,25～50 mg/次,3 次/天。

19. 盐酸噻氯匹定(tidopidine hydrochloride)。片剂:100 mg,250 mg。胶囊:0.125 g,0.25 g。口服,0.25～0.5 g/次,1 次/天。

20. 硫酸氢氯吡格雷(clopidogrel bisulfate)。片剂:25 mg,75 mg。口服,75 mg/次,1 次/天。

21. 替格瑞洛(ticagrelor)。片剂:60 mg,90 mg。口服,首次 180 mg,以后 90 mg/次,2 次/天。

22. 阿加曲班(argatroban)。注射液:10 mg/20 mL。静脉滴注,10 mg/次,2 次/天。

23. 依替巴肽(eptifibatide)。注射液:10 mg/5 mL,20 mg/10 mL。静脉推注,180 μg/kg,继之持续静脉滴注 2.0 μg/(kg · min)。

24. 替罗非班(tirofiban)。注射剂:5 mg/100 mL,12.5 mg/250 mL,12.5 mg/50 mL。一般与肝素联用,静脉滴注,起始 30 min 滴注速率为 0.4 μg/(kg · min),然后改为 0.1 μg/(kg · min),疗程为 2～5 d。

25. 维生素 K_1(vitamin K_1)。片剂:5 mg,10 mg。注射剂:10 mg/1 mL。口服,10 mg/次,3 次/天。肌内或深部皮下注射,低凝血酶原血症 10 mg/次,1～2 次/天,24 h 内总量不超过 40 mg。预防新生儿出血,分娩前 12～24 h 给孕妇 2～5 mg。新生儿出生后 0.5～1 mg,8 h 后可重复。

26. 凝血酶(thrombin)。冻干粉:200 U,500 U,1000 U,10000 U。局部止血,用灭菌氯化钠注射液溶解成 50～200 U/mL 的溶液喷雾或用本品干粉喷洒于创面。消化道止血,用生理盐水或温开水(不超过 37℃)溶解成 10～100 U/mL 的溶液,口服或局部灌注。

27. 硫酸亚铁(ferrous sulfate)。片剂:0.3 g。缓释片:0.45 g。糖浆:4 g/100 mL。口服,0.3 g/次,3 次/天,饭后服。缓释片,1 片/次,2 次/天。

28. 枸橼酸铁铵(ferric ammonium citrate)。糖浆剂:10 mL。口服,10～20 mL/次,3 次/天。

29. 右旋糖酐铁(iron dextran)。片剂:25 mg(以铁计)。注射液:25 mg,50 mg。口服,50～100 mg/次,1～3 次/天,饭后服。深部肌内注射,50～100 mg/次,2～3 次/周。

30. 琥珀酸亚铁(ferrous succinate)。片剂:0.1 g。口服,0.2～0.4 g/次,3 次/天。

31. 叶酸(folic acid)。片剂:0.4 mg,5 mg。注射剂:15 mg。口服,巨细胞性贫血,5～10 mg/次,3 次/天。肌注,15～30 mg/次,1 次/天。妊娠期、哺乳期妇女预防用药,0.4 mg/次,1 次/天。

32. 维生素 B_{12}(vita min B_{12})。片剂:25 μg,50 μg。注射液:0.1 mg/1 mL,0.5 mg/1 mL,1 mg/1 mL。口服,片剂,一日 25～100 μg 或隔日 50～200 μg,分次服用。肌内注射,0.05～0.2 mg/次,每日或隔日 1 次。

33. 重组人促红素(recombinant human erythropoietin)。注射液:2000 U,2500 U,3000 U,

4000 U,5000 U。皮下或静脉注射,75～100 U/kg,每周 3 次,2 周后视红细胞比容增减剂量。

34. 重组人粒细胞刺激因子(rhG-CSF)。注射液:75 μg,100 μg,150 μg,200 μg,250 μg,300 μg。化疗药物给药结束后 24～48 h 起皮下或静脉注射本品,1.25～2.5 μg/次,1 次/天。

35. 硫培非格司亭(mecapegfilgrastim)。注射液:6 mg/0.6 mL。化疗药结束后 48 h 皮下注射 1 次,6 mg。

36. 重组人粒细胞巨噬细胞刺激因子(rhGM-CSF)。注射剂:75 μg,100 μg,150 μg,300 μg,400 μg。癌症化疗或放疗后 24 h,按 3～10 μg/kg,皮下注射,1 次/天,维持 5～10 d。

37. 右旋糖酐(dextran)。溶液剂:6%,10%,12%。静脉滴注,视病情选用。

38. 羟乙基淀粉 130/0.4 氯化钠(hydroxyethyl starch 130/0.4 and sodium chloride)。注射液:30 g/50 mL。静脉滴注,初始 10～20 mL 应缓慢输入,并密切观察患者反应。每日剂量及输注速度根据患者失血量、血流动力学参数的维持或恢复及稀释效果确定,每日最大剂量按 50 mL/kg 体重。

（王　娟　杨解人）

第二十九章　组胺及抗组胺药

组胺为广泛存在于人体组织中的自体活性物质,由组氨酸经特异性脱羧酶脱羧而成。外周组胺主要以无活性的结合型贮存于肥大细胞和嗜碱性粒细胞的颗粒中,以皮肤、支气管黏膜、肠黏膜、神经系统等含量较多。当机体受到理化刺激或发生过敏反应时,可引起组胺释放。中枢神经系统组胺属于单胺类神经递质,由特定的神经细胞合成,参与调节睡眠-觉醒循环、体温、伤害感受、内分泌稳态、食欲和认知等功能。

第一节　组胺及组胺受体激动药

组胺受体为 G 蛋白偶联受体,目前已知有 H_1、H_2、H_3 和 H_4 四种亚型,其组织分布及生物学效应见表 29.1。

表 29.1　组胺受体与生理效应及其阻断药

受体类型	所在组织	效　应
H_1	回肠,支气管	收缩
	血管	舒张
	CNS	调节睡眠-觉醒循环
H_2	胃壁细胞	H^+ 分泌
	血管	舒张
	窦房结	心率加快
	T 细胞	抑制
H_3	CNS 突触前自调受体	神经递质释放的反馈抑制
H_4	嗜碱性粒细胞,骨髓	介导趋化性

组　胺

组胺是自体活性物质,药用制剂为人工合成品。口服无效,皮下或肌内注射吸收较快,在体内经脱氨及甲基化代谢失活,作用时间短。

【药理作用】

1. 对血管的作用

组胺可使小动脉、小静脉和毛细血管扩张,毛细血管通透性增加,引起局部水肿和全身血液浓缩。皮下注射小剂量组胺可出现"三联反应":① 注射部位微血管扩张,出现红斑(直径<1 cm)。② 随后毛细血管通透性增加,在红斑位置形成丘疹。③ 最后因轴索反应引起小动脉扩张,在丘疹周围出现不规则的红晕。

2. 对平滑肌的作用

除血管外,组胺能兴奋各种平滑肌。激动支气管平滑肌 H_1 受体,引起强烈的支气管收缩,出现哮喘或呼吸困难。对胃肠道平滑肌也有兴奋作用。

3. 对胃腺的作用

组胺是胃酸分泌的强刺激剂,能直接兴奋胃壁细胞上 H_2 受体,激活腺苷酸环化酶,使细胞内 cAMP 含量增加,通过激活壁细胞顶端囊泡膜上 H^+-K^+-ATP 酶,产生强大的胃酸分泌作用。此外,组胺也可增加胃蛋白酶的分泌。

【临床应用】

1. 胃分泌功能检查

主要用于鉴别有无真性胃酸缺乏症。在晨起空腹时,皮下注射 $0.25 \sim 0.5$ mg 组胺,如无胃酸分泌,即为真性胃酸缺乏症。目前临床多用五肽胃泌素代替,组胺已少用。恶性贫血和多数胃癌患者都有真性胃酸缺乏或过少症。

2. 麻风病的辅助诊断

用 1∶1000 的磷酸组胺皮内注射,正常皮肤应出现完整的"三联反应"。麻风患者周围神经受损,会出现不完整的"三联反应"。

【不良反应】 有头痛、皮肤潮红、心悸、直立性低血压等。支气管哮喘、心绞痛、溃疡病及胃肠出血患者禁用。

倍 他 司 汀

倍他司汀(betahistine)可激动 H_1 受体,同时又可阻断 H_3 受体,对脑血管、心血管,特别是对椎基底动脉系统有明显扩张作用,显著增加心、脑及周围循环血流量,改善血循环。对内耳毛细血管前括约肌有松弛作用,增加耳蜗和前庭血流量,减轻膜迷路积水,从而消除内耳性眩晕、耳鸣和耳闭感。用于梅尼埃病、血管性头痛及脑动脉硬化,也可用于急性缺血性脑血管疾病,如脑梗死、一过性脑供血不足等。偶见恶心、头痛、心悸、溃疡病加重等不良反应。支气管哮喘、溃疡病患者慎用,嗜铬细胞瘤患者禁用。

英 普 咪 定

英普咪定(impromidine)对 H_2 受体具有高度选择性,为选择性 H_2 受体激动药,能刺激胃酸分泌,用于胃功能检查。还可增强心室收缩功能,适用于心力衰竭的治疗。

第二节　H_1 受体阻断药

H_1 受体阻断药对 H_1 受体有较强的亲和力,能竞争性阻断 H_1 受体,目前临床使用的药物按其性质不同可分为三代。第一代药物如氯苯那敏,脂溶性高,对中枢神经系统作用强,有明显的镇静作用,并有抗胆碱作用,常用于皮肤黏膜过敏性疾病;第二代药物以西替利嗪为代表,脂溶性较低,不易通过血脑屏障,无明显镇静和抗胆碱作用,但部分药物具有心脏毒性;第三代药物如左西替利嗪,多为第二代药物的光学异构体或活性代谢物,抗过敏效应增强,心脏毒性等不良反应减少。常用三代 H_1 受体阻断药的特点见表29.2。

表 29.2　常用 H_1 受体阻断药的特点

药物	半衰期(h)	镇静	防晕止吐	适应证
第一代				
异丙嗪[基]	16～19	＋＋＋	＋＋	皮肤黏膜过敏、晕动病
茶苯海明	11.5	＋＋	＋＋＋	晕动病
苯海拉明[基]	2.4～9.3	＋＋	＋	皮肤黏膜过敏
氯马斯汀	21.3	＋＋	－	过敏性鼻炎
氯苯那敏[基]	21～27	＋	－	皮肤黏膜过敏
曲吡那敏	4～6	＋	－	花粉热、过敏性鼻炎
第二代				
西替利嗪	8.3	＋		皮肤黏膜过敏
氯雷他定[基]	8	－		皮肤黏膜过敏
卢帕他定	5.9			过敏性鼻炎、荨麻疹
阿伐斯汀	1.5	＋/－	－	过敏性鼻炎、荨麻疹等
咪唑斯汀	13	－	－	过敏性鼻炎、荨麻疹等
特非那定	20	－	－	过敏性鼻炎、荨麻疹
第三代				
非索非那定	14.4	－	－	季节性过敏性鼻炎、慢性特发性荨麻疹
左西替利嗪	6～10			变态反应性疾病的过敏症状,如荨麻疹
地氯雷他定	27			过敏性鼻炎、鼻塞

【体内过程】　H_1 受体阻断药口服或注射均易吸收,大部分在肝内代谢,代谢物从肾脏排出,仅极少部分以药物原形经肾排泄。口服后多数在 15～30 min 起效,1～2 h 作用达高峰,一般持续 6 h 左右。

【药理作用及机制】

1. 阻断外周 H_1 受体

竞争性阻断效应器细胞膜上 H_1 受体,拮抗组胺收缩胃、肠、支气管平滑肌的作用。对组胺引起的局部毛细血管扩张和通透性增加(水肿)有很强的抑制作用,但对血管扩张和血压降低等全身作用仅有部分对抗作用。

2. 中枢抑制作用

第一代 H_1 受体阻断药多可通过血脑屏障产生镇静、嗜睡等中枢抑制作用,其中以异丙嗪、苯海拉明作用最强。第二代、第三代 H_1 受体阻断药不易通过血脑屏障,较少引起镇静等中枢抑制作用。

3. 抗胆碱作用

部分 H_1 受体阻断药(如苯海拉明、异丙嗪)具有阿托品样抗胆碱作用,防晕和镇吐作用较强。

【临床应用】

(1) 皮肤黏膜变态反应性疾病。对组胺释放所引起的荨麻疹、花粉热、过敏性鼻炎等效果好,对昆虫叮咬引起的皮肤瘙痒和水肿也有效。

(2) 防晕止吐。茶苯海明、异丙嗪等可预防晕动病及呕吐,应在乘车、乘船前 15～30 min 服用,对放射病引起的呕吐亦有一定效果。

【不良反应与护理对策】

1. 中枢神经系统反应

第一代药物(如苯海拉明、异丙嗪)多见镇静、嗜睡、头晕、头痛、乏力等中枢抑制现象,服药期间应避免驾驶车船和高空作业。

2. 消化道反应

可见恶心、口干、厌食等反应,与食物同服可减轻。

3. 心脏毒性

部分第二代 H_1 受体阻断药如特非那定、氯雷他定等可引起 Q-T 间期延长、室性心动过速、心室颤动、心搏骤停等,禁忌与肝药酶 CYP3A4 抑制剂克拉霉素、酮康唑等合用。

偶致皮肤潮红、瘙痒、皮疹、粒细胞减少及溶血性贫血等。

【药物相互作用】 苯海拉明可影响巴比妥类药物和磺胺醋酰钠等的吸收;与对氨基水杨酸钠合用可降低后者血药浓度;可增强中枢神经抑制药的作用。异丙嗪可增强胍乙啶的降压效应;可掩盖氨基糖苷类抗生素、万古霉素等药物的耳毒性。酮康唑、大环内酯类抗生素、西咪替丁等药物可抑制特非那定、氯雷他定等药物代谢,增加其心脏毒性。

第三节　H_2 受体阻断药

H_2 受体阻断药具有高度选择性,能拮抗组胺引起的胃酸分泌,目前主要用于治疗消化性溃疡及其他病理性胃酸分泌过多症。常用药物有西咪替丁(cimetidine)、雷尼替丁(ranitidine)、法莫替丁(famotidine)、尼扎替丁(nizatidine)、拉呋替丁(lafutidine)。

【体内过程】　口服吸收良好,一般在1～3 h后达到血药浓度峰值,与血浆蛋白结合率较低。仅小部分药物被肝脏代谢,大部分药物以原形经肾排出。

【药理作用及机制】　竞争性拮抗H_2受体,抑制组胺受体激动引起的胃酸分泌,同时对基础胃酸及其他因素所引起的胃酸分泌也有明显的抑制作用。用药后可使胃液量及氢离子浓度下降,其中拉呋替丁抑制胃酸分泌作用最强,其次是法莫替丁、尼扎替丁、雷尼替丁和西咪替丁,也可抑制胃蛋白酶的分泌。

【临床应用】　主要用于十二指肠溃疡和胃溃疡的治疗,也可缓解胃酸过多引起的胃痛、胃灼热、反酸等。

【不良反应】　不良反应以轻微的腹泻、眩晕、乏力、便秘、肌肉痛为主,长期服用大剂量西咪替丁可引起男性乳房肿胀、泌乳、性欲减退等。偶见肝功能损害、粒细胞减少等。

【药物相互作用】　西咪替丁与硝西泮、地西泮、茶碱、普萘洛尔、苯妥英钠、阿司匹林等同用,可使这些药物的血药浓度升高,作用增强,不良反应加重,甚至是毒性反应。与氨基糖苷类抗生素如庆大霉素等同用可能导致呼吸抑制或呼吸停止。氢氧化铝、氧化镁或甲氧氯普胺与西咪替丁合用,可使该药的血药浓度降低。丙磺舒可抑制法莫替丁从肾小管的排泄。

常用H_2受体阻断药特点见表29.3。

表 29.3　常用 H_2 受体阻断药的比较

药　物	半衰期(h)	对胃酸分泌抑制强度[*]	肝药酶抑制程度[+]
西咪替丁	2	1	10
雷尼替丁[基]	2～3	5	1
法莫替丁[基]	2.5～4	32	0
尼扎替丁	1～2	8	0
拉呋替丁	3	80	0

[*] 以西咪替丁抑制胃酸分泌强度为1;[+] 以雷尼替丁对肝药酶的抑制程度为1。

制剂与用法

1. 磷酸组胺(histamine phosphate)。注射剂:0.5 mg/mL,1 mg/mL。皮下注射,0.25～0.5 mg/次。

2. 盐酸倍他司汀(betahistine hydrochloride)。片剂:4 mg,5 mg。注射剂:10 mg/2 mL,30 mg/5 mL。口服,4～8 mg/次,2～4 次/天。肌内注射,10 mg/次,1～2 次/天。静脉滴注,10～30 mg加入5%葡萄糖注射液或0.9%氯化钠注射液中,1次/天。

3. 盐酸异丙嗪(promethazine hydrochloride)。片剂:12.5 mg,25 mg。注射剂:25 mg/1 mL,50 mg/2 mL。口服,12.5～25 mg/次,2～3 次/天。肌内或静脉注射,25～50 mg/次。

4. 盐酸苯海拉明(diphenhydramine hydrochloride)。片剂:25 mg。注射剂:20 mg/1 mL。口服,25～50 mg/次,3 次/天。肌内注射,20 mg/次,1～2 次/天。

5. 富马酸氯马斯汀(clemastine fumarate)。片剂:1.34 mg。胶囊:1.34 mg。口服,1.34～2.68 mg/次,2 次/天。

6. 马来酸氯苯那敏(chlorphenamine maleate)。片剂:4 mg。注射剂:10 mg/mL,20 mg/2mL。口服,4 mg/次,3 次/天。皮下或肌内注射,5～20 mg/次。

7. 盐酸曲吡那敏(pyribenzamine hydrochloride)。片剂:25 mg,50 mg。口服,25～50 mg/次,

3 次/天。

8. 茶苯海明(dimenhydrinate)。片剂:20 mg,25 mg,40 mg,50 mg。口服,20~50 mg/次,3~6 次/天。

9. 盐酸西替利嗪(cetirizine hydrochloride)。片剂:10 mg。胶囊:5 mg,10 mg。分散片:10 mg。口服,10~20 mg/次,1 次/天。

10. 阿伐斯汀(acrivastine)。胶囊:8 mg。口服,8 mg/次,2~3 次/天。

11. 咪唑斯汀(mizolastine)。缓释片:10 mg。口服,10 mg/次,1 次/天。

12. 富马酸卢帕他定(rupatadine fumarate)。片剂:10 mg。胶囊:10 mg。口服,10 mg/次,1 次/天。

13. 特非那定(terfenadine)。片剂:30 mg,60 mg。口服,60 mg/次,2 次/天。

14. 氯雷他定(loratadine)。片剂:10 mg。口服,10 mg/次,1 次/天。

15. 盐酸非索非那定(fexofenadine hydrochloride)。片剂:60 mg。胶囊:60 mg。口服,60 mg/次,2 次/天。

16. 盐酸左西替利嗪(levocetirizine hydrochloride)。片剂:5 mg。胶囊:5 mg。口服,5 mg/次,1 次/天。

17. 地氯雷他定(desloratadine)。干混悬剂:2.5 mg,5 mg。片剂:5 mg。口服,5 mg/次,1 次/天。

18. 西咪替丁(cimetidine)。片剂:200 mg。胶囊:200 mg。注射剂:200 mg/2 mL。口服,400 mg/次,3/d。静脉滴注,0.2~0.6 g/次。

19. 盐酸雷尼替丁(ranitidine hydrochloride)。片剂:150 mg。胶囊:150 mg。注射剂:50 mg/2 mL、50 mg/5 mL。口服,150 mg/次,2 次/天,或 300 mg 晚饭后服,1 次/天。治疗上消化道出血,每次 50 mg,稀释后缓慢静滴(1~2 h),或缓慢静脉推注(超过 10 min),或肌注 50 mg。

20. 法莫替丁(famotidine)。片剂:20 mg。注射剂:20 mg/2 mL。口服,20 mg/次,2 次/天,或 40 mg 晚饭后服,1 次/天。静脉滴注,20 mg/次,2 次/天。

21. 尼扎替丁(nizatidine)。胶囊:150 mg。口服,150 mg/次,2 次/天,或 300 mg 晚饭后服,1 次/天。

22. 拉呋替丁(lafutidine)。片剂:10 mg。颗粒剂:5 mg。口服,10 mg/次,2 次/天。

(黄帧桧)

第三十章　子宫平滑肌兴奋药和抑制药

直接作用于子宫平滑肌的药物可分为两类，一类为子宫平滑肌兴奋药如缩宫素、前列腺素和麦角生物碱类，这些药物可增强子宫平滑肌收缩，临床上主要用于促进子宫复原、止血、催产和引产；另一类为子宫平滑肌抑制药，包括 β₂肾上腺素受体激动药、钙通道阻滞药、硫酸镁、环氧化酶抑制药和缩宫素受体拮抗药等，可抑制子宫平滑肌收缩，临床上主要用于防治早产和痛经。

第一节　子宫平滑肌兴奋药

子宫平滑肌兴奋药可选择性兴奋子宫平滑肌的药物，引起子宫节律性或强直性收缩，其作用可因子宫生理状态、药物制剂及剂量不同而有所差异。子宫节律性收缩可用于催产和引产，而强直性收缩则用于产后止血或产后子宫复原，禁用于催产和引产。如使用不当，可能造成子宫破裂与胎儿窒息的严重后果。因此，临床必须严格掌握适应证及剂量。

一、垂体后叶激素类

缩　宫　素[基]

缩宫素（oxytocin）又称催产素（pitocin），由垂体后叶分泌，由 9 个氨基酸组成的肽类激素，可从牛、猪垂体后叶提取，也可人工合成。

【体内过程】　口服极易被消化液破坏，故口服无效。鼻腔滴入后，可经鼻黏膜迅速吸收而进入血液循环系统。肌内注射 3～5 min 起效，作用持续 20～30 min。静脉滴注立即起效，15～60 min 内子宫收缩的频率与强度逐渐增加，然后稳定，滴注完毕后 20 min，其效应渐减退。$t_{1/2}$约 10 min。主要在肝脏代谢失活，肾脏排泄。

【药理作用及机制】

1. 兴奋子宫平滑肌

通过激动子宫平滑肌细胞缩宫素受体、促进钙通道开放与促使蜕膜产生并释放前列腺素而兴奋子宫平滑肌，小剂量使子宫底部肌肉节律性收缩（特别是妊娠末期子宫），张力增加，宫颈平滑肌松弛，促使胎儿娩出。随剂量加大，子宫肌张力持续增高，可致强直性收缩，对胎儿和母体可造成危险。

2. 兴奋乳腺平滑肌

使乳腺泡周围肌、平滑肌细胞收缩,促进排乳。大剂量还能短暂地松弛血管平滑肌,引起血压下降及抗利尿作用。

【临床应用】

1. 催产和引产

宫缩无力分娩困难者,如无产道异常,可用小剂量缩宫素加强子宫收缩频率及幅度。如过期妊娠或因死胎等原因而须终止妊娠者,可用小剂量缩宫素用于引产。

2. 子宫出血

较大剂量注射给药,可引起子宫平滑肌强直性收缩,压迫子宫肌内血管而止血,用于产后及流产后因宫缩无力或缩复不良而引起的子宫出血。

3. 催乳

鼻腔吸入可协助产妇产后乳汁排出,但无促进乳汁生成作用,仅用于协助产后一周分泌的初乳排出。

4. 其他

缩宫素激惹试验。给孕妇使用缩宫素,人为诱导宫缩,观察胎心率与宫缩关系变化,进而了解胎盘功能。

【不良反应与护理对策】

(1) 高敏者或大剂量用药,可引起子宫强烈收缩,严重者可致子宫破裂、胎儿窒息,危及孕妇和胎儿生命。应严格控制剂量,并根据宫缩情况及时调整滴注速度,避免发生子宫强直性收缩。用药前及用药时应严密监测:① 子宫收缩频率、强度与持续时间;② 孕妇脉搏及血压;③ 静止期间子宫肌张力;④ 胎儿心率、胎儿成熟度及胎儿先露或下降情况。

(2) 静脉长时间给药可致水潴留、高血压、肺水肿、惊厥、昏迷,甚至死亡。应注意输液量出入平衡。

(3) 偶见恶心、呕吐、心律失常。鼻腔喷雾可引起刺激反应、鼻出血、子宫出血、子宫收缩过度和流泪等。

骨盆过窄、产道受阻、明显头盆不称及胎位异常、有剖宫产史、子宫肌瘤剔除术史者及脐带先露或脱垂、前置胎盘、胎儿窘迫、宫缩过强、子宫收缩乏力长期用药无效、产前出血(包括胎盘早剥)、多胎妊娠、子宫过大(包括羊水过多)、严重的妊娠高血压综合征者禁用。

【药物相互作用】

(1) 与麻黄碱、甲氧明或其他升压药合用,可致严重高血压。合用其他子宫平滑肌兴奋药,可使子宫张力过高,导致子宫破裂或宫颈撕裂。

(2) 肾上腺素、吗啡、硫喷妥钠能减弱本品的子宫收缩作用。以环丙烷全麻时,应用缩宫素可导致产妇低血压、窦性心动过缓。

垂体后叶注射液[基]

垂体后叶注射液(posterior pituitary injection)是猪、牛、羊等垂体后叶粉的灭菌稀醋酸溶液,内含缩宫素和抗利尿激素,对平滑肌有强烈收缩作用,尤以对血管及子宫平滑肌作用较强。随着剂量的不同,可引起子宫节律收缩至强直收缩。对于肠道及膀胱平滑肌也能增加张力而使其收缩。此外,本品尚有抗利尿作用。临床用于肺及支气管出血、消化道出血,也可用于产科催产及产后收缩子宫、止血等。对尿崩症可减少排尿量。可引起血压升高、心悸、胸闷、尿量减少、面色苍白、出汗、恶心、腹痛、过敏性休克等不良反应,出现上述症状应立即停药。对心肌炎、动脉硬化、骨盆过窄、双胎、羊水过多、子宫膨胀过度等患者不宜使用。

二、前列腺素类

前列腺素(prostaglandins,PGs)是一类广泛存在于体内的不饱和脂肪酸,其基本结构为前列腺烷酸,对心血管、呼吸、消化以及生殖系统等有广泛的生理和药理作用。作为子宫平滑肌兴奋药,PGs 对各期妊娠子宫均有显著的兴奋作用,对分娩前的子宫更为敏感,可用于流产、引产等。

米索前列醇[基]

米索前列醇(misoprostol)为 PGE_1 衍生物,对妊娠子宫有收缩作用,具有软化宫颈、增强子宫张力及宫内压作用。对胃肠道平滑肌有轻度刺激作用,大剂量可抑制胃酸分泌。临床常与米非司酮序贯使用,用于终止停经 49 天内的早期妊娠。也可用于十二指肠溃疡和胃溃疡,包括关节炎患者服用 NSAID 引起的消化性溃疡,保障其继续使用 NSAID 治疗。

可引起轻度恶心、呕吐、眩晕、乏力和下腹痛等反应,偶见面部潮红、发热、手掌瘙痒、过敏性休克等。用于终止早孕时,必须与米非司酮配伍,严禁单独使用,且须在医生监管下在有急诊刮宫手术和输液、输血条件的单位使用。服药前必须向服药者详细告知治疗效果,及可能出现的副反应。治疗或随诊过程中,如出现大量出血或其他异常情况应及时就医。带宫内节育器妊娠和怀疑宫外孕者、青光眼、哮喘及过敏体质者禁用。

卡前列甲酯[基]

卡前列甲酯(carboprost methylate)为 $PGF_{2\alpha}$ 衍生物,阴道给药可直接刺激子宫平滑肌收缩和宫颈扩张,其对子宫的兴奋作用与子宫的状态和激素水平等有关,妊娠中期和分娩时,子宫对其敏感性高,兴奋作用强。临床与米非司酮等序贯使用,用于终止早期妊娠,尤其适合于高危妊娠者,如多次人流史、子宫畸形、剖宫产后及哺乳期妊娠者,也可用于预防和治疗宫缩迟缓所致的产后出血。主要不良反应为腹泻、恶心、呕吐、腹痛等,服用复方地芬诺酯片可减少上述不良反应。前置胎盘及宫外孕、急性盆腔感染、胃溃疡、哮喘及严重过敏体质、青光眼等患者禁用。

地诺前列素

地诺前列素(dinoprost methylate)又名前列腺素 $F_{2\alpha}$(prostaglandin $F_{2\alpha}$,$PGF_{2\alpha}$),可直接作用于子宫肌层,使子宫平滑肌收缩,并可使子宫颈变软和扩张,临床用于妊娠中期(16~20周)流产,也适用于过期流产、死胎引产、足月妊娠引产等。可引起呕吐、轻度腹泻、头痛、发热等反应,偶致静脉炎,停药后可消失。高敏者或大剂量用药,可引起子宫强烈收缩。必须严密观察宫缩情况,随时调节用药剂量,以防宫缩过强而发生子宫破裂。妊娠晚期有头盆不称、胎位异常、胎膜早破及哮喘患者禁用。

地诺前列酮

地诺前列酮(dinoprostone)又称前列腺素 E_2(PGE$_2$),对各期妊娠子宫均有兴奋作用,但妊娠不同阶段子宫对 PGE$_2$ 的敏感性不同,以足月妊娠子宫反应最敏感。还可刺激宫颈纤维细胞,使胶原纤维排列改变,促使宫颈成熟。主要用于妊娠足月(孕 38 周后)孕妇,促使其宫颈开始成熟或继续成熟,也可用于人流手术前扩张宫颈。可见腹泻、恶心、呕吐、发热、头痛等不良反应。使用本品之前,应对宫颈的条件进行评估,置入栓剂后,须定时监测子宫收缩和胎儿情况。必须在有可以进行连续的胎心和宫缩监测的设备时才能使用。若有任何母婴并发症或不良反应发生,应将本品从阴道中取出。如果子宫收缩时间过长或收缩过强,则有子宫张力过高和子宫破裂的可能性,应立即取出本品。

三、麦角生物碱类

麦角(ergot)是寄生在黑麦中的一种麦角菌的干燥菌核,含多种活性成分,主要是麦角碱类,此外尚有组胺、酪胺、胆碱和乙酰胆碱等。麦角碱类主要是麦角酸的衍生物,可分为两类。

1. 氨基酸麦角碱类(amino acid ergot alkaloids)

包括麦角胺(ergotamine)和麦角毒(ergotoxine),麦角毒为麦角克宁(ergocornine)、麦角克利亭(ergocristine)和麦角隐亭(ergocryptine)的混合物。

2. 氨基麦角碱类(amine ergot alkaloids)

以麦角新碱[基](ergometrine)和甲基麦角新碱(methylergometrine)为代表。

【体内过程】 麦角新碱和甲基麦角新碱口服吸收迅速而完全,血药浓度在 $60\sim90$ min 达高峰,峰值约为同剂量麦角胺的 10 倍。主要在肝脏代谢,90% 代谢物随胆汁消除。血浆 $t_{1/2}$ 为 2 h。甲基麦角新碱 $t_{1/2}$ 为 $0.5\sim2$ h。

【药理作用及机制】 麦角生物碱可作为 5-羟色胺(5-HT)受体、α-肾上腺素受体和多巴胺(DA)受体的激动剂、拮抗剂或部分激动剂,其作用机制复杂。

1. 兴奋子宫

麦角碱类能选择性兴奋子宫平滑肌,随着剂量增加,收缩力增大,直至强直性收缩。作用强度取决于子宫的生理状态,妊娠子宫较未孕子宫敏感,且临产前后最敏感。作用较缩宫素强而持久,剂量稍大即可引起子宫强直性收缩,对子宫体和子宫颈的兴奋作用无明显差别。因此,不宜用于催产和引产,其中麦角新碱的作用最快最强。

2. 收缩血管

氨基酸麦角碱类,特别是麦角胺,能直接作用于动静脉血管使其收缩,大剂量还会损伤血管内皮细胞,长期服用可导致肢端干性坏疽。麦角胺也能使脑血管收缩,减少脑动脉搏动幅度,从而减轻偏头痛。

【临床应用】

1. 子宫出血

可使子宫平滑肌强直性收缩,机械地压迫血管而止血,用于产后或其他原因引起的子宫出血。

2. 产后子宫复原

产后子宫复原缓慢可易引起出血或感染,可用麦角生物碱制剂促进子宫收缩,加速子宫复原。

3. 偏头痛

麦角胺能收缩脑血管,减少脑动脉搏动幅度,用于偏头痛的诊断和治疗。咖啡因也具有收缩脑血管的作用,且能促进麦角胺的吸收,两药合用可增强疗效。

【不良反应与护理对策】

(1) 注射麦角新碱可致呕吐,血压升高等,因此对妊娠毒血症产妇的产后应用须慎重。在胎盘未剥离娩出前不可使用,否则可使胎盘嵌留宫腔内。

(2) 麦角流浸膏中含有麦角毒和麦角胺,长期应用可损伤血管内皮细胞,特别是肝脏病或外周血管病变者更为敏感。

(3) 麦角新碱偶致过敏反应,严重者出现呼吸困难、血压下降,过量导致精神错乱、抑郁、惊厥等。给药期间应注意监护血压、神经系统等,如出现皮疹、血压波动明显、严重头痛、脉搏微弱或昏迷等,应立即停药,并对症处理。

催产和引产、对麦角生物碱过敏、妊娠中毒症、冠状动脉疾病患者禁用。

【药物相互作用】　麦角生物碱类制剂不能与血管收缩药、升压药合用;用药期间患者应尽量减少吸烟,因烟碱可使本品收缩血管作用加剧。避免麦角生物碱类制剂联用。

四、其他类

米 非 司 酮[基]

米非司酮(mifepristone)为孕激素受体拮抗药,与受体亲和力比黄体酮强 5 倍,具有明显抗着床、抗排卵、抗黄体、诱导月经及促进宫颈成熟的作用,并可增高妊娠子宫对前列腺素的敏感性。本品无明显抗雌激素作用,也无雌激素和雄激素样活性,与糖皮质激素受体有一定亲和力,具有较弱的抗糖皮质激素作用。临床常与前列腺素类药物序贯使用,用于终止停经 49 天内的妊娠。

本品可引起轻度恶心、呕吐、眩晕、乏力、下腹痛、肛门坠胀感和子宫出血等不良反应。确证或怀疑宫外孕、宫内节育器在位、长期使用可的松治疗、出血异常或伴随使用抗凝治疗者禁用。必须在具有急诊、刮宫手术和输液、输血条件的临床单位使用。服药前必须向服药者详细告知治疗效果及可能出现的副反应。治疗或随诊过程中,如出现大量出血或其他异常情况,应及时就医。

第二节　子宫平滑肌抑制药

子宫平滑肌抑制药也称抗分娩药(tocolytic drugs),可抑制子宫平滑肌收缩,用于防治早产和痛经。本节主要介绍该类药物对子宫的作用,其他作用详见各相关章节。

一、β₂受体激动药

利 托 君

利托君(ritodrine)为选择性 β₂肾上腺素受体激动药,可激动子宫平滑肌细胞膜 β₂受体,抑制子宫平滑肌的收缩频率和强度,从而延长妊娠、阻止早产,用于预防妊娠 20 周以后的早产。不良反应与 β受体激动有关,一般可通过调整剂量控制。静脉滴注时,应密切监测孕妇的血压、脉搏及胎儿心率。密切关注胎儿情况,如果胎儿情况恶化,需立即停药。妊娠不足 20 周、孕妇分娩进行期、有严重心血管疾病患者禁用。

二、其他子宫平滑肌抑制药

硫 酸 镁

硫酸镁(magnesium sulfate)可明显抑制子宫平滑肌收缩。Mg^{2+} 直接作用于子宫平滑肌细胞,拮抗 Ca^{2+} 的子宫收缩活性,能抑制早产宫缩。妊娠期间应用硫酸镁可防治早产、妊娠高血压综合征及子痫发作,对于 β₂受体激动药禁用的产妇可用本品治疗早产。静脉注射硫酸镁常引起潮红、出汗、口干等症状,快速静脉注射时可引起恶心、呕吐、心慌、头晕,个别出现眼球震颤,减慢注射速度症状可消失。

阿 托 西 班

阿托西班(atosiban)为缩宫素受体拮抗剂,可竞争性抑制缩宫素与子宫平滑肌受体结合,抑制产前子宫收缩、延缓分娩,用于 18 岁以上,孕龄 24~33 周,胎儿心率正常的孕妇,在其规则性宫缩达每 30 min 4 次以上,每次持续至少 30 s,并伴宫颈扩张 1~3 cm(初产妇 0~3 cm)、宫颈消失 50% 以上的时候,推迟即将出现的早产。

常见恶心、头痛、头晕、潮热、呕吐、心悸、低血压和高血糖等不良反应。给药时应监测宫缩和胎儿心率,若产妇出现持续宫缩应监测产后失血。孕龄少于 24 周或超过 33 周或超过 30 周胎膜早破、宫内胎儿生长迟缓和胎儿心率异常、产前子宫出血须立即分娩、子痫和重度先兆子痫须分娩者、宫内胎儿死亡与宫内感染可疑者、前置胎盘或胎盘分离及对本品过敏者禁用。

硝 苯 地 平

硝苯地平(nifedipine)为钙通道阻滞药,可抑制子宫平滑肌的兴奋收缩,可作为宫缩抑制剂预防早产。只能用于延长孕周对母儿有益者,故死胎、严重胎儿畸形、重度子痫前期、子痫、绒毛膜羊膜炎等患者不应使用。

吲 哚 美 辛

吲哚美辛(indomethacin,消炎痛)环氧化酶抑制药,对子宫平滑肌产生非特异性抑制作用,可用于早产和痛经的治疗,预防早产仅在 β₂受体激动药、硫酸镁等药物无效或使用受限时应用,且限用于妊娠 34 周之内的孕妇。

制剂与用法

1. 缩宫素(oxytocin)。注射液:2.5 U/0.5mL,5 U/mL,10 U/mL。鼻喷雾剂:200 U/5 mL。用于引产或催产,2.5～5 U/次,缓慢静滴。防治产后出血:5～10 U/次,肌注或静滴。用于催乳,鼻腔吸入,每日数次。

2. 垂体后叶素(pituitrin)。注射液:3 U/0.5 mL,6 U /1 mL,6U/2 mL。用于引产或催产,静脉滴注,2.5～5 U。控制产后出血每分钟静滴 0.02～0.04 U,胎盘排出后可肌内注射 5～10 U。治疗呼吸道或消化道出血,一次 6～12 U;产后子宫出血,一次 3～6 U。

3. 米索前列醇(misoprostol)。片剂:0.2 mg。在服用米非司酮36～72 h 后,单次空腹口服米索前列醇 0.6 mg。

4. 卡前列甲酯(carboprost methylate)。栓剂:0.5 mg,1 mg。首剂口服 200 mg 米非司酮后禁食 2 h,第三天晨于阴道后穹窿放置卡前列甲酯栓 1 mg。

5. 地诺前列素(dinoprost)。注射液:20 mg/4 mL,40 mg/8 mL。羊膜腔内给药,40 mg/次。

6. 地诺前列酮(dinoprostone)。栓剂:10 mg。将栓剂 10 mg 放于阴道后穹窿处。

7. 马来酸麦角新碱(ergometrine maleate)。注射液:0.2 mg/1 mg,0.5 mg/1 mL。肌内或静脉注射,0.2 mg/次,必要时可 2～4 h 重复注射 1 次,最多 5 次。

8. 酒石酸麦角胺(ergotamine tartrate)。片剂:1 mg,2 mg。口服,1 mg/次,1 次/天。

9. 米非司酮(mifepristone)。片剂:10 mg,25 mg。胶囊:5 mg,10 mg,12.5 mg。停经≤49 天的健康早孕妇女,空腹或进食2 h 后,首次口服 50 mg,当晚再服用 25 mg,以后每隔 12 h 服25 mg,第 3 天晨服 25 mg 后 1 h,在医院口服米索前列醇片 0.6 mg。

10. 盐酸利托君(ritodrine hydrochloride)。片剂:10 mg,20 mg。注射液:50 mg/5 mL。诊断为早产并适用本品,最初用静脉滴注随后口服维持治疗,密切监测子宫收缩和副作用,以确定最佳用量。

11. 醋酸阿托西班(atosiban acetate)。注射液:6.75 mg/0.9 mL,37.5 mg/5 mL。静脉注射,初始剂量为 6.75 mg,再用浓缩液大剂量(300 μg/min)静滴 3 h,然后以小剂量(100 μg/min)输注,最多达 45 h。持续应不超过 48 h。整个疗程中,总剂量不宜超过 330 mg。

（丁伯平）

第三十一章 肾上腺皮质激素类药物

肾上腺皮质激素是肾上腺皮质所分泌的激素总称,属于甾体类化合物。肾上腺皮质的结构由外向内依次分为球状带、束状带和网状带,其中,球状带分泌盐皮质激素(mineralocorticoids),包括醛固酮(aldosterone)、去氧皮质酮(desoxycorticosterone),主要影响水盐代谢。束状带主要分泌糖皮质激素(glucocorticoids),其中 90% 为皮质醇即氢化可的松(hydrocortisone),10% 为皮质酮(corticosterone),且 95% 的糖皮质激素效应来自氢化可的松。束状带和网状带可分泌极少量雄激素。肾上腺皮质激素类药物包括天然与合成的肾上腺皮质激素及其拮抗剂,临床常用的皮质激素主要是糖皮质激素类药物。

第一节 糖皮质激素类药物

肾上腺皮质激素的基本结构为甾核。为了提高临床疗效,降低副作用,曾对该类化合物的结构进行改造,合成了多种具有糖皮质激素活性的衍生物,临床所用的糖皮质激素类药物大多是人工合成或半合成品,包括氢化可的松[基](hydrocortisone)、泼尼松[基](prednisone)、泼尼松龙(prednisolone)、地塞米松[基](dexamethasone)、甲泼尼龙[基](methylprednisolone)和倍他米松(betamethasone)等。

【体内过程】 此类药物口服、注射均可吸收,口服吸收速度与各药的脂溶性及其在肠内浓度成正比。口服可的松或氢化可的松吸收迅速而完全,$1\sim2$ h 血药浓度达峰值。氢化可的松的血浆蛋白结合率大于 90%,其中约 80% 与皮质激素运载蛋白(corticosteroid binding globulin,CBG)结合,10% 与清蛋白结合,具有活性的游离型约占 10%。CBG 在肝脏合成,肝肾功能不全者,CBG 水平降低,游离型激素水平升高。

糖皮质激素主要在肝脏代谢转化,先经加氢还原、羟化等反应转化成无活性产物,再与葡萄糖醛酸或硫酸结合,与少量原形物一起经肾排泄。可的松、泼尼松在肝内分别转化生成氢化可的松、泼尼松龙才有活性,因此严重肝功能不全者不宜选用可的松或泼尼松,而应选用氢化可的松或泼尼松龙。

糖皮质激素类药物的生物学半衰期往往比其血浆半衰期长,如氢化可的松的血浆 $t_{1/2}$ 为 $80\sim144$ min,但在 $2\sim8$ h 后仍具有生物活性,一次给药作用持续 $8\sim12$ h。关节腔内注射可维持一周。肝、肾功能不全者 $t_{1/2}$ 延长。甲状腺功能亢进时,肝灭活糖皮质激素加速,$t_{1/2}$ 缩短。

常用糖皮质激素类药物的特点见表31.1。

表31.1　常用糖皮质激素类药物特点

分　类	药　　物	抗炎作用（比值）	糖代谢（比值）	水盐代谢（比值）	血浆 $t_{1/2}$(h)	作用持续时间（h）	等效剂量（mg）
短效类	氢化可的松	1.0	1.0	1.0	1.5	8～12	20.00
	可的松	0.8	0.8	0.8	0.5	8～12	25.00
中效类	泼尼松	3.5	4.0	0.8	1.0	12～36	5.00
	泼尼松龙	4.0	4.0	0.8	3.3	12～36	5.00
	甲泼尼龙	5.0	5.0	0.5	3	12～36	4.00
	曲安西龙	5.0	5.0	0	＞3.3	12～36	4.00
长效类	倍他米松	25～35	20～30	0	1.7～5.0	36～54	0.60
	地塞米松	30	20～30	0	1.7～5.0	36～54	0.75

【药理作用及机制】　糖皮质激素的作用广泛而复杂,其作用随剂量高低亦会发生变化。生理情况下,体内分泌的糖皮质激素主要影响物质代谢过程。应激状态下,机体分泌大量糖皮质激素,通过允许作用等促进机体适应内外环境的剧烈变化。药理剂量(超生理剂量)时,除能影响物质代谢外,还具有抗炎、抗免疫、抗过敏、抗休克等多种药理作用。

1. 对物质代谢的影响

(1) 糖代谢。糖皮质激素能增加肝糖原、肌糖原的含量,升高血糖,这与其促进糖异生、减慢葡萄糖氧化分解、抑制组织对葡萄糖的利用等有关。

(2) 蛋白质代谢。糖皮质激素促进胸腺、肌肉、骨等组织蛋白质等的分解,使尿氮排泄增加,造成负氮平衡。大剂量还能抑制蛋白质的合成。长期应用糖皮质激素类药物可引起肌肉消瘦、皮肤变薄、骨质疏松、伤口愈合延缓等不良反应。如需长期使用糖皮质激素类药物治疗须合用蛋白质同化激素,并提高饮食中蛋白质的摄入量。

(3) 脂肪代谢。短期使用糖皮质激素对脂肪代谢无明显影响。大剂量长期使用可提高血浆胆固醇含量,激活四肢皮下的脂酶,促进皮下脂肪分解,使得体内脂肪发生重新分布,主要沉积于面部、胸、背及臀部,而四肢分布减少,呈现"满月脸""水牛背"、四肢消瘦等向心性肥胖体征。

(4) 水和电解质代谢。糖皮质激素有较弱的盐皮质激素样作用,能作用于盐皮质激素受体产生潴钠排钾作用。能提高肾小球滤过率,拮抗抗利尿激素的作用,促使尿量增加。糖皮质激素能减少 Ca^{2+} 在小肠的吸收和 Ca^{2+} 在肾小管的重吸收,长期应用可引起低血钙,导致骨质脱钙。

2. 抗炎作用

糖皮质激素对各种原因如物理、化学、生物、免疫等因素引起的炎症以及各型炎症的不同阶段均具有强大的抗炎作用。在急性炎症早期,能够减轻毛细血管的扩张充血和通透性,抑制白细胞浸润及吞噬反应,减轻渗出、水肿,从而改善红、肿、热、痛等症状;在炎症后期,则可抑制毛细血管、成纤维细胞的增生,抑制胶原蛋白、黏多糖的合成,延缓肉芽组织增生,防止粘连和瘢痕形成,从而减轻后遗症。但须注意的是,炎症反应是机体的一种防御功能,炎症后期更是组织修复的重要过程。糖皮质激素在抑制炎症、减轻症状的同时,也能降低机体的防御和修复功能,从而导致感染扩散、创面愈合延缓。

糖皮质激素发挥抗炎作用的主要机制是基因组效应。糖皮质激素作为脂溶性分子,易通过靶细胞的细胞膜进入细胞质,与胞浆内的糖皮质激素受体(glucocorticoid receptor,GR)结合。GR 由约 800 个氨基酸组成,分为 GRα 和 GRβ 两种亚型。GRα 未活化时在胞质内与热休克蛋白 90(heat shock protein 90,HSP$_{90}$)等结合形成大的复合体,处于非激活状态。当该复合体与激素结合后,构型发生改变,GRα 从复合体上解离,随后活化的激素-受体复合物迅速通过核膜进入细胞核内,与特异性 DNA 位点即作为靶基因启动子序列的糖皮质激素反应元件或负性糖皮质激素反应元件相结合,影响基因转录,导致某些特定基因的转录增加或减少,改变相关蛋白的表达水平,进而发挥抗炎作用。具体表现如下:

(1) 对炎症抑制蛋白、某些靶酶的影响。① 诱导炎症抑制蛋白脂皮素-1 的合成,继而抑制磷脂酶 A$_2$,干扰花生四烯酸代谢的连锁反应,减少炎症介质前列腺素(PGs)和白三烯(LTs)等的产生。② 通过抑制 COX-2、诱导型一氧化氮合成酶(iNOS)等的表达,减少炎症介质 PGs、NO 等的产生,发挥抗炎作用。

(2) 抑制炎症相关细胞因子、黏附分子。糖皮质激素不仅能抑制多种炎症细胞因子 IL-1、IL-2、IL-6、IL-8、TNF-α 等的产生,还能在转录水平上直接抑制黏附分子如 E-选择素、细胞间黏附分子-1(intercellular adhesion molecule-1,ICAM-1)的表达。此外,也可干扰细胞因子及黏附分子生物效应的发挥。

(3) 诱导炎性细胞凋亡。糖皮质激素通过 GR 介导基因转录变化,最终激活 caspase 和特异性核酸内切酶,诱导参与炎症反应的细胞凋亡,从而产生抗炎作用。

糖皮质激素的抗炎作用也能通过非基因组效应产生。非基因组效应的主要特点为起效迅速,对转录和蛋白质合成抑制剂不敏感。其作用机制包括:① 由细胞膜类固醇受体介导。② 由非基因的生化效应介导:如甲泼尼松龙溶解于细胞膜并影响其生化特性,作用于线粒体内膜引起离子通透性增加,因而导致氧化磷酸化解偶联。③ 由细胞质受体的受体外成分介导的信号通路:糖皮质激素与 GR 结合后,与 GRα 分离的 HSP$_{90}$等受体外成分可进一步通过激活 Src 等信号通路,因而产生快速效应。

3. 免疫抑制与抗过敏作用

(1) 免疫抑制作用。小剂量糖皮质激素主要抑制细胞免疫,大剂量则能抑制体液免疫,干扰 B 淋巴细胞向浆细胞转化,减少抗体生成。糖皮质激素可抑制巨噬细胞和其他抗原递呈细胞对抗原的吞噬及处理;干扰淋巴细胞在抗原作用下的分裂和增殖,减少淋巴细胞数量;阻断致敏 T 淋巴细胞所诱发的单核细胞、巨噬细胞聚集,从而抑制组织器官的移植排斥反应和皮肤迟发性过敏反应。糖皮质激素通过抑制炎性因子 IL-2、IL-6、γ-干扰素(γ-IFN)等而发挥的抗炎作用也参与其免疫抑制作用。糖皮质激素发挥免疫抑制作用的分子机制主要为:诱导淋巴细胞 DNA 降解,抑制淋巴细胞 DNA、RNA、蛋白质的生物合成,诱导淋巴细胞凋亡,抑制核转录因子-κB(NF-κB)的活性。

(2) 抗过敏作用。糖皮质激素可抑制抗原-抗体反应引起的肥大细胞脱颗粒,从而减少组胺、缓激肽等过敏介质的释放,抑制因过敏反应产生的病理性改变,减轻过敏症状。

4. 抗休克作用

大剂量糖皮质激素具有抗休克作用,常用于治疗各种严重休克,特别是感染中毒性休克。其机制可能与下列因素有关:① 抗炎、免疫抑制作用可减轻全身炎症反应及组织损伤;

② 兴奋心脏,加强心肌收缩力,保障重要器官的血液供应;③ 扩张痉挛收缩的血管,改善微循环;④ 稳定溶酶体膜,减少心肌抑制因子(myocardial depressant factor,MDF)的形成,而MDF 具有抑制心肌收缩力、收缩内脏血管、促进休克发生等作用。⑤ 提高机体对大肠埃希菌、痢疾杆菌、脑膜炎奈瑟菌等细菌所产生内毒素的耐受力,但对内毒素无直接中和作用,也不能对抗外毒素。

5. 其他作用

(1) 退热作用。对严重的中毒性感染患者,如伤寒、脑膜炎、败血症和晚期癌症等引起的发热,糖皮质激素类药物常具有迅速、良好的退热作用,这可能是由于其能抑制体温调节中枢对致热原的反应,稳定溶酶体膜,减少内源性致热原的释放。

(2) 对血液及造血系统的作用。糖皮质激素能刺激骨髓的造血功能,使红细胞、血红蛋白含量增加,大剂量可使血小板增多,并能提高纤维蛋白原含量,缩短凝血酶原时间;刺激骨髓中的中性粒细胞释放入血,提高血液中的中性粒细胞数目,但对其游走、吞噬、消化及糖酵解等功能却具有抑制作用,因而减弱中性粒细胞在炎症区域的浸润与吞噬活动。糖皮质激素也可降低血液中淋巴细胞的数量。

(3) 中枢兴奋作用。可以提高中枢兴奋性,长期大量应用或敏感者小剂量用药可引起欣快、激动、失眠等症状,偶可诱发精神失常。此外,还能降低大脑的电兴奋阈,促使癫痫发作。大剂量应用可能导致儿童惊厥。

(4) 消化系统。糖皮质激素能促进胃酸、胃蛋白酶的分泌,增强食欲、促进消化。此外,由于对蛋白质代谢的影响,胃黏液分泌减少,上皮细胞的更新率降低,胃黏膜自我保护及修复能力减弱,故大剂量长期应用可能诱发或加重溃疡。

(5) 骨骼。抑制成骨细胞的活力,减少骨胶原的合成,促进胶原、骨基质分解,导致骨质形成发生障碍,还可通过促进钙由尿液排泄而使骨盐进一步减少。因此长期大剂量应用糖皮质激素类药物可致骨质疏松,尤其是脊椎骨,故可发生腰背疼痛,甚至导致压缩性骨折、鱼骨样及楔形畸形等。

(6) 允许作用。糖皮质激素对某些组织细胞虽无直接活性,但可给其他激素发挥作用创造条件,称为允许作用。如糖皮质激素能增强血管对儿茶酚胺的反应性、增加胰高血糖素的升血糖作用等。

【临床应用】

1. 替代疗法

用于急性、慢性肾上腺皮质功能减退综合征、腺垂体前叶功能减退以及肾上腺次全切术后。患者需终身服用生理剂量的糖皮质激素作为补充治疗,必要时需要补充盐皮质激素。

2. 严重感染或炎症

(1) 严重急性感染。主要用于中毒性感染或同时伴休克者。如中毒性菌痢、中毒性肺炎、流行性暴发型脑膜炎、重症伤寒、败血症等,在应用足量有效抗菌药物治疗感染的前提下,可以应用大剂量糖皮质激素作为辅助治疗。通过增加机体对有害刺激的耐受性,减轻中毒反应,缓解症状,抑制炎症,减轻组织损害,保护重要器官,帮助患者度过危险期。对无特效治疗药的病毒性感染,原则上不用本类药物,但当某些严重病毒感染所致病变和症状已对机体构成严重威胁时,需用糖皮质激素类药物迅速控制症状,防止或减轻并发症或后遗症。例如严重急性呼吸综合征(severe acute respiratory syndromes,SARS)是一种由冠状病毒引起的严重肺部感染,恰当应用糖皮质激素可减轻肺组织的渗出及损伤,减轻后期肺纤维化。

对于多种结核病的急性期,尤其是以渗出为主的结核病,如结核性脑膜炎、心包炎、胸膜炎、腹膜炎等,在早期应用抗结核药物的同时,短期适量使用糖皮质激素治疗,可迅速退热、减少炎性渗出、消退积液,并能抑制愈合过程中发生的纤维组织增生与粘连,减少后遗症,但激素用量宜小,一般为常规剂量的 1/2~2/3。

(2)抗炎治疗及防止某些炎症的后遗症。对结核性脑膜炎、结核性脑炎、结核性心包炎、风湿性心瓣膜炎、损伤性关节炎、睾丸炎、烧伤等重要脏器感染或炎症,早期应用糖皮质激素可减少炎症渗出,减轻愈合过程中纤维组织的过度增生及粘连,防止瘢痕形成,避免出现功能障碍。对某些眼部炎症如虹膜炎、角膜炎、视网膜炎、视神经炎等,应用糖皮质激素后可迅速消炎止痛,防止角膜浑浊和瘢痕粘连的产生。

3. 免疫相关疾病

(1)自身免疫性疾病。对严重风湿热、风湿性及类风湿性关节炎、风湿性心肌炎、系统性红斑狼疮、肾病综合征和自身免疫性溶血性贫血等自身免疫性疾病,应用糖皮质激素可缓解症状,但停药后易复发,长期应用又易产生副作用,故不宜单用,一般应采取综合疗法。对多发性皮肌炎,糖皮质激素为首选药。

(2)过敏性疾病。药物过敏、接触性皮炎、荨麻疹、血管神经性水肿、过敏性鼻炎、支气管哮喘、过敏性休克等过敏性疾病,一般发作快,消失也快,治疗时主要应用抗组胺药和肾上腺素受体激动药。若疗效不佳或病情严重,可选用糖皮质激素作辅助治疗,能迅速缓解过敏症状,减轻组织损害和炎症。防治哮喘宜选用吸入型糖皮质激素类药物,疗效较好,安全可靠,全身不良反应少。

(3)器官移植排斥反应。糖皮质激素可用于异体器官移植如心、肝、肾移植术后的免疫性排斥反应。一般术前 1~2 d 开始用药,术后依据反应情况可调整药量。若遇急性排斥反应,可用大剂量氢化可的松静脉滴注,待排斥反应控制后再逐渐减少剂量至最小维持量,并改为口服。若与环孢素 A 等免疫抑制剂合用,疗效更好,并可减少药量。

4. 抗休克治疗

糖皮质激素可作为各种休克的综合治疗措施之一。治疗感染中毒性休克,在应用足量有效的抗菌药物治疗的同时,可及早、短期、大剂量突击应用糖皮质激素,待患者微循环改善、脱离休克状态及时停用。治疗过敏性休克,糖皮质激素为次选药物,可与首选药肾上腺素合用,可于病情严重或发展较快时选用。治疗低血容量性休克,在补液、补电解质或输血后疗效不佳时,可合用超大剂量的糖皮质激素。对心源性休克,须结合病因治疗。

5. 血液病

目前采取与抗肿瘤药物联合用药的方案,治疗儿童急性淋巴细胞性白血病。此外,也可治疗再生障碍性贫血、粒细胞减少症、血小板减少症和过敏性紫癜等,能有效控制症状,但停药后易复发。

6. 局部应用

治疗接触性皮炎、湿疹、肛周瘙痒、寻常型银屑病等疾病,多采用氢化可的松、氢化泼尼松或氟轻松等软膏、霜剂、洗剂局部用药。当肌肉韧带或关节劳损时,可将醋酸氢化可的松或醋酸泼尼松龙混悬液加入 1% 普鲁卡因注射液,进行肌内注射,也可注入韧带压痛点或关节腔内消炎止痛。对虹膜炎等眼部炎症使用糖皮质激素时,可选用滴眼剂局部应用。支气管哮喘可选用吸入制剂。

【不良反应与护理对策】

1. 长期大剂量用药引起的不良反应

（1）医源性肾上腺皮质功能亢进。长期大量使用糖皮质激素可引起代谢紊乱，出现向心性肥胖、满月脸、水牛背、皮肤变薄、多毛、痤疮、水肿、高血压、低血钾、糖尿病等，即库欣综合征。停药后症状可自行消失。必要时可加用抗高血压药、抗糖尿病药等治疗，补充钾盐、钙和维生素 D，采取低盐、低糖、高蛋白饮食。用药期间应定期监测电解质含量。

（2）诱发或加重感染。长期用药可抑制免疫系统，降低自身抵抗力，且无抗病原体作用，故可诱发感染或使体内潜在的感染病灶扩散，特别是在原有疾病已导致机体的抵抗力减弱时，如白血病、肾病综合征、再生障碍性贫血、结核病等患者更易发生。须严格掌握适应证，必要时须与化学治疗药物如抗结核药等合用。此外，长期用药可促使结核病灶扩散、恶化或急性发作。对疑有潜在结核的患者，应用本药前应先做结核菌素试验，排除潜在的结核病。

（3）诱发或加重溃疡。糖皮质激素促进胃酸、胃蛋白酶分泌，抑制胃黏液分泌，降低胃黏膜的抵抗力，并能抑制组织的修复能力，可诱发或加重胃、十二指肠溃疡，甚至造成消化道出血或穿孔。可于餐时给药。注意患者有无胃部疼痛、食欲缺乏、胃酸增高等症状，定期做大便潜血试验。必要时调整用量或停药，对症处理，也可在服用本药的同时给予胃黏膜保护药以预防。

（4）心血管系统并发症。长期用药会导致水钠潴留、血脂升高，可引起高血压和动脉粥样硬化。

（5）骨质疏松、伤口愈合延迟、生长发育迟缓。与糖皮质激素促进蛋白质分解、抑制其合成、增加钙磷排泄有关。骨质疏松多见于儿童、绝经期妇女和老年人，严重者可发生自发性骨折。长期使用激素可引起高脂血症，来源于中性脂肪的栓子易黏附于血管壁上，阻塞软骨下的骨终末动脉，使得血管栓塞引起股骨头无菌性缺血坏死。糖皮质激素还可抑制生长激素分泌，造成负氮平衡，故影响儿童生长发育，小儿用药应定期监测生长和发育情况。需观察有无延迟不愈的伤口、皮肤破损及炎症等，防止掩盖感染症状。应注意患者有无背痛、腰痛或其他部位的骨痛，防止发生骨折或肱、股骨头缺血性坏死。应注意补充蛋白质、维生素 D 和钙片。

（6）糖尿病。长期应用超生理剂量的糖皮质激素可引起糖代谢紊乱，约 50% 的患者出现糖耐量受损或类固醇性糖尿病。应定期检查血糖、尿糖或进行糖耐量试验。当出现糖耐量异常或糖尿病时，应在控制原发病的基础上，尽量减少糖皮质激素的用量，最好停药。如不能停药，应酌情给予口服降血糖药或注射胰岛素治疗。

（7）精神神经症状。可引起欣快、激动、不安、失眠、谵妄、定向力障碍、抑郁等症状，有癫痫或精神病史者禁用或慎用。用药期间应注意有无情感、情绪、行为、睡眠及精神状态的异常改变，特别是精神病患者应更加注意。

（8）其他。长期使用糖皮质激素，尤其是局部使用滴眼剂，可引起眼压升高，诱发青光眼。因此，在用药期间，应定期检查患者的眼压、眼底、视野等。糖皮质激素可通过胎盘，使用药理剂量时可增加胎盘功能不全、新生儿体重减少及死胎的发生率。偶致胎儿畸形。

2. 停药反应

（1）医源性肾上腺皮质功能不全。长期使用尤其是每天用药的患者，若糖皮质激素减量过快或突然停药，特别是当遇到感染、创伤、手术等严重应激情况时，可引起肾上腺皮质功能不全或肾上腺危象,表现为恶心、呕吐、乏力、低血压和休克等,须及时抢救。这是由于长期大量使用糖皮质激素治疗期间,下丘脑-垂体-肾上腺皮质轴受到反馈性抑制,ACTH 分泌减少,肾上腺皮质出现失用性萎缩。防治方法为停药时须缓慢减量,不可骤然停药;停用糖皮质激素后连续应用 ACTH 7 天左右;在停药 1 年内如遇应激情况,及时给予足量的糖皮质激素。

(2) 反跳现象。长期应用糖皮质激素者减量过快或突然停药,原有疾病出现复发或恶化。可能是由于患者对激素产生了依赖性或病情尚未得到完全控制。此时需加大剂量重新给药治疗,待症状控制后,再缓慢减量直至停药。因此,需嘱咐患者严格按医嘱用药,不能自行停药或减量。

(3) 糖皮质激素抵抗。应用大剂量糖皮质激素治疗后发现对患者的疗效很差或无效,称为糖皮质激素抵抗。其发生机制复杂,与激素作用的多个环节异常有关。对糖皮质激素抵抗的患者若盲目增大剂量或延长疗程,不但无效而且会引起严重的后果。目前临床上尚缺乏解决糖皮质激素抵抗的有效措施。

严重的精神病或癫痫、活动性消化性溃疡、新近胃肠吻合术、骨折、骨质疏松、创伤修复期、青光眼、角膜溃疡、肾上腺皮质功能亢进症、严重高血压、动脉粥样硬化、水肿、心脏病或急性心力衰竭、糖尿病、抗菌药物不能控制的感染如水痘、全身性真菌感染等患者及孕妇禁用或慎用。对于病情危急的适应证,虽有禁忌证存在,仍需使用,但当危急情况度过后,应尽早停药或减量。儿童及老年人应慎用。

【用法与疗程】

1. 大剂量冲击疗法

适用于急性、重度、危及生命的疾病的抢救,如严重中毒性感染、各种休克、急性移植排斥反应等。常用氢化可的松静脉滴注,首次剂量 200～300 mg,一日量可达 1 g 以上,待病情控制后逐渐减量,疗程 3～5 天。大剂量应用时宜合用氢氧化铝凝胶等预防急性消化道出血。

2. 一般剂量长期疗法

适用于反复发作的慢性疾病,如结缔组织病、肾病综合征、中心性视网膜炎、淋巴细胞性白血病等。常用泼尼松口服,开始 10～30 mg/d,3 次/天,获得临床疗效后,逐渐减量,每 3～5 天减量 1 次,每次按 20% 左右递减,直至最小维持量。需要长期用药维持疗效的患者,可采取两种方式给药:

(1) 每日晨给药法。即每日早晨 7～8 时给药 1 次,宜用短效制剂,如可的松、氢化可的松等。糖皮质激素的分泌具有昼夜节律性,生理条件下每日上午 8～10 时为全天分泌高峰,随后逐渐降低,至午夜 0 时前后达全天低谷,在分泌低谷时反馈性促使 ACTH 的分泌,随后引起糖皮质激素分泌增多。这种给药方法使得外源性糖皮质激素类药物的血浆浓度与内源性糖皮质激素分泌的生理性节律相吻合,可以减轻外源性药物对内源性皮质激素分泌的抑制作用。

(2) 隔晨给药法。即每隔 1 日的早晨 7～8 时给药 1 次,宜用中效制剂,如泼尼松、泼尼松龙等,这种方法也可减轻对内源性皮质激素分泌的抑制作用。

在长期使用糖皮质激素治疗的过程中,如遇下列情况之一者,应撤去或停用糖皮质激素:① 维持量已减至正常基础需要量,经观察病情已经稳定不再活动者;② 治疗效果差,不宜再用糖皮质激素而需换药者;③ 产生严重副作用或并发症,难以继续用药者。

3. 小剂量替代疗法

适用于治疗急、慢性肾上腺皮质功能不全综合征（包括肾上腺危象、艾迪生病）、垂体前叶功能减退及肾上腺次全切除术后。一般用维持量，口服可的松 12.5～25 mg/d 或氢化可的松 10～20 mg/d。

【药物相互作用与配伍禁忌】

（1）与强心苷、排钾利尿药合用可引起低钾血症，应注意补钾。

（2）与阿司匹林类药物合用，消化道溃疡的发生率增加。

（3）与降糖药合用，可减少后者的降糖效果，应调整降糖药剂量。

（4）与苯巴比妥、苯妥英钠、利福平等肝药酶诱导剂合用时，糖皮质激素的分解加速，必要时须增加糖皮质激素类药物的用量。

第二节　盐皮质激素

盐皮质激素主要包括醛固酮（aldosterone）和去氧皮质酮（desoxycorticosterone），对维持机体正常的水、电解质代谢具有重要作用。醛固酮主要作用于肾脏远曲小管，促进 Na^+、Cl^- 的重吸收和 K^+、H^+ 的排出。它与下丘脑分泌的抗利尿激素相互协调，共同维持体内水、电解质的平衡。此外，对唾液腺、汗腺、肌肉、胃肠道黏膜细胞同样具有潴 Na^+ 排 K^+ 的作用。其作用可能与类固醇的基因效应有关。（醛固酮与胞浆内受体结合后进入细胞核，与核中 DNA 特异性结合位点相互作用，调节特异性 mRNA 转录，最终合成醛固酮诱导蛋白，进而使管腔膜对 Na^+ 的通透性增大，线粒体内 ATP 合成和管周膜上钠泵的活动性增加，从而导致对 Na^+ 的重吸收增强。）去氧皮质酮潴钠作用仅为醛固酮的 1%～3%。

第三节　促皮质素及皮质激素抑制药

一、促皮质素

促皮质素（corticotropin）即促肾上腺皮质激素（adrenocorticotropic hormone，ACTH），是一种由 39 个氨基酸组成的多肽，由垂体前叶嗜碱细胞合成与分泌，受下丘脑促皮质素释放激素（corticotropin releasing hormone，CRH）调控。ACTH 的生理活性主要依赖于前 24 个氨基酸残基，氨基酸残基 25～39 则主要与其免疫原性有关。从家畜腺垂体中提取制得的药用 ACTH 可致过敏反应。人工合成的 ACTH 仅有 24 个氨基酸残基，免疫原性明显降低，故过敏反应显著减少。

【体内过程】　口服易被消化酶破坏，只能注射给药。肌内注射后 4 h 达作用高峰，8～12 h

作用消失。静脉注射作用迅速,于数分钟内即开始。静脉滴注本品 20～25 单位作用维持 8 h,可达肾上腺皮质的最大兴奋作用。血浆 $t_{1/2}$ 约为 10 min。

【药理作用及机制】 ACTH 对维持肾上腺正常形态和功能具有重要作用。能刺激肾上腺皮质,使其增生、重量增加,肾上腺皮质激素合成和分泌增多,以糖皮质激素为主。盐皮质激素(醛固酮)在用药初期有所增加,继续用药即不再增加。同时,肾上腺雄激素的合成和分泌也增多。ACTH 缺乏,将引起肾上腺皮质萎缩、分泌功能减退。

【临床应用】 主要用于活动性风湿病、类风湿性关节炎、红斑狼疮等结缔组织病,也可用于严重的支气管哮喘、严重皮炎等过敏性疾病及急性白血病、霍奇金淋巴瘤等。

【不良反应与护理对策】

(1) 由于 ACTH 促进肾上腺皮质分泌皮质醇,长期使用可产生糖皮质激素的副作用,出现库欣综合征、水钠潴留及失钾等。

(2) 长期使用 ACTH 可引起皮肤色素沉着,有时产生发热、皮疹、血管神经性水肿等过敏反应,偶可发生过敏性休克。这些反应在垂体前叶功能减退、尤其是原发性肾上腺皮质功能减退者较易发生。

(3) ACTH 可促进肾上腺皮质分泌雄激素,因而痤疮和多毛等发生率较使用糖皮质激素高。

结核病、高血压、糖尿病、化脓性或霉菌感染、胃与十二指肠溃疡、心力衰竭等患者慎用。孕妇及哺乳期妇女慎用。

【药物相互作用】

(1) 静脉滴注时,遇碱性溶液配伍可发生混浊、失效。本药粉针剂使用时不可用氯化钠注射液溶解,也不宜加入氯化钠中静脉滴注。

(2) 与排钾性利尿药合用会加重失钾;长期使用时,与水杨酸类药物、吲哚美辛等合用时,可发生或加重消化道溃疡。

(3) 可使口服抗凝药、降糖药作用降低,合用时需调整剂量。

二、皮质激素抑制药

皮质激素抑制药可选择性地使肾上腺皮质束状带及网状带细胞萎缩、坏死,以代替肾上腺皮质切除术,但不影响球状带,故醛固酮分泌不受影响。

米 托 坦

米托坦(mitotane)为杀虫剂滴滴涕(DDT)同类化合物,能选择性地损伤肾上腺皮质的正常细胞或肿瘤细胞,使其萎缩、坏死,其中对束状带和网状带细胞作用明显,对球状带无明显影响。用于无法切除的肾上腺皮质癌、皮质癌术后复发及术后预防复发。可致厌食、恶心、腹痛、皮疹、嗜睡、乏力、中枢抑制、运动失调等不良反应,减少剂量症状可消失。若由于严重肾上腺功能不全而出现休克或严重创伤,可给予糖皮质激素类药物。

美 替 拉 酮

美替拉酮(metyrapone,甲吡酮)能抑制胆固醇合成皮质激素过程中的 11-β 羟化酶,从而抑制 11-β 羟化反应,干扰 11-去氧皮质酮转化为皮质酮,干扰 11-去氧氢化可的松转化为氢化可的松,从而降低皮质酮与氢化可的松水平。此外,可反馈性促进 ACTH 分泌,导致 11-去氧皮质酮、11-去氧氢化可的松水平增加,故尿中 17-羟类固醇的排泄也相应增加。临床用于治疗肾上腺皮质肿瘤、产生 ACTH 的肿瘤所引起的氢化可的松过多症以及皮质癌。可见恶心、呕吐、眩晕、高血压等不良反应,剂量过大易诱发肾上腺皮质功能不全。

制剂与用法

1. 醋酸可的松(cortisone acetate)。片剂:5 mg,25 mg。注射剂:50 mg/2mL,125 mg/5mL,250 mg/10 mL。滴眼剂:15 mg/3mL。口服,25~37.5 mg,清晨服 2/3,下午服 1/3。肌内注射,50~300 mg/d。滴眼,1~2 滴/次,3~4 次/天。

2. 氢化可的松(hydrocortisone)。片剂:10 mg,20 mg。注射剂:125 mg/5 mL。软膏:25 mg/10 g,100 mg/10 g。口服,20~30 mg/次,清晨服 2/3,午餐后服 1/3。肌内注射,20~40 mg/d。静脉滴注,100 mg/次,1 次/天。外用,一日 2~4 次。外用适量,2~4 次/天。

3. 醋酸泼尼松(prednisone acetate)。片剂:5 mg。口服,5~10 mg/次,10~60 mg/d。

4. 醋酸泼尼松龙(prednisolone)。片剂:5 mg。注射剂:10 mg/2 mL。混悬液:125 mg/5 mL。口服,开始 15~40 mg/次,3~4 次/天,需要时可用到 60 mg/次。肌内注射或关节腔注射,一日 10~40 mg,必要时可加量。

5. 甲泼尼龙(methylprednisolone)。片剂:2 mg,4 mg。口服,开始 4~48 mg/次,1 次/天,维持量 4~8 mg/d。注射用其琥珀酸钠酯,53 mg 相当于甲泼尼龙 40 mg。

6. 醋酸地塞米松(dexamethasone acetate)。片剂:0.75 mg。注射剂:2.5 mg/0.5 mL,5 mg/1 mL,25 mg/5 mL。口服,开始 0.75~3.0 mg/次,2~4 次/天,维持量 0.75 mg/d。肌内注射,1~8 mg/次,1 次/天。静脉注射,2~20 mg。

7. 曲安西龙(triamcinolone)。片剂:4 mg。乳膏:10 mg/10 g。口服,开始 4~48 mg/d,分 1~3 次服用,维持量 4~8 mg/d。外用,适量,2~3 次/天。

8. 倍他米松(betamethasone)。片剂:0.5 mg。乳膏:15 mg/15 g。口服,开始 1~4 mg/d,分次给予,维持量 0.5~1 mg/d。外用,适量,2~4 次/天。

9. 醋酸氟轻松(fluocinolone acetonide acetate)。软膏、乳膏:2.5 mg/10 g;5 mg/20g。外用,适量,2 次/天。

10. 醋酸氟氢可的松(fludrocortisone)。软膏:2.5 mg/10 g。外用,适量,2 次/天。

11. 促皮质素(corticotrophin,ACTH)。注射剂:25 U。肌内注射,25 U/次,2 次/天。静脉滴注,12.5~25 U/次,2 次/天。

12. 米托坦(mitotan)。胶囊:0.5 g,1 g。片剂:0.5 g。口服,1~6 g/次,3~4 次/天,后可逐步递增至每日 8~10 g。

13. 美替拉酮(metyrapone)。片剂、胶囊剂:125 mg,250 mg。口服,750 mg/次,1 次/4h,共 6 次。

(熊　莺　杨解人)

第三十二章　甲状腺激素及抗甲状腺药

　　甲状腺激素(thyriod hormone)是由甲状腺合成分泌的维持机体正常代谢、促进生长发育和控制基础代谢的重要激素,包括甲状腺素(thyroxine,T_4)和三碘甲状腺原氨酸(triiodothyronine,T_3)。正常人每日释放 T_4 与 T_3 量分别为 70~90 μg 及 15~30 μg,分泌过少及过多均可致疾病。分泌过少,可引起甲状腺功能低下(hypothyroidism),需补充甲状腺激素;分泌过多则引起甲状腺功能亢进症(hyperthyroidism),可采用手术与放射疗法,也可用抗甲状腺药控制甲亢症状。

第一节　甲状腺激素

一、甲状腺激素的合成、贮存、分泌与调节

1. 合成、贮存与分泌

　　T_3、T_4 在体内的合成与贮存是在甲状腺球蛋白上(TG)进行,其过程如下:① 血液循环中的碘化物被甲状腺细胞的碘泵主动摄取;② 碘化物在过氧化物酶的作用下被氧化成活性碘或氧化碘中间产物(I^+)。活性碘与 TG 上的酪氨酸残基结合,生成一碘酪氨酸(MIT)和二碘酪氨酸(DIT);③ 在过氧化物酶作用下,一分子 MIT 和一分子 DIT 偶联生成 T_3,两分子 DIT 偶联成 T_4。合成的 T_3、T_4 贮存于滤泡腔内的胶质中;④ 在蛋白水解酶作用下,TG分解并释出 T_3、T_4 进入血液。

2. 甲状腺激素的调节

　　甲状腺激素的合成和释放受下丘脑-垂体系统和甲状腺自身的调节。下丘脑释放促甲状腺激素释放激素(thyrotropin-releasing hormone,TRH)作用于垂体,促进合成和分泌促甲状腺激素(thyroid-stimulating hormone,TSH),TSH 作用于甲状腺,促进甲状腺激素合成和释放。若血液中游离 T_3、T_4 浓度增高,能反馈性抑制垂体 TSH 合成和分泌,维持甲状腺激素分泌的动态平衡。缺碘时甲状腺激素水平降低,反馈抑制作用减弱,TSH 分泌增多,引起甲状腺增生,导致单纯性甲状腺肿(图 32.1)。

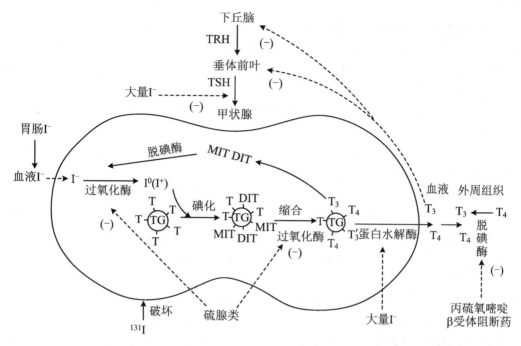

图 32.1　甲状腺激素的合成、贮存、分泌、调节与抗甲状腺药作用部位

二、甲状腺激素

临床常用的甲状腺激素包括甲状腺片[基]（thyroid）、左甲状腺素钠片[基]（levothyroxine sodium）等。

【体内过程】　药用 T_3、T_4 口服易吸收,生物利用度分别为 $50\%\sim75\%$ 和 $90\%\sim95\%$。T_3 与血浆蛋白的亲和力低于 T_4,游离浓度为 T_4 的 10 倍,因此 T_3 起效快、作用强、消除快、作用时间短,$t_{1/2}$ 为 2 d,是甲状腺激素的主要作用形式。T_4 血浆蛋白结合率高,游离型少,作用慢而弱,但维持作用时间长,$t_{1/2}$ 为 5 d,是甲状腺激素的主要贮存形式。外周组织中 T_4 通过脱碘转化为 T_3。甲状腺激素主要在肝、肾线粒体内脱碘,与葡萄糖醛酸或硫酸结合后通过肾脏排出体外。

【药理作用】　血中游离 T_3、T_4 可进入细胞核,与核内甲状腺激素受体结合,启动靶基因转录,促进 mRNA 形成,加速有关蛋白及酶的合成,产生效应。此外,在细胞膜、线粒体、核糖体上也有甲状腺激素受体。甲状腺激素与此类受体结合,可产生"非基因作用",影响转录后过程、能量代谢及膜转运功能,如增加葡萄糖、氨基酸摄入细胞,酶活性增强等。

1. 维持生长发育

甲状腺激素为人体正常生长发育所必需的,尤其对神经系统的生长发育具有重要影响,若分泌不足或过量都可引起疾病。甲状腺激素分泌不足,可使儿童生长发育迟缓,智力低下,身材矮小,导致呆小病（克汀病）,成人甲状腺功能不全可引起黏液性水肿。

2. 促进代谢与提高基础代谢率

甲状腺激素能促进物质氧化,增加氧耗,提高基础代谢,使产热增多,甲状腺功能亢进时有畏热、多汗等症状。甲状腺激素还能促进葡萄糖吸收,促进糖原分解和糖异生,但由于氧化增加,所以血糖升高并不明显。

3. 提高交感-肾上腺系统的敏感性

甲状腺激素可提高机体对儿茶酚胺类的敏感性,使心率加快、心肌收缩力加强、心排血量增加。甲状腺功能亢进可出现神经过敏、情绪激动、急躁、失眠、震颤、心率加快、心排血量增加、血压升高等症状。

【临床应用】 甲状腺激素主要用于甲状腺功能低下的补充替代疗法。

1. 呆小病

此类患者功能减退始于胎儿期或新生儿期,若及早诊治,发育仍可恢复正常。若治疗过晚,则智力持续低下,需终身治疗。

2. 黏液性水肿

黏液性水肿是由各种原因引起甲状腺功能不全导致的甲状腺素缺少或甲状腺激素抵抗,皮下黏多糖沉积,面部出现蜡样水肿。左甲状腺素钠和甲状腺素片治疗有效,应从小剂量开始,逐渐增大至足量。剂量不宜过大,以免增加心脏负担。

3. 单纯性甲状腺肿

应根据不同病因选用药物,因缺碘所致者应补碘,病因不详者可给予适量甲状腺激素,以补充内源性激素不足,并可抑制 TSH 过多分泌,缓解甲状腺组织代偿性增生肥大。

【不良反应与护理对策】 长期过量用药可引起甲状腺功能亢进,表现为心悸、震颤、多汗、体重减轻、神经兴奋性升高和失眠等症状。应定期监测血压、清晨体温及甲状腺功能,及时调整剂量,防止用药过快或过量。老年人和心脏病患者可发生心绞痛和心肌梗死,此时应立即停药并应用 β 受体阻断药对抗。

急性二尖瓣关闭不全、肾上腺功能不全、糖尿病、冠心病及对本品过敏者禁用。老年患者、高血压以及其他循环系统疾病患者、肾功能损害患者慎用。

【药物相互作用】

(1)糖尿病患者服用甲状腺激素应视血糖水平适当增加胰岛素或降糖药剂量。

(2)甲状腺激素与抗凝剂如双香豆素合用时,后者的抗凝作用增强,可能引起出血,应根据凝血酶原时间调整抗凝药剂量。

(3)与三环类抗抑郁药合用时,两类药的作用及毒副作用均有所增强,应注意调整剂量。

(4)服用雌激素或避孕药者,因血液中甲状腺素结合球蛋白水平增加,合用时甲状腺激素剂量应适当调整。

(5)考来烯胺或考来替泊可以减弱甲状腺激素的作用,两类药配伍用时,应间隔 4~5 h 服用,并定期测定甲状腺功能。

第二节　抗甲状腺药

抗甲状腺药是指能干扰或减少甲状腺激素合成与分泌、用于治疗甲状腺功能亢进的药物。临床上常用的抗甲状腺药有硫脲类、碘和碘化物、放射性碘以及 β 受体阻断药 4 类。

一、硫脲类

硫脲类药物包括两类：① 硫氧嘧啶类，包括甲硫氧嘧啶（methylthiouracil，MTU）、丙硫氧嘧啶[基]（propylthiouracil，PTU）；② 咪唑类，包括甲巯咪唑[基]（methiamazole，MMI，他巴唑）、卡比马唑（carbimazole，甲亢平）。

【体内过程】　硫氧嘧啶类口服吸收迅速，约 2 h 血药浓度达到峰值，生物利用度约为 80%，血浆蛋白结合率约为 75%。可分布于全身组织，甲状腺组织药物浓度较高，易透过胎盘屏障，可进入乳汁。MTU 的 $t_{1/2}$ 约 6～15 h，PTU 的 $t_{1/2}$ 为 2 h。甲巯咪唑的 $t_{1/2}$ 为 6～13 h，但在甲状腺组织中药物浓度可维持 16～24 h，其疗效与甲状腺内药物浓度有关。卡比马唑需在体内转化为甲巯咪唑才产生药理作用，故显效较慢，$t_{1/2}$ 约 9 h。

【药理作用及机制】　本类药物主要抑制甲状腺激素合成，作用相同，而强度各异。咪唑类作用强于硫氧嘧啶类。

1. 抑制甲状腺激素合成

可抑制过氧化物酶介导的酪氨酸碘化及耦联，进而抑制甲状腺激素的生物合成，药物本身则作为过氧化物酶的底物被碘化。本类药物不影响已合成的甲状腺激素释放，对已合成的激素也无拮抗作用，需待已合成的激素消耗后才能充分显效。用药后 2～3 周甲亢症状开始减轻，用药 1～3 个月基础代谢率才能逐渐恢复正常。

2. 抑制 T_4 转化为 T_3

PTU 能抑制外周 T_4 转化为 T_3，迅速降低血清 T_3 水平，为重症甲亢、甲状腺危象患者的首选药物。

3. 免疫抑制作用

目前认为，甲亢发病与自身免疫异常有关，硫脲类轻度抑制免疫球蛋白生成，使血循环中甲状腺刺激性免疫球蛋白（thyroid stimulating immunoglobulin，TSI）下降，因此对甲亢患者除能控制高代谢症状外，对病因也有一定的治疗作用。

【临床应用】

1. 甲亢治疗

适用于轻、中度病情、不宜手术和放射性碘（[131]I）治疗者，如儿童、青少年、手术后复发而不适于[131]I 治疗等病例。开始可给予大剂量，以求最大限度抑制甲状腺激素合成，给药 1～3 个月，当临床症状明显减轻，基础代谢率接近正常，T_3、T_4 恢复正常水平，药量可递减，直至维持量，维持治疗 1～2 年。

2. 甲亢术前准备

对适宜手术治疗的甲亢患者，术前应先用硫脲类药物，使甲状腺功能恢复或接近正常，以减少麻醉及术后并发症，防止术后发生甲状腺危象。但用药后患者甲状腺激素水平下降，可反馈性促进垂体分泌 TSH，导致甲状腺组织代偿性充血、增生、变软，增加手术困难，所以应在术前 2 周加服碘剂，以利手术进行及减少出血。

3. 甲状腺危象治疗

甲状腺危象是甲状腺毒症急性加重的一个综合征，发生原因与甲状腺激素大量进入循环有关。多发生于重症甲亢未予治疗或治疗不充分患者。患者可因高热、虚脱、心力衰竭、肺水肿、电解质平衡紊乱而死亡，称为甲状腺危象。除应用碘剂以及综合措施进行治疗外,还可应用大剂量 PTU 阻止甲状腺素合成,剂量约为治疗量的 2 倍,疗程一般不超过 1 周。

【不良反应与护理对策】

1. 粒细胞缺乏症

发生率约为 0.7%。甲亢可引起白细胞减少,所以要区分是甲亢引起的还是抗甲状腺药所致,须定期观察白细胞计数变化。白细胞低于 $4×10^9/L$ 或中性粒细胞低于 $1.5×10^9/L$ 时应当停药。因存在交叉反应,所以发生粒细胞减少时不应换用其他抗甲状腺药治疗。

2. 肝功能损害

甲亢本身可引起肝功能异常,需要与抗甲状腺药的肝毒性相鉴别,故应用抗甲状腺药前后需监测肝功能。PTU 的肝毒性主要是损伤肝细胞,MMI 的肝毒性主要是引起胆汁淤积,肝细胞损伤相对少见。约 30% 服用 PTU 的患者转氨酶升高。PTU 和 MMI 可引起药物性肝炎和肝衰竭。

3. 皮疹

发生率约为 5%,个别患者可发展为剥脱性皮炎。轻度皮疹可予以抗组胺药,或换用另外一种抗甲状腺药。发生严重皮疹需停药。

4. 其他

长期应用可使血清甲状腺激素水平显著下降,反馈性增加 TSH 分泌而引起腺体代偿性增生,出现腺体增大、充血,重者可产生压迫症状。可引起发热、关节与肌肉疼痛、淋巴结肿大等。若出现严重颈部淋巴结肿大应停药。

二、碘及碘化物

临床常用碘制剂包括碘化钾(potassium iodide)、碘化油(iodinated oil)、复方碘溶液(compound iodine solution,Lugol's solution,卢戈液)等。

【药理作用及机制】 碘和碘化物是治疗甲状腺疾病最古老的药物,其对甲状腺的作用,随用药剂量不同而不同。

1. 小剂量碘参与甲状腺激素合成

碘是合成甲状腺激素的原料,缺碘时甲状腺激素合成减少,可反馈性促进 TSH 分泌,使甲状腺组织增生肥大。长期缺碘轻则引起单纯性甲状腺肿,重则导致甲状腺功能减退。

2. 大剂量碘具有抗甲状腺作用

大剂量碘主要抑制甲状腺激素释放而产生抗甲状腺作用,与抑制甲状腺球蛋白水解酶,使 T_3、T_4 不能从甲状腺球蛋白解离、释放有关;同时,对过氧化物酶也有一定抑制作用,抑制甲状腺激素的合成;此外,能抑制 TSH 对甲状腺组织的促增生作用,用药后使腺体缩小、变硬、血管减少。大剂量碘抗甲状腺作用具有时间性,用药 1~2 d 后起效,10~15 d 达最大效应,若继续用药,反使碘的摄取受抑制,导致细胞内碘离子浓度降低,即失去其抑制激素合成的作用,甲亢又可复发,故碘化物不能单独用于甲亢治疗。

值得注意的是,减少碘摄入是甲亢的基础治疗之一。过量的碘摄入会加重和延长病程,增加复发的可能性,所以甲亢患者应当食用无碘盐,忌用含碘药物和含碘造影剂。复方碘化钠溶液仅在手术前和甲状腺危象时使用。

【临床应用】

1. 防治单纯性甲状腺肿

碘缺乏是引起单纯性甲状腺肿的主要因素。食盐碘化,即在食盐中按 $1/10^5 \sim 1/10^4$ 的比例加入碘化钠或碘化钾,是目前国际上公认的预防碘缺乏病的有效措施。

2. 治疗甲状腺危象

将碘化物加入 10% 葡萄糖溶液中静脉滴注,作用快而强,24 h 即可发挥疗效。或服用复方碘溶液,在 2 周内逐渐停服,需同时服用硫脲类药物。

3. 甲亢术前准备

一般在术前 2 周给予复方碘溶液,使甲状腺组织退化、血管减少、腺体缩小变韧,利于手术进行和减少出血。

【不良反应与护理对策】

1. 一般反应

有咽喉不适、口内金属味、呼吸道刺激等症状,以及结膜炎、唾液腺肿大,停药后可恢复。有口腔疾患者慎用,可将碘溶液涂于淀粉类食物服用。

2. 过敏反应

多于用药后即刻或数小时内发生,表现为皮疹、发热、皮炎、血管神经性水肿,严重者喉头水肿、窒息。一般停药可消退,加服食盐和增加饮水量可促进碘排泄。对碘化物过敏者禁用。

3. 慢性碘中毒

表现为口腔及咽喉部烧灼感、唾液分泌增加、鼻炎和眼结膜刺激症状。

4. 甲状腺功能紊乱

碘缺乏可引起甲状腺肿大或甲状腺功能减退,而碘摄入过多也可引起甲状腺肿大或甲状腺功能减退,长期大量应用还可诱发甲亢。

浸润性肺结核患者禁用。孕妇、哺乳期、婴幼儿及肺结核、肺水肿、肾功能不良、高血钾、口腔疾病患者慎用。

三、放射性碘

临床应用的放射性碘(radioiodine)是 ^{131}I,$t_{1/2}$ 为 8 d。

【药理作用】　甲状腺具高度摄碘能力,^{131}I 被其摄取,并在组织内产生射程约 2 mm 的 β 射线(占 99%),使辐射作用只限于甲状腺内,破坏甲状腺实质,使滤泡上皮破坏、萎缩、分泌减少;尚可抑制甲状腺内淋巴细胞的抗体生成。^{131}I 还产生 γ 射线(占 1%),可在体外测得,用于甲状腺摄碘功能测定。

【临床应用】

1. 甲状腺功能亢进治疗

适用于不宜手术或手术后复发及硫脲类无效或过敏者。一般用药一个月见效,3~4 个月甲状腺功能恢复正常。

2. 甲状腺功能检查

小剂量 ^{131}I 可用于检查甲状腺功能。甲亢患者摄碘率增高,峰值时间前移;反之,摄碘率降低,峰值时间后延。

【不良反应与护理对策】 早期主要有恶心、呕吐、头晕、乏力,少数患者有皮疹和瘙痒,部分患者可出现一过性甲亢症状加重、放射性甲状腺炎甚至诱发甲状腺危象、突眼恶化等。晚期并发症主要是一过性甲状腺功能减低,为甲状腺激素合成分泌不足所致。

患者服药前一晚应禁食,口服^{131}I后2h方可进食以及服药后48h尽量多饮水。用药前后一月内禁用碘剂、溴剂、抗甲状腺药物。用药后半年内应逐月随防。

^{131}I不宜用于下列情况:① 妊娠、哺乳期(禁用);② 年龄低于20岁的甲亢患者,尤其是女性患者;③ 严重心、肝、肾衰竭或活动性结核病患者;④ 外周血白细胞低于$3×10^9$/L或中性粒细胞低于$1.5×10^9$/L者;⑤ TSH依赖性甲亢;⑥ 甲状腺危象者;⑦ 甲状腺摄碘不能或摄碘功能低下者。

四、β受体阻断药

常用药物有普萘洛尔、阿替洛尔、美托洛尔等。

【药理作用】 甲亢患者常伴交感神经兴奋症状,而交感神经兴奋又可增加甲状腺激素分泌。本类药物通过阻断β受体而改善甲亢症状,减少甲状腺激素分泌;还可抑制外周T_4脱碘转化为T_3,起效较快,能迅速改善甲亢患者心率加快、心肌收缩力增强等交感神经兴奋症状。

【临床应用】

1. 甲状腺功能亢进和甲状腺危象

作为辅助药用于控制症状,与硫脲类药物合用疗效显著。尤其适用于硫脲类、^{131}I治疗疗效尚未显现的辅助治疗。甲状腺危象时静脉注射本类药物,能帮助患者度过危险期。

2. 甲状腺术前准备

术前1~2周应用本类药物,可改善腺体增大、变脆现象,使腺体不易撕裂,有利于手术。与硫脲类药物合用疗效迅速而显著。

制剂与用法

1. 甲状腺(thyroid)。片剂:40 mg,60 mg。口服,开始为10~20 mg/d,逐渐增加,维持量一般为40~120 mg/d,少数病人需160 mg/d。

2. 左甲状腺素钠(levothyroxine sodium)。片剂:25 μg,50 μg,100 μg。口服,甲状腺功能减退症,初始剂量为25~50 μg/次,1次/天,每2周增加25 μg,直至完全替代剂量100~150 μg,维持剂量为75~125 μg/d。

3. 丙硫氧嘧啶(propylthiouracil)。片剂:50 mg。胶囊:50 mg。口服,300~600 mg/d,分3~4次服用;维持量为25~100 mg/d,分1~2次服。

4. 甲硫氧嘧啶(methylthiouracil)。片剂:100 mg。口服,开始剂量为150~400 mg/d,分次口服,一日最大量为600 mg。病情控制后逐渐减量,维持量为50~150 mg/d。

5. 甲巯咪唑(thiamazole)。片剂:5 mg。口服,开始剂量为20~60 mg/d,分3次服,维持量为5~10 mg/d,服药最短不能少于1年。

6. 卡比马唑(carbimazole)。片剂:5 mg。口服,15~30 mg/d,分3次服。服用4~6周后如症状改善,改用维持量,2.5~5 mg/d,分次服用。

7. 碘化钾(potassium iodide)。片剂:10 mg。口服,治疗单纯性甲状腺肿,开始宜小剂量,

10 mg/d,20 d 为一疗程,连用 2 个疗程,疗程间隔 30～40 d,1～2 月后,剂量可渐增大为 20～25 mg/d,总疗程为 3～6 个月。

8. 碘化油(iodinated oil)。咀嚼片:50 mg。软胶囊:20 mg,50 mg,100 mg,200 mg。口服,200 mg/次,半年 1 次。

9. 复方碘溶液(卢戈液)。每 1000 mL 含碘 50 g、碘化钾 100 g。口服,治疗单纯性甲状腺肿,0.1～0.5 mL/次,1 次/天,2 周为一疗程,疗程间隔为 30～40 d。用于甲亢术前准备,3～10 滴/次,3 次/天,用水稀释后服用,约服 2 周。用于甲状腺危象,首次服用 2～4 mL,以后每 1～2 mL/4 h。

（孔　祥　丁伯平）

第三十三章　胰岛素及其他降血糖药

糖尿病(diabetes mellitus,DM)是一组由于胰岛素分泌缺陷和(或)利用障碍所引起的糖、脂肪、蛋白质代谢紊乱,并以长期高血糖为特征的代谢性疾病。主要包括两型:① 1 型糖尿病(type 1 diabetes mellitus,T1DM),胰岛 β 细胞破坏,导致胰岛素绝对缺乏,需外源性胰岛素治疗;② 2 型糖尿病(type 2 diabetes mellitus,T2DM),约占糖尿病患者总数的 90% 以上,与胰岛素相对不足或胰岛素抵抗有关。此外,临床还有妊娠糖尿病和特殊类型糖尿病。目前,糖尿病尚无法根治,临床治疗目标是将患者血糖控制在正常或接近正常水平,减少并发症的发生。常用药物包括胰岛素和其他降血糖药。

第一节　胰　岛　素[基]

胰岛素(insulin)是由胰岛 β 细胞分泌的一种酸性蛋白质,分子量为 56 kD,由 α、β 两条多肽链组成,α 链含 21 个氨基酸残基,β 链含 30 个氨基酸残基,其间由两个二硫键相连。药用胰岛素一般从猪、牛胰腺中提取,结构有种属差异,可引起过敏反应。目前可通过基因工程人工制备胰岛素,也可将猪胰岛素 β 链第 30 位的丙氨酸用苏氨酸代替而获得人胰岛素。

目前临床应用的尚有胰岛素类似物,即通过基因工程技术,对人胰岛素的氨基酸序列进行修饰生成新的胰岛素类似物,可以模拟正常胰岛素的作用,但具有与普通胰岛素不同的结构、理化性质和药动学特征。

【体内过程】　口服易被消化酶破坏,须注射用药。皮下给药吸收快,注射后 0.5～1 h 开始生效,2～4 h 作用达高峰,维持时间为 5～7 h;静脉注射 10～30 min 起效,15～30 min 达高峰,主要在肾与肝中代谢,作用维持 0.5～1 h。为延长其作用时间,可与碱性蛋白质结合,使等电点提高到 7.3,接近体液 pH,再加入微量锌使之稳定,制成中、长效制剂(表 33.1)。因均为混悬剂,可皮下及肌内注射,不可静脉注射。

【药理作用及机制】　胰岛素属多肽类激素,主要作用于胰岛素受体。胰岛素受体由两个 α-亚单位及两个 β-亚单位组成,α-亚单位在胞外,含胰岛素结合部位。β-亚单位为跨膜蛋白,其胞内部分具有酪氨酸激酶活性。胰岛素与其受体结合后,可激活胞内部分酪氨酸激酶活性,继而催化受体蛋白自身及其他蛋白的酪氨酸残基磷酸化,从而发挥作用。胰岛素能增加葡萄糖的转运,加速葡萄糖氧化和酵解,促进糖原合成和贮存,抑制糖原分解和糖异生而降低血糖;增加脂肪酸转运,促进脂肪合成并抑制其分解,减少游离脂肪酸和酮体生成;增加氨基酸转运和蛋白质合成,抑制蛋白质分解。

表 33.1　胰岛素制剂种类及其特点

类　别	制剂名称	起效时间 (h)	作用达峰时间 (h)	维持时间 (h)	给药时间
超短效	赖脯氨酸胰岛素	0.12~0.2	0.6~1.5	2~5	餐前 10 min
短效	普通胰岛素	0.5~1	2~4	5~7	餐前 15~30 min
中效	低精蛋白锌胰岛素	2~4	8~12	18~24	餐前 30~60 min
	精蛋白锌胰岛素	3~4	12~24	24~36	早餐前 30~60 min
长效	地特胰岛素	3~6	6~8	6~24	睡前 30~60 min
	甘精胰岛素	2~5	5~24	18~24	睡前 30~60 min
预混	双时相低精蛋白锌胰岛素	0.5	2~8	24	

【临床应用】　胰岛素是治疗 T1DM 最主要的药物,对胰岛素缺乏的各型糖尿病均有效。主要用于下列情况:① T1DM;② 新诊断的 T2DM,有明显的高血糖症状和(或)糖化血红蛋白水平明显升高者;③ T2DM 经饮食控制或用口服降血糖药未能控制者;④ 出现急性或严重并发症的糖尿病酮症酸中毒及非酮症高渗性昏迷;⑤ 合并重度感染、消耗性疾病、高热、妊娠、创伤以及手术的各型糖尿病;⑥ 将胰岛素、葡萄糖与氯化钾组成合剂,用来纠正细胞内缺钾。

【不良反应与护理对策】

1. 低血糖反应

剂量过大、进食太少或体力活动过多可出现低血糖,表现为饥饿感、出汗、心悸、焦虑、震颤等,严重者出现意识障碍、共济失调、心动过速甚至昏迷。应指导患者及家属熟知低血糖反应症状,以便及早发现。一旦发生,立即摄食或饮用糖水等,严重者静脉注射 50% 葡萄糖 20~30 mL。用药期间应鉴别糖尿病患者低血糖昏迷和酮症酸中毒性昏迷及非酮症性糖尿病昏迷,并分别采取相应救治措施。有严重肝、肾病变等患者应密切观察血糖。

2. 过敏反应

以牛胰岛素制剂多见,猪胰岛素与人胰岛素较接近,过敏反应较少。一般反应轻微、短暂,如局部瘙痒、红肿,少数患者可出现荨麻疹、血管神经性水肿、紫癜等全身反应,极个别患者可发生过敏性休克。高纯度制剂或人胰岛素过敏反应少见。

3. 胰岛素抵抗

① 急性抵抗:常因并发感染、创伤、手术、情绪激动等应激状态血中抗胰岛素物质增多所致,或因酮症酸中毒血中产生大量游离脂肪酸和酮体,妨碍了葡萄糖摄取和利用所致,可在短时间内增加胰岛素剂量;② 慢性抵抗:指每日需用药 200 U 以上而无并发症者。可能与胰岛素向靶部位转运异常、受体数目减少、受体亲和力下降、细胞膜糖转运系统失常,进而妨碍胰岛素作用发挥有关。应更换不同来源的胰岛素制剂,适当调整剂量或改用高纯度人胰岛素使患者恢复敏感,也可合用胰岛素增敏剂。

4. 脂肪萎缩

注射部位可出现脂肪萎缩,女性多于男性,应用高纯度胰岛素后较少发生。应更换注射部位,以保证药物吸收,防止注射部位组织萎缩或增生。

用药期间应定期检查血糖、尿常规、肝肾功能、视力、眼底视网膜血管、血压及心电图等，以了解病情及糖尿病并发症情况。定期监测患者对药物的反应性，及时调整用量，对孕妇及哺乳期妇女尤应注意。指导患者按规定时间和量进餐并合理安排每日运动时间、运动量。

第二节　口服降血糖药

常用的口服降血糖药有磺酰脲类、双胍类、α-葡萄糖苷酶抑制剂、胰岛素增敏剂和餐时血糖调节剂。

一、磺酰脲类

第一代磺酰脲类降糖药有甲苯磺丁脲(tolbutamide)和氯磺丙脲(chlorpropamide)，是在磺胺类基础上发展而来的。第二代药物有格列本脲[基](glibenclamide)、格列吡嗪[基](glipizide)、格列齐特[基](gliclazide)、格列美脲[基](glimepiride)和格列喹酮[基](gliquidone)等，作用明显强于第一代。

【体内过程】　本类药物口服吸收迅速、完全，血浆蛋白结合率高。多数药物在肝内氧化成羟基化合物，经尿液排出。甲苯磺丁脲口服 3～4 h 血药浓度达峰值，$t_{1/2}$ 为 4.5～6.5 h，作用持续 6～12 h。氯磺丙脲口服 2～6 h 达峰值，$t_{1/2}$ 为 25～60 h，作用持续 24～48 h，但个体差异大，个别患者作用可达数周。其他药物药代动力学特点见表 33.2。

表 33.2　磺酰脲类药物的药代动力学参数

药　名	达峰时间(h)	持续时间(h)	$t_{1/2}$(h)	特　点
格列本脲	2～5	24	10	作用强而持久，肝肾功能不全、进食少、饮酒者易致低血糖
格列齐特	3～4	24	10～12	作用缓和，生物 $t_{1/2}$ 较长，低血糖少而轻，适用于高龄患者
格列吡嗪	1～2	＞10	3～7	作用快而短，有促胰岛素早期分泌作用，不易发生低血糖
格列喹酮	2～2.5	2～3	1.5	作用缓和，95% 经肠道排出，可用于肾功不全者
格列美脲	2～3	24	5～8	作用缓和，低血糖发生少，肝脏代谢，代谢物无降血糖活性

【药理作用】

1. 降血糖作用

磺酰脲类对正常人和胰岛功能尚未完全丧失者均有降糖作用，但对 T1DM 患者无效。磺酰脲类可作用于胰岛 β 细胞膜上的磺酰脲受体及与之相偶联的 ATP 敏感钾通道和电压依赖性钙通道，阻滞钾外流，使细胞膜去极化，增加钙通道开放，使胞外钙内流，胞内游离钙浓度增加,触发胰岛素释放。长期用药且胰岛素已恢复的情况下,仍具降血糖作用。这可能与药物抑制胰高血糖素分泌、提高靶细胞对胰岛素的敏感性有关。也可能增加胰外组织对胰岛素的敏感性和糖的利用。

2. 防治微血管病变

新型磺酰脲类(如格列齐特)能减少血小板黏附与聚集,降低血栓素水平,刺激纤溶酶原合成,从而增加纤维蛋白降解能力,减轻糖尿病微血管病变。

3. 抗利尿作用

氯磺丙脲能促进抗利尿激素(ADH)分泌,增强 ADH 的作用。

【临床应用】　用于胰岛功能尚存的 T2DM 且单用饮食控制无效者。对胰岛素抵抗患者可刺激内源性胰岛素分泌,减少胰岛素用量。氯磺丙脲可用于中枢性尿崩症。

【不良反应与护理对策】

(1) 常见胃肠不适、恶心、腹痛、腹泻。应从小剂量开始用药,饭后服药并加服抗酸剂可减轻胃肠道反应。大剂量氯磺丙脲可引起中枢神经系统症状,如精神错乱、嗜睡、眩晕、共济失调。也可引起粒细胞减少和胆汁郁积性黄疸及肝损害,一般在服药后 1～2 个月内发生。同时用药期间应定期检查肝功能,告诫患者服药期间应戒酒。

(2) 严重不良反应为持久性低血糖,常因药物过量所致,尤以氯磺丙脲为甚。老人及肝、肾功能不良者易发生,故此类患者不宜用氯磺丙脲。新型磺酰脲类较少引起低血糖。

(3) 少见贫血、白细胞与血小板减少、粒细胞缺乏。用药期间应定期检查血象。偶见皮肤红斑、荨麻疹等过敏反应,应立即停药,并予以相应处理。

肝肾功能不全、白细胞减少、对磺胺类过敏、昏迷、外伤、重大手术、糖尿病并发酸中毒、急性感染、IDDM 患者及孕妇禁用。

【药物相互作用】

(1) 与同化激素类、氯霉素、胍乙啶、单胺氧化酶抑制剂、磺胺类药合用,可增加低血糖反应。与乙醇同服时,可以引起腹部绞痛、恶心、呕吐、头痛、面部潮红和低血糖。与 β 受体阻滞剂同用,发生低血糖的危险性增大,并掩盖低血糖引发的症状。

(2) 保泰松、水杨酸钠、吲哚美辛、双香豆素等药物与本类药物竞争血浆蛋白使其游离浓度升高,引起低血糖。肝药酶抑制剂可抑制本品代谢,从而增强其降血糖作用。糖皮质激素、肾上腺素、苯妥英钠、噻嗪类利尿剂、甲状腺素等可增高血糖水平,与本类药联用时需调整剂量。

二、双胍类

常用药物为二甲双胍[基](metformin,甲福明)和苯乙双胍(phenformin,苯乙福明)。

【体内过程】　二甲双胍口服后主要在小肠吸收,2 h 血药浓度达峰值,生物利用度为 $50\%～60\%$,以原形随尿液排泄,$t_{1/2}$ 为 1.5 h。苯乙双胍口服生物利用度为 60%,主要在肝内代谢,肾脏排泄,$t_{1/2}$ 为 3～5 h,作用持续 6～8 h。

【药理作用】　本类药物可降低 T2DM 患者空腹及餐后血糖水平,其机制可能为:① 提高外周组织对胰岛素的敏感性,增加胰岛素介导的葡萄糖利用;② 增加非胰岛素依赖的组织对葡萄糖的利用,如脑、血细胞、肾髓质、肠道、皮肤等;③ 抑制肝糖异生作用,降低肝糖输出;④ 抑制肠壁细胞摄取葡萄糖;⑤ 抑制胆固醇的生物合成和贮存,降低血甘油三酯、总胆固醇水平。与胰岛素作用不同,本类药物无促进脂肪合成作用,对正常人无明显降血糖作用,对 T2DM 单独应用时一般不引起低血糖。

【临床应用】 用于单纯饮食和运动治疗控制效果不佳的 T2DM 患者,尤其是肥胖和伴高胰岛素血症者。本类药物不但有降血糖作用,还有减轻体重和高胰岛素血症的效果。对某些经磺酰脲类药物治疗效果较差的糖尿病患者,本类药物与磺酰脲类药物合用,可产生协同作用,较分别单用的效果更好。亦可用于胰岛素治疗的患者,以减少胰岛素用量。

【不良反应与护理对策】 可引起恶心、呕吐、厌食、腹泻、腹痛、口中金属味等,肠溶制剂可减轻上述反应。也可出现乏力、疲倦、体重减轻、头晕、皮疹等,大剂量可阻断三羧酸循环,导致丙酮酸在细胞内堆积,引起乳酸性酸中毒,一旦发生,则可能危及生命。因此对服用本品的患者,应进行肾功能监测并给予最低有效用量,以降低乳酸性酸中毒发生的风险。

肝、肾功能不全、充血性心力衰竭、糖尿病酮症酸中毒、糖尿病昏迷、急性发热感染、外伤及重大手术、营养不良者及孕妇、哺乳期妇女禁用。

【药物相互作用】

(1) 与抗凝药联用,应调整抗凝药剂量。磺酰脲类、胰岛素、单胺氧化酶抑制剂、乙醇和水杨酸盐等增强本类药物降糖作用。

(2) 钙通道抑制剂、雌激素、糖皮质激素、甲状腺素、利福平、苯妥英、酚噻嗪等能降低本类药物降糖作用。

三、α-葡萄糖苷酶抑制剂

临床常用药物包括阿卡波糖[基](acarbose)和伏格列波糖(voglibose)。本类药物与碳水化合物竞争小肠上皮刷状缘的糖苷水解酶,减慢葡萄糖产生速度并延缓葡萄糖吸收。单独应用或与其他降糖药合用,可降低患者的餐后血糖。主要不良反应为胃肠道反应,表现为腹胀、上腹部灼痛、腹泻或便秘。个别患者可能出现红斑、皮疹和荨麻疹等过敏反应。

四、胰岛素增敏剂

胰岛素抵抗和胰岛 β 细胞功能受损是糖尿病治疗的两大难题。很多 T2DM 患者存在胰岛素抵抗现象,从而使胰岛素不能发挥其正常生理功能,引起高血糖,而高血糖又继续刺激胰岛素分泌,形成高胰岛素症,并可引起高血压、高血糖、高血液黏稠度、高体重及心脑血管并发症等一系列改变。因此,改善胰岛素敏感性、缓解高胰岛素血症是 T2DM 治疗的一个重要环节。胰岛素增敏剂是降糖药物研究的新思路。

噻唑烷二酮类(thiazolidinediones,TZDs)药物具有改善胰岛 β 细胞功能、减轻胰岛素抵抗及相关代谢紊乱的作用,对 T2DM 及其心血管并发症均有明显的疗效。本类药物有吡格列酮[基](pioglitazone)、罗格列酮(rosiglitazone)和曲格列酮(troglitazone)等,临床上常用吡格列酮,曲格列酮由于其特异性肝毒性,临床已不再使用。

【药理作用】 可选择性激动过氧化物酶体增殖物激活受体-γ(peroxisome proliferators-activated receptors γ,PPAR-γ),调节胰岛素应答基因的转录,控制葡萄糖的生成、转运和利用。

1. 改善胰岛素抵抗，降低高血糖

早期使用本类药物，不仅能使血糖、糖化血红蛋白和血脂水平降低，且能保护、改善胰岛β细胞功能，延缓病情进展。其作用主要表现在：① 改善骨骼肌、脂肪组织胰岛素抵抗，增加对葡萄糖的摄取；② 降低肝糖原分解，减少葡萄糖释放；③ 减轻胰岛素抵抗，改善β细胞功能。

2. 改善脂肪代谢

本类药可降低 T2DM 患者甘油三酯和低密度脂蛋白胆固醇(LDL-C)水平，并可升高高密度脂蛋白胆固醇(HDL-C)水平。

3. 降低心血管并发症

本类药物具有抑制血小板聚集、抗炎、抗动脉粥样硬化、降低血压及保护肾脏作用，减少心血管并发症致死率。

【临床应用】 本类药物主要用于经饮食和运动控制不佳，单用胰岛素、二甲双胍、磺酰脲类药物疗效不佳的 2 型糖尿病患者。

【不良反应与护理对策】

1. 肝脏损害

本类药物曲格列酮曾引起致死性肝损害。因此，患者在开始使用吡格列酮前，应测定血清 ALT(丙氨酸氨基转氨酶)水平，在治疗的第一年，每两个月测定 1 次，之后定期进行。当有症状提示肝功能异常，如恶心、呕吐、腹痛、疲劳、食欲不振、尿色加深等时，应进行肝功能测定。如出现黄疸，应立即停药。有肝病或肝功能损害者不宜使用。

2. 体重增加

该作用呈剂量依赖性，若用药过程中患者体重增加 4 kg 以上，应考虑减量或停药。部分患者发生水肿，呈剂量依赖性，与胰岛素合用更明显。用药期间应限制钠盐摄入，并酌情使用利尿剂。

3. 心力衰竭

本类药物与胰岛素联用，心力衰竭风险增加，应引起注意。此外，罗格列酮可增加上呼吸道感染的发生率，吡格列酮可升高血肌酸激酶水平。

4. 其他

本类药物需在胰岛素存在前提下才能发挥作用，故不宜用于 1 型糖尿病或糖尿病酮症酸中毒患者。与其他降糖药或胰岛素联用时，可发生低血糖，应根据情况调整各药剂量。不宜与二甲双胍合用。此外，吡格列酮可增加膀胱癌风险。

五、餐时血糖调节剂

瑞 格 列 奈[基]

瑞格列奈(repaglinide)是一种非磺酰脲类短效促胰岛素分泌剂，其最大优点是促进糖尿病患者胰岛素生理性分泌曲线的恢复。口服吸收迅速，服药 1 h 血药浓度达峰值，血浆蛋白结合率达 98% 以上。几乎全部被代谢，代谢物无活性，$t_{1/2}$ 约 1 h。可与胰岛 β 细胞膜外 ATP 依赖的 K^+ 通道上的特定位点结合，使钾通道关闭，β 细胞去极化，电压依赖性 Ca^{2+} 通道开放，Ca^{2+} 内流增加，促进胰岛素分泌。其结合位点与磺酰脲类不同，是一类快速作用的促胰岛素分泌剂,主要刺激胰岛素的早时相分泌而降低餐后血糖。用于饮食及运动不能有效控制血糖的 2 型糖尿病。与二甲双胍联用,对控制血糖有协同作用。

常见低血糖反应及胃肠道反应,与二甲双胍合用会增加发生低血糖的风险。用药初期少数病人出现暂时性视觉异常,偶见瘙痒、皮肤发红、荨麻疹等过敏反应。

那格列奈(nateglinide)药理作用及临床应用同瑞格列奈。

第三节　其他降血糖药

一、基于胰高血糖素样肽-1 的降血糖药

胰高血糖素样肽-1(glucagon like peptide-1,GLP-1)是一种肠促胰素(一种肠源性激素),由胰高糖素原基因表达,此基因在胰岛 α 细胞的主要表达产物是胰高血糖素,而在肠黏膜 L 细胞表达的为 GLP-1。GLP-1 具有以下生理作用:① 以葡萄糖依赖的方式作用于胰岛 β 细胞,促进胰岛素基因的转录,使胰岛素的合成和分泌增加;② 刺激 β 细胞的增殖和分化,抑制凋亡,增加胰岛 β 细胞数量;③ 强烈抑制胰岛 α 细胞的胰高血糖素分泌;④ 促进胰岛 δ 细胞生长抑素分泌,而生长抑素又作为旁分泌激素参与抑制胰高血糖素的分泌;⑤ 抑制食欲与摄食;⑥ 延缓胃内容物排空等。

然而,GLP-1 在体内可迅速被二肽基肽酶-Ⅳ(dipeptidyl peptidase Ⅳ,DPP-Ⅳ)降解而失去生物活性,$t_{1/2}$ 不到 2 min,限制了其临床应用。GLP-1 受体激动剂及 DPP-Ⅳ 抑制剂的问世为 T2DM 的治疗提供了新的用药选择。

1. GLP-1 受体激动剂

本类药物中,短效制剂有艾塞那肽(exenatide)、利司那肽(lixisenatide)等,长效制剂有利拉鲁肽[基](liraglutide)、阿必鲁肽(albiglutide)、贝那鲁肽(beinaglutide)等,适用于单用二甲双胍、磺酰脲类,以及二甲双胍合用磺酰脲类,血糖仍控制不佳的患者。常见恶心、呕吐、腹泻、消化不良等胃肠道反应,一般为轻度到中度,多随继续用药而减轻。

2. DDP-Ⅳ 抑制剂

临床常用药物有沙格列汀(saxagliptin)、西格列汀[基](sitagliptin)、利格列汀[基](linagliptin)、维格列汀(vildagliptin)、阿格列汀(alogliptin)等。本类药物通过抑制 DPP-Ⅳ 活性而减少 GLP-1 降解,提高内源性 GLP-1 水平,促进胰岛 β 细胞释放胰岛素,同时抑制胰岛 α 细胞分泌胰高血糖素,从而提高胰岛素水平,降低血糖。本类药不易诱发低血糖和体重增加。

可单用或与其他口服降糖药、胰岛素联用治疗 T2DM。不良反应有胃肠道反应、过敏反应、头痛、上呼吸道感染、胰腺炎、关节痛等。孕妇、儿童和对 DDP-Ⅳ 抑制剂过敏者、1 型糖尿病和酮症酸中毒患者禁用。

二、钠-葡萄糖共转运蛋白 2(SGLT-2)抑制剂

近端肾小管中表达钠-葡萄糖协同转运蛋白 2(SGLT-2),负责肾小管腔内葡萄糖的再吸收。SGLT-2 抑制剂可减少葡萄糖重吸收,促进尿糖排泄,从而降低血糖。此外,SGLT-2 抑制剂尚具有减轻体重和降低血压的作用。

本类药物有达格列净[基](dapagliflozin)、恩格列净(empagliflozin)、卡格列净(canagliflozin)等,可单用或与其他口服降糖药或胰岛素联用治疗 T2DM。不良反应有低血压、肾功能受损、生殖系统真菌感染等。严重肾功能受损、肾病终末期者禁用。

制剂与用法

1. 胰岛素(insulin)。注射剂:300 U/3 mL,400 U/10 mL,800 U/10 mL。皮下注射,剂量根据病情、血糖、尿糖由小剂量(视体重等因素每次 2～4 单位)开始,逐步调整。一般每日三次,餐前15～30 min 注射,必要时睡前加注一次小量。

2. 重组人胰岛素(recombinant human insulin)。注射液:300 U/3 mL,400 U/10 mL,1000 U/10 mL。皮下注射,每天 0.3～1.0 U/kg 体重。

3. 精蛋白锌胰岛素(isophane insulin)。注射剂:400 U/10 mL。剂量视病情而定,早饭前30～60 min 给药,1 次/天,皮下注射。

4. 低精蛋白锌胰岛素(isophane insulin)。注射剂:300 U/3 mL,400 U/10 mL。剂量视病情而定,早饭前(或加晚饭前)30～60 min 给药,一般从小剂量开始,如每日用量超过 40 U 者,应分 2次注射。

5. 氯磺丙脲(chlorpropamide)。片剂:0.1 g,0.25 g。口服,治疗糖尿病,0.1～0.3 g/次,1 次/天。治疗尿崩症,0.1～0.2 g/次,1 次/天。

6. 甲苯磺丁脲(tolbutamide)。片剂:0.5 g。口服,0.5 g/次,2～4 次/天。

7. 格列本脲(glibenclamide)。片剂:2.5 mg。胶囊:1.75 mg。口服,开始 2.5 mg,早餐前或早餐及午餐前各一次,轻症者 1.25 mg,3 次/天,7 日后递增每日 2.5 mg。

8. 格列美脲(glimepiride)。片剂:1 mg,2 mg。胶囊:2 mg。口服,起始剂量为 1～2 mg,1 次/天。维持量是 1～4 mg,1 次/天。

9. 格列齐特(gliclazide)。片剂:80 mg。胶囊:40 mg。缓释片:30 mg。口服,开始用量 40～80 mg,1～2 次/天,之后根据血糖水平调整至 80～240 mg/d,分 2～3 次服用,待血糖控制后,每日改服维持量。

10. 格列吡嗪(glipizide)。片剂:5 mg。胶囊:5 mg。缓释片:5 mg。控释片:5 mg。口服,2.5～20 mg,早餐前 30 min 服用。日剂量超过 15 mg,宜在早、中、晚分三次餐前服用。

11. 格列喹酮(gliquidone)。片剂:30 mg。胶囊:30 mg。分散片:30 mg。口服,15～180 mg/d。日剂量 30 mg 以内者可于早餐前一次服用,大于此剂量者可酌情分为早、晚或早、中、晚分次服用。

12. 盐酸二甲双胍(metformin hydrochloride)。片剂:0.25 g。肠溶片:0.25 g,0.5 g,0.85 g。缓释片:0.25 g,0.5 g。肠溶胶囊:0.25 g。口服,开始 0.25 g/次,2～3 次/天,以后根据疗效逐渐增加,一般每日量 1～1.5 g,最多每日不超过 2 g。

13. 盐酸苯乙双胍(phenformin hydrochloride)。片剂:25 mg。口服,25 mg/次,1 次/天,餐前服用;数日后,可增加给药次数至 2～3 次,每次 25 mg。

14. 罗格列酮(rosiglitazone)。片剂:1 mg,4 mg。口服,初始剂量可为 4 mg/d,1 次或分 2 次口服,如对初始剂量反应不佳,可逐渐加量至一日 8 mg。与磺酰脲类联合用药,初始剂量可为 4 mg/d,每日 1 次或分 2 次口服。

15. 盐酸罗格列酮(rosiglitazone hydrochloride)。片剂:2 mg,4 mg,8 mg。用法同罗格列酮。

16. 马来酸罗格列酮(rosiglitazone maleate)。片剂:4 mg,8 mg。用法同罗格列酮。

17. 盐酸吡格列酮(pioglitazone hydrochloride)。片剂:15 mg,30 mg。胶囊:15 mg,30 mg。分散片:15 mg。口服,15~30 mg/次,1 次/天。

18. 阿卡波糖(acarbose)。片剂:50 mg,100 mg。胶囊:50 mg。咀嚼片:50 mg。口服,用餐前服用,起始剂量为 50 mg/次,3 次/天。以后逐渐增加至 0.1 g/次,3 次/天。

19. 伏格列波糖(voglibose)。片剂:0.2 mg,0.3 mg。胶囊:0.2 mg。分散片:0.2 mg。咀嚼片:0.2 mg。口服,0.2 mg/次,3 次/天,餐前服用。疗效不明显时,经充分观察可以将每次用量增至 0.3 mg。

20. 瑞格列奈(repaglinide)。片剂:0.5 mg,1 mg,2 mg。分散片:0.5 mg。口服,餐前 30 min 内服用本药。起始剂量为 0.5 mg,以后如需要可每周或每两 2 做调整。最大单次剂量为 4 mg,进餐时服用。

21. 沙格列汀(saxagliptin)。片剂:2.5 mg,5 mg。口服,5 mg/次,1 次/天。

22. 苯甲酸阿格列汀(alogliptin benzoate)。片剂:12.5 mg,25 mg。口服,25 mg/次,1 次/天。

23. 维格列汀(vildagliptin)。片剂:50 mg。口服,100 mg/次,1 次/天。

24. 磷酸西格列汀(sitagliptin phosphate)。片剂:25 mg,50 mg,100 mg。口服,100 mg/次,1 次/天。

25. 恩格列净(empagliflozin)。片剂:10 mg,25 mg。口服,10 mg/次,1 次/天,晨服。

26. 达格列净(dapagliflozin)。片剂:5 mg,10 mg。口服,5 mg/次,1 次/天,晨服。

27. 卡格列净(canagliflozin)。片剂:0.1 g,0.3 g。口服,0.1 g/次,1 次/天,于当天第一餐前服用。

28. 艾塞那肽(exenatide)。注射液:5 μg(0.25 mg/mL,1.2 mL/支),10 μg(0.25 mg/mL,2.4 mL/支)。皮下注射,5 μg/次,2 次/天。

29. 利拉鲁肽(liraglutide)。注射液:18 mg/3 mL(预填充注射笔)。皮下注射,0.6 mg/d,至少 1 周后,剂量应增加至 1.2 mg/d。

30. 利司那肽(lixisenatide)。注射液:20 μg 剂量注射笔(深紫红色,0.10 mg/mL,3 mL/支),10 μg 剂量注射笔(绿色,0.05 mg/mL,3 mL/支)。皮下注射,开始剂量 10 μg/d,共 14 d,15 d 开始增加维持剂量至 20 μg 每天 1 次。

31. 贝那鲁肽(beinaglutide)。注射液:4.2 mg/2.1 mL。皮下注射,起始剂量 0.1 mg/次,3 次/天。治疗 2 周后,增至 0.2 mg/次,3 次/天。

(苏 青 孔 祥)

第三十四章　抗菌药物概论

对病原微生物、寄生虫所致疾病及肿瘤进行的药物治疗统称化学治疗(chemotherapy)。用于化学治疗的药物称化疗药物,包括抗病原微生物药、抗寄生虫药及抗恶性肿瘤药。抗菌药物(antibacterial drugs)是抗微生物药的一种,对各种细菌有显著的抑制或杀灭作用,临床用于细菌感染性疾病的治疗。

在抗菌药物临床应用中,要综合分析机体、病原微生物和药物三者之间的辩证关系,在明确的指征下选用适当的药物、合适的剂量和疗程,达到杀灭细菌、控制感染的目的。同时要采取相应措施防止不良反应,并延缓细菌耐药性产生。要特别重视调动机体的防御功能,切忌"只见药物不见人"的片面倾向(图 34.1)。

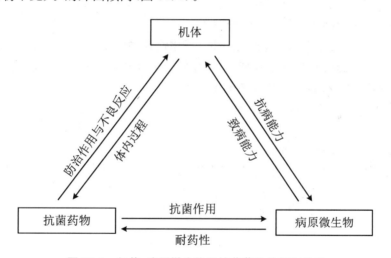

图 34.1　机体、病原微生物及抗菌药物的相互关系

第一节　抗菌药物常用术语

1. 抗菌药(antibacterial drugs)

指对细菌有显著抑制或杀灭作用的药物,包括抗生素和人工合成药物(喹诺酮类、磺胺类等)。

2. 抗生素(antibiotics)

指由微生物(细菌、真菌、放线菌等)产生、具有抑制或杀灭其他病原微生物的物质。抗生素分为天然和人工半合成两类,前者由微生物产生,后者是对天然抗生素的结构进行改造而获得的半合成产品。

3. 抗菌谱(antibacterial spectrum)

指抗菌药物抑制或杀灭病原菌的范围。广谱抗菌药对多种病原微生物有效,如四环素、第三、四代头孢菌素等。窄谱抗菌药仅对一种细菌或局限于某些细菌有抗菌作用,如异烟肼仅对结核杆菌有抗菌作用。抗菌药物的抗菌谱是临床选药的基础。

4. 抑菌药(bacteriostatic drugs)

仅能抑制细菌生长繁殖而不能杀灭细菌的抗菌药物,如四环素类、红霉素类、林可霉素等。

5. 杀菌药(bactericidal drugs)

能杀灭细菌的药物,如青霉素、头孢菌素、氨基糖苷类抗生素等。

6. 最低抑菌浓度(minimum inhibitory concentration,MIC)

在体外实验中,能抑制细菌生长的最低药物浓度。

7. 最低杀菌浓度(minimum bactericidal concentration,MBC)

能杀灭培养基内细菌的最低药物浓度。

8. 化疗指数(chemotherapeutic index,CI)

是评价化疗药物有效性与安全性的指标,以化疗药物的半数致死量 LD_{50} 与半数有效量 ED_{50} 之比表示。一般来说,化疗指数越大,药物的安全性和临床应用价值越高。

9. 抗菌后效应(post-antibiotic effect,PAE)

指细菌与抗生素接触后,当血药浓度低于 MIC 或消失后,细菌生长受到持续抑制的效应。

10. 二重感染(superinfection)

指长期使用广谱抗生素,使敏感菌受到抑制,而不敏感菌趁机大量繁殖,造成新的感染。临床上以继发性真菌感染较为常见,如白假丝酵母菌感染性鹅口疮、肠炎等;此外,耐药菌感染也较为常见,如难辨梭状芽孢杆菌引起的假膜性肠炎等。

第二节　抗菌药物的作用机制

抗菌药物主要是通过特异性干扰病原微生物的生化代谢过程,影响其结构和功能使其丧失正常生长繁殖的能力从而发挥抑菌或杀菌作用。

1. 抑制细菌细胞壁的合成

与哺乳动物细胞不同,细菌的外层有坚韧而厚实的细胞壁,可维持细菌外形完整,抵抗菌体内强大的渗透压,并适应多样的环境变化。细胞壁的主要成分为肽聚糖(peptidoglycan),后者构成网状分子包围并保护菌体。青霉素类、头孢菌素类等药物可通过与青霉素结合蛋白(penicillin binding proteins,PBPs)结合,抑制转肽酶活性,进而抑制肽聚糖的合成,使细菌细胞壁缺损。由于菌体内部渗透压高,水分不断进入菌体内,引起菌体膨胀破裂死亡,从而起到杀菌作用。G⁺菌细胞壁厚,肽聚糖含量高(50%～80%),菌体内渗透压高,故对青霉素等抗生素敏感。而 G⁻菌细胞壁薄,肽聚糖较少(1%～10%),菌体内渗透压低,且细胞壁外尚有一层外膜,因此对青霉素类抗生素不敏感。哺乳动物细胞无细胞壁,故此类药物对人体细胞几乎没有毒性。

2. 影响胞浆膜的通透性

多黏菌素的化学结构中含有多个阳离子极性基团,可选择性地与 G⁻杆菌胞浆膜中的磷脂结合,使胞浆膜通透性增加;制霉菌素等抗真菌药可选择性地与真菌胞浆膜上的固醇类物质结合,使真菌胞浆膜通透性增加,导致菌体内蛋白质、氨基酸等重要物质外漏,造成细菌死亡。

3. 抑制细菌蛋白质合成

细菌蛋白质在胞浆内通过核糖体循环完成。许多抗菌药物可作用于蛋白质合成的不同阶段,抑制细菌蛋白质合成,发挥抗菌作用。

(1) 作用于起始阶段。氨基糖苷类抗生素可阻止细菌核糖体 30S 亚基和 50S 亚基合成 70S 起始复合物,而抑制细菌蛋白质合成。

(2) 作用于肽链延伸阶段。四环素类与细菌核糖体 30S 亚基结合,阻止氨基酰 tRNA 与 30S 亚基的 A 位结合,阻碍肽链形成而发挥抑菌作用。氯霉素和林可霉素可抑制肽酰基转移酶,大环内酯类则抑制移位酶,从而发挥抗菌作用。

(3) 作用于终止阶段。氨基糖苷类抗生素阻止终止因子与 A 位结合,使合成的肽链不能从核糖体释放出来,核糖体循环受阻,从而发挥杀菌作用。

4. 抑制核酸合成

喹诺酮类抑制细菌 DNA 回旋酶,使菌体 DNA 复制受阻;利福平能抑制细菌的 RNA 多聚酶,阻止 mRNA 的合成。由于核酸合成受阻,细菌生长、繁殖受抑制。

5. 抑制叶酸代谢

磺胺类抑制二氢蝶酸合酶,甲氧苄啶(TMP)抑制二氢叶酸还原酶,二者均可干扰细菌体内的叶酸代谢过程,最终影响蛋白质合成,从而抑制细菌生长、繁殖。

第三节　细菌耐药性

细菌耐药性(bacterial resistance)又称抗药性(resistance to drugs),是指细菌对抗菌药物不敏感的现象,可分为固有耐药(intrinsic resistance)和获得性耐药(acquired resistance)两类。固有耐药性又称天然耐药性,由细菌染色体基因所决定,可世代相传,如肠道革兰阴性杆菌对青霉素天然耐药。获得耐药性是指敏感菌株与抗菌药反复接触后,其对抗菌药物的敏感性下降或消失,一般所说的耐药性是指获得耐药性。细菌的获得耐药性可因不再接触抗菌药而消失,也可将耐药基因转移给染色体成为固有耐药性。某些细菌对某种药物产生耐药性后,对同类的其他药物也产生耐药性,称为交叉耐药性。细菌耐药性发生机制包括以下几方面。

1. 产生灭活酶

细菌可产生灭活酶,使抗菌药灭活而产生耐药。灭活酶可以由质粒或染色体基因表达,是最重要的耐药机制之一。常见的细菌灭活酶有 β-内酰胺酶、氨基糖苷类钝化酶(如乙酰化酶、腺苷化酶及磷酸化酶)、氯霉素乙酰转移酶、大环内酯酶及林可霉素核苷转移酶等。

2. 改变药物作用靶位

细菌通过改变抗菌药靶位蛋白结构,降低与抗菌药的亲和力,使抗菌药不能与靶蛋白结合而导致耐药。如肺炎链球菌可改变细胞内膜上青霉素结合蛋白,使药物不能与之结合从而对青霉素高度耐药;耐甲氧西林金黄色葡萄球菌(MRSA)可产生新的青霉素结合蛋白,使青霉素不能与之结合而失效;肠球菌对 β-内酰胺类耐药是增加青霉素结合蛋白的数量,也能产生 β-内酰胺酶灭活药物,形成多重耐药。

3. 降低外膜通透性

细菌接触抗生素后,可通过提高细菌外膜的屏障作用,使外膜通透性下降,阻止或减少抗菌药进入菌体。如铜绿假单胞菌外膜具有特异性通道,亚胺培南可经此通道进入菌体发挥抗菌作用。接触亚胺培南后细菌发生基因突变,使特异性通道蛋白的基因表达缺失,导致合成障碍,从而阻止亚胺培南进入菌体,形成对亚胺培南特异性耐药。

4. 主动外排增加

某些细菌外膜含有由跨膜蛋白组成的主动流出系统(active efflux system),可将进入菌体内的抗菌药物泵出,导致细菌对多种抗菌药耐药。如铜绿假单胞菌通过产生多种跨膜蛋白,增强对药物的主动外排,这也是铜绿假单胞菌耐药的重要机制之一。

5. 改变代谢途径

某些细菌如金葡菌与磺胺类药物反复接触后,可通过改变代谢途径直接利用外源性叶酸,同时还可使对氨苯甲酸(PABA)的生成明显增加,后者与磺胺药竞争二氢蝶酸合酶,使磺胺药的抑菌作用减弱或消失。

第四节　抗菌药物的合理应用

抗菌药物的广泛应用,从根本上改变了细菌感染性疾病对人类的威胁,挽救了大量患者的生命。但由于抗菌药物的不合理应用乃至滥用,引发了日益严重的医疗、社会问题,如抗菌药物的毒性及严重不良反应、细菌耐药性快速增长、条件致病菌感染增多等。因此,正确合理地应用抗菌药物是提高药物疗效、降低不良反应以及减少或延缓细菌耐药的关键措施。

一、合理用药的基本原则

1. 根据适应证用药

不同病原微生物对药物的敏感性不同,每种抗菌药都有其特定抗菌谱与适应证。严格按照药物的适应证和抗菌谱选用药物是合理用药的首要原则。正确的临床诊断和细菌学诊断是合理用药的基础,药敏实验结果是选药的重要参考。

2. 根据药动学特点用药

药物必须在血液及靶组织达到一定的浓度并维持一定的时间,才能有效地抑制或杀灭细菌。因此,临床选药时应根据药物的药动学特点,确定用药品种、途径、剂量、间隔及疗程。如治疗细菌性脑膜炎时,除应选用对致病菌敏感性高的药物外,还应选用易于通过血脑屏障的药物如氯霉素、青霉素、利福平等;治疗泌尿系统感染,宜选用以原型从尿中排泄浓度高的药物如氨基糖苷类、喹诺酮类等;治疗金葡菌引起的骨髓炎及关节感染,宜选用在骨组织中分布多的克林霉素等。

在确定用药剂量和疗程时,应注意剂量过小不仅不能获得理想的疗效还易诱导细菌产生耐药性;反之,若剂量过大,不仅容易造成患者的毒副反应,也造成浪费。疗程过短易导致疾病复发或转为慢性。对一般感染,抗菌药需用至患者体温恢复正常、症状消失后 3～4 天为宜。

3. 根据患者情况用药

用药时,应根据患者的年龄、性别、病理生理状态、并发症及经济承受能力等各种因素,合理选用药物,制订最佳用药方案。如婴幼儿,尤其新生儿机体发育不成熟,各种酶系统发育不全,血浆蛋白结合能力弱,肾小球滤过率低,对氨基糖苷类应慎用并应及时调整剂量。又如老年人血浆蛋白水平较低,肾功能减退,血药浓度往往高于青壮年,$t_{1/2}$ 明显延长,故老年人用药剂量应相应降低。孕妇及哺乳期妇女应避免使用致畸药物及可能影响胎儿、婴幼儿生长发育的药物,如四环素、氯霉素、喹诺酮类。肝、肾功能障碍者,用药的种类、剂量、间隔均应酌情加以调整,必要时应进行血药浓度监测。

4. 严格控制不必要的用药

应尽量避免不必要地使用抗菌药物。对于原因不明的发热、已证实属病毒感染者一般不宜使用抗菌药物。除专供局部用药的剂型外,抗菌药物应尽量避免局部应用,以防止细菌耐药和患者过敏反应。

二、抗菌药物的联合用药

1. 联合用药的目的

(1) 发挥药物的协同作用,提高治疗效果。

(2) 对多种细菌混合感染或尚未做出细菌学诊断的病例,联合用药以扩大抗菌范围。

(3) 降低单一药物的用药剂量以减少不良反应。

(4) 延缓或减少耐药菌株的产生。

2. 联合用药的指征

临床上对于下列情况可考虑联合应用抗菌药物:

(1) 病原菌未明的重症感染患者。

(2) 单一药物无法控制的重症感染或混合感染患者,如感染性心内膜炎、败血症及肠穿孔性腹膜炎等。

(3) 需长期用药治疗而细菌可能产生耐药的患者,如结核病、慢性骨髓炎等。

(4) 感染部位药物分布少,药物难以渗入靶组织的病例,如结核性脑膜炎。

3. 联合用药的结果

体内、体外试验均证实,抗菌药联用可分别产生增强(协同)、相加、无关及拮抗效应。其中联用产生增强作用的仅占 25%，有 5%～10%能产生拮抗作用，其余大多数联用仅产生相加和无关效应。

抗菌药依其作用性质，大致可分为四类：Ⅰ类为繁殖期杀菌药，如青霉素类、头孢菌类等；Ⅱ类为静止期杀菌药，如氨基糖苷类、多黏菌素等；Ⅲ类为速效抑菌药，如大环内酯类、四环素类、氯霉素类；Ⅳ类为慢效抑菌药，如磺胺类。

一般而言，Ⅰ、Ⅱ类联用常可获得增强作用，如青霉素与链霉素联用治疗肠球菌心内膜炎，是利用青霉素破坏了细菌细胞壁的完整性，有利于氨基糖苷类进入细胞而发挥作用。Ⅰ、Ⅲ类联用可能产生拮抗作用，如青霉素与四环素联用，由于后者可抑制细菌蛋白质的合成，使细菌处于静止状态，不利于青霉素充分发挥其繁殖期杀菌作用。Ⅰ、Ⅳ类联用可能出现无关作用，但有时也可能产生相加作用，如青霉素与磺胺嘧啶联用治疗流脑，疗效明显提高。Ⅱ、Ⅳ类联用可以提高疗效，如链霉素与磺胺类联用可提高治疗鼠疫的疗效。Ⅲ、Ⅳ类联用可获得相加作用。

临床上对多数细菌感染病例，常规选用一种抗菌药物治疗，必要时联用两种抗菌药，联用方式一般采取广谱抗菌药加用一种窄谱抗菌药。合理的联用确能获得更满意的疗效，但不恰当的联用有可能增加不良反应发生率，加重细菌耐药性，更不是联用品种越多越好，一般联用抗菌药限于两种，不超过三种。

三、抗菌药物的预防性用药

预防使用抗菌药物的目的是为了防止细菌可能引起的感染，占抗菌药物使用量的 30%～40%。不适当的预防用药可引起病原菌高度耐药，发生继发感染而难以控制。因此，预防用药仅限于以下几种情况：① 苄星青霉素、青霉素 V 用于风湿性心脏病儿童及常发生链球菌咽炎或风湿热的儿童和成人，以防风湿热的发作，而且需数年以上疗程的预防用药，直到病情稳定；② 感染性心内膜炎高危患者，在接受牙科或口腔手术前，预防性应用阿莫西林或氨苄西林、克林霉素；③ 在流行性脑膜炎发病的季节，可用磺胺嘧啶口服预防用药；④ 进入疟疾区的人群在进入前两周开始服用乙胺嘧啶与磺胺多辛的复方制剂，时间不宜超过 3 个月；⑤ 艾滋病患者 $CD4^+T$ 细胞计数$<200/mm^3$者和造血干细胞移植、实体器官移植受者应用复方磺胺甲噁唑预防肺孢子菌肺炎；⑥ 新生儿用抗生素滴眼以防止发生眼炎。

四、抗菌药物的降阶梯疗法

重症感染是临床致死的主要原因之一。对于此类病例，及时选用恰当的抗菌药迅速控制感染症状，是救治成功与否的关键。近年来提出的抗菌药物降阶梯疗法（de-escalation therapy）为重症感染的治疗提供了新的方案。

该法建议对重症感染患者，在治疗初始阶段，病原菌不明的情况下，宜选用或联用高效广谱抗菌药物，迅速控制感染，连续用药 48～72 h 后，待症状缓解、体温降低、细菌学检查已有结果，再酌情调整药物。降阶梯疗法，突破了传统的抗菌药选用由低级到高级、由单用到联用的循序渐进的用药模式，对重症感染采取了"一步到位"的治疗原则，可以迅速、有效地控制病情，挽救生命。

降低梯疗法一般用于以下情况：① 有既往抗菌治疗史者；② 长期住院，有耐药菌感染危险因素者；③ 呼吸机相关性肺炎患者，在机械通气 7 d 以上或 15 d 内用过抗菌药者；④ 老年患者或合并多脏器衰竭及有休克表现者；⑤ 有其他侵袭性处置操作史者。

（宋建国）

第三十五章　β-内酰胺类抗生素

β-内酰胺类抗生素(β-lactam antibiotics)系指化学结构中含有 β-内酰胺环的抗生素,包括青霉素、头孢菌素以及新发展的头霉素类、硫霉素类、单环 β-内酰胺类等其他非典型的 β-内酰胺类抗生素。β-内酰胺环为本类药物抗菌活性的重要结构,破坏后抗菌活性即消失。

第一节　概　　述

β-内酰胺类抗生素化学结构、抗菌机制及耐药机制相似,具有杀菌活性强、毒性低、适应证广及疗效好的优点,是临床应用最广泛的一类抗生素。

一、抗菌机制

细菌细胞壁的主要成分为肽聚糖,由 N-乙酰葡糖胺(N-acetylglucosamine,NAG)和 N-乙酰胞壁酸(N-acetylmuramic acid,NAMA)交联形成骨架,构成网状分子包围整个细菌,维持细菌形态和功能的完整。青霉素结合蛋白(penicillin-binding proteins,PBPs)位于细菌细胞膜外表面,包括转肽酶、羧肽酶和内肽酶,是肽聚糖合成过程中的关键酶。β-内酰胺类抗生素能与 PBPs 结合并抑制其活性,从而抑制肽聚糖的形成,破坏细胞壁的完整性,使菌体失去渗透屏障而膨胀、裂解,同时借助细菌的自溶酶溶解作用,最终导致细菌死亡。由于哺乳动物细胞没有细胞壁,所以 β-内酰胺类抗生素对人和动物的毒性很小。

二、耐药机制

细菌对 β-内酰胺类抗生素的耐药机制主要包括以下几方面。

1. 产生 β-内酰胺酶

β-内酰胺酶(β-lactamase)是细菌产生的一类能水解 β-内酰胺环、使药物失去抗菌活性的酶。目前已发现 200 余种 β-内酰胺酶,这些多是在 β-内酰胺类抗生素使用过程中逐渐诱导细菌产生的。某些耐酶 β-内酰胺类抗生素与 β-内酰胺酶结合后不发生水解,但停留在胞浆膜外间隙中,不能到达作用靶位,这种现象称为"陷阱机制"或"牵制机制",也是细菌产生耐药的机制之一。编码 β-内酰胺酶的基因位于细菌染色体或质粒 DNA,其中质粒上的基因可在细菌之间转移,引起 β-内酰胺类药物耐药性的传播。

2. 改变 PBPs

PBPs 结构发生改变或产生新的 PBPs,与药物亲和力下降、结合减少,导致抗菌作用减弱或消失。如耐甲氧西林金黄色葡萄球菌(methicillin resistant *Staphylococcus aureus*,MRSA)具有的多重耐药性就与产生新的 PBPs 有关。

3. 改变细胞膜通透性

G^+ 菌的细胞壁允许 β-内酰胺类抗生素透过,而 G^- 菌的外膜对某些 β-内酰胺类抗生素的通透性较差,产生非特异性低水平耐药。一般情况下,敏感 G^- 菌外膜上的孔蛋白(一种非特异性跨膜通道,以 OmpF 和 OmpC 为主)允许 β-内酰胺类抗生素透过。接触抗生素后,突变菌株的孔蛋白表达减少或消失,导致 β-内酰胺类抗生素进入菌体内的量减少而产生耐药,如大肠埃希菌、鼠伤寒沙门菌等。此外,铜绿假单胞菌外膜存在一种特异性通道,由 OprD 组成,只允许亚胺培南进入,如发生突变则使该药不能进入菌体内,形成特异性耐药。

4. 增强药物外排

在细菌的胞膜上存在主动外排系统,它是一组跨膜蛋白,细菌可以通过其主动外排药物,从而形成了低水平的非特异性多重耐药,如大肠埃希菌、金黄色葡萄球菌、表皮葡萄球菌、铜绿假单胞菌等。

5. 缺乏自溶酶

当细菌缺少了自溶酶时,β-内酰胺类抗生素的杀菌作用亦会下降或仅有抑菌作用,如金黄色葡萄球菌的耐药性。

第二节　青霉素类

青霉素类(penicillin)药物包括天然青霉素和半合成青霉素,其结构均含有主核 6-氨基青霉烷酸(6-aminopenicillanic acid,6-APA)和侧链(图 35.1)。母核由噻唑环和 β-内酰胺环组成,为抗菌活性重要部分,β-内酰胺环被破坏后抗菌活性即消失。侧链则主要与抗菌谱、耐酸、耐酶等药理特性有关。

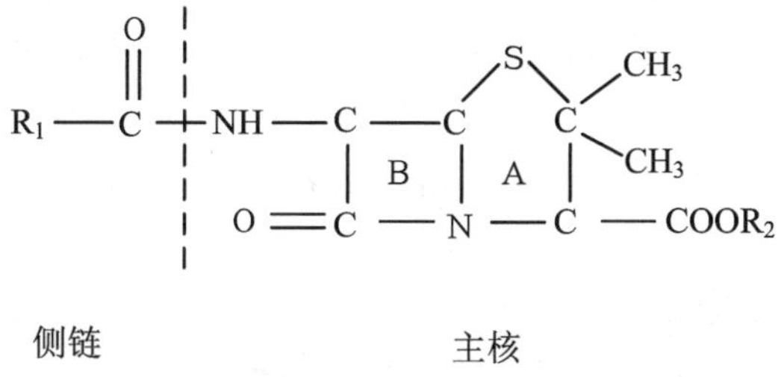

图 35.1　青霉素类药物的基本化学结构

青霉素类药物最早用于临床的是天然青霉素,具有抗菌力强、疗效好、毒性低等特点,目前仍是敏感菌感染的首选药物之一。但其抗菌谱窄、不耐酸(不能口服)、不耐酶,且易引起过敏反应。为克服这些缺点,在其母核 6-APA 上连接不同的基团,制得了许多半合成青霉素,使其具有耐酸、耐酶和广谱等特点,但过敏反应的缺点仍未能解决。

根据其抗菌谱和耐药性,青霉素类药物可分为 5 类:① 窄谱青霉素类,如青霉素 G;② 耐酶青霉素类,如氯唑西林;③ 广谱青霉素类,如氨苄西林;④ 抗铜绿假单胞菌广谱青霉素类,如哌拉西林;⑤ 抗革兰阴性菌青霉素类,如美西林。除青霉素 G 为天然青霉素外,其余均为半合成青霉素。

一、窄谱青霉素类

青 霉 素 G[基]

天然青霉素是从青霉菌的培养液中提取。培养液中主要有 F、G、X、K 和双氢 F 5 种青霉素,其中青霉素 G(penicillin G)含量最多、抗菌作用强、性质较为稳定,是目前最常用的一种青霉素。临床常用其钠盐或钾盐,其晶粉在室温中稳定。易溶于水,但水溶液极不稳定,易被酸、碱、醇、氧化剂、金属离子分解破坏,于室温下放置 24 h,抗菌活性迅速下降,生成有抗原性的降解产物,故青霉素应现用现配。

青霉素 G 钠水溶液为短效制剂,为延长其作用时间,可采用难溶的混悬剂普鲁卡因青霉素(procaine penicillin,双效西林)和油剂苄星青霉素[基](benzathine benzylpenicillin,长效西林)两种制剂肌注。但这两种制剂给药后血药浓度均很低,不适用于急性或重症感染,仅用于轻症感染或预防感染。

【体内过程】 青霉素 G 口服易被胃酸及消化酶破坏,吸收少且不规则,故不宜口服。肌内注射吸收迅速且完全,T_{peak} 为 0.5~1.0 h。吸收后广泛分布于全身各部位,在肝、胆、肾、肠道、精液、关节液及淋巴液中均有大量分布。因其脂溶性低、极性大,不易透过细胞膜和血脑屏障,故在房水和脑脊液中含量较低。但有炎症发生时,血管扩张,可有部分药物透入,达到有效浓度。青霉素 G 几乎全部以原形迅速经尿排泄,约 10% 经肾小球滤过排出,90% 经肾小管分泌排出,$t_{1/2}$ 为 0.5~1.0 h。丙磺舒、阿司匹林、吲哚美辛、保泰松可竞争性抑制青霉素类从肾小管的分泌,使之排泄减慢,血药浓度升高,抗菌作用增强。

【抗菌作用】 青霉素 G 的抗菌作用强,在细菌繁殖期低浓度抑菌,较高浓度即可杀菌。对下列细菌有高度抗菌活性:① 大多数 G^+ 球菌,如溶血性链球菌、肺炎球菌、草绿色链球菌、不耐药的金黄色葡萄球菌和表皮葡萄球菌等;② G^+ 杆菌,如白喉棒状杆菌、炭疽杆菌、产气荚膜梭菌、破伤风杆菌、败血梭状芽孢杆菌、乳酸杆菌、肉毒杆菌等;③ G^- 球菌,如脑膜炎奈瑟菌、不耐药的淋病奈瑟菌、卡他莫拉菌等;④ 螺旋体、放线杆菌,如梅毒螺旋体、钩端螺旋体、回归热螺旋体、牛放线杆菌等。

【临床应用】 青霉素适用于敏感细菌所致的各种感染,如脓肿、菌血症、肺炎和心内膜炎等。

1. 首选用以治疗的感染

溶血性链球菌引起的咽炎、扁桃体炎、猩红热、丹毒、蜂窝组织炎、产褥热等,肺炎链球菌引起的肺炎、中耳炎、脑膜炎等,敏感葡萄球菌感染,破伤风、气性坏疽等梭状芽孢杆菌感染,白喉、回归热、梅毒、钩端螺旋体病,与氨基糖苷类药物合用治疗草绿色链球菌性心内膜炎。

2. 可用以治疗的感染

治疗流行性脑脊髓膜炎、放线菌病、淋病、奋森咽峡炎、莱姆病、鼠咬热、李斯特菌感染和除脆弱拟杆菌外的多种厌氧菌感染。

3. 预防用药

风湿性心脏病或先天性心脏病患者进行口腔、牙科、胃肠道或泌尿生殖道手术和操作前，可用青霉素预防感染性心内膜炎的发生。对于有风湿热病史或有明确风心病证据的患者，可使用苄星青霉素预防风湿热复发。

【不良反应与护理对策】　本品毒性较低，主要不良反应为变态反应。

1. 变态反应

较常见，总发生率为 3%～10%，居 β-内酰胺类抗生素之首。以Ⅱ型变态反应如溶血性贫血、白细胞减少、药疹、接触性皮炎、哮喘发作等和Ⅲ型变态反应（血清病型反应）较为多见，多不严重，停药后可恢复。最严重的是Ⅰ型变态反应，即过敏性休克，发生率为 0.4～1.5/万，死亡率约为 0.1/万。

过敏性休克患者的临床表现主要为循环衰竭、呼吸衰竭和中枢抑制。主要防治措施有：① 严格掌握青霉素的适应证，避免滥用和局部用药，避免在饥饿时注射青霉素。② 详细询问过敏史，有青霉素过敏史或过敏体质者禁用。③ 用药前必须做皮肤过敏试验。初次使用、用药间隔 3 天以上或更换批号者必须做皮肤过敏试验，反应阳性者禁用。④ 注射液须现用现配。⑤ 做好急救准备。在进行皮试、皮试阴性者给药时，须密切观察 30 min，无反应者方可离去。一旦发生过敏性休克，应首先立即皮下或肌内注射肾上腺素 0.5～1.0 mg，严重者应稀释后缓慢静注或滴注，必要时加入糖皮质激素和抗组胺药。

2. 赫氏反应

青霉素治疗梅毒或钩端螺旋体病时可有症状加剧现象，表现为全身不适、寒战、发热、咽痛、肌痛、心跳加快等症状，也称暂时性矛盾反应，这可能是螺旋体抗原与相应的抗体形成免疫复合物的结果，或与螺旋体释放非内毒素致热源有关。

3. 毒性反应

青霉素 G 日用量过大，进入中枢的药物亦相应增多，可出现肌肉阵挛、抽搐、昏迷等中毒症状（青霉素脑病）。此反应多见于婴儿、老年人和肾功能不全的患者。

4. 局部刺激

肌注青霉素 G（尤其是钾盐）有明显刺激性，导致局部疼痛、硬结和无菌性炎症，这是由于刺激组织释放组胺和缓激肽等物质所致。钠盐局部注射引起的疼痛较轻。剂量过大或静脉给药过快时可对大脑皮质产生直接刺激作用。

【药物相互作用】

（1）青霉素与氨基糖苷类合用时，青霉素可破坏细菌细胞壁，使氨基糖苷类更易进入菌体，增强杀菌效果。但高浓度青霉素可与氨基糖苷类发生化学反应，使二者抗菌活性降低，因此不能置于同一容器内给药。

（2）丙磺舒、阿司匹林、吲哚美辛、保泰松等可抑制青霉素从肾小管的排泄，延长其血浆半衰期，作用时间延长。

（3）青霉素属繁殖期杀菌药，与氯霉素、磺胺类等抑菌药合用可降低青霉素杀菌效果。

（4）青霉素在偏酸性的葡萄糖输液中不稳定，长时间静滴会发生分解，疗效降低且易引起过敏反应。因此青霉素应采用生理盐水配制滴注，且滴注时间不可过长。

（5）维生素 C 具有较强还原性，可使青霉素分解破坏。氨基酸溶液可增强青霉素的抗原性，属配伍禁忌。

青 霉 素 V

青霉素 V(penicillin V)为广泛使用的口服青霉素类药,抗菌谱同青霉素 G,抗菌活性较弱。耐酸,口服吸收良好。适用于青霉素敏感菌株所致的轻、中度感染、恢复期的巩固治疗和防止感染复发的预防用药。不良反应同青霉素 G。

二、耐酶青霉素类

本类药物通过改变青霉素化学结构的侧链,使 β-内酰胺环的周围空间排列紧密,细菌产生的 β-内酰胺酶难以接近,从而保护药物免遭破坏。常用药物有苯唑西林[基](oxacillin,新青霉素Ⅱ)、氯唑西林(cloxacillin)、双氯西林(dicloxacillin)与氟氯西林(flucloxacillin)等,其共同特点是耐酶、耐酸,抗菌谱同青霉素 G,但抗菌作用不及青霉素 G。主要用于耐青霉素 G 的金黄色葡萄球菌感染,其中以双氯西林和氟氯西林作用较强。口服吸收较好,主要以原型从肾脏排泄,排泄速度较青霉素 G 慢,有效血药浓度的维持时间较长。

三、广谱青霉素类

本类药物的共同特点是耐酸、可口服,对 G$^+$ 和 G$^-$ 菌都有杀菌作用,疗效与青霉素 G 相当,但不耐酶,对耐药金黄色葡萄球菌感染无效。包括氨苄西林、阿莫西林及匹氨西林。

1. 氨苄西林[基](ampicillin)

药物吸收后在体内分布广泛,$t_{1/2}$ 约 1.5 h。对溶血性链球菌、肺炎链球菌和不产青霉素酶的葡萄球菌具有较强的抗菌活性。用于治疗敏感菌所致的呼吸道感染、胃肠道感染、泌尿道感染、软组织感染、脑膜炎、败血症、心内膜炎等。

2. 阿莫西林[基](amoxicillin,羟氨苄西林)

口服吸收迅速,$t_{1/2}$ 为 1~1.3 h。抗菌谱、抗菌活性与氨苄西林相似,但对肺炎链球菌、肠球菌、沙门菌属、幽门螺旋杆菌的杀菌作用比氨苄西林强。主要用于敏感菌所致的呼吸道、泌尿道、胆道感染和伤寒治疗,也可与克拉霉素、兰索拉唑合用治疗幽门螺杆菌感染。

四、抗铜绿假单胞菌广谱青霉素类

该类药物皆为广谱抗生素,共同特点为不耐酸不能口服、不耐酶、广谱且对铜绿假单胞菌作用较强。主要用于治疗铜绿假单胞菌、大肠埃希菌及其他肠杆菌科细菌所致的感染。

1. 羧苄西林(carbenicillin)

抗菌谱与氨苄西林相似,特点是对 G$^-$ 杆菌作用强,对铜绿假单胞菌有特效,且不受病灶脓液的影响。常用于治疗烧伤继发铜绿假单胞菌感染。不能口服,需注射给药,剂量过大会致电解质紊乱、神经系统毒性及出血等。单用时细菌易产生耐药性,常与庆大霉素联合应用,有协同作用,但不能混合静脉注射。

2. 哌拉西林[基](piperacillin,氧哌嗪青霉素)

该药采用肌内注射和静脉注射给药,脑组织药物浓度高,$t_{1/2}$ 约为 1.0 h。具有毒性低、抗菌谱广和抗菌作用强的优点,对各种厌氧菌均有一定作用。与氨基糖苷类合用对铜绿假单胞菌和某些脆弱拟杆菌及肠杆菌科细菌有协同作用。主要用于治疗铜绿假单胞菌、大肠埃希菌、变形杆菌、流感杆菌、伤寒沙门菌等所致的呼吸道、泌尿道、胆道感染和败血症。不良反应较少,主要表现为皮疹、皮肤瘙痒等反应,少数患者可发生以腹泻为主的胃肠道反应。

3. 呋苄西林(furbenicillin)

口服不易吸收,局部刺激性强,不宜肌内注射。抗铜绿假单胞菌活性较羧苄西林强 6～10 倍,对流感嗜血杆菌、奇异变形杆菌、伤寒沙门菌和大肠埃希菌等 G⁻ 杆菌也有良好抗菌作用。主要用于治疗敏感菌所致的败血症、泌尿道感染、肺部感染和皮肤软组织感染等。

4. 替卡西林(ticarcillin,羟噻吩青霉素)

肌内注射生物利用度为 86%,0.5～1.0 h 达血药峰浓度,体内分布广,胆汁中浓度高,$t_{1/2}$ 约为 1.3 h。适用于治疗敏感菌所致的下呼吸道感染、骨和关节感染、皮肤及软骨组织感染、尿路感染及败血症。与氨基糖苷类、喹诺酮类等药联用,对铜绿假单胞菌有协同作用。

5. 美洛西林(azlocillin)

抗菌谱与羧苄西林相似,但抗菌活性更强。对多数肠杆菌科细菌和肠球菌及铜绿假单胞菌均有较强作用,对耐羧苄西林和庆大霉素的铜绿假单胞菌有较好的抗菌作用。主要用于治疗 G⁻ 杆菌中敏感菌所致的呼吸道、泌尿道、消化道等感染。

五、抗革兰阴性杆菌的青霉素类

本类药物为窄谱抗生素,有供注射用的美西林(mecillinam)和替莫西林(temocillin),供口服用的匹美西林(pivmecillinam)。对 G⁻ 杆菌抗菌谱广、作用强,但对铜绿假单胞菌无效,对 G⁺ 菌作用弱。抗菌作用靶位是 PBP₂,与药物结合后细菌变为圆形,代谢受抑制,但细菌并不死亡。因此,本类药为抑菌药,若与作用于其他 PBPs 的抗菌药合用可提高疗效。不良反应主要为胃肠道反应和一般过敏反应。

第三节　头孢菌素类

头孢菌素类(cephalosporins)为半合成抗生素,是将冠头孢菌培养液中提取的头孢菌素C 催化水解,得到主核 7-氨基头孢烯酸(7-ACA,图 35.2),在其侧链引入不同功能基团,制得一系列半合成头孢菌素。本类药物主核 7-ACA 与青霉素类主核 6-APA(图 35.1)相似,因此,这两类药物的理化性质、抗菌机制和临床应用均相似。头孢菌素类的特点是抗菌谱广、杀菌力强、对 β-内酰胺酶较稳定、过敏反应少。

头孢菌素类药物发展极快,根据药物的抗菌谱、抗菌强度、对 β-内酰胺酶的稳定性及对肾脏毒性可分为五代。从第一代到第五代,药物对 G⁻ 菌和厌氧菌的活性增强,对 β-内酰胺酶的稳定性增高,进入脑脊液的能力增强,肾毒性减小。

1. 第一代头孢菌素

有供注射用的头孢噻吩(cefalothin,先锋霉素Ⅰ)、头孢唑林[基](cefazolin,先锋霉素Ⅴ)、头孢乙氰(cefacetrile,先锋霉素Ⅶ)、头孢匹林(cefapirin,先锋霉素Ⅷ)、头孢硫脒(cefathia-

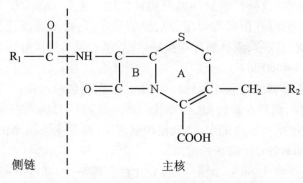

图 35.2 头孢菌素类药物的基本化学结构

midine,先锋霉素 18)、头孢西酮(cefazedone)等;供口服用的头孢氨苄[基](cefalexin,先锋霉素Ⅳ)、头孢羟氨苄(cefadroxil)等;供口服和注射用的头孢拉定[基](cefradine,先锋霉素Ⅵ)。

第一代头孢菌素对 G^+ 菌作用较第二、三代强,但对 G^- 菌作用差,易被 β-内酰胺酶破坏,对肾脏有一定的毒性,主要替代青霉素用于敏感菌所致呼吸道、泌尿道、皮肤及软组织感染。此外,还可用于外科患者的感染预防。

2. 第二代头孢菌素

有供注射用的头孢呋辛[基](cefuroxime)、头孢孟多(cefamandole)、头孢替安(cefotiam)、头孢尼西(cefonicid)、头孢西丁(cefoxitin)等;供口服用的头孢呋辛酯(cefuroxime axetil)、头孢克洛(cefaclor)等。

第二代头孢菌素对 G^+ 菌作用略逊于第一代,对 G^- 菌有明显作用,对厌氧菌有一定作用,但对铜绿假单胞菌无效,对多种 β-内酰胺酶较稳定。对肾脏的毒性较第一代有所降低。目前,第二代头孢菌素的临床使用有限,已逐渐被第三代药物取代。可用于治疗敏感菌所致呼吸道感染、腹部和盆腔感染等。

3. 第三代头孢菌素

有供注射用的头孢曲松[基](ceftriaxone)、头孢他啶[基](ceftazidime)、头孢噻肟(cefotaxime)、头孢唑肟(ceftizoxime)、头孢地嗪(cefodizime)、头孢哌酮(cefoperazone)、头孢匹胺(cefpiramide)、头孢甲肟(cefmenoxime)等;供口服用的头孢克肟(cefixime)、头孢特仑酯(ceferam pivoxil)、头孢他美酯(cefetamet pivoxil)、头孢地尼(cefdinir)、头孢泊肟酯(cefpodoxime pivoxetil)、头孢妥仑匹酯(cefditoren pivoxil)等。

第三代头孢菌素对 G^+ 菌作用不及第一、二代,但对 G^- 菌包括肠杆菌类、铜绿假单胞菌及厌氧菌作用增强。对多种 β-内酰胺酶有较高的稳定性,对肾脏基本无毒性。主要用于耐第一代和第二代头孢菌素及大多数其他常用抗生素的院内感染。易渗透至脑脊液,是治疗肠道 G^- 杆菌引起的脑膜炎的首选药物,对由 G^+ 菌,如肺炎链球菌引起的脑膜炎也有效,是由大肠杆菌、克雷伯菌、变形杆菌、沙雷菌和嗜血杆菌等 G^- 杆菌引起的严重感染的首选药物,能有效控制严重的铜绿假单胞菌感染。

4. 第四代头孢菌素

包括供注射用的头孢匹罗(cefpirome)、头孢吡肟(cefepime)和头孢克定(cefclidin)等。

第四代头孢菌素对 G^+ 菌、G^- 菌均有高效杀菌作用,对 β-内酰胺酶高度稳定,可用于治疗对第三代头孢菌素耐药的细菌感染,包括铜绿假单胞菌引起的肺炎等。

5. 第五代头孢菌素

有供注射用的头孢洛林酯（ceftaroline fosamil）、头孢吡普（ceftobiprole）等。

第五代头孢菌素对革兰阳性菌的作用强于前四代，尤其对耐甲氧西林金葡菌、耐万古霉素金葡菌、耐甲氧西林表皮葡萄球菌、耐青霉素的肺炎链球菌有效；对 G^- 菌的作用与第四代头孢菌素相似；对一些厌氧菌也有较好的抗菌作用。对 β-内酰胺酶高度稳定，无肾毒性。主要用于复杂性皮肤与软组织感染以及 G^- 菌引起的糖尿病足感染、社区获得性肺炎和医院获得性肺炎等。

【体内过程】 头孢菌素类耐酸，能口服，吸收后能渗入各组织，且易透过胎盘，在滑囊液、心包积液中均有较高浓度。第三代头孢菌素类多能透入眼部房水、前列腺和胆汁中，第三、四、五代药物多可透过血脑屏障，在脑脊液中达到有效浓度。大多数头孢菌素类血浆的 $t_{1/2}$ 较短（0.5～2.0 h），但头孢曲松的 $t_{1/2}$ 可达 8 h。

【不良反应与护理对策】 头孢菌素类耐受良好，严重不良反应较少。

1. 过敏反应

较为常见，多为皮疹、荨麻疹等，过敏性休克罕见，但与青霉素类有交叉过敏现象，青霉素过敏者有 5%～10% 对头孢菌素类过敏。

2. 肾毒性

第一代药物大剂量使用时可损害近曲小管细胞，出现肾脏毒性。第二代药物肾毒性减轻。第三代以后肾毒性很小，甚至无肾毒性。

3. 出血倾向

头孢孟多、头孢哌酮等可引起低凝血酶原血症或血小板减少而导致严重出血，其机制与干扰维生素 K 代谢而降低凝血酶原水平有关。长期用药应监测患者凝血酶原时间或（和）出血时间。如出现出血，应停用头孢菌素并给予维生素 K 预防或控制。有出血病史者慎用。

4. 其他

口服可发生胃肠道反应，静脉给药可发生静脉炎。第三、四代药物偶见二重感染，如艰难梭菌所致的假膜性肠炎，此时应停用头孢菌素，必要时口服万古霉素。

【药物相互作用】

（1）丙磺舒可抑制头孢菌素类的肾小管分泌，两者同用可增加头孢菌素类的血药浓度和半衰期。

（2）头孢菌素类可抑制乙醛脱氢酶，减慢乙醇中间代谢产物乙醛的代谢，产生"双硫仑样"反应（头痛、面红、头昏、恶心、呕吐、腹痛等），故在治疗期间或停药 3 d 内应忌酒。

（3）头孢孟多、头孢哌酮等与抗凝血药、溶栓药、非甾体抗炎药等合用可干扰凝血功能和增加出血危险，应谨慎合用。

（4）有肾毒性的头孢菌素类（尤其是一代）与氨基糖苷类、多黏菌素类、呋塞米、依他尼酸等合用，可增加肾毒性，加重肾损害。

第四节　其他 β-内酰胺类抗生素

本类药物包括碳青霉烯类、头孢素类、氧头孢烯类、单环 β-内酰胺类和 β-内酰胺酶抑制剂。

一、碳青霉烯类

碳青霉烯类(carbopenems)抗生素是抗菌谱最广、抗菌活性最强的非典型 β-内酰胺类抗生素,其对 β-内酰胺酶稳定且毒性小,已经成为治疗严重细菌感染最主要的药物之一。其结构与青霉素类似,不同之处在于噻唑环上的硫原子为碳所替代,且 C2 与 C3 之间存在不饱和双键。此外,其 6 位羟乙基侧链为反式构象,不同于通常青霉烯的顺式构象。

第一个碳青霉烯类抗生素为硫霉素(thienamycin),具有抗菌谱广、抗菌活性强和毒性低等特点,但稳定性极差,临床不适用。对其进行化学结构改造后得到优点突出、临床可用的亚胺培南(imipenem),又称亚胺硫霉素。

亚胺培南对 PBPs 亲和力强,对 β-内酰胺酶稳定。对金葡菌、表皮葡萄球菌和链球菌均敏感,对 G⁻ 杆菌抗菌谱广,几乎对所有肠道杆菌和 G⁻ 球菌具有活性,对厌氧菌也有良好效果。在体内易被肾脱氢肽酶 1(DHP-1)代谢失活,产物具有肾毒性,临床常与脱氢酶抑制剂西司他丁合用(泰能),以减少毒性反应。

帕尼培南(panipenem)与亚胺培南相似,对 G⁺ 和 G⁻ 菌及需氧菌、厌氧菌均有很强的抗菌作用。倍他米隆可抑制帕尼培南向肾皮质转移而减少后者在肾组织蓄积,降低帕尼培南的肾毒性(克倍宁)。

美罗培南(meropenem)对肾脱氢肽酶稳定,不需配伍脱氢肽酶抑制剂。不宜用于耐甲氧西林葡萄球菌感染,对其他碳青霉烯类耐药菌株可出现交叉耐药。

同类药物还有厄他培南(ertapenem)、比阿培南(biapenem)等,用于严重细菌感染。

二、头霉素类

头霉素类(cephamycins)化学结构与头孢菌素相似,主要是在 7-ACA 的 C7 上增加了一个甲氧基,使其对 β-内酰胺酶的稳定性较头孢菌素类更高。头霉素可分 A、B、C 三型,其中 C 型抗菌作用最强。临床常用其衍生物。主要品种有头孢西丁(cefoxitin)、头孢美唑(cefmetazole)、头孢米诺(cefminox)、头孢拉宗(cefbuperazone)等。

头霉素类药物对 G⁺ 菌的作用低于第一代头孢菌素类,对 G⁻ 菌作用优异,对 G⁻ 菌产生的 β-内酰胺酶稳定。头孢西丁(cefoxitin)为头霉素类代表性药物,抗菌谱类似第二代头孢菌素,其他药物则与第三代头孢菌素相近。

三、氧头孢烯类

氧头孢烯类(oxacephalosporins)是 7-ACA 上的 S 被 O 取代的一类抗菌药物,代表药为拉氧头孢(latamoxef)和氟氧头孢(flomoxef)。拉氧头孢是第一个用于临床的氧头孢烯类抗生素,其抗菌谱和抗菌活性与第三代头孢菌素相似,对多种 β 内酰胺酶稳定。$t_{1/2}$ 为 2.3~2.8 h,脑脊液和痰液中浓度高。可用于泌尿道、呼吸道、妇科、胆道感染及脑膜炎、败血症等。不良反应以皮疹多见,偶致嗜酸粒细胞增多、凝血酶原减少或血小板功能障碍等。

四、单环 β-内酰胺类

单环 β-内酰胺类抗生素（monobactams）属于抗需氧 G^- 杆菌窄谱抗生素，对 G^- 杆菌产生的 β-内酰胺酶的稳定性和对 G^- 杆菌的抗菌作用与头孢他定相似，对 G^+ 菌和厌氧菌耐药。代表药物有氨曲南（aztreonam）和卡芦莫南（carumonan）。

氨曲南（aztreonam）对大多数需氧 G^- 菌具有高度抗菌活性，对 G^+ 菌和厌氧菌作用差。不诱导细菌产生 β-内酰胺酶，对细菌产生的大多数 β-内酰胺酶高度稳定。口服不易吸收，肌内注射吸收好，体内分布广泛，可透过炎性血脑屏障，$t_{1/2}$ 为 1.7 h，主要经肾排泄。临床用于大肠埃希菌、沙门菌属、克雷伯菌和铜绿假单胞菌等所致的下呼吸道、泌尿道、软组织感染及脑膜炎、败血症的治疗。不良反应少而轻，可引起恶心、呕吐、腹泻及皮肤过敏反应等。

五、β-内酰胺酶抑制剂

β-内酰胺酶抑制剂（β-lactamase inhibitors）是主要针对细菌产生的 β-内酰胺酶发挥作用，其共同特点是：① 本身没有或只有较弱的抗菌活性，但可与 β-内酰胺酶不可逆结合并抑制其活性，增强合用的 β-内酰胺类药物的抗菌作用；② 对不产酶的细菌无增效作用；③ 在与配伍的抗生素联合使用时，两药应有相似的药动学特征，有利于更好地发挥协同作用；④ 随着细菌产酶情况的变化，耐药程度越来越高，酶抑制药结合能力和抑制效果也会发生相应的变化，临床使用中应密切观察。

目前临床应用的 β-内酰胺酶抑制剂包括克拉维酸（clavulanic acid，棒酸）、舒巴坦（sulbactam，青霉烷砜）和他唑巴坦（tazobactam，三唑巴坦）3 种。

1. 克拉维酸

为广谱 β-内酰胺酶抑制剂，本身仅有微弱的抗菌活性，但对各种 β-内酰胺酶有强抑制作用，临床常与 β-内酰胺类药物组成复方制剂，如阿莫西林克拉维酸钾[基]、替卡西林钠克拉维酸钾等。

2. 舒巴坦

为半合成的 β-内酰胺酶抑制剂，对金葡菌和 G^- 杆菌产生的 β-内酰胺酶有很强且不可逆的抑制作用，抗菌作用略强于克拉维酸。临床常用其复方制剂，如头孢哌酮钠舒巴坦钠、氨苄西林钠舒巴坦钠、哌拉西林钠舒巴坦钠等。

3. 他唑巴坦

为舒巴坦衍生物，抑酶作用强于克拉维酸和舒巴坦，常用复方制剂如哌拉西林钠他唑巴坦钠[基]、头孢哌酮钠他唑巴坦钠等。

制剂与用法

1. 青霉素钠（penicillin sodium）。粉针剂：80 万 U，160 万 U，200 万 U，400 万 U，800 万 U。肌内注射，一天 80 万～200 万 U，分 3～4 次给药。静脉滴注，一天 200 万～2000 万 U，分 2～4 次给药。

2. 青霉素钾（penicillin potassium）。粉针剂：20 万 U，40 万 U，80 万 U，100 万 U。用法用量同青霉素钠。

3. 青霉素 V 钾(penicillin V potassium)。片剂:0.236 g。胶囊:0.118 g,0.236 g。颗粒:0.118 g,0.236 g。分散片:0.236 g。口服,125～500 mg/次,1 次/6～8 h。

4. 苯唑西林钠(oxacillin sodium)。片剂:0.25 g。胶囊:0.25 g,0.5 g。注射剂:0.5 g,1.0 g。空腹口服,一般感染,一次 0.5～1.0 g;重症患者一次 1～1.5 g,3～4 次/天。肌内注射,4～6 g/d,分 4 次给药。静脉注射,4～8 g/d,分 2～4 次给药。

5. 氟氯西林钠(flucloxacillin sodium)。注射剂:0.25 g,0.5 g,1.0 g。胶囊:0.25 g。颗粒剂:0.125 g。肌内注射,250 mg/次,4 次/天。静脉滴注,250～1000 mg/次,4 次/天。口服,1 粒/次,4 次/天,饭前至少 0.5 h 服用,重症感染,剂量加倍。

6. 氨苄西林钠(ampicillin sodium)。片剂:0.125 g,0.25 g。胶囊:0.125 g,0.25 g。颗粒剂:0.1 g,0.125 g,0.25 g。注射剂:0.5 g,1.0 g,2.0 g。口服,0.25～0.75 g/次,4 次/d;肌内注射,2～4 g/d,分 4 次给药;静脉注射,4～8 g/d。

7. 阿莫西林(amoxycillin)。片剂:0.125 g,0.25 g。颗粒:0.125 g,0.25 g。胶囊 0.125 g,0.25 g,0.5 g。注射剂:0.5 g,1.0 g,2.0 g。口服,0.5 g/次,6～8 h 1 次。肌内注射或稀释后静脉滴注给药,0.5～1 g/次,6～8 h 1 次。

8. 羧苄西林钠(carbenicillin sodium)。注射剂:0.5 g,1.0 g,2.0 g。肌内注射或静脉注射,中度感染,8 g/d,分 2～3 次给药;严重感染,10～30 g/d,分 2～4 次给药。

9. 呋苄西林钠(furbenicillin sodium)。注射剂:0.25 g,0.5 g,1.0 g,2.0 g。成人:4.0～8.0 g/d,儿童 50～150 mg/(kg·d),分 4 次静脉注射或静脉滴注。

10. 磺苄西林钠(sulbenicillin sodium)。注射剂:1.0 g,2.0 g。成人 4～8 g/d;静脉滴注,分 2～4 次静滴或静注,严重病例可用至每日 13 g。儿童,40～80 mg/(kg·d),最高量为 180 mg/(kg·d)。

11. 哌拉西林钠(piperacillin sodium)。注射剂:0.5 g,1.0 g,2.0 g,4.0 g。中度感染,静脉滴注,8 g/d,分两次给药静滴;严重感染,3～4 g/次,每 4～6 h 1 次。

12. 阿洛西林钠(azlocillin sodium)。注射剂:1.0 g,2.0 g,3.0 g。静脉滴注,6～10 g/d,分 2～4 次静滴,严重者可增至 10～16 g/d。

13. 美洛西林钠(mezlocillin sodium)。注射剂:1.0 g,1.5 g,2.0 g,4.0 g。肌内注射或静脉注射,2～6 g/d,严重感染者可增至 8～12 g,最大可增至 15 g,肌内注射一日 2～4 次,静脉滴注按需要每 6～8 h 一次。

14. 头孢氨苄(cephalexin)。片剂:0.125 g,0.25 g。颗粒:0.05 g,0.125 g,0.25 g。泡腾片:0.125 g,0.25 g。口服,0.25～0.5 g/次,1 次/6 h。

15. 头孢唑啉钠(cefazolin sodium)。注射剂:0.5 g,1.0 g,2.0 g。肌内注射,0.5～1.0 g/次,4 次/天。静脉注射,2 g/次,2～4 次/天。

16. 头孢硫脒(cefathiamidine)。注射剂:0.5 g,1.0 g,2.0 g。肌内注射,成人一次 0.5～1.0 g,一日 4 次;小儿按体重一天 50～100 mg/kg,分 3～4 次给药。

17. 头孢拉定(cefradine)。注射剂:0.5 g,1.0 g,2.0 g。颗粒:0.125 g,0.25 g。胶囊:0.25 g,0.5 g。分散片:0.25 g。干混悬剂:0.125 g,0.25 g。口服,0.25～0.5 g/次,1 次/6 h。肌内注射,静脉注射、滴注,0.5～1 g/次,1 次/6 h。

18. 头孢呋辛(cefuroxime)。注射剂:0.25 g,0.5 g,1.0 g,2.0 g,2.5 g。片剂:0.125 g,0.25 g。胶囊:0.125 g,0.25 g。口服,0.25 g/次,2 次/天。肌内注射或静脉滴注,0.75～1.5 g/次,3 次/日。

19. 头孢克洛(cefaclor)。片剂:0.25 g。胶囊:0.25 g,0.5 g。颗粒剂:0.1 g,0.125 g,0.25 g。

缓释片:0.125 g,0.375 g。泡腾片:0.125 g,0.25 g。干混悬剂:0.125 g,0.25 g。口服,非缓释制剂,0.25 g/次,3 次/d,空腹给药,重症感染剂量可加倍。缓释制剂,0.375~0.75 g/次,2 次/天,早、晚餐后服用。

20. 头孢噻肟钠(cefotaxime sodium)。注射剂:1.0 g,1.5 g,2.0 g,2.5 g,3.0 g。静脉滴注或注射,2~6 g/d,分 2~3 次给药;严重感染者每 6~8 h 2~3 g。

21. 头孢唑肟钠(ceftizoxime sodium)。注射剂:0.5 g,1.0 g,1.5 g,2.0 g。静脉滴注或注射,1~2 g/次,每 8~12 h 一次;严重感染者的剂量可增至 3~4 g/次,每 8 h 一次。

22. 头孢米诺钠(cefminox sodium)。注射剂:0.5 g,1.0 g,1.5 g,2.0 g。静脉滴注或注射,1 g/次,2 次/天;败血症时,一日可用到 6 g,分 3~4 次给予。

23. 头孢曲松钠(ceftriaxone sodium)。注射剂:0.25 g,0.5 g,1.0 g,1.5 g,2.0 g,2.5 g,3.0 g。肌内注射或静脉滴注,1~2 g/次,1 次/天,每日不超过 4 g。

24. 头孢他啶(ceftazidime)。注射剂:0.75 g,1.0 g,1.5 g,2.0 g。治疗败血症、下呼吸道感染、胆道感染等,一日 4~6 g,分 2~3 次静脉滴注或静脉注射,疗程 10~14 d;治疗泌尿系统感染和重度皮肤软组织感染等,一日 2~4 g,分 2 次静脉滴注或静脉注射,疗程 7~14 d。

25. 头孢哌酮钠(cefoperazone sodium)。注射剂:0.5 g,1.0 g,2.0 g,3.0 g,4.0 g。肌内注射、静脉注射或静脉滴注,一般感染,1~2 g,每 12 h 1 次;严重感染,一次 2~3 g,每 8 h 1 次。

26. 头孢西丁钠(cefoxitin sodium)。注射剂:0.5 g,1.0 g,2.0 g,3.0 g。肌内注射,轻至中度感染,每日剂量 3 g,分 3 次溶于 1%利多卡因溶剂 3.5 mL 中做深部肌内注射。静脉注射,轻至中度感染:每次 1~2 g 溶于灭菌生理盐水或 5%葡萄糖注射液 10~20 mL 中于 4~6 min 内缓慢静脉注射。静脉滴注,重度感染,每日剂量可递增至 6~8 g,分 3~4 次溶于灭菌生理盐水、5%~10%葡萄糖液等中静脉滴注,于 0.5 h 内滴完。

27. 拉氧头孢钠(latamoxef sodium)。注射剂:0.25 g,0.5 g,1.0 g。静脉滴注、注射或肌内注射,成人 1~2 g/d,分 2 次给药;小儿 40~80 mg/(kg·d),分 2~4 次给药。

(汪五三)

第三十六章 大环内酯类、林可霉素类及多肽类抗生素

第一节 大环内酯类

大环内酯类(macrolides)是一类具有 14、15 或 16 元大环内酯环化学结构、抗菌作用相似的一类抗生素,为链霉菌培养液中提取或半合成的弱碱性物质,常用于需氧 G$^+$ 菌、G$^-$ 球菌及厌氧球菌等感染及对 β-内酰胺类抗生素过敏患者的治疗。第一代药物如红霉素主要治疗呼吸道、皮肤软组织等感染,但因其不耐酸、抗菌谱较窄、生物利用度低、不良反应大等问题,限制了其临床应用。第二代半合成药物如罗红霉素、阿奇霉素、克拉霉素等,抗菌活性明显增强,生物利用度提高,血药浓度与组织浓度增高,具有良好的抗菌后效应,广泛应用于呼吸系统感染等疾病。第三代药物,如泰利霉素等,主要用于对第二代大环内酯类药物耐药细菌感染的治疗。

红 霉 素[基]

红霉素(erythromycin)是由链霉菌培养液中提取的一种碱性抗生素。在酸性溶液中不稳定,其游离碱供口服用,乳糖酸盐供注射用。此外尚有琥珀酸乙酯红霉素(琥乙红霉素)、丙酸酯十二烷基硫酸盐(依托红霉素)供药用。

【体内过程】 不耐酸,口服易被破坏,生物利用度为 30%~65%,故临床一般多用其肠溶片或酯化物。体内分布较广,尤以肝、胆汁和脾中的浓度为最高,胆汁中药物浓度可达血药浓度的 10~40 倍;在肾、肺等组织中的浓度可高出血药浓度数倍;在皮下组织、痰及支气管分泌物中的浓度也较高,痰中浓度与血药浓度相仿;在胸水、腹水、脓液等中的浓度可达有效治疗水平;难以通过正常血脑屏障,脑膜有炎症时可促进药物的组织渗透,但脑脊液中浓度仅为血药浓度的 10% 左右;可透过胎盘屏障进入胎儿体内。主要在肝脏代谢,胆汁排泄,血浆中 $t_{1/2}$ 为 1.4~2 h。

【药理作用及机制】 抗菌谱与青霉素相似,抗菌效力不及青霉素,对 G$^+$ 菌如金黄色葡萄球菌(包括耐药菌)、链球菌、白喉杆菌等抗菌作用强,对部分 G$^-$ 菌如脑膜炎奈瑟菌、拟杆菌、流感嗜血杆菌、百日咳鲍特菌、布鲁斯菌、军团菌等高度敏感。此外,对肺炎支原体、立克次体、螺旋体、幽门螺杆菌和厌氧菌也有抑制作用。

大环内酯类不可逆地与细菌核糖体 50S 亚基结合,阻断肽酰基 t-RNA(14 元大环内酯类)移位,或抑制肽酰基的转移(16 元大环内酯类),从而抑制细菌蛋白质的合成。通常情况下抑菌,但对高度敏感的细菌或高浓度时可杀菌。因为药物不能与哺乳动物细胞的核糖体结合,所以不影响宿主细胞蛋白质合成。

【临床应用】　作为青霉素过敏者的替代品,用于溶血性链球菌、肺炎链球菌、白喉杆菌、螺旋体、破伤风梭菌等敏感菌感染,也常用于厌氧菌引起的口腔感染和肺炎支原体、肺炎衣原体、溶脲脲原体等非典型病原体所致的呼吸道和泌尿生殖系统感染。此外,也可用于沙眼衣原体所致的结膜炎、风湿热复发、感染性心内膜炎的预防用药等。

【不良反应与护理对策】　红霉素毒性较低,较少引起严重不良反应。

1. 胃肠道反应

多见,表现有腹痛、腹胀、恶心、呕吐、腹泻等,严重时有些患者难以耐受而停药。使用肠溶片可减少胃肠道反应。

2. 肝损害

以胆汁淤积为主,也可引起实质性肝损害,红霉素酯化物的肝损害发生率较高,各年龄段均可发生,以成人为多见,一般停药后数日可自行恢复。用药期间定期检测肝功能,肝病患者和严重肾功能损害者剂量应适当减小。

3. 过敏反应

表现为药热、皮疹、嗜酸性粒细胞增多等,与其他红霉素制剂有交叉过敏反应。

4. 耳毒性

大剂量应用时(≥ 4.0 g/d),可出现听力减退、耳聋等,前庭功能也可受累,常发生于用药 1~2 周内,老年人及肾功能不良者易发生,停药后大多可自行恢复。

5. 其他

偶有心律失常、口腔或阴道白假丝酵母菌感染。局部刺激明显,肌内注射疼痛明显,静脉注射或滴注可致静脉炎,故静脉滴注宜缓慢。

【药物相互作用】

(1) 本品为抑菌剂,可干扰青霉素的杀菌效能,故当需要快速杀菌作用如治疗脑膜炎时,两者不宜合用。

(2) 本品对 CYP3A4 有较强抑制作用,可抑制卡马西平、丙戊酸钠等抗癫痫药的代谢,导致后者血药浓度增高而发生毒性反应。与阿芬太尼合用可抑制后者的代谢,延长其作用时间。与阿司咪唑、特非那定、西沙比利等药物合用可增加心脏毒性,诱导尖端扭转型心律失常。与环孢菌素合用可使后者血药浓度增加而产生肾脏毒性。与洛伐他丁合用时可抑制其代谢而使血浓度上升,可能引起横纹肌溶解。与咪达唑仑或三唑仑合用时可减少二者的清除而增强其作用。

(3) 长期服用华法林的患者应用红霉素时可导致凝血酶原时间延长,从而增加出血的危险性,老年患者尤应注意。两者必须合用时,华法林的剂量宜适当调整,并严密观察凝血酶原时间。大剂量本品与耳毒性药物合用可进一步增加耳毒性,尤其对于肾功能减退患者。与其他肝毒性药物合用可能增强肝毒性。

(4) 红霉素在酸性溶液中易被破坏,活性降低,一般不宜与 pH 低的葡萄糖注射液配伍。

琥乙红霉素

琥乙红霉素(erythromycin ethylsuccinate,利君沙)为红霉素的琥珀酸乙酯,食物对其吸收影响不大。在体内水解释放出红霉素发挥作用。可透过胎盘屏障,也可进入乳汁。抗菌谱与红霉素相同,主要用于敏感细菌引起的多种感染,尤其是耐青霉素和头孢菌素细菌引起的感染。肝毒性反应发生率较红霉素高。

罗 红 霉 素

罗红霉素(roxithromycin)为红霉素的衍生物,耐酸,口服吸收较好,生物利用度较红霉素高,$t_{1/2}$较长,为 8.4~15.5 h。抗菌谱与红霉素相似,体内抗菌活性强于红霉素,不良反应较少。

克 拉 霉 素[基]

克拉霉素(clarithromycin)为半合成的 14 元环大环内酯类抗生素,主要特点是抗菌活性强于红霉素,对酸稳定,口服吸收迅速,但首过消除明显,生物利用度较低,仅为 55%。食物可稍延缓药物吸收,但不影响生物利用度。主要用于呼吸道、泌尿生殖系统及皮肤软组织感染的治疗,还可与其他药物联合用于幽门螺旋杆菌感染的治疗。主要不良反应为胃肠道反应、口腔异味,偶可发生皮疹、皮肤瘙痒、头痛、肝毒性和假膜性肠炎等。利托那韦、氟康唑可抑制本品的代谢。

阿 奇 霉 素[基]

阿奇霉素(azithromycin)是目前唯一半合成的 15 元大环内酯类抗生素,其抗菌谱较红霉素广,对 G⁻ 菌作用较红霉素强,对某些细菌表现为快速杀菌作用;口服吸收快、组织分布广、血浆蛋白结合率低,细胞内药物浓度较血药浓度高 10~100 倍。主要用于敏感菌所致的支气管炎、肺炎等下呼吸道感染;皮肤软组织感染;急性中耳炎;鼻窦炎、咽炎、扁桃体炎等上呼吸道感染;泌尿生殖系统感染。不良反应轻且发生率较低,患者多可耐受,主要有胃肠道反应,偶可出现头昏、头痛及皮疹、关节痛等过敏反应,少数患者可出现一过性中性粒细胞减少、血清转氨酶升高。

酮内酯类抗生素

酮内酯类抗生素(ketolides)是通过将大环内酯环第 3 个碳原子(C-3)上的糖替换成羰基团而得到的一类新抗生素,目前已用于临床的主要是泰利霉素(telithromycin,TLM)。其作用机制同红霉素,对肺炎链球菌、流感嗜血杆菌、黏膜炎莫拉菌、肺炎衣原体、肺炎支原体等有较强的抗菌活性。主要用于轻度、中度社区获得性肺炎(CAP)的治疗。常见的不良反应有腹泻、恶心、头晕和呕吐,有一定程度的肝毒性。

第二节　林可霉素类抗生素

林可霉素类抗生素包括林可霉素和克林霉素。林可霉素(lincomycin,洁霉素,林肯霉素)是由链丝菌产生的一种碱性抗生素,克林霉素[基](clindamycin,氯林可霉素,氯洁霉素)

是林可霉素分子中第 7 位的羟基以氯原子取代的半合成品。两药具有相同的抗菌谱和抗菌机制,但由于克林霉素的口服吸收、抗菌活性、毒性和临床疗效均优于林可霉素,故临床常用。

【体内过程】　林可霉素口服吸收差,生物利用度为 20%～30%,且易受食物影响,T_{peak} 为 2～4 h。克林霉素口服吸收良好,生物利用度为 90%,且受食物影响小,T_{peak} 为 0.75～2 h。两者吸收后均迅速并广泛分布于除脑脊液外的体液和组织,包括骨组织,能透过胎盘屏障,不能透过正常血脑屏障,但炎症时脑组织可达有效治疗浓度。林可霉素血浆蛋白结合率为 77%～82%,克林霉素为 92%～94%。主要在肝脏代谢,部分代谢物具抗菌活性。林可霉素的 $t_{1/2}$ 为 4～6 h,克林霉素的 $t_{1/2}$ 为 2.4～3 h。

【抗菌作用及机制】　两药抗菌谱与红霉素类似,主要特点是对各类厌氧菌有强大的抗菌作用,对需氧 G^+ 菌有显著活性,需氧 G^- 菌包括流感嗜血杆菌、奈瑟菌属及支原体属均对本类药物耐药。克林霉素的抗菌活性比林可霉素强 4～8 倍。

本类药物的抗菌机制与大环内酯类相同,能不可逆性与细菌核糖体 50S 亚基结合,抑制细菌蛋白质合成。

【临床应用】　主要用于敏感细菌(如葡萄球菌属、链球菌属及厌氧菌)所致的呼吸道感染、皮肤软组织感染、泌尿生殖系统感染和盆腔感染及腹腔感染等。为金黄色葡萄球菌引起的骨髓炎的首选药。

【不良反应与护理对策】

1. 胃肠道反应

常见恶心、呕吐、腹痛、腹泻等;严重者有腹绞痛、腹部压痛、严重腹泻(水样或脓血样),伴发热、异常口渴和疲乏(假膜性肠炎)。腹泻、肠炎和假膜性肠炎可发生在用药初期,也可发生于停药后数周。用药期间需密切注意大便次数,如出现排便次数增多,需注意假膜性肠炎的可能,及时停药并做适当处理。

2. 血液系统损害

偶可发生白细胞减少、中性粒细胞减少、嗜酸性粒细胞增多和血小板减少等;罕见再生障碍性贫血。疗程长者,需定期检测血常规。

3. 过敏反应

可见皮疹、瘙痒等,偶见荨麻疹、血管神经性水肿和血清病反应等,罕见剥脱性皮炎、大疱性皮炎、多形性红斑和 Stevens-Johnson 综合征。两者有交叉过敏反应。

4. 肝功能异常

如血清转氨酶升高、黄疸等。疗程长者需定期检查肝功能。

5. 其他

静脉滴注可能引起静脉炎,肌内注射局部可能出现疼痛、硬结和无菌性脓肿。快速滴注可能发生低血压、心电图变化甚至心跳、呼吸停止。

【药物相互作用】　与红霉素或氯霉素合用可出现拮抗作用;与吸入性麻醉药同用神经肌肉阻滞症状加重,出现骨骼肌无力、呼吸抑制或麻痹等,可用抗胆碱酯酶药新斯的明或钙剂解救;与抗蠕动止泻药、含白陶土止泻药同用,可增加引起假膜性肠炎的危险;用药期间应密切观察大便次数,如出现排便次数增多,应注意假膜性肠炎的可能,立即停药,必要时可用去甲万古霉素治疗。

第三节　多肽类抗生素

多肽类抗生素分子中含有肽链结构,包括万古霉素类、多黏菌素类和杆菌肽类,抗菌谱较窄,抗菌作用强,属杀菌药,主要用于对其敏感的多重耐药菌引起的重症感染,该类药物具有不同程度的肾脏毒性。

一、万古霉素类

目前临床应用的药物主要有万古霉素(vancomycin)、去甲万古霉素(norvancomycin)和替考拉宁(teicoplanin)。万古霉素是从链霉菌培养液中提取的一种糖肽类抗生素,因能够杀灭耐甲氧西林金黄色葡萄球菌(MRSA)和耐甲氧西林表皮葡萄球菌(MRSE)而得到广泛应用。去甲万古霉素是我国从诺卡菌属培养液中分离获得的,作用略强于万古霉素。替考拉宁是从特定的游动放射菌属培养液中分离获得的,其脂溶性较万古霉素高 $50 \sim 100$ 倍。

【体内过程】　口服难吸收,绝大部分经粪便排泄,肌注可引起局部剧痛和组织坏死,全身用药只能静脉给药。可分布至各组织和体液,可透过胎盘,但难以透过血脑屏障。炎症时透入增多,可达有效浓度。90%以上由肾排泄,万古霉素和去甲万古霉素的 $t_{1/2}$ 约为 6 h,替考拉宁的 $t_{1/2}$ 长达 $70 \sim 100$ h。

【药理作用及机制】　对耐药金葡菌、溶血性链球菌、肺炎链球菌以及炭疽杆菌、白喉杆菌等 G^+ 菌有强大的抗菌作用,尤其是 MRSA 和 MRSE。其抗菌作用机制是通过与细菌细胞壁肽聚糖侧链形成复合物,阻碍细菌细胞壁的合成,造成细胞壁缺陷而杀灭细菌。一般不易产生耐药性,与其他抗生素亦无交叉耐药性。

【临床应用】　仅用于 G^+ 菌引起的严重感染,如败血症、脑膜炎、心内膜炎、骨髓炎、肺炎、结肠炎等,特别是 MRSA、MRSE 和耐氨苄西林肠球菌属所致的感染,可作为首选药。口服可用于对甲硝唑无效的假膜性肠炎或多重耐药葡萄球菌性结肠炎。

【不良反应与护理对策】　万古霉素和去甲万古霉素毒性较大,替考拉宁较小。

1. 肾毒性

主要损伤肾小管,轻者表现为蛋白尿、管型尿,重者表现为血尿、少尿、氮质血症,甚至导致肾衰竭。与氨基糖苷类抗生素联合应用时更易发生。用药期间需定期检查尿常规、肾功能。

2. 耳毒性

大剂量长期应用可引起耳鸣、听力减退,甚至耳聋。严重者可有不可逆的耳聋。用药期间需密切观察患者听力。新生儿、早产儿、儿童、老年人、肾功能不全或大剂量长期用药者,更易发生,故此类患者应禁用或慎用万古霉素。

3. 变态反应

可有药热、皮疹、瘙痒等过敏反应。万古霉素和去甲万古霉素静脉给药速度过快或剂量过大时,患者可出现躯干部位皮肤潮红、红斑、荨麻疹、心动过速及低血压等特征性症状,称为"红人综合征"，应立即停止注射并报告医生，可用抗组胺药、肾上腺素治疗。替考拉宁与万古霉素、去甲万古霉素存在交叉过敏性，故对万古霉素过敏者替考拉宁应慎用。

4. 其他

口服可引起恶心、呕吐、金属异味感和眩晕，静注时偶发疼痛和血栓性静脉炎，偶见粒细胞减少。万古霉素可通过乳汁排泄，哺乳期妇女若应用应暂停授乳。

【药物相互作用】　与氨基糖苷类抗生素、两性霉素 B、环孢素、阿司匹林、卡莫司汀、多黏菌素、依他尼酸等药物合用或先后应用，可加重耳毒性和肾毒性；与抗组胺药、吩噻嗪类等药物合用，可掩盖该药的耳毒性。

二、多黏菌素类

多黏菌素类（polymyxins）是由多黏芽孢杆菌产生的一组多肽类抗生素，含有多黏菌素 A、B、C、D、E 等几种成分。临床上多用多黏菌素 B（polymyxin B）、多黏菌素 E（polymyxin E），常用其硫酸盐制剂。

【体内过程】　口服不吸收，肌注 2 h 血药浓度达峰值，因分子量较大，穿透力差，故脑脊液、胸腔、关节腔和感染灶内浓度低。本类药物代谢慢，主要经肾脏排泄，连续给药会导致药物在体内蓄积。$t_{1/2}$ 约 6 h，儿童较短，约 2 h。

【药理作用及机制】　属窄谱慢效杀菌药，对繁殖期和静止期细菌均有杀菌作用，其抗菌机制是作用于细菌胞浆膜，与细胞膜磷脂结合，导致膜通透性增加，使细菌细胞内重要物质外漏而造成细菌死亡。对 G^- 杆菌如肠杆菌属、大肠埃希菌、克雷伯杆菌属及铜绿假单胞菌具有强大抗菌活性。多黏菌素 B 的抗菌活性稍高于多黏菌素 E。与磺胺类、TMP 和利福平联用具有协同抗菌作用，与两性霉素 B、四环素类药物联用可增强其抗菌作用。细菌对多黏菌素不易产生耐药性，一旦出现则有交叉耐药。

【临床应用】　临床主要用于铜绿假单胞菌感染和其他抗生素产生耐药性的 G^- 杆菌引起的严重感染如败血症、泌尿道感染和肠道感染等。

【不良反应与护理对策】　不良反应多见，总发生率可高达 25%，主要有肾毒性和神经毒性，肾毒性多发生在用药后 4 d，表现为蛋白尿、血尿、管型尿、氮质血症，甚至急性肾小管坏死及肾衰竭。及时停药后部分可恢复。神经毒性与剂量有关，轻者出现头昏、面部麻木和周围神经炎，重者出现意识混乱、昏迷、共济失调、可逆性神经肌肉麻痹等，停药后可消失，用新斯的明抢救无效，只能人工呼吸，钙剂可能有效。过敏反应有药热、皮疹、瘙痒等。肌内注射可导致局部疼痛，静脉给药可引起静脉炎。偶见肝毒性。

三、杆菌肽类

杆　菌　肽

杆菌肽（bacitracin）是从枯草杆菌等培养液中分离的多肽类抗生素，对 G^+ 菌有强大的抗菌作用，对耐青霉素的金黄色葡萄球菌有效，对脑膜炎奈瑟菌、淋病奈瑟菌、螺旋体、阿米巴原虫等也有一定作用。其抗菌作用机制是选择性地抑制细菌细胞壁合成过程中的脱磷酸化，阻断细胞壁合成，同时对细菌胞浆膜也有损伤作用。本药可引起严重肾损伤，临床仅用于局部抗感染,如敏感菌所致的皮肤创口、口腔、咽喉、软组织等部位的感染,其眼膏可用于眼部感染,优点是刺激性小,过敏反应少,不易产生耐药性。

制剂与用法

1. 红霉素(erythromycin)。片剂:0.125 g,0.25 g。肠溶片:0.125 g,0.25 g。肠溶胶囊:0.125 g,0.25 g。口服,1~2 g/d,分 3~4 次服用。

2. 乳糖酸红霉素(erythromycin lactobionate)。注射剂:0.25 g,0.3 g。静脉滴注,0.5~1.0 g/次,3~4 次/天。

3. 琥乙红霉素(erythromycin ethylsuccinate)。片剂:0.1 g,0.125 g,0.25 g。颗粒剂:0.1 g。胶囊:0.125 g,0.25 g。口服,1.6 g/d,分 2~4 次服用。

4. 罗红霉素(roxithromycin)。片剂:50 mg,75 mg,150 mg,300 mg。胶囊剂:50 mg,75 mg,150 mg。缓释片:300 mg。口服,0.15 g/次,2 次/天或 0.3 g/次,1 次/天。

5. 克拉霉素(clarithromycin)。片剂:0.125 g,0.25 g。胶囊剂:0.125 g,0.25 g。分散片:0.125 g,0.25 g。口服,0.25~0.5 g/次,1 次/12 h。

6. 阿奇霉素(azithromycin)。片剂:0.125 g,0.25 g,0.5 g。胶囊剂:0.125 g,0.25 g,0.5 g。分散片:0.1 g,0.25 g。注射剂:0.1 g/2 mL,0.2 g/2 mL,0.25 g/5 mL,0.5 g/5 mL。口服,0.5 g/次,1 次/天。静脉滴注,0.5 g/次,1 次/天。

7. 盐酸林可霉素(lincomycin hydrochloride)。片剂:0.25 g,0.5 g。胶囊:0.25 g,0.5 g。注射剂:0.6 g/2 mL。口服,1.5~2 g/d,分 3~4 次服用。肌内注射,0.6~1.2 g/d,分次注射。静脉滴注,0.6 g/次,每 8 h 或 12 h 1 次。

8. 盐酸克林霉素(clindamycin hydrochloride)。注射剂:0.6 g/2 mL。肌内注射或静脉滴注,0.6~1.2 g/d,分 2~4 次。

9. 克林霉素磷酸酯(clindamycin phosphate)。片剂:150 mg。口服,0.15~0.3 g/次,4 次/天。

10. 盐酸万古霉素(vancomycin hydrochloride)。粉针剂:0.5 g,1.0 g。静脉滴注,2 g/d,0.5 g/6 h 或 1.0 g/12 h,静滴 60 min 以上。

11. 盐酸去甲万古霉素(norvancomycin hydrochloride)。粉针剂:0.4 g,0.8 g。静脉缓慢滴注,0.8~1.6 g/d,分 2~3 次静滴。

12. 替考拉宁(teicoplanin)。粉针剂:0.2 g,0.4 g。肌内注射或静脉滴注,首次 0.4 g,以后 0.2 g,1 次/天。

13. 硫酸多黏菌素 B(polymyxin B sulfate)。注射剂:0.5 g。静脉滴注:1.5~2.5 mg/(kg·d),分成 2 次,1 次/12 h。肌内注射:2.5~3 mg/(kg·d),分次给予,每 4~6 h 一次。

14. 杆菌肽(bacitracin)。软膏:500 U/g。外用,适量,2~3 次/天。

(韩 军 宋建国)

第三十七章　氨基糖苷类抗生素

氨基糖苷类(aminoglycosides)抗生素是临床上常用的抗生素,包括两大类:一类为天然来源,由链霉菌和小单孢菌产生,如链霉素(streptomycin)、新霉素(neomycin)、庆大霉素(gentamicin)、卡那霉素(kanamycin)、妥布霉素(tobramycin)、小诺米星(micronomicin)、西索米星(sisomicin)等;另一类为半合成品,如阿米卡星(amikacin)、奈替米星(netilmicin)、异帕米星(isepamicin)、依替米星(etimicin)等。

第一节　氨基糖苷类抗生素的共同特点

本类药物的基本结构是氨基醇环通过糖苷键与一个或几个氨基糖结合,形成性质稳定的化合物。由于结构上的相似,所以氨基糖苷类抗生素在抗菌谱、抗菌机制、体内过程及不良反应等方面具有共同特点。

【体内过程】　口服难吸收,多采用肌内注射,吸收迅速而完全,30～90 min 血药浓度达峰值。穿透力弱,主要分布于细胞外液,在肾皮质和内耳内、外淋巴液浓度高,且在内耳外淋巴液中浓度下降缓慢,与该类药物的肾毒性和耳毒性有关。可透过胎盘屏障,但不能进入细胞内,也不能透过血脑屏障,甚至脑膜炎症时也难以在脑脊液达到有效浓度。在体内不被代谢,以原形经尿排泄,$t_{1/2}$ 为 2～3 h。

【抗菌作用及机制】　氨基糖苷类药物对各种需氧 G⁻ 杆菌包括铜绿假单胞菌有强大的抗菌作用,对沙雷菌属、产碱杆菌属、布氏杆菌、沙门杆菌、嗜血杆菌、痢疾杆菌等亦有良好的抗菌作用,对 MRSA 和 MRSE 也有较好抗菌活性,但对 G⁻ 菌如淋病奈瑟菌、脑膜炎奈瑟菌的作用差,各型链球菌、肠球菌及各种厌氧菌对本类药物耐药。链霉素、卡那霉素还对结核分枝杆菌有效。

氨基糖苷类与细菌核糖体结合,从而干扰细菌蛋白质的合成,其作用环节为:① 抑制 70S 始动复合物的形成;② 选择性地与 30S 亚基上的靶蛋白结合,诱导错误匹配,合成异常无功能的蛋白质;③ 阻止终止密码子与核糖体结合,使已合成的肽链不能释放;④ 抑制 70S 核糖体解离,造成细菌核糖体循环受阻。另外,还可通过离子吸附作用附着于细菌表面而造成胞膜缺损,膜通透性增加,胞内钾离子、核苷酸、酶等重要物质外漏而导致细菌死亡。

本类药物属快速静止期杀菌药,其杀菌作用有以下特点:① 有明显的浓度依赖性,杀菌速率和杀菌持续时间与浓度呈正相关;② 有明显的抗生素后效应;③ 碱性环境中抗菌活性增强;④ 具有初次接触效应;⑤ 仅对需氧菌有效,对厌氧菌无效。

【耐药机制】 细菌对氨基糖苷类产生耐药的主要机制是:① 产生修饰氨基糖苷类的钝化酶,包括乙酰化酶、腺苷化酶和磷酸化酶,分别将乙酰基、腺苷、磷酸连接到氨基糖苷类抗生素的氨基或羟基上,使药物不能与核糖体结合而失效。② 改变细菌膜的通透性,使菌体内药物浓度下降。③ 改变细菌核糖体靶位蛋白结构,影响药物与核糖体结合。

【临床应用】 主要用于敏感需氧 G⁻ 杆菌所致的全身感染,如脑膜炎、呼吸道、泌尿道、皮肤软组织、胃肠道、烧伤、创伤及骨关节感染等。卡那霉素、庆大霉素、妥布霉素、阿米卡星和奈替卡星对上述感染的疗效无显著差异,对于败血症、脑膜炎等严重感染,需联合应用其他抗 G⁻ 杆菌的抗菌药,如广谱半合成青霉素、第三代头孢菌素及氟喹诺酮类等。此外,链霉素、卡那霉素可作为结核病治疗药物。

【不良反应与护理对策】 主要不良反应是耳毒性和肾毒性,尤其是儿童和老人更易发生,因此在一定程度上限制了其应用。毒性产生与用药剂量和疗程有关,也随药物不同而异,甚至在停药以后,可出现不可逆的毒性反应。

1. 耳毒性

氨基糖苷类在内耳淋巴液中浓度较高,可损害内耳柯蒂器内、外毛细胞的能量产生及利用,造成毛细胞损伤,表现为耳鸣、听力减退和永久性耳聋,其发生率依次为新霉素、卡那霉素、阿米卡星、西索米星、庆大霉素、妥布霉素、奈替米星、链霉素。前庭神经功能损伤表现为头昏、视力减退、眼球震颤、眩晕、恶心、呕吐和共济失调,其发生率依次为新霉素、卡那霉素、链霉素、庆大霉素、妥布霉素、奈替米星。不宜与其他有耳毒性的药物合用,如万古霉素、高效利尿药、镇吐药、甘露醇等。用药期间应询问患者是否有眩晕、耳鸣等先兆症状,定期做听力检查,一旦出现症状应立即停药。

2. 肾毒性

该类药物主要经肾脏排泄,尿液中药物浓度较高,且易在肾蓄积,轻则引起肾小管肿胀,重则产生急性坏死,表现为蛋白尿、管型尿,严重者可致氮质血症及无尿症。在常用剂量时,各药肾损害发生率为新霉素、卡那霉素、庆大霉素、妥布霉素、阿米卡星、奈替米星。与两性霉素、杆菌肽、头孢噻吩、多黏菌素、万古霉素等合用能增加肾毒性,应避免同用。用药期间,应注意观察尿量、定期进行肾功能检查,如出现管型尿、蛋白尿、血液尿素氮、肌酐升高、尿量每 8 h 少于 240 mL 等现象应立即停药。

3. 神经肌肉阻断作用

阻滞神经肌肉传导,严重者可发生肌肉麻痹,可能由于氨基糖苷类药物与突触前膜钙结合部位结合,阻止神经末梢释放乙酰胆碱所致。药物造成神经肌肉阻断的严重程度依次为:新霉素、链霉素、卡那霉素、奈替米星、阿米卡星、庆大霉素、妥布霉素。抢救时首先静脉注射钙剂和新斯的明。临床用药时避免合用肌肉松弛药、全身麻醉药等。血钙过低、重症肌无力者禁用。

4. 过敏反应

表现为皮疹、发热、血管神经性水肿、口周发麻等。局部应用新霉素可出现接触性皮炎。链霉素可引起过敏性休克,其发生率仅次于青霉素,防治措施同青霉素。

【药物相互作用】

（1）氨基糖苷类不宜与有耳毒性的呋塞米、利尿酸、卡铂、顺铂等合用。与两性霉素、杆菌肽、头孢噻吩、多黏菌素、万古霉素等合用能增加肾毒性。与肌肉松弛药或地西泮合用，可增加神经肌肉阻滞作用。

（2）β-内酰胺类可使氨基糖苷类活性降低，不宜混合给药；与碱性药物合用于尿路感染，可因减少排泄增强作用。与酸性药物合用则作用相反。

第二节　常用氨基糖苷类抗生素

链　霉　素

链霉素（streptomycin）是 1944 年从链霉菌培养液中分离获得的并用于临床的第一个氨基糖苷类药物，也是第一个用于治疗结核病的药物，临床常用其硫酸盐。本品口服吸收极少，肌注后吸收良好。主要分布于细胞外液，可分布至除脑以外的全身器官组织，可到达胆汁、胸水、腹水、结核性脓肿和干酪样组织。

主要与其他抗结核药联合用于结核分枝杆菌所致的各种结核病的初治病例及其他敏感分枝杆菌感染。也可单用于治疗土拉菌病，或与其他抗菌药物联合用于鼠疫、腹股沟肉芽肿、布鲁菌病、鼠咬热等，是土拉菌病和鼠疫的首选药。亦可与青霉素或氨苄西林联合治疗草绿色链球菌或肠球菌所致的心内膜炎。

庆 大 霉 素[基]

庆大霉素（gentamicin）是 1969 年从放线菌科小单胞菌的培养液中分离的。口服吸收很少，肌内注射吸收快而完全。临床主要用于治疗敏感 G⁻ 杆菌引起的严重感染，如败血症、呼吸系统感染、腹腔感染、盆腔感染、泌尿系统感染，也可作为脑膜炎的辅助治疗。可与羧苄西林等广谱青霉素或头孢菌素联用，治疗铜绿假单胞菌感染和其他未明原因的 G⁻ 杆菌感染。口服作肠道术前准备与治疗肠道感染。局部用药可用于敏感菌所致的眼部感染。

卡 那 霉 素

卡那霉素（kanamycin）是从链霉菌培养液中分离获得的，有 A、B、C 三种成分，以 A 组成分常用。对多数常见 G⁻ 菌和结核杆菌有效，曾被广泛用于各种肠道 G⁻ 菌感染，但因不良反应较大，抗菌谱较窄，现已被庆大霉素、妥布霉素等取代。目前主要与其他抗结核病药物合用治疗结核病，口服作肠道术前准备与治疗肠道感染。

阿 米 卡 星[基]

阿米卡星（amikacin，丁胺卡那霉素）为卡那霉素的半合成衍生物，肌内注射吸收迅速。抗菌谱为本类药物中最宽，抗菌活性较庆大霉素略低，突出优点是对许多肠道 G⁻ 杆菌所产生的钝化酶稳定，因而广泛用于治疗医院中对庆大霉素及妥布霉素耐药的 G⁻ 杆菌感染和大多数需氧 G⁻杆菌感染,并对结核分枝杆菌有效。其耳毒性较庆大霉素强,肾毒性则小于庆大霉素。

异帕米星

异帕米星(isepamicin)为卡那霉素 B 的半合成衍生物,抗菌作用与阿米卡星相似,为广谱抗生素。对多种钝化酶稳定,尤其适用于对其他氨基糖苷类(包括阿米卡星)耐药的严重 G⁻杆菌(包括铜绿假单胞菌)和葡萄球菌感染。肾毒性与阿米卡星相似,耳毒性则较阿米卡星低。

妥布霉素

妥布霉素(tobramycin)是从链霉菌培养液中分离获得的,也可由卡那霉素 B 脱氧而成。其抗菌活性、临床应用和药动学特征与庆大霉素相似,但抗铜绿假单胞菌作用较庆大霉素强 3～5 倍,且对耐庆大霉素菌株有效。常与抗铜绿假单胞菌青霉素、氨曲南或头孢他定合用治疗铜绿假单胞菌引起的各种感染。

西索米星

西索米星(sisomicin)的药动学特点和抗菌谱与庆大霉素相似,对铜绿假单胞菌的作用较庆大霉素强,与妥布霉素相近;对金黄色葡萄球菌和沙雷杆菌的抗菌作用较庆大霉素弱,但强于妥布霉素。主要用于大肠埃希菌、痢疾杆菌、克雷伯杆菌、变形杆菌等 G⁻菌引起的局部或全身感染。因无显著优点,且其毒性为庆大霉素的两倍,临床应用较少。

奈替米星

奈替米星(netilmicin)是西索米星的半合成抗生素,抗菌谱与庆大霉素相似,对氨基糖苷乙酰转移酶稳定,临床主要用于治疗敏感菌引起的严重感染或与 β-内酰胺类联合用于儿童或成人粒细胞减少伴发热及病因未明发热患者的治疗。耳毒性和肾毒性发生率最低。

制剂和用法

1. 硫酸链霉素(streptomycin sulfate)。注射剂:0.375 g,0.75 g,1.0 g,2.0 g,5.0 g。肌内注射,0.5 g/次,2 次/d。

2. 硫酸庆大霉素(gentamicin sulfate)。片剂:20 mg,40 mg;颗粒剂:10 mg。注射剂:40 mg/1 mL,80 mg/2 mL。口服,80～160 mg/次,3～4 次/日。肌内注射或静脉滴注,80 mg/次,2～3 次/d。

3. 硫酸卡那霉素(kanamycin sulfate)。注射剂:0.5 g,1.0 g。片剂:0.125 g。口服,0.75～1.25 g/次,3 次/天。肌内注射,0.5 g/次,1～2 次/d。

4. 硫酸阿米卡星(amikacin sulfate)。注射剂:0.2 g。肌内注射或静脉滴注,12 h 7.5 mg/kg,或每 24 h 15 mg/kg。成人一天不超过 1.5 g,疗程不超过 10 d。

5. 硫酸异帕米星(isepamicin sulfate)。注射剂:0.2 g/2 mL,0.4 g/4 mL。肌内注射或静脉注射,400 mg/d,分 1～2 次给药。

6. 硫酸妥布霉素(tobramycin sulfate)。注射剂:80 mg/2 mL。肌内注射或静脉滴注,80 mg/次,2～3 次/天,疗程不超过 10 d。

7. 硫酸西索米星(sisomicin sulfate)。注射剂:50 mg,100 mg。肌内注射或静脉滴注,0.1～0.15 g/d,分 2～次给药。

8. 硫酸奈替米星(netilmicin sulfate)。注射剂:100 mg/2 mL。肌内注射或静脉滴注,每次4～6 mg/kg,1 次/天。

(洪宗元)

第三十八章 四环素类及氯霉素类抗生素

四环素类(tetracyclines)及氯霉素类(chloramphenicols)抗生素对 G^+ 菌和 G^- 菌均具有快速抑菌作用,同时也对立克次体、支原体和衣原体具有较强的抑制作用,其中四环素类对某些螺旋体和原虫尚有抑制作用。两类药物的抗菌谱广,属广谱抗生素。

第一节 四 环 素 类

四环素类(tetracyclines)是一组带有共轭双键4元稠合环结构的抗生素。四环素(tetracycline)、土霉素(terramycin,氧四环素)、金霉素(chlortetracycline,氯四环素)和地美环素(demeclocycline,去甲金霉素)为天然四环素类。美他环素(metacycline,甲烯土霉素)、多西环素(doxycycline,强力霉素)和米诺环素(minocycline,二甲胺四环素)、替加环素(tigecycline)为半合成四环素。随着天然四环素类耐药菌株不断增多,逐步被半合成四环素类所替代。

【体内过程】 口服吸收不完全,其中多西环素、米诺环素吸收率最高。食物可影响其吸收,二价、三价金属离子与四环素类形成不吸收的配合物。替加环素通过静脉给药。组织分布广泛,主要集中在肝、脾、肾、皮肤、牙齿和骨髓等钙化组织,易透过胎盘屏障到胎儿体内,脑脊液中除米诺环素外均难达到有效浓度。部分在肝脏代谢,以原形或代谢产物分泌到胆汁,可在小肠被重吸收形成肝肠循环,通过尿液和粪便排泄。

【抗菌作用及机制】 属广谱抗生素,其抗菌谱包括 G^+ 菌和 G^- 需氧菌和厌氧菌、立克次体、支原体和衣原体、螺旋体及某些原虫等,对 G^+ 菌抑制作用较 G^- 菌强,对伤寒杆菌、副伤寒杆菌、铜绿假单胞菌、结核分枝杆菌、真菌和病毒无效。

四环素类在细菌胞质内与核糖体 30S 亚基的 A 位特异性结合,阻止氨基酰 tRNA(亦称氨酸 tRNA)进入 A 位,阻碍肽链延长和蛋白质合成。此外,尚可使细菌细胞膜通透性改变,导致胞内核苷酸及其他重要成分外漏,从而抑制细菌 DNA 的复制,高浓度时具有杀菌作用。

【耐药性】

(1) 促进细菌核糖体保护蛋白基因(如 tetM 等)表达,生成大量核糖体保护蛋白与核糖体相互作用,保护细菌蛋白质合成过程不受药物影响。

(2) 大肠埃希菌染色体突变,细胞壁外膜 OmpF 膜孔蛋白减少,阻碍四环素类药物进入菌体内。

（3）细菌可诱导泵出基因表达膜蛋白，将四环素类药物排出菌体。

（4）细菌产生灭活酶，使药物失活。

【临床应用】　下列感染的治疗，一般首选多西环素。

1. 立克次体感染

包括流行性斑疹伤寒、地方性斑疹伤寒、落矶山斑点热、恙虫病和 Q 热。

2. 衣原体感染

包括鹦鹉热衣原体引起的鹦鹉热，肺炎衣原体引起的肺炎，沙眼衣原体引起的非特异性尿道炎、子宫颈炎、性病淋巴肉芽肿、包涵体结膜炎和沙眼等。

3. 支原体感染

包括肺炎支原体性非典型性肺炎、溶脲脲原体性非特异性尿道炎等。

4. 螺旋体感染

四环素类是现今治疗莱姆病和回归热最有效的药物。

5. 细菌性感染

包括肉芽肿荚膜杆菌引起的腹股沟肉芽肿、霍乱弧菌引起的霍乱和布鲁菌引起的布鲁菌病。

【不良反应与护理对策】

1. 胃肠道反应

刺激胃肠道引起上腹部不适，如恶心、呕吐、腹胀、腹痛，甚至引起溃疡等。服药期间宜多饮水，避免卧床用药，以免药物滞留食管，形成溃疡。小量多次服用，可缓解上述症状。

2. 二重感染

正常人的口腔、鼻腔、肠道等处有多种微生物寄生，彼此相互竞争、相互抑制而维持相对平衡的共生状态。长期应用四环素类等广谱抗生素，敏感菌株受到抑制，而不敏感菌株则大量繁殖，引起新的感染，称为二重感染或菌群交替症。常见白假丝酵母菌性口腔炎、阴道炎，难辨梭状芽孢杆菌引起的假膜性肠炎、非敏感细菌性肺炎、尿道炎等。不宜长期应用，特别是免疫功能低下者，以防二重感染，如口腔黏膜及舌体出现溃疡、白斑，女性阴道分泌物增多、外阴瘙痒，发热、腹泻、大便中有脓血等，应立即停药，并及时报告医生，采取有效措施。

3. 影响牙齿和骨骼发育

四环素类药物能与牙齿中的钙结合，引起牙齿釉质变黄和发育不全（称四环素牙）。对乳牙影响最大的时期为妊娠中期到出生后 4～6 个月，对恒牙影响最大的时期是从 6 个月到5 岁。也可与新形成的骨骼中的钙结合，抑制骨质生成和婴幼儿骨骼发育。孕妇、哺乳期妇女及 8 岁以下儿童禁用。

4. 肝损害

长期大剂量或静脉给药可致肝损伤，表现为厌食、乏力、恶心、呕吐等，严重者可出现肝性脑病。用药期间应定期检测肝肾功能。四环素可能会加重已存在肾病患者的肾功能损害，肝、肾功能不全者慎用。

5. 变态反应

多为斑丘疹和红斑，少数患者可出现荨麻疹、血管神经性水肿、过敏性紫癜以及系统性红斑狼疮皮疹加重。偶有过敏性休克、光敏反应和哮喘发生。四环素类药物能增加皮肤对紫外线的敏感性，常见的是晒伤。建议患者避免长时间暴露在阳光下，穿防护服，并在暴露的皮肤上涂抹防晒霜。

长期用药可引起 B 族维生素和维生素 K 缺乏。

【药物相互作用】

(1) 与抑制胃酸药碳酸氢钠、氢氧化镁等同服，可使四环素吸收减少、活性降低，同时尿液碱化，肾小管对四环素重吸收减少，降低血药浓度，缩短作用维持时间。与 H_2 受体拮抗药西咪替丁合用，使四环素类吸收减少 30%～40%。与含有钙、铁、镁等离子的药物合用，可形成不溶性配合物，减少药物吸收。

(2) 与全身麻醉药甲氧氟烷、高效利尿药合用可增强其肾毒性。与其他肝毒性药物（如抗肿瘤化疗药物）合用时可加重肝损害。与糖皮质激素、抗代谢药、抗肿瘤药合用，易发生二重感染。

四 环 素

四环素(tetracyclines)口服吸收不完全，易受食物和金属离子影响，生物利用度为 60%～70%。主要自肾小球滤过排出体外，少量药物自胆汁分泌至肠道排出，$t_{1/2}$ 为 6～11 h。可用于立克次体感染如斑疹伤寒及恙虫病、支原体感染引起的肺炎以及布鲁菌病，一般不作为首选药。此外，尚可与其他药物联用治疗幽门螺杆菌引起的消化性溃疡。

多 西 环 素[基]

多西环素(doxycycline，强力霉素)口服吸收迅速且完全。脂溶性较高，穿透力较强，体内分布广泛，在胆汁中浓度可达同期血药浓度的 10～20 倍。血浆蛋白结合率为 80%～93%。部分在肝内代谢灭活，主要自肾小球滤过排泄。肾功能不全患者应用本品时，药物自胃肠道的排泄量增加，成为主要排泄途径，因此本品是四环素类中可安全用于肾功能损害患者的药物。由于显著的肝肠循环，$t_{1/2}$ 长达 12～22 h，属长效半合成四环素类。

抗菌谱与四环素相同，抗菌活性比四环素强 2～10 倍，具有强效、速效、长效的特点。临床适应证同四环素，尤其适用于肾外感染伴肾衰竭以及胆道系统感染。也可用于对青霉素类过敏者的破伤风、气性坏疽、梅毒、淋病和钩端螺旋体病以及放线菌属、李斯特菌感染。由于药物分布广泛，还可用于中度、重度痤疮患者的辅助治疗。应饭后服，并以大量水送服。服药后宜保持直立体位 30 min 以上，以避免食管炎的发生。静脉注射时，可能出现舌麻木及口腔异味感，易致光敏反应。

米 诺 环 素[基]

米诺环素(minocycine，二甲胺四环素)的抗菌活性高于多西环素，口服吸收率近 100%，抗酸药或金属离子可影响吸收。脂溶性高于多西环素，穿透力强，分布广泛，在脑脊液的浓度高于其他四环素类。$t_{1/2}$ 为 11～22 h。

抗菌谱与四环素相似，对耐四环素的金黄色葡萄球菌、链球菌等和淋病奈瑟菌均有很强的作用。主要用于治疗酒糟鼻、痤疮和沙眼衣原体所致的性传播疾病，以及上述耐药菌感染。

除四环素类共有的不良反应外，米诺环素可引起眩晕、运动失调等前庭反应症状，反应程度呈剂量依赖性，且女性多见。首剂服药可迅速出现，12%～52% 的患者因严重的前庭反应而停药，停药 24～48 h 后症状可消失。用药期间不宜从事高空作业、驾驶以及机器操作。

替 加 环 素

替加环素(tigecycline)属甘氨酰四环素类,是继多西环素、米诺环素、美他环素后开发的新一代四环素类抗生素。静脉注射给药,血浆蛋白结合率为 71%～89%,以原形和代谢产物通过尿液和粪便排泄。

抗菌机制同四环素,对阴沟肠杆菌、大肠埃希菌、产酸克雷伯菌、肺炎克雷伯菌、肠球菌(仅限于万古霉素敏感菌株)、金黄色葡萄球菌(甲氧西林敏感菌株和甲氧西林耐药菌株)、脆弱拟杆菌、普通拟杆菌、产气荚膜梭菌、无乳链球菌、咽峡炎链球菌、肺炎链球菌(青霉素敏感株)、流感嗜血杆菌(β-内酰胺酶阴性株)和嗜肺性军团菌等敏感,用于上述敏感菌引起的复杂性腹腔内感染、复杂皮肤及软组织感染、社区获得性肺炎等。

第二节　氯 霉 素 类

氯 霉 素

氯霉素(chloramphenicol)最初从委内瑞拉链丝菌的培养液中提取而得,因化学结构含有氯原子故称氯霉素。氯霉素有左旋体和右旋体两种光学异构体,其左旋体为主要的抗菌成分,右旋体无抗菌活性但保留毒性,消旋体名为合霉素,现已淘汰。目前临床使用的是人工合成的左旋体。

【体内过程】　口服吸收迅速而完全,生物利用度为 80%～90%。吸收后广泛分布于全身组织和体液,可透过血脑屏障,脑膜无炎症时,脑脊液药物浓度为血药浓度的 21%～50%,脑膜有炎症时,可达血药浓度的 45%～89%。血浆蛋白结合率为 50%～60%。90%在肝脏与葡糖糖醛酸结合而失活,代谢产物和少量原形药物经肾排泄。$t_{1/2}$ 为 1.5～3.5 h。

【药理作用及机制】　氯霉素属广谱抗生素,对需氧 G^- 菌及 G^+ 菌、厌氧菌、立克次体、螺旋体和衣原体均有抑制作用。对 G^- 菌的作用强于 G^+ 菌,对 G^+ 菌的作用不及青霉素和四环素。氯霉素为抑菌剂,但对流感嗜血杆菌、肺炎链球菌和脑膜炎奈瑟菌具杀灭作用。

氯霉素可与细菌核糖体 50S 亚基上的肽酰基转移酶作用位点可逆性结合,阻止 P 位上肽链末端羧基与 A 位上氨基酸 tRNA 的氨基发生反应,从而阻止肽链延伸,使蛋白质合成受阻。

【耐药性】　G^+ 菌和 G^- 菌均可通过突变、接合或转导机制,获得氯霉素耐药基因,但耐药性产生较慢。耐药金葡菌产生氯霉素乙酰转移酶,使药物转为一乙酰氯霉素或二乙酰氯霉素而失活。某些 G^- 菌如流感嗜血杆菌或伤寒沙门菌等,通过染色体突变使外膜特异性蛋白质缺失,造成外膜对氯霉素通透性降低,药物不能进入胞内发挥抗菌作用而耐药。

【临床应用】　由于氯霉素可对造血系统产生严重的毒性作用,一般不作为首选药物,必须严格掌握适应证。

1. 耐药菌诱发严重感染

作为备选药,用于无法使用青霉素类药物的脑膜炎、多药耐药的流感嗜血杆菌感染。

2. 伤寒

一般不作首选药,多选用速效、低毒、复发少和愈后不带菌的第三代头孢菌素或喹诺酮类。因氯霉素成本低廉,有些国家和地区仍用于伤寒。对于非流行期患者,伤寒杆菌对氯霉素一般较敏感,可选用。对复发患者氯霉素仍可获得满意疗效,也可用于其他沙门菌属的全身性感染。

3. 立克次体感染

可用于 Q 热、落矶山斑点热、地方性斑疹伤寒等的治疗。

4. 其他

与其他抗菌药联合使用,治疗腹腔或盆腔的厌氧菌感染。局部用于治疗敏感菌引起的沙眼、结膜炎和眼内感染。

【不良反应与护理对策】

1. 血液系统毒性

血液系统毒性是氯霉素最严重的不良反应,也是限制氯霉素应用的主要原因。一般有两种表现形式:一是与剂量和疗程相关的可逆性骨髓抑制,常见于血药浓度超过 25 mg/L 的患者,表现为贫血,并可伴白细胞和血小板减少,停药可恢复;二是与剂量和疗程无关的不可逆性骨髓抑制,常表现为严重的、不可逆性再生障碍性贫血,可能是药物变态反应或遗传缺陷所致,潜伏期数周至数月,死亡率达 50% 以上。治疗前后应定期检查血象,出现异常,应立即停药。

2. 灰婴综合征(gray syndrome)

早产儿和新生儿肝脏的葡萄糖醛酸转移酶活性较低,肾排泄功能不完善,对氯霉素解毒能力差。大剂量使用可致早产儿和新生儿中毒,表现为循环衰竭、呼吸困难、进行性血压下降、皮肤苍白和发绀,故称灰婴综合征。典型的病例发生于出生后 48 h 内即给予高剂量的氯霉素,治疗持续 3～4 d 后发生。有时大龄儿童甚至成人大剂量使用时也可发生类似的症状。

口服用药时可出现恶心、呕吐、腹泻等症状。少数患者有过敏反应(皮疹、药热、血管神经性水肿)、视神经炎、视力障碍等不良反应。还可见溶血性贫血(葡萄糖-6-磷酸脱氢酶缺陷者)、二重感染。妊娠期或分娩期、哺乳期妇女、肝功能不全者禁用。老年患者、肾功能损害者慎用。

【药物相互作用】

(1) 氯霉素可抑制肝细胞微粒体酶的活性,导致乙内酰胺类抗癫痫药(苯妥英钠)代谢减慢,或氯霉素替代该类药物的血清蛋白结合部位,均可使药物的作用增强或毒性增加,合用时需调整药物剂量。

(2) 与甲苯磺丁脲等降血糖药同用时,由于竞争血浆蛋白结合,可增强其降糖作用,因此需调整药物剂量。

(3) 氯霉素可拮抗维生素 B_6 的作用或使后者经肾排泄量增加,导致贫血或周围神经炎的发生,应适当补充维生素 B_6。氯霉素可拮抗维生素 B_{12} 的造血作用,不宜同用。

(4) 与某些骨髓抑制药同用时,可增强骨髓抑制作用,如抗肿瘤药物、秋水仙碱、羟基保泰松、保泰松和青霉胺等。同时进行放射治疗时,亦可增强骨髓抑制作用,需调整骨髓抑制剂或放射治疗的剂量。

(5) 如在术前或术中应用,由于本品对肝药酶的抑制作用,可降低诱导麻醉药阿芬太尼的清除,延长其作用时间。

（6）苯巴比妥、利福平等肝药酶诱导剂与本品同用时，可增强其代谢，致使血药浓度降低。

甲 砜 霉 素

甲砜霉素（thiamphenicol）为氯霉素的同类物。抗菌谱、抗菌作用和机制与氯霉素相似，具广谱抗微生物作用，包括需氧 G^- 菌及 G^+ 菌、厌氧菌、立克次体、螺旋体和衣原体等。对流感嗜血杆菌、肺炎链球菌和脑膜炎奈瑟菌等具有杀菌作用。对金黄色葡萄球菌、化脓性链球菌、草绿色链球菌、B族溶血性链球菌、大肠埃希菌、肺炎克雷伯菌、奇异变形杆菌、伤寒沙门菌、副伤寒沙门菌、志贺菌属等具有抑菌作用。用于敏感菌所致的呼吸道、尿路、肠道等感染。与氯霉素完全交叉耐药。

常见不良反应为腹痛、腹泻、恶心、呕吐等，偶见皮疹等过敏反应。亦可引起可逆性红细胞生成抑制、白细胞和血小板减少，罕见再生障碍性贫血。应定期检查血象、网织细胞计数。

制剂及用法

1. 四环素（tetracycline hydrochloride）。片剂：0.05 g，0.125 g，0.25 g。口服，0.25～0.5 g/次，1 次/6 h。

2. 盐酸土霉素（oxytetracycline hydrochloride）。片剂：0.125 g，0.25 g。口服，0.5 g/次，3～4 次/天。

3. 盐酸多西环素（doxycycline hydrochloride）。片剂：50 mg，100 mg。胶囊：100 mg。注射剂：0.1 g，0.2 g。口服，第 1 日 0.1 g/次，1 次/12 h；继以 0.1～0.2 g/次，1 次/天。静脉滴注，第 1 天 200 mg，1 次或 2 次给药；以后根据感染的程度每日给药 100～200 mg，200 mg 一次或两次给药。

4. 盐酸米诺环素（minocycline hydrochloride）。片剂：50 mg，100 mg。胶囊：50 mg，100 mg。口服，首剂 0.2 g，以后每隔 12 h 再口服 0.1 g。

5. 替加环素（tigecycline）。注射剂：50 mg。静脉滴注，首次 100 mg，以后每 12 h 一次，50 mg/次。

6. 盐酸美他环素（metacycline hydrochloride）。片剂：0.1 g。胶囊：0.1 g，0.2 g，0.3 g。口服，0.3 g/次，2 次/天。

7. 氯霉素（chloramphenicol）。片剂：0.25 g。胶囊：0.25 g。注射剂：0.25 g/2 mL。滴眼液：20 mg/8 mL。口服，1.5～3 g/d，分 3～4 次服用。肌内注射、静脉注射或静脉滴注，2～3 g/d，分 2 次给予。滴眼，1～2 滴/次，3～5 次/天。

8. 甲砜霉素（thiamphenicol）。片剂：0.125 g，0.25 g。颗粒剂：0.125 g，0.25 g。胶囊：0.25 g。口服，1.5～3.0 g/d，分 3～4 次服用。

（洪宗元）

第三十九章 抗真菌药与抗病毒药

第一节 抗真菌药

真菌感染分为浅部真菌感染和深部真菌感染两类。浅部真菌感染由各种癣菌引起,主要侵犯毛发、指(趾)甲、皮肤、口腔等,发病率高。深部真菌感染由白假丝酵母菌和新型隐球菌引起,主要侵犯内脏器官和深部组织,发病率低,但病死率高。

抗真菌药具有抑制真菌生长繁殖或杀灭真菌的作用,根据其化学结构不同分为抗生素类抗真菌药物、唑类抗真菌药物、嘧啶类抗真菌药物和丙烯胺类抗真菌药四类。各类药物抗真菌作用机制见图 39.1。

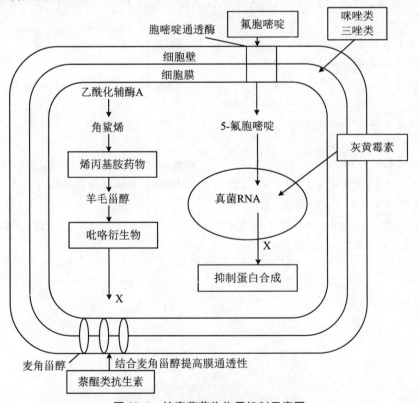

图 39.1 抗真菌药物作用机制示意图

一、抗真菌抗生素

由微生物(包括细菌、真菌、放线菌等)或其他生物在生活过程中所产生的能抑制或杀灭真菌的次级代谢产物。

两性霉素 B[基]

两性霉素 B(amphotericin B)为多烯类抗真菌药,是治疗严重深部真菌感染的首选药之一。

【体内过程】 口服生物利用度仅为 5%,肌内注射难吸收,故宜静脉给药。体内分布广,血浆蛋白结合率为 90%～95%,不易进入脑脊液、玻璃体液和羊水中。主要在肝脏中代谢,经肾脏排泄,$t_{1/2}$ 为 24 h。

【药理作用及机制】 广谱抗真菌药,可与真菌细胞膜上的麦角固醇结合,影响膜通透性,导致细胞内小分子物质如核苷酸、氨基酸和电解质等外漏,导致真菌死亡。对几乎所有真菌均有抗菌活性,尤其对新型隐球菌、芽生菌、组织胞浆菌、球孢子菌属、孢子丝菌属、假丝酵母属等活性较强。

【临床应用】 适用于敏感真菌所致的深部真菌感染且病情呈进行性发展者,如败血症、心内膜炎、脑膜炎、腹腔感染、肺部感染、尿路感染和眼内炎等。局部应用治疗皮肤、黏膜及指甲等浅部真菌感染。

【不良反应与护理对策】

1. 过敏反应

静滴过程中或静滴后可发生寒战、高热、头痛、恶心、呕吐等,甚至可出现血压下降、眩晕等。给药前可给解热镇痛药和抗组胺药,如吲哚美辛和异丙嗪等,同时给予琥珀酸氢化可的松 25～50 mg 或地塞米松 2～5 mg 一同静脉滴注。

2. 肾毒性

引起血尿素氮、肌酐升高,出现血尿、蛋白尿和管型尿,严重者发生肾小管性酸中毒。用药期间定期检查血象、肾功能,碱化尿液可增加两性霉素 B 的排泄,以减少肾小管性酸中毒的发生。如血尿素氮或血肌酐明显升高时,则需减量或暂停治疗,直至肾功能恢复。

3. 神经系统毒性

鞘内注射可引起严重头痛、发热、呕吐、颈项强直、下肢疼痛、尿潴留等,严重者可致下肢截瘫。

4. 其他

可见低钾血症、巨幼红细胞性贫血、血小板减少等。静滴过快可引起心室颤动或心脏骤停。注射部位可发生血栓性静脉炎,宜缓慢避光滴注,每剂滴注时间至少 6 h。药液静脉滴注时应避免外漏,因本品可致局部刺激。肝毒性少见,严重者可致肝细胞坏死、急性肝功能衰竭,应定期检查肝功能。过敏性休克、皮疹等变态反应偶有发生。

【药物相互作用】

(1)与洋地黄类合用可增强心脏毒性,同用时应严密监测血钾浓度和心脏功能。

(2)与氟胞嘧啶合用可增强疗效,但可增强氟胞嘧啶的毒性反应。与肾毒性药物如氨基糖苷类、抗肿瘤药、多黏菌素类、万古霉素合用肾毒性增强。

（3）应用碱化尿液药可加快本品的排泄，防止或减少肾小管酸中毒的发生。

灰 黄 霉 素

灰黄霉素（griseofulvin）为非多烯类抗生素。

【体内过程】 口服吸收差，高脂饮食可增加其吸收，体内分布广泛，在皮肤、毛发、指（趾）甲、脂肪组织及肝脏中含量较高。主要经肝脏代谢，肾脏排泄，$t_{1/2}$ 为 24 h。不易透过皮肤角质层，外用无效。

【药理作用及机制】 灰黄霉素吸收后能渗入并沉积在皮肤、毛发、指（趾）甲的角蛋白前体中，抑制真菌 DNA 合成，干扰有丝分裂。能抑制或杀灭各种皮肤癣菌，如表皮癣菌属、小芽孢菌属和毛菌属，对生长旺盛的真菌有杀灭作用，对静止状态的真菌有抑菌作用，但对细菌和深部真菌如组织胞浆菌属、放线菌属、隐球菌属等无效。

【临床应用】 用于各种皮肤癣菌所致感染，如头癣、体癣、股癣、足癣和甲癣，其中对头癣疗效较好，甲癣疗效较差。由于对静止期真菌仅有抑制作用，彻底根除真菌有赖于受感染角质层的脱落，所以治疗常需数周至数月。

【不良反应与护理对策】 常见恶心、呕吐、腹痛、腹泻、食欲减退等胃肠道反应。也可出现皮疹、红斑、血管神经性水肿、荨麻疹等过敏反应，停药后可消失。部分患者可见暂时性白细胞减少、头痛、嗜睡，甚至出现抑郁、失眠、精神错乱等，应密切观察，出现上述症状应立即停药。卟啉症、肝功能衰竭者及孕妇禁用。用药期间应定期检测周围血象和肝肾功能等。由于毒性反应较大，临床已少用。

【药物相互作用】

（1）与乙醇同用可出现心动过速、出汗、皮肤潮红等。与扑米酮、苯巴比妥类药物合用可使本品抗真菌作用减弱。

（2）灰黄霉素可使肝代谢增强，与华法林、香豆素类等抗凝药合用可使抗凝药的作用减弱。能促进口服避孕药在肝内代谢，降低避孕药效果。

制 霉 菌 素

制霉菌素（nystatinum）也称制霉素，为多烯类抗真菌药，抗真菌作用及机制与两性霉素 B 相似。对假丝酵母属的抗菌活性高，新型隐球菌、毛霉菌、小孢子菌、荚膜组织胞浆菌、皮炎芽生菌及皮肤癣菌通常对本品亦敏感。细菌胞膜不含甾醇，故对细菌无效。主要用于皮肤、黏膜等浅部真菌感染，如消化道、阴道、眼、耳等假丝酵母菌感染。

口服有异味，大剂量易引起恶心、呕吐、腹痛、腹泻等消化道症状，减量或停药后可迅速消失。毒性大，不能肌内注射和静脉给药。局部应用后可引起过敏性接触性皮炎。有制霉菌素过敏史者禁用，孕妇及哺乳期妇女慎用。

二、唑类抗真菌药

唑类抗真菌药包括咪唑类和三唑类，咪唑类包括酮康唑、咪康唑、益康唑、克霉唑和联苯苄唑等，其中酮康唑等可作为浅部真菌感染的首选药。三唑类包括伊曲康唑、氟康唑和伏立康唑等，可作为治疗深部真菌感染的首选药。唑类抗真菌药可干扰真菌细胞中麦角固醇的生物合成，使真菌细胞膜缺损，通透性增加，进而导致真菌生长抑制或死亡。

氟　康　唑[基]

氟康唑(fluconazole)为三唑类抗真菌药。

【体内过程】　口服吸收良好,生物利用度为95%,体内分布广泛,易于通过血脑屏障,脑脊液中药物浓度高可达血药浓度的50%~60%。主要以原型经肾脏排泄,$t_{1/2}$为35 h,肾功能不良可延长药物排泄时间。

【药理作用】　对多种真菌感染,如假丝酵母菌、新型隐球菌、糠秕马拉色菌、小孢子菌属、毛癣菌属、表皮癣菌属、皮炎芽生菌、粗球孢子菌及荚膜组织胞浆菌等有效。

【临床应用】

1. 假丝酵母菌感染

口咽部和食管感染、腹膜炎、肺炎、尿路感染及外阴阴道炎等。

2. 隐球菌感染

用于治疗脑膜以外的新型隐球菌病;治疗隐球菌脑膜炎时,本品可作为两性霉素 B 联合氟胞嘧啶初治后的维持治疗药物,为治疗艾滋病患者隐球菌性脑膜炎的首选药。

3. 其他

用于球孢子菌感染,也可替代伊曲康唑用于芽生菌和组织胞浆菌感染。

【不良反应与护理对策】　常见恶心、腹痛、腹泻及胀气等胃肠道反应,偶见皮疹、剥脱性皮炎、过敏性休克等症。可致转氨酶升高,严重者见肝脏损伤。治疗开始前和治疗中均应定期检查肝功能,如出现肝功能持续异常需立即停药。对咪唑类药物有过敏史者或对本药过敏者禁用。治疗中需定期检查肾功能,肾功能减退患者需减量应用。

伏　立　康　唑

伏立康唑(voriconazole)为广谱抗真菌药,抗菌活性强于氟康唑。口服吸收迅速而完全,生物利用度为96%,体内广泛分布,可透过血脑屏障。对耐氟康唑、两性霉素 B 的深部真菌感染作用明显,主要用于对氟康唑耐药的假丝酵母菌引起的严重侵袭性感染、由足放线病菌属和镰刀菌属引起的严重感染以及侵袭性曲霉病。也可用于免疫缺陷患者进行性、可能威胁生命的真菌感染。可引起视觉改变、视力模糊、色觉改变、皮疹、红斑等,偶致肝毒性、肾毒性、心律失常等。

伊　曲　康　唑[基]

伊曲康唑(itraconazole)为三唑类广谱抗真菌药。

【体内过程】　口服后3~4 h血药浓度达峰值,血浆蛋白结合率为99.8%。体内分布广泛,在皮肤、肺、肾脏、肝脏、骨骼、胃、脾脏和肌肉中浓度比血浆浓度高2~3倍。肝脏代谢,大部分经肠道排泄,少部分经肾排泄,$t_{1/2}$为1~1.5 d。

【药理作用】　广谱抗真菌药,对皮肤癣菌(毛癣菌属、小孢子菌属、絮状表皮癣菌)、酵母菌(新生隐球菌、糠秕孢子菌属)、假丝酵母菌属(包括白假丝酵母菌、光滑假丝酵母菌和克柔假丝酵母菌)、曲霉菌属、组织胞浆菌属、枝孢霉属、皮炎芽生菌以及其他酵母菌和真菌均有抑制作用。

【临床应用】　主要用于治疗外阴阴道假丝酵母菌病、花斑癣、皮肤真菌病、真菌性角膜炎、口腔假丝酵母菌病和甲真菌病。此外可治疗深部真菌感染如系统性曲霉病及假丝酵母菌病、隐球菌病、组织胞浆菌病、芽生菌病和其他各种系统性真菌病。

【不良反应与护理对策】 常见恶心、呕吐、腹痛、腹泻及食欲缺乏等胃肠道反应,部分患者有皮疹、瘙痒、药热等过敏反应。偶致水肿、心力衰竭、肺水肿、周围神经炎、转氨酶升高、胆红素血症等。孕妇禁用。对持续用药超过 1 个月的患者,以及治疗过程中出现厌食、恶心、呕吐、疲劳、腹痛或尿色加深的患者,应检查肝功能。发生神经系统症状时应终止治疗。

酮 康 唑

酮康唑(ketoconazole)属咪唑类抗真菌药。

【体内过程】 口服吸收完全,生物利用度约为 75%。体内分布广泛,血浆蛋白结合率为 90%,在关节液、唾液、胆汁、尿液、乳汁、皮肤软组织等含量较高,不易透过血脑屏障。主要在肝脏代谢,经胆汁和肾脏排泄,$t_{1/2}$ 为 6.5~9 h。

【药理作用及机制】 广谱抗真菌药,对深部真菌感染如假丝酵母菌属、着色真菌属、球孢子菌属、组织胞浆菌属、孢子丝菌属等均有抗菌作用,对毛发癣菌等亦具抗菌活性。

酮康唑可选择性干扰真菌细胞色素 P450 活性,从而抑制真菌细胞膜麦角固醇的生物合成,损伤真菌细胞膜并改变其通透性,以致重要的细胞内物质外漏而引起真菌死亡。

【临床应用】 用于全身真菌感染,如假丝酵母菌病、球孢子菌病、组织胞浆菌病、芽生菌病,也可用于真菌和酵母菌引起的皮肤、毛发和指(趾)甲的感染如皮肤真菌病、甲癣、甲周炎、花斑癣、头皮糠疹等。局部应用可治疗慢性、复发性阴道假丝酵母菌病。

【不良反应与护理对策】 常见恶心、呕吐、腹痛、腹泻等胃肠道反应,部分患者出现血清转氨酶升高,严重者出现暴发性肝坏死。偶见血浆睾酮暂时减少,可出现男性乳腺发育等。其他尚有皮疹、头晕、嗜睡、畏光等不良反应,服药期间应避免长时间暴露于明亮光照下,可佩戴有色眼镜。治疗前及治疗期间应定期检查肝功能。

【药物相互作用】

(1)与酒精或肝毒性药物合用时,肝毒性增强。与利福平、异烟肼合用,血药浓度降低。与两性霉素 B 有拮抗作用,合用时疗效减弱。与苯妥英钠合用时,可使苯妥英钠代谢减慢,致使其血药浓度明显升高,同时可使酮康唑血药浓度降低。与制酸药、抗胆碱药、镇静药、组胺 H_2 受体拮抗药、奥美拉唑、硫糖铝等合用,可使本品吸收减少。

(2)酮康唑可使环孢素血药浓度升高,增加肾毒性。与华法林等抗凝药合用可致凝血酶原时间延长。可抑制细胞色素 P450,禁止与阿司咪唑、特非那丁、西沙必利等合用。

咪 康 唑[基]

咪康唑(miconazole)为广谱抗真菌药,其作用机制是抑制真菌细胞膜的合成,以及影响其代谢过程,对皮肤癣菌、假丝酵母菌等有抗菌作用,对某些 G^+ 球菌也有疗效。临床主要局部用于真菌引起的阴道、皮肤、指(趾)甲感染如阴道炎、体股癣、手足癣、花斑癣、头癣、甲癣、口角炎等。偶见过敏、水疱、烧灼感、充血、瘙痒或其他皮肤刺激症状。应避免接触眼睛和其他黏膜如口鼻等,用药部位如有烧灼感、红肿等情况应停药,并将局部药物洗净,必要时向医师咨询。

克 霉 唑

克霉唑(clotrimazole)为广谱抗真菌药,作用机制同咪康唑,对白假丝酵母菌敏感,主要外用治疗体癣、股癣、手癣、足癣、花斑癣、头癣及假丝酵母菌性甲沟炎和外阴阴道炎。外用无严重不良反应,偶见局部炎症。

联 苯 卞 唑

联苯卞唑(bifonazole)为广谱抗真菌药,既可抑制 24-甲烯二氢羊毛固醇转化为脱甲基固醇,也可抑制羟甲基戊二酰辅酶 A 转化为甲羟戊酸,使之不能形成麦角固醇和角鲨烯,从而抑制真菌麦角固醇的合成。对皮肤癣菌及假丝酵母菌等有较强的抗菌活性,可用于各种皮肤真菌病如手足癣、体股癣、花斑癣等。主要不良反应为接触性皮炎、皮肤烧灼感、脱皮及龟裂等。

三、嘧啶类抗真菌药

氟 胞 嘧 啶

氟胞嘧啶(flucytosine)为人工合成的广谱抗真菌药。

【体内过程】 口服吸收完全,2～4 h 血药浓度达峰值。体内分布广泛,可进入关节腔、体液和脑脊液中,脑脊液中药物浓度是血药浓度的 5 倍。主要以原形经肾排出体外,$t_{1/2}$ 为 2.5～6 h。

【药理作用】 氟胞嘧啶通过胞嘧啶透性酶作用进入真菌细胞内,脱去氨基形成 5-氟尿嘧啶,与尿苷-5-磷酸焦磷酸化酶作用转变为 5-氟尿嘧啶脱氧核苷,阻断尿嘧啶脱氧核苷转变为胸腺嘧啶核苷,影响真菌核酸合成。低浓度时抑菌,高浓度时杀菌,对隐球菌属、假丝酵母菌属有较高的抗菌活性,对芽生菌属、分枝芽孢菌属、着色真菌属等也有抗菌活性。

【临床应用】 主要用于白假丝酵母菌及新生隐球菌等所致的深部真菌感染,单用易产生耐药性且效果较差,与两性霉素 B 合用可增强疗效。

【不良反应与护理对策】 常见恶心、腹泻等胃肠道反应,部分患者出现肝损害,表现为转氨酶升高、肝肿大和肝坏死。用药期间应定期检查肝功能,必要时停药。偶见骨髓抑制现象,表现为白细胞及血小板减少。应定期检查血象,必要时停药。偶可发生暂时性神经精神异常,表现为精神错乱、幻觉、定向力障碍和头痛、头晕等。

【药物相互作用】

(1)阿糖胞苷可抑制本品的抗真菌活性。

(2)与两性霉素 B 具协同作用,两性霉素 B 亦可增强本品的毒性,与两性霉素 B 可使细胞摄入药物量增加以及肾排泄受损有关。

(3)与骨髓抑制药物合用可增加毒性反应,尤其是造血系统的不良反应。

四、丙烯类抗真菌药

特 比 萘 芬

特比萘芬(terbinafine)口服吸收快而完全,血浆蛋白结合率为 99%。外用可迅速经真皮弥散,聚集于角质层。也可经皮脂腺排泄,在毛囊和富含皮脂的部位浓度较高。主要经肝脏代谢,肾脏排泄,$t_{1/2}$ 为 17 h。

【药理作用及机制】 特比萘芬能特异性干扰真菌固醇生物合成的早期步骤,抑制真菌细胞膜上角鲨烯环氧化酶,使真菌麦角固醇缺乏及角鲨烯在细胞内积聚,导致真菌死亡。对毛癣菌、小孢子菌、絮状表皮癣菌以及念珠菌属和糠秕癣菌属均有抗菌活性。

【临床应用】 用于敏感菌引起的皮肤、头发和指(趾)感染,如手癣、足癣、体癣、股癣及花斑癣等。

【不良反应与护理对策】 特比萘芬耐受性较好,可引起恶心、腹痛、腹泻、食欲减退等胃肠道反应。部分患者可出现皮疹、荨麻疹等过敏反应。偶见关节痛、肌痛、味觉紊乱,停药后可自行恢复。避免接触眼睛和其他黏膜(如口、鼻等),用药部位如有烧灼感、红肿等情况应停药,并将局部药物洗净,必要时向医师咨询。涂敷后不必包扎,不得用于皮肤破溃处。

第二节 抗 病 毒 药

病毒是一种没有细胞结构的特殊生物,结构简单,由蛋白质外壳和内部的遗传物质组成,包括 DNA 病毒和 RNA 病毒。病毒不能独立生存,必须生活在其他生物的细胞内。病毒首先吸附并穿入宿主细胞,在胞内进行脱壳,然后利用宿主细胞的代谢系统、按病毒基因组提供的遗传信息进行核酸和蛋白质的合成,重新装配成新的病毒颗粒并从细胞中释出(图 39.2)。

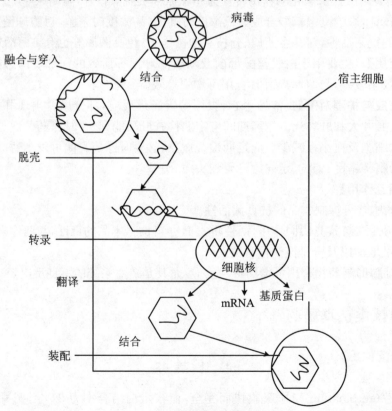

图 39.2 病毒复制装配示意图

抗病毒药通过抑制病毒复制而发挥作用，作用机制主要包括：① 竞争细胞表面受体、阻止病毒吸附；② 阻碍病毒穿入和脱壳；③ 抑制病毒生物合成；④ 增强宿主抗病毒能力。根据主要用途的不同，抗病毒药可分为抗人类免疫缺陷病毒（human immunodeficiency virus，HIV）药、抗疱疹病毒（herpes virus）药、抗流感病毒（influenza virus）药和抗肝炎病毒（hepatitis virus）药等。

一、抗 HIV 药

HIV 是一种逆转录病毒，主要有 HIV-1 和 HIV-2 两型。当 HIV 进入 CD4$^+$T 细胞后，病毒 RNA 即被用作模板，在逆转录酶作用下合成互补双链 DNA，后者进入细胞核并在整合酶作用下掺入宿主细胞基因组。最后病毒 DNA 被转录并翻译成大分子非功能多肽，再经蛋白酶裂解成小分子功能蛋白。病毒蛋白与病毒 RNA 再重新装配成完整病毒颗粒，并以芽生方式穿透细胞膜释放出来，再次感染其他 CD4$^+$T 细胞。目前临床使用的抗 HIV 药主要包括核苷（酸）类逆转录酶抑制剂（NRTI）、非核苷类反转录酶抑制剂（NNRTI）、蛋白酶抑制剂（PI）、整合酶抑制剂、融合抑制剂和辅助受体拮抗剂六类。

（一）核苷类 HIV 逆转录酶抑制药

核苷类逆转录酶抑制剂（NRTI）是人工合成的 HIV 逆转录酶底物脱氧核苷酸的类似物，在体内转化成三磷酸核苷衍生物，与天然的三磷酸核苷竞争逆转录酶，抑制逆转录酶的作用和病毒复制。

齐 多 夫 定[基]

齐多夫定（zidovudine）为脱氧胸苷衍生物，是第一个上市的抗 HIV 药，也是获得性免疫缺陷综合征（acquired immunodeficiency syndrome，AIDS）的首选药。

【体内过程】　口服吸收迅速，生物利用度为 60%～70%。可分布到大多数组织和体液中，脑脊液浓度可达血清浓度的 60%～65%。主要在肝脏与葡萄糖醛酸结合后经肾脏排泄，$t_{1/2}$ 约 1 h。

【药理作用及机制】　齐多夫定进入细胞后转化为活性代谢物齐多夫定 5′-三磷酸酯，后者可与内源性脱氧胸苷 5′-三磷酸酯竞争逆转录酶，并可被掺入病毒 DNA，使病毒 DNA 链合成终止。

【临床应用】　与其他抗 HIV 药联用治疗 HIV 感染的成人和儿童，亦可用于 HIV 阳性孕妇及其新生儿。

【不良反应与护理对策】　最严重的不良反应包括贫血（必要时输血）和白细胞减少，其他常见不良反应有恶心、厌食、腹痛、头痛、皮疹、低热、肌痛、失眠、不适、虚弱、消化不良等。罕见乳酸性酸中毒和肝肿大伴脂肪变性。禁用于中性粒细胞计数异常低下、血红蛋白水平异常低下者。出现乳酸酸中毒或肝毒性征象，应停止用药。

【药物相互作用】

（1）齐多夫定主要通过生成无活性的葡萄糖醛酸代谢物而被清除。通过肝脏代谢，特别是通过葡糖糖醛酸化作用而被清除的药物有可能对齐多夫定的代谢产生影响。丙磺舒通过抑制葡糖醛酸化的过程延长齐多夫定的半衰期和增加 AUC。阿司匹林、可待因、吗啡、吲哚美辛、酮替芬、萘普生、西咪替丁、氨苯砜可以通过竞争性抑制葡糖醛酸化过程或直接抑制肝脏微粒体代谢而影响齐多夫定的代谢。

（2）核苷结构类似物利巴韦林可拮抗齐多夫定的抗病毒活性，应避免同时应用。

拉 米 夫 定[基]

拉米夫定（lamivudine）为胞嘧啶衍生物，口服吸收良好，不受食物影响，生物利用度为 80%，主要以原形经肾脏排泄，$t_{1/2}$ 为 2.5 h。体内外均有显著抗 HIV-1 活性，其抗病毒作用及机制同齐多夫定。也能抑制乙型肝炎病毒（hepatitis B virus，HBV）的复制。临床上常与其他药物联用治疗 HIV 感染，也可用于伴转氨酶升高和病毒活动复制、肝功能代偿的成年慢性乙型肝炎患者的治疗。常见皮肤瘙痒、荨麻疹、喉部阻塞感、咽食及呼吸不畅、舌体麻木、言语不清等，部分患者可出现关节和消化道自发性出血。妊娠期妇女及婴幼儿禁用。

阿 巴 卡 韦[基]

阿巴卡韦（abacavir）为嘌呤核苷类似物，口服吸收迅速而充分，生物利用度为 83%，不受食物影响。可抑制 HIV-1 和 HIV-2 逆转录酶，包括对齐多夫定、拉米夫定、扎西他滨、去羟肌苷或奈韦拉平敏感度降低的 HIV-1 分离株。临床与其他抗病毒药合用治疗 HIV 感染。常见头痛、恶心、呕吐、腹泻、发热、皮疹等不良反应。

替 诺 福 韦[基]

替诺福韦（tenofovir）为新型核苷类逆转录酶抑制剂，临床所用为其水溶性双酯前体药物富马酸替诺福韦二吡呋酯（tenofovir disoproxil fumarate）。药物进入体内后水解转化为替诺福韦，然后磷酸化为二磷酸替诺福韦，通过与天然底物 5-三磷酸脱氧腺苷竞争，抑制 HIV-1 和 HBV 逆转录酶活性，且可整合入 DNA 终止 DNA 链合成。对哺乳动物 DNA 聚合酶抑制作用弱。临床与其他抗逆转录病毒药合用治疗 HIV-1 感染，也可用于成人和 12 岁以上儿童慢性乙肝的治疗。常见腹泻、恶心、呕吐和胃肠胀气等胃肠道反应，也可发生乳酸性酸中毒。

去 羟 肌 苷

去羟肌苷（didanosine）为脱氧腺苷衍生物，是人工合成的核苷类药物。口服生物利用度为 30%～40%，食物可影响药物的吸收，血浆中 $t_{1/2}$ 为 0.6～1.5 h，细胞内 $t_{1/2}$ 可长达 12～24 h。与其他抗病毒药物联用治疗 HIV-1 感染。治疗剂量下即可发生胰腺炎、外周神经炎，也可出现视网膜色素沉着、头痛、腹泻、恶心、呕吐等反应。

司 他 夫 定

司他夫定（stavudine）为人工合成的脱氧胸苷衍生物。口服生物利用度为 80%，不受食物影响。主要经肾脏消除，血浆 $t_{1/2}$ 为 1.2 h，细胞内 $t_{1/2}$ 为 3.5 h。主要与其他抗病毒药物联用治疗 HIV-1 感染。主要不良反应为外周神经病变、胰腺炎、肝脏损害等，也可出现头痛、寒战、发热、腹泻及皮疹等症状。

恩 曲 他 滨

恩曲他滨（emtricitabine）为人工合成的胞嘧啶核苷类似物，口服吸收迅速，体内分布广泛,$t_{1/2}$约 10 h。对 HIV-1、HIV-2 及 HBV 均有抗病毒活性,主要与其他抗病毒药物合用治疗成人 HIV-1 感染,也可用于慢性乙型肝炎的治疗。常见头痛、腹泻、恶心、皮疹等不良反应,也可致皮肤色素沉着、关节痛、肌痛及眩晕、失眠等。

(二)非核苷类 HIV 逆转录酶抑制药

非核苷类逆转录酶抑制剂(NNRTI)化学结构各不相同,但均可结合于逆转录酶活性位点附近的疏水区而引起催化部位结构变化,具有高效低毒、能与其他药物协同作用及结构多样性等特点,缺点是极易诱导 HIV-1 逆转录酶产生耐药性突变。

奈 韦 拉 平[基]

奈韦拉平(nevirapine)为非核苷类逆转录酶抑制剂。

【体内过程】 口服吸收迅速,生物利用度大于 90%,不受饮食、抗酸药或其他碱性药物的影响。体内分布广泛,可进入乳汁。主要经肝脏代谢,肾脏排泄,$t_{1/2}$为 25～30 h。

【药理作用及机制】 奈韦拉平与 HIV-1 的逆转录酶直接结合并通过使酶的催化端破裂而阻断 HIV 病毒 RNA 依赖和 DNA 依赖的 DNA 聚合酶活性,抑制病毒的复制。不与底物或三磷酸核苷产生竞争,对 HIV-2 病毒的逆转录酶及真核细胞 DNA 聚合酶(如人类 DNA 聚合酶 α、β、γ 或 δ)无抑制作用。

【临床应用】 常与其他抗逆转录病毒药物合用治疗 HIV-1 感染,也可预防分娩过程中 HIV-1 的母婴传播。

【不良反应与护理对策】 皮疹和肝功能异常较常见,也可出现恶心、疲劳、发热、头痛、嗜睡、呕吐、腹泻、腹痛和肌痛等症状。最严重的不良反应为重症肝炎或肝衰竭,包括 Stevens-Johnson 综合症(SJS)和中毒性表皮坏死松解症(TEN)在内的严重药疹以及过敏反应。在治疗后的最初 8 周需严密监测,及时发现潜在的严重和威胁生命的皮肤反应或严重的肝炎/肝衰竭,并监测肝功能,若出现肝炎的前驱症状,应立即就医。

【药物相互作用】

(1) 奈韦拉平是肝细胞色素 P450 代谢酶的诱导剂,可以降低主要由 CYP3A、CYP2B 代谢的药物的血浆浓度。与口服避孕药合用可降低避孕药物的血药浓度。与美沙酮合用可降低美沙酮的血药浓度,引起戒断综合征。

(2) 酮康唑可抑制奈韦拉平的羟化代谢,使后者血浆浓度增高 15%～30%,不宜合用。

依 非 韦 仑[基]

依法韦仑(efavirenz)为非竞争性 HIV-1 逆转录酶抑制剂,对 HIV-2 逆转录酶无明显作用。临床与其他抗病毒药物联合治疗 HIV-1 感染的成人、青少年及儿童。常见不良反应有皮疹、头晕、恶心、头痛、乏力、转氨酶升高等,对于血清转氨酶持续升高超过正常范围上限 5 倍的患者,需要权衡本品连续治疗的益处与未知的严重肝脏毒性危险。有致畸作用,孕妇禁用。

利 匹 韦 林

利匹韦林(rilpivirine)口服 4～5 h 血药浓度达峰值,血浆蛋白结合率在 99% 以上,主要经 CYP3A 代谢,粪便排泄,$t_{1/2}$约为 50 h。为特异性 HIV-1 逆转录酶抑制剂,与其他抗逆转录病毒药物合用,治疗 HIV-1 RNA 低于或等于 100000 拷贝/mL 的初治患者。常见皮疹、头痛、失眠、抑郁及肝脏毒性等不良反应。

(三) 整合酶抑制药

HIV 前病毒 DNA 整合进入宿主细胞 DNA 链是 HIV 复制的关键环节,其过程需要整合酶催化。因此,抑制整合酶活性可有效抑制 HIV 病毒复制。本类药物包括拉替拉韦和多替拉韦(dolutegravir)。

拉 替 拉 韦

拉替拉韦(raltegravir)口服吸收迅速,受食物影响较小。可抑制 HIV 整合酶的催化活性,阻止感染早期 HIV 基因组整合到宿主细胞基因组上。整合失败的 HIV 基因组无法引导生成新的感染性病毒颗粒,阻止病毒传播。常与其他抗逆转录病毒药物合用,用于接受过治疗的成年 HIV-1 感染者,这些患者多有病毒复制证据且对多种抗逆转录病毒药耐药。常见头晕、腹泻、恶心、衰弱、疲乏、抑郁、肾结石等不良反应,偶见淋巴结疼痛、嗜中性粒细胞减少、眩晕、耳鸣、呕吐、上腹痛等。

(四) 融合抑制药

HIV 包膜表面糖蛋白 gp41 是介导病毒颗粒与靶细胞膜融合的特异性蛋白,也是抗 HIV-1 融合抑制药的作用靶点。目前临床应用的融合抑制药包括恩夫韦肽(enfuvirtide)和艾博韦泰(albuvirtide)。此外,CD4$^+$T 细胞膜蛋白 CCR5 是 HIV-1 入侵机体细胞的主要辅助受体之一,受体拮抗剂马拉韦罗(maraviroc)可与 CCR5 结合,阻止 HIV 表面 gp120 与 CCR5 结合,使病毒不能进入细胞。

艾 博 韦 泰

艾博韦泰(albuvirtide)静脉给药后可分布至全身各组织器官,血液中含量最高,其次是肾和卵巢组织,血浆蛋白结合率高,作用时间持续长。能与 HIV 包膜表面糖蛋白 gp41 结合,阻断 HIV 包膜与 CD4$^+$T 细胞膜的融合,抑制 HIV 在人体内的复制与传播。临床与其他抗 HIV 药物合用,治疗经其他多种抗逆转录病毒药物治疗仍有 HIV-1 病毒复制的 HIV-1 感染患者。常见不良反应有恶心、腹泻、皮疹和血甘油三酯升高等。

马 拉 韦 罗

马拉韦罗(maraviroc)能与 CD4$^+$T 细胞表面的 β 趋化因子受体 CCR5 结合,阻断 HIV 表面蛋白 gp120 与 CCR5 结合,阻止 HIV 进入 T 细胞。用于联合其他抗逆转录病毒药物治疗曾接受过治疗的成人 R5 型 HIV-1 感染者。常见不良反应为腹泻、恶心和头痛,也可引起肝毒性、皮疹、皮肤瘙痒、头晕、嗜睡、失眠等。

(五) 蛋白酶抑制药

HIV 基因编码的前体蛋白需在蛋白酶作用下裂解为功能性蛋白才能装配成完整病毒颗粒,蛋白酶抑制剂可抑制蛋白酶活性,导致前体蛋白不能裂解,阻止新生病毒颗粒形成。本类药物包括洛匹那韦(lopinavir)、利托那韦(ritonavir)、达卢那韦(darunavir)、阿扎那韦

（atazanavir）等。

利 托 那 韦

利托那韦（ritonavir）为 HIV-1 和 HIV-2 天冬氨酸蛋白酶抑制剂，口服有效。对齐多夫定和沙喹那韦耐药的 HIV 株也有效。可单独或与核苷类逆转录酶抑制药合用治疗晚期或非进行性 HIV 感染。常见不良反应有恶心、呕吐、腹痛、腹泻、厌食、味觉异常、感觉异常等。部分患者出现三酰甘油、胆固醇、尿酸等升高和肝功能异常，严重肝病患者禁用。

洛匹那韦利托那韦片[基]（克力芝）含洛匹那韦和利托那韦，用于与其他抗逆转录病毒药物联合用药，治疗 HIV 感染。

茚 地 那 韦

茚地那韦（indinavir）口服吸收迅速，生物利用度为 65%。体内分布广泛，可透过血脑屏障也可进入乳汁。主要经肝代谢，85% 由粪便排出，$t_{1/2}$ 为 1.8 h。能抑制 HIV-1 和 HIV-2 蛋白酶，对 HIV-1 蛋白酶的选择性是 HIV-2 的 10 倍，主要与其他抗病毒药联用治疗成人及儿童 HIV-1 感染。常见疲乏、头痛、眩晕、恶心、呕吐、腹痛、腹泻、味觉异常等不良反应，偶见血尿、肌痛、高胆红素血症、溶血性贫血等。

二、抗疱疹病毒药

疱疹病毒为 DNA 病毒，包括单纯疱疹病毒（herpes simplex virus，HSV）1 型、单纯疱疹病毒 2 型、水痘带状疱疹病毒（varicella zoster virus，VZV）、巨细胞病毒（cytomegalo virus，CMV）、EB 病毒（epstein-barr virus，EBV）等 8 种，主要侵犯皮肤、黏膜和神经组织。

阿 昔 洛 韦[基]

阿昔洛韦（acyclovir）为人工合成的嘌呤类抗 DNA 病毒药。

【体内过程】　口服吸收差，进食对血药浓度无明显影响，体内分布广泛。在肝脏代谢，肾脏排泄，$t_{1/2}$ 约为 2.5 h。

【药理作用】　阿昔洛韦进入病毒感染的细胞后，在病毒腺苷酸激酶的催化下，转化为三磷酸无环鸟苷，抑制病毒 DNA 多聚酶，阻滞病毒 DNA 合成。为广谱、高效抗病毒药，对 HSV-1、HSV-2 抑制作用最强，对 VZV 和 EB 病毒等其他疱疹病毒也有效。

【临床应用】　为 HSV 感染的首选药，用于初发或复发性皮肤、黏膜、外生殖器感染及免疫缺陷患者发生的 HSV 感染，对 HSV 感染所致脑炎，疗效优于阿糖腺苷。也可用于带状疱疹病毒、EB 病毒感染或免疫缺陷患者并发水痘、带状疱疹等。

【不良反应与护理对策】　可引起恶心、呕吐、腹泻、食欲减退、头晕、头痛、关节痛、共济失调、昏迷、白细胞减少、皮肤瘙痒、蛋白尿及尿素氮轻度升高等不良反应。本药溶解度低，易于肾小管析出结晶，注射给药可导致急性肾小管坏死。为避免药物结晶沉积于肾小管，用药后应增加饮水，以加速药物排泄。肾损害者接受阿昔洛韦治疗时，可造成死亡。免疫功能不全的患者接受阿昔洛韦治疗时，可导致血栓形成、血小板减少性紫癜、溶血、尿毒症，并可导致死亡。

【药物相互作用】

(1) 与肾毒性药物合用,可加重肾毒性,肾功能减退者尤易发生;与齐多夫定合用,可引起肾毒性,表现为深度昏睡和疲劳。

(2) 丙磺舒可减少阿昔洛韦自肾小管分泌,增加其血药浓度和不良反应,两药合用时应适当调整剂量。

更 昔 洛 韦[基]

更昔洛韦(ganciclovir)为人工合成的鸟嘌呤类似物,可竞争性抑制三磷酸脱氧鸟苷与DNA 聚合酶结合,也可掺入病毒 DNA,阻止 DNA 复制。对 CMV、HSV-1、HSV-2、VZV、HBV 等均有抑制作用,临床用于治疗免疫功能缺陷患者(包括艾滋病患者)发生的巨细胞病毒性视网膜炎,以及预防器官移植患者的巨细胞病毒病。此外,也可用于预防晚期 HIV 感染者的巨细胞病毒感染。常见胃肠道反应、白细胞及血小板减少、高血压、头痛、焦虑等不良反应。

伐 昔 洛 韦

伐昔洛韦(valacyclovir)为阿昔洛韦二异戊酰胺酯,为阿昔洛韦前药,在体内转化为阿昔洛韦发挥作用,血药浓度是口服阿昔洛韦的 5 倍。用于治疗带状疱疹、单纯疱疹病毒感染及预防单纯疱疹病毒感染复发。不良反应同阿昔洛韦。

膦 甲 酸 钠

膦甲酸钠(foscarnet sodium)为焦磷酸衍生物,口服吸收差,必须静脉给药。可非竞争性阻断病毒 DNA 多聚酶的磷酸盐结合部位,阻止焦磷酸盐从三磷酸脱氧核苷中解离,抑制病毒 DNA 链延长。对所有疱疹病毒均有抑制作用,主要用于免疫缺陷者巨细胞病毒性视网膜炎的治疗,也可用于对阿昔洛韦耐药的免疫缺陷者皮肤黏膜单纯疱疹病毒或带状疱疹病毒感染。常见贫血、粒细胞减少、血小板减少等不良反应,也可引起急性肾小管坏死、肾性尿崩症等。部分患者可见头痛、震颤、易激惹、幻觉、抽搐、恶心、呕吐、腹痛、肝功能异常等。

碘 苷

碘苷(idoxuridine)为嘧啶类抗病毒药,竞争性抑制 DNA 聚合酶,或代替胸腺嘧啶核苷掺入病毒 DNA 中,抑制病毒复制。临床主要用于单纯疱疹性角膜炎、牛痘病毒性角膜炎和带状疱疹病毒感染的治疗。全身应用毒性大,仅作为局部用药。主要不良反应为畏光、眼局部充血、水肿、瘙痒或疼痛等,也可发生眼睑水肿。长期滴用,可引起接触性皮炎、点状角膜病变、滤泡性结膜炎、泪点闭塞等。碘苷不能与硼酸特别是硫柳汞合用,因后者可使碘苷失效增加眼毒性。

三、抗流感病毒药

金 刚 烷 胺

金刚烷胺(amantadine)能特异性抑制甲型流感病毒,大剂量可抑制乙型流感病毒、风疹病毒和其他流感病毒,抗病毒谱较广。能阻止流感病毒进入宿主细胞,对已进入细胞的病毒能干扰其脱壳和阻止病毒核酸向宿主细胞胞质转移,用于预防或治疗亚洲甲型流感病毒所引起的呼吸道感染。也用于帕金森病、帕金森综合征及药物诱发的锥体外系反应等。常见眩晕、失眠、恶心、呕吐、厌食、口干、便秘等不良反应,偶见抑郁、焦虑、幻觉、精神错乱等。

利巴韦林[基]

利巴韦林(ribavirin)为人工合成的鸟苷类抗病毒药。

【体内过程】　口服吸收迅速。经磷酸化生成活性代谢产物利巴韦林单磷酸发挥作用。主要经肾脏排泄,少量随粪便排出体外,$t_{1/2}$约为 24 h。

【药理作用及机制】　广谱抗病毒药。体外具有抑制呼吸道合胞病毒、流感病毒、甲肝病毒、腺病毒等多种病毒的作用。药物进入被病毒感染的细胞后迅速磷酸化,其产物作为病毒合成酶的竞争性抑制剂,抑制肌苷单磷酸脱氢酶、流感病毒 RNA 多聚酶和 mRNA 鸟苷转移酶,引起细胞内鸟苷三磷酸减少,抑制病毒 RNA 和蛋白合成,使病毒的复制与传播受抑。对呼吸道合胞病毒有抑制作用。

【临床应用】　主要用于呼吸道合胞病毒引起的病毒性肺炎与支气管炎、皮肤疱疹病毒感染。

【不良反应】　常见溶血、贫血、乏力、白细胞减少等,多为可逆性,停药后可消失。口服利巴韦林后可引起血胆红素增高,大剂量可致血红蛋白下降。偶见疲倦、头痛、失眠等,大剂量应用可出现皮疹、腹泻甚至胃肠道出血。

奥司他韦[基]

奥司他韦(oseltamivir)为前体药物,其活性代谢产物奥司他韦羧酸盐可特异性抑制流感病毒表面神经氨酸酶,抑制成熟的流感病毒脱离宿主细胞,从而抑制流感病毒在人体内的传播。口服吸收迅速,不受进食影响。体内分布广泛,主要经肝脏和肠壁酯酶代谢转化为活性形式奥司他韦羧酸盐,经肾脏排泄。临床用于成人和 1 岁及以上儿童的甲型和乙型流感治疗,成人和 13 岁及以上青少年的甲型和乙型流感预防。主要不良反应为恶心、呕吐、腹泻、腹痛等消化道反应,也可引起支气管炎、咳嗽、头痛、眩晕、失眠、疲劳等反应。

扎那米韦

扎那米韦(zanamivir)为神经氨酸酶抑制剂,可干扰病毒颗粒释放。吸入给药,1～2 h 血药浓度达峰值,以原形经肾排出,$t_{1/2}$为 2.5～5 h。临床适用于成人和 7 岁及以上儿童的甲型和乙型流感治疗。不良反应较少,可见头痛、腹泻、恶心、呕吐、眩晕等。

四、抗肝炎病毒药

干　扰　素[基]

干扰素(interferon)是由单核细胞和淋巴细胞产生的细胞因子,具有种属特异性,根据其氨基酸结构、抗原性和细胞来源,可分为 IFN-α、IFN-β 和 IFN-γ。目前临床所用主要为重组人干扰素。

【药理作用及机制】 干扰素具有广谱抗病毒活性,但不能直接抑制或杀灭病毒,而是通过细胞表面受体使细胞产生抗病毒蛋白,从而抑制病毒复制。此外,干扰素具有影响细胞生长、分化、调节免疫功能等多种生物活性。

【临床应用】 干扰素能抑制几乎所有病毒引起的感染,如急慢性病毒性肝炎、带状疱疹、尖锐湿疣等。此外,干扰素对乳腺癌、骨髓瘤、淋巴瘤及某些白血病也有一定的疗效。

【不良反应与护理对策】

1. 感冒样综合征

多在注射后 2~4 h 出现,表现为发热、寒战、乏力、肝区痛和消化系统症状,可于注射后 2 h 给予扑热息痛等解热镇痛剂。

2. 骨髓抑制

出现白细胞及血小板减少,停药后可自行恢复。如出现白细胞及血小板持续下降,要严密观察血象变化,必要时停药,对症治疗,并注意出血倾向。血象恢复后可重新恢复治疗。

3. 神经系统症状

如失眠、焦虑、抑郁、兴奋、易怒、精神病等。出现抑郁及精神病症状应停药。

4. 过敏反应

如口唇疱疹、皮疹、瘙痒、皮肤黏膜干燥、流涕等。

阿德福韦酯

阿德福韦酯(adefovir)为单磷酸腺苷类似物。

【体内过程】 口服易吸收,进入体内迅速转化为阿德福韦,生物利用度约为 59%。体内分布广泛,其中肾脏、肝脏和肠道等组织药物浓度较高。主要经肾小球滤过和肾小管分泌排泄,$t_{1/2}$ 为 7~9 h。

【药理作用】 阿德福韦在细胞激酶的作用下磷酸化为活性代谢产物阿德福韦二磷酸盐,后者既可抑制乙型肝炎病毒(HBV)DNA 多聚酶,也可以掺入病毒 DNA 引起 DNA 链延长终止。还可诱导内源性干扰素 α,增加自然杀伤细胞(NK)的活力和刺激机体的免疫反应。此外对 HIV 及疱疹病毒也有抑制作用。

【临床应用】 用于 HBV 复制活动期和血清氨基酸转移酶持续升高的肝功能代偿的成年慢性乙肝患者。也可用于经拉米夫定治疗无效者,包括接受肝移植者、代偿或失代偿期肝病患者或同时感染 HIV 的慢性乙肝患者。

【不良反应与护理对策】 常见头痛、发热、恶心、呕吐、腹痛、腹泻等,也可出现瘙痒、皮疹、咳嗽、咽炎等过敏反应。突然停药可致肝炎加重。停止阿德福韦酯治疗的患者,应定期监测肝功能至少数月,必要时恢复治疗。

恩 替 卡 韦

恩替卡韦(entecavir)为鸟嘌呤核苷类似物,在体内磷酸化成为活性形三磷酸盐,能抑制 HBV 多聚酶,细胞内 $t_{1/2}$ 为 15 h。适用于病毒复制活跃、血清丙氨酸氨基转移酶(ALT)持续升高或肝脏组织学显示有活动病变的慢性成人乙型肝炎的治疗。常见头痛、疲劳、眩晕、恶心等不良反应。

索 非 布 韦

索非布韦(sofosbuvir)也称索磷布韦,在体内被代谢为尿苷三磷酸类似物,可抑制丙型肝炎病毒(hepatitis C virus,HCV)NS5B RNA 聚合酶,也可掺入 HCV RNA,使病毒 RNA 复制终止。临床合用利巴韦林治疗基因 2 型和基因 3 型慢性丙型肝炎,合用 PEG-IFN-α 和利巴韦林用于治疗基因 1 型和 4 型丙型肝炎初治成人患者。不良反应较少,常见头痛、恶心、疲乏、失眠及中性粒细胞减少等。

雷 迪 帕 韦

雷迪帕韦(ledipasvir)是丙型肝炎病毒 NS5A RNA 聚合酶抑制剂,抑制 HCV RNA 复制。目前临床所用为雷迪帕韦和索非布韦组成的复方制剂"Harvoni"(俗称吉二代),适用于成年慢性丙肝基因型 1、4、5 或 6 的治疗。耐受性良好,常见疲乏、头痛、乏力等不良反应。

2016 年,索非布韦(400 mg)与维帕他韦(velpatasvir,100 mg)组成的复方制剂"Epclusa"(俗称吉三代)上市,适用于所有基因型丙型肝炎。2017 年,由索非布韦(400 mg)、维帕他韦(100 mg)和 voxilaprevir(100 mg)组成的复方制剂"Vosevi"(俗称吉四代)上市,适用于接受过含一种 NS5A 抑制剂方案治疗失败的所有基因型丙肝患者的再治疗,或接受过含索非布韦但不含 NS5A 抑制剂方案治疗失败的基因型 1a 或 3 型成人丙肝患者的再治疗。

制剂与用法

1. 两性霉素 B(amphotericin B)。注射剂:5 mg,25 mg,50 mg。脂质体:10 mg。泡腾片:5 mg。静脉滴注,成人按体重首次每天 0.1 mg/kg,第 2 天开始每天增加 0.25~0.50 mg/kg,剂量逐日递增至维持剂量 1~3 mg/kg。外用,2 片/次,1 次/天,必要时可增加至 3~4 片,每晚睡前使用。

2. 制霉素(nystatin)。片剂:50 万 U。栓剂:20 万 U。泡腾片:10 万 U。口服,50 万~100 万 U/次,3 次/天。外用,栓剂,每晚 1 枚,7 d 为一疗程。泡腾片,1 片/次,1~2 次/天。

3. 灰黄霉素(griseofulvin)。片剂:0.1 g,0.125 g,0.25 g。治疗甲癣和足癣,口服,500 mg/次,1 次/12h。治疗头癣、体癣或股癣,250 mg/次,1 次/12 h 或 500 mg/次,1 次/天。

4. 氟康唑(fluconazle)。片剂:50 mg,100 mg,200 mg。胶囊:50 mg,150 mg。注射剂:100 mg,200 mg,400 mg。治疗念珠菌病及皮肤真菌病,50~100 mg/次,1 次/天。治疗阴道念珠菌病,150 mg/次,1 次/天。治疗隐球菌脑膜炎,常用剂量为首日 400 mg,随后 200~400 mg/d。

5. 伏立康唑(voriconazole)。片剂:50 mg,200 mg。胶囊:50 mg。注射剂:50 mg,100 mg,200 mg。口服,负荷剂量 400 mg/次,2 次/天,维持量 200 mg/次,2 次/天。静脉滴注,负荷剂量,6 mg/kg,2 次/天,维持量 4 mg/kg,2 次/天。

6. 伊曲康唑(itraconazole)。胶囊:100 mg。分散片:100 mg。口服,假丝酵母菌病:200 mg/次,1 次/天,疗程 2~5 个月。对于侵袭性或播散性感染者,200 mg/次,2 次/天。

7. 酮康唑(ketoconazole)。片剂:200 mg。乳膏、霜剂、洗剂、混悬剂。治疗真菌性口腔炎,口服,200 mg/次,1 次/天,疗程 10 d。治疗皮肤、毛发真菌病、全身白假丝酵母菌病,200 mg/次,1 次/天,疗程 1~2 个月。外用适量。

8. 硝酸咪康唑(miconazole nitrate)。胶囊:0.25 g。栓剂:0.2 g。软膏:2%。口服,0.25~0.5 g/次,2 次/天。阴道给药,每晚 1 粒。软膏外用适量。

9. 克霉唑(clotrimazole)。片剂:0.25 g。栓剂:0.15 g。阴道泡腾片:0.15 g,0.5 g。乳膏:3%。阴道给药,1 粒/次,每晚 1 次,疗程 7 日。外用适量。

10. 联苯下唑(bifonazole)。栓剂:0.15 g。阴道片:0.1 g。乳膏:1%。阴道给药,1 粒/次,1 次/天。外用,适量。

11. 氟胞嘧啶(flucytosine)。片剂:0.25 g,0.5 g。注射剂:2.5 g/250 mL。口服,100～150 mg/kg,分 4 次服用。静脉滴注,2.5 g/次,2～3 次/天。

12. 盐酸特比萘芬(terbinafine hydrochloride)。片剂:125 mg,250 mg。乳霜:1%。凝胶:1%。溶液:1%。口服,250 mg/次,1 次/天。外用,适量。

13. 齐多夫定(zidovudine)。片剂:0.1 g,0.3 g。胶囊:0.1 g。注射剂:0.1 g/10 mL,0.2 g/20 mL。口服,500 mg/d 或 600 mg/d,分 2～3 次给药。静脉滴注,1 mg/kg,注射时间应超过 1 h,5～6 次/天。

14. 拉米夫定(lamivudine)。片剂:0.1 g,0.15 g,0.3 g。胶囊:0.1 g。口服,0.1 g/次,1 次/天。

15. 硫酸阿巴卡韦(abacavir sulfate)。片剂:300 mg。口服溶液:4.8 g/240 mL。口服,600 mg/d,分 1～2 次服用。

16. 富马酸替诺福韦二吡呋酯(tenofovir disoproxil fumarate)。片剂:300 mg。口服,1 片/次,1 次/天。

17. 去羟肌苷(didanosine)。分散片:100 mg。咀嚼片:25 mg,100 mg。肠溶胶囊:100 mg。口服,200 mg/d,分 1～2 次服用。

18. 司他夫定(stavudine)。片剂:20 mg,30 mg,40 mg。胶囊:15 mg,20 mg,40 mg。口服,40 mg/次,2 次/天。

19. 恩曲他滨(emtricitabine)。胶囊:0.2 g。片剂:0.2 g。口服,0.2 g/次,1 次/天。

20. 奈韦拉平(nevirapine)。片剂:0.2 g。胶囊:0.2 g。分散片:0.2 g。口服,0.2 g/次,1 次/天,连续 14 天,之后改为 0.2 g/次,2 次/天。

21. 依非韦仑(efavirenz)。片剂:50 mg,200 mg,600 mg。口服:成人 600 mg/次,1 次/天。

22. 拉替拉韦钾(raltegravir potassium)。片剂:400 mg。干混悬剂:100 mg。口服,400 mg/次,2 次/天。

23. 硫酸茚地那韦(Indinavir sulfate)。片剂:0.2 g。胶囊:0.1 g,0.2 g。口服,0.8 g/次,3 次/天。

24. 利托那韦(ritonavir)。片剂:100 mg。口服,600 mg/次,2 次/天。

25. 马拉维罗(maraviroc)。片剂:150 mg。口服,150 mg/次,2 次/天。

26. 阿昔洛韦(acyclovir)。片剂:0.1 g,0.2 g。胶囊剂:0.2 g。分散片:0.1 g,0.2 g。缓释片:0.2 g,0.4 g。滴眼液:8 mg/8 mL。口服,0.2 g/次,5 次/天。滴眼,适量,1 次/2 h。

27. 盐酸伐昔洛韦(valacyclovir hydrochloride)。片剂:0.15 g,0.3 g。胶囊:0.15 g。分散片:0.3 g,0.5 g。口服,0.3 g/次,2 次/天,空腹服用,疗程 7～10 d。

28. 更昔洛韦(ganciclovir)。片剂:0.5 g。分散片:0.25 g。胶囊:0.25 g。注射液:50 mg/2 mL,62.5 mg/5 mL,0.25 g/5mL,0.25 g/10 mL。滴眼液:8 mg/8 mL。口服,0.1 g/次,3 次/天。滴眼,2 滴/次,1 次/2 h。

29. 膦甲酸钠(foscarnet sodium)。注射剂:2.4 g/100 mL,6 g/250 mL。滴眼液:0.15 g/5mL。乳膏:0.15 g/5 g,0.3 g/10 g。静脉滴注,治疗巨细胞病毒性视网膜炎,诱导期 60 mg/kg,1 次/8 h。维持期 90 mg/kg,1 次/天。滴眼,2 滴/次,6 次/天。外用适量。

30. 碘苷(idoxuridine)。滴眼液:1%。滴于结膜囊内,1～2 滴/次,1 次/1～2 h。

31. 曲氟尿苷(trifluridine)。眼膏:1%。滴眼液:1%。滴眼,1～2 滴/次,1 次/2 h,连续 1 周;眼膏适量,5 次/天,连续 3 周。

32. 盐酸金刚烷胺(amantadine hydrochloride)。片剂:0.1 g。胶囊:0.1 g。颗粒:60 mg,

140 mg。口服,200 mg/次,1 次/天。

33. 利巴韦林(ribavirin)。片剂:20 mg,50 mg,100 mg。颗粒:50 mg,100 mg。注射剂:100 mg/1 mL。滴眼剂:8 mg/8 mL。滴鼻液:50 mg/10 mL。口服,100~200 mg/次,3 次/天。肌内注射,每日 10~15 mg/kg,分 2 次或静脉滴注。外用适量。

34. 磷酸奥司他韦(oseltamivir phosphate)。胶囊:75 mg。颗粒:15 mg,25 mg。口服,75 mg/次,2 次/天,共 5 d。

35. 扎那米韦(zanamivir)。吸入粉雾剂:5 mg。吸入给药,2 吸(2×5 mg)/次,2 次/天。

36. 阿德福韦酯(adefovir dipivoxil)。胶囊:10 mg。片剂:10 mg。口服,10 mg/次,1 次/天。

37. 恩替卡韦(entecavir)。片剂:0.5 mg,1.0 mg。胶囊:0.5 mg。分散片:0.5 mg,1.0 mg。口服,0.5~1 mg/次,1 次/天。

38. 索磷布韦(sofosbuvir)。片剂:400 mg。口服,400 mg/次,1 次/天。

(王宏婷　杨解人)

第四十章　人工合成抗菌药

人工合成抗菌药是用化学方法合成的抗菌药物,主要包括喹诺酮类、磺胺类和其他合成抗菌药。该类药物大多数品种的组织通透性较强、组织分布广、分子量较小、性质稳定。目前临床常用的此类抗菌药物有喹诺酮类、磺胺类和其他合成抗菌药。

第一节　喹诺酮类药物

一、概述

喹诺酮类(quinolones)抗菌药具有 4-喹诺酮母核结构,目前应用最广的是氟喹诺酮类药物。第一代以萘啶酸(nalidixic acid)为代表,仅对大多数肠杆菌科细菌具有抗菌作用,疗效不佳,现已被淘汰。第二代以吡哌酸(pipemidic acid)为代表,抗菌谱有所扩大,但对 G^+ 菌作用较差,血药浓度低,仅用于泌尿道和肠道感染,因疗效差、耐药性发展迅速,应用日趋减少。第三代为氟喹诺酮类,20 世纪 80 年代采用氟原子和哌嗪环取代 4-喹诺酮结构后合成第一个氟喹诺酮类药物——诺氟沙星,此后,又相继合成一系列含氟喹诺酮类衍生物,统称为氟喹诺酮类,如环丙沙星、氧氟沙星等,此类药物抗菌谱进一步扩大,对葡萄球菌等 G^+ 菌也有作用,对一些 G^- 菌的抗菌作用则进一步加强。此类药物血药浓度较第二代大大提高,具有抗菌谱广、抗菌活性强、口服吸收好、组织分布广、与其他药物无交叉耐药性、不良反应较轻等特点,临床广泛用于感染性疾病的治疗,不仅具有抗 G^- 菌、G^+ 菌和抗铜绿假单胞菌活性,还具有对支原体、衣原体、军团菌及分枝杆菌的抗菌活性,尤其对 G^- 杆菌具强大抗菌活性,可用于治疗尿路感染、肠道感染、呼吸道、骨、关节及皮肤软组织感染。第四代为新氟喹诺酮类药物,结构中引入 8-甲氧基,有助于加强抗厌氧菌活性,抗 G^+ 菌的活性也明显增强,因对目前耐药性最严重的肺炎链球菌作用突出而被称为"呼吸道喹诺酮类药物"。

【体内过程】 口服吸收良好,$1\sim2$ h 内达峰浓度,食物一般不影响其吸收量,但可延迟其吸收。体内分布广,在多数组织体液中药物浓度高于血浆浓度,可达有效抑菌或杀菌水平;血浆半衰期较长,可减少服药次数,使用方便;多数品种有口服及注射剂,对于重症或不能口服用药患者可先静脉给药,病情好转后改为口服进行序贯治疗。大部分以原形经肾排泄,尿药浓度高,少数经由肝脏代谢经粪便排出。

【药理作用及机制】　喹诺酮类属于广谱杀菌药,尤其对 G^- 杆菌,包括铜绿假单胞菌在内有强大杀菌作用,对金葡菌及产酶金葡菌也有良好抗菌作用。对 G^+ 菌、结核分枝杆菌、军团菌、支原体及衣原体等也有抗菌作用。

喹诺酮类药物主要作用于 G^- 菌 DNA 回旋酶(即拓扑异构酶 II,topoisomerase II)及 G^+ 菌的拓扑异构酶 IV(topoisomerase IV),干扰 DNA 超螺旋结构的解旋,阻碍 DNA 的复制,导致细菌死亡。该类药物的抗菌作用可能还存在其他机制,如破坏细菌细胞壁成分、抑制细菌 RNA、蛋白质合成,诱导菌体 DNA 错误复制及抗菌后效应等。哺乳动物细胞内的拓扑异构酶 II 在功能上类似于细菌的 DNA 回旋酶,喹诺酮类对细菌的 DNA 回旋酶选择性高,仅在很高浓度下才会影响哺乳动物的拓扑异构酶 II。

【耐药性】　随着氟喹诺酮类药物的广泛应用,病原菌对该类药物的耐药性迅速增长,以大肠杆菌、肺炎链球菌、金葡菌及铜绿假单胞菌和肠球菌耐药性最显著。本类药物间具有交叉耐药性,故喹诺酮类药物不能交替使用。耐药菌可因基因突变使酶与药物亲和力降低,或产生保护药物作用靶点的蛋白质从而抵御药物的作用;也可因细菌外膜孔蛋白的缺失使药物进入细胞减少,或药物主动外排增高,两方面单一或协同作用致使细菌内药物浓度降低,可能为细菌产生耐药性的原因。近年发现,细菌对本类药物的耐药也可由质粒介导。

【临床应用】　适用于敏感病原菌(如金黄色葡萄球菌、铜绿假单胞菌、肠道 G^- 杆菌、弯曲菌属和淋病奈瑟菌等)所致泌尿生殖道感染、呼吸系统感染、胃肠道感染及骨、关节、软组织感染等。

【不良反应与护理对策】　不良反应一般较轻,耐受性较好。

1. 胃肠道反应

是喹诺酮类药物最常见的不良反应,发生率为 $2\% \sim 20\%$,常见恶心、呕吐、食欲减退、皮疹、头痛、眩晕。一般不严重,可耐受。应空腹服用,用药期间要多饮水。

2. 中枢神经系统反应

表现为失眠、头痛、眩晕等,严重者可出现复视、抽搐及幻听、幻视等精神症状,停药可消退。服药期间不宜饮用咖啡和浓茶,以防导致失眠。用药后避免进行驾驶或高空作业,尤其是嗜酒患者,避免影响反应能力发生事故。静脉滴注给药,速度不宜过快,防止诱发惊厥或癫痫。老年患者及有精神病或癫痫病史者、合用茶碱或非甾体抗炎药者易出现中枢毒性,应慎用。

3. 过敏反应

少数患者服药后,可出现皮肤瘙痒、皮疹、血管神经性水肿,以及光敏性皮炎等,表现为光照部位皮肤出现瘙痒性红斑,严重者可出现皮肤糜烂、脱落,故用药期间应尽量避免紫外线和日光照射,如发生光敏反应需停药。

4. 软骨损害

药物的 C3 羧基以及 C4 羰基与软骨组织中的 Mg^{2+} 形成配合物,并沉积于关节软骨,造成软骨损伤,尤其是负重关节的软骨,主要为诺氟沙星和环丙沙星。儿童及青少年长期服用此类药物,可能对关节软骨造成损害,从而导致生长发育受阻,18 岁以下患者禁用。

5. 其他

心脏毒性罕见,但后果严重,可见 Q-T 间期延长、尖端扭转型室性心动过速、室颤等。少数患者可出现肌无力、肌肉疼痛及关节痛等。大剂量或长期应用本类药物易致肝损害。该类药物可干扰糖代谢,故糖尿病患者使用时应注意。

【药物相互作用】

（1）可与含金属离子的药物形成配合物，影响自身在肠道吸收。与抗酸药合用可减少在胃肠道内吸收，不宜合用。与茶碱、咖啡因合用可使后者血中浓度升高引起中毒，应酌情减量，必要时可进行茶碱浓度监测。

（2）与β-内酰胺类合用治疗铜绿单胞菌感染时有协同作用，但与万古霉素、利福平合用治疗大肠埃希菌感染则有拮抗作用。另外，伊曲康唑、氯霉素等均可使本类药物的作用降低，应尽量避免合用。

（3）与吩噻嗪类、三环类抗抑郁药及抗心律失常药物合用，有增加心律失常的危险，应禁止合用。

（4）丙磺舒可使本品自肾小管分泌减少约 50％，导致血药浓度增高而产生毒性。

二、常用喹诺酮类药物

喹诺酮类药物按发明先后及抗菌性能不同，分为四代，其中第三代喹诺酮类药物目前临床应用的品种数量最多，如诺氟沙星、氧氟沙星、环丙沙星等。第四代喹诺酮类药物如加替沙星、莫西沙星等，抗菌谱进一步扩大，不良反应较小，但价格昂贵。

诺 氟 沙 星[基]

诺氟沙星（norfloxacin，氟哌酸）为第一个氟喹诺酮类药物。口服吸收迅速，食物不影响口服吸收率，而可能延迟达峰时间，同服抗酸药能降低其生物利用度。血浆 $t_{1/2}$ 约为 3.5 h。吸收后约 30％ 以原形经肾排泄，尿中药物浓度较高。

具有抗菌谱广、抗菌作用强的特点，尤其对 G^- 菌，如铜绿假单胞菌、大肠埃希菌、肺炎克雷伯菌、奇异变形杆菌、产气荚膜梭菌、沙门菌、淋病奈瑟菌等抗菌活性高，主要用于敏感菌所致的泌尿道、胃肠道、耳鼻喉科、妇科和皮肤科等感染性疾病。

环 丙 沙 星[基]

环丙沙星（ciprofloxacin），又名环丙氟哌酸。口服生物利用度为 38％～60％，血药浓度较低，静脉滴注可弥补此缺点。50％经肾排泄，$t_{1/2}$ 约为 4 h。抗菌谱广，尤其对需氧 G^- 杆菌的抗菌活性高，其体外抗菌活性高于多数氟喹诺酮类药物。对多重耐药菌也具有抗菌活性，对耐青霉素的淋病奈瑟菌、产酶流感嗜血杆菌和莫拉菌属均具有高度抗菌活性。对沙眼衣原体、支原体、军团菌具有良好作用，对结核分枝杆菌和非典型分枝杆菌也有抗菌活性。对厌氧菌的抗菌活性差。主要用于对其他抗菌药耐药的 G^- 杆菌所致的呼吸系统、消化系统、泌尿生殖系统、骨与关节和皮肤软组织感染。对于必须使用喹诺酮类药物的感染患者，可采用环丙沙星治疗。因可诱发跟腱炎和跟腱断裂，老年人和运动员慎用。

氧 氟 沙 星

氧氟沙星（ofloxacin，氟嗪酸）口服吸收快而完全，血药浓度高而持久，痰中浓度高，胆汁中浓度约为血药浓度的 7 倍，在腹水中浓度接近血清水平。主要通过肾脏排泄，$t_{1/2}$ 为 5～7 h。抗菌作用强，对 G^+ 菌如葡萄球菌、肺炎链球菌、淋病奈瑟菌等及 G^- 菌如大肠埃希菌、流感嗜血杆菌等均有较好的抗菌作用，此外，对铜绿假单胞菌和沙眼衣原体也有一定的抗菌作用。尚有抗结核分枝杆菌作用,可与异烟肼、利福平合用于治疗结核病。

左氧氟沙星[基]

左氧氟沙星(levofloxacin)为氧氟沙星的左旋异构体,因去除了抗菌作用很弱的右旋体,因此其抗菌活性明显提高,约为氧氟沙星的两倍,不良反应发生率低于多数氟喹诺酮类药物,在已上市的氟喹诺酮类药物中不良反应最小,主要是胃肠道反应。

口服吸收完全,吸收率几乎达100%,广泛分布于各组织和体液中,并可渗入吞噬细胞内,细胞内可达有效药物浓度。主要经肾排泄,在尿液中浓度较高,$t_{1/2}$约为6 h。可用于由敏感菌引起的呼吸道、泌尿道、盆腔、腹腔、皮肤软组织、耳鼻咽喉及口腔感染等。对结核分枝杆菌有较好的抗菌活性,对耐链霉素、异烟肼、对氨基水杨酸的结核分枝杆菌仍有效,可作为治疗结核病的二线药物。

莫 西 沙 星[基]

莫西沙星(moxifloxacin,莫昔沙星)为第四代喹诺酮类药物,口服吸收良好,达峰时间为0.5～4 h,不受进食影响,迅速分布于全身体液及组织中,在血浆、支气管黏膜中均有足够浓度,$t_{1/2}$为11～15 h。对 G^+ 菌和厌氧菌抗菌作用强,对常见呼吸道病原菌、肺炎支原体、肺炎衣原体和肺炎军团菌等较敏感。主要用于上呼吸道和下呼吸道感染,如急性鼻窦炎、慢性支气管急性发作、社区获得性肺炎及皮肤和软组织感染。治疗复杂盆腔感染患者(如伴有输卵管-卵巢或盆腔脓肿)时,需考虑经静脉给药进行治疗,不推荐口服。本品可延长一些患者心电图的 Q-T 间期,应避免与患有无法纠正的低钾血症及接受Ⅰa类(如奎宁丁、普鲁卡因)或Ⅲ类(如胺碘酮、索托洛尔)抗心律失常药物者合用,并慎与可能延长 Q-T 间期的药物(西沙必利、红霉素、抗精神分裂症药和三环类抗抑郁药)合用。

洛 美 沙 星

洛美沙星(lomefloxacin)口服吸收良好,生物利用度为85%,血药浓度高而持久,$t_{1/2}$约8 h,主要经肾排泄。体内抗菌活性较诺氟沙星及氧氟沙星强,但不及氟罗沙星。可用于敏感菌所致泌尿生殖系统、皮肤和软组织、呼吸道、眼科感染的治疗,还可用于结核病的治疗。本品对链球菌、肺炎链球菌、洋葱假单胞菌、支原体和厌氧菌均无效。

氟 罗 沙 星

氟罗沙星(fleroxacin,多氟沙星)口服吸收良好,生物利用度达99%,具有血药浓度高、维持时间长等特点。主要以原形随尿液排泄,$t_{1/2}$为9～13 h,每日给药一次即有显著临床疗效。抗菌谱广,体外抗菌活性略低于环丙沙星,但体内抗菌活性强于现有各喹诺酮类药物。不良反应以光敏反应较常见。

奈 诺 沙 星

奈诺沙星(nemonoxacin)为无氟喹诺酮类抗菌药,口服吸收迅速完全,1～2 h 血药浓度达峰值。广泛分布于全身各组织,主要以原形经肾排泄,$t_{1/2}$约 11 h。对需氧 G^+ 菌(金葡菌、肺炎链球菌、化脓性链球菌、无乳链球菌)、需氧 G^- 菌(流感嗜血杆菌、副流感嗜血杆菌、卡他莫拉菌)均具高度抗菌活性,对肺炎支原体、肺炎衣原体、嗜肺军团菌也具高度活性。适用于治疗敏感病原体所致的轻、中度成人(≥18 岁)社区获得性肺炎。常见恶心、呕吐、腹痛、腹泻、头痛、头晕、肝功能异常、血细胞减少等不良反应。

加 替 沙 星

加替沙星(gatifloxacin)口服吸收良好,不受饮食影响,生物利用度为 96%。广泛分布于全身组织和体液,$t_{1/2}$ 为 7～14 h。具广谱抗菌作用,对大多 G^+ 菌、G^+ 菌、肺炎衣原体、嗜肺军团菌、肺炎支原体等均有抗菌活性。主要用于敏感病原体所致的各种感染,如慢性支气管炎急性发作、急性鼻窦炎、社区获得性肺炎、单纯性尿路感染和复杂性尿路感染、急性肾盂肾炎、男性淋球菌性尿路炎症或直肠感染和女性淋球菌性宫颈感染等。

吉 米 沙 星

吉米沙星(gemifloxacin)为第四代喹诺酮类药物,口服吸收迅速,不受食物影响,达峰时间为 0.5～3 h,广泛分布于全身,易进入肺组织和体液。部分在肝脏代谢,代谢产物及原形通过尿液及粪便排泄,$t_{1/2}$ 为 4～12 h。对肺炎链球菌、流感嗜血杆菌、副流感嗜血杆菌、肺炎克雷伯菌、肺炎支原体、肺炎衣原体等敏感,用于上述敏感菌株引起的慢性支气管炎急性发作、社区获得性肺炎、急性鼻窦炎等。

第二节 磺胺类药物

一、概述

磺胺类药物(sulfonamides)为对氨基苯磺酰胺衍生物,属广谱抑菌药,是最早用于治疗细菌感染的化学治疗药物,具有抗菌谱广、可以口服、吸收较快等特点,曾广泛用于临床。近年来,由于耐药菌株出现、不良反应较多,加之抗生素和喹诺酮类药物的快速发展,磺胺类药物的应用明显减少。因本类药物对流行性脑脊髓膜炎、鼠疫等感染性疾病疗效显著,故在抗感染治疗中仍占有一定位置。根据吸收难易程度和临床应用,磺胺类药物可分为以下三类。

1. 口服易吸收类

根据 $t_{1/2}$ 的长短分为三类:① 短效类($t_{1/2} < 10$ h),如磺胺异噁唑(sulfisoxazole,SIZ);② 中效类($t_{1/2}$ 为 10～24 h),如磺胺嘧啶(sulfadiazine,SD)、磺胺甲噁唑(sulfamethoxazole,SMZ);③ 长效类($t_{1/2} > 24$h),如磺胺间甲氧嘧啶(sulfamonomethoxine,SMM)、磺胺多辛(sulfadoxine)。目前临床上应用的主要是中效磺胺,常用 SMZ、SD 两种,其他均已少用。

2. 口服难吸收类

如柳氮磺吡啶(sulfasalzine,SASP),主要用于肠道感染的治疗。

3. 外用类

主要有磺胺米隆(sulfamylon,SML)、磺胺嘧啶银(sulfadiazine silver,SD-Ag)和磺胺醋酰钠(sulfacetamide,SA)等。

【体内过程】　口服易吸收磺胺类药物,可广泛分布于全身组织及体液中,在尿液中可达到较高的抑菌浓度。血浆蛋白结合率较低药物,如磺胺嘧啶,易透过血脑屏障进入脑脊液。在肝脏代谢,主要以原形、乙酰化代谢产物或与葡萄糖醛酸结合三种形式排泄。原形药物和乙酰化代谢产物在酸性尿液中易形成结晶,可导致肾损伤。少量从乳汁、胆汁及粪便排出。

【药理作用及机制】　磺胺类药物的抗菌谱广,对大多数 G⁺ 菌和 G⁻ 菌均有抑制作用,其中以 A 群链球菌、肺炎链球菌、脑膜炎奈瑟菌、淋病奈瑟菌较为敏感;对沙眼衣原体、卡氏肺孢子虫、弓形虫和疟原虫等也有效;对立克次体、支原体、螺旋体无效,甚至可促进立克次体生长。磺胺米隆和磺胺嘧啶银对铜绿假单胞菌有效。

磺胺药是抑菌药,通过干扰细菌的叶酸代谢而抑制细菌的生长、繁殖。磺胺类药物与对氨基苯甲酸(p-aminobenzoic acid,PABA)的结构相似,可与 PABA 竞争二氢蝶酸合成酶,从而阻止了细菌二氢叶酸的合成,进而抑制了细菌的生长、繁殖。由于人和哺乳动物体内不能合成叶酸而需从食物中获得,因此磺胺类药物对人和哺乳动物的叶酸代谢无影响。脓液及坏死组织中含有大量 PABA,可减弱磺胺类药物的抗菌作用,因此局部应用时应先清创排脓。局麻药普鲁卡因在体内的水解产物中含有大量 PABA,酵母片和神曲(中药)中也含有 PABA,因而能减弱磺胺药的抗菌作用,不宜同用。

【耐药性】　细菌对磺胺类药物易产生耐药性,尤其在药量不足或疗程过长时更易发生。各种磺胺类药物之间有交叉耐药性。产生耐药性的机制主要是细菌通过改变代谢途径直接利用外源性叶酸,或自身增加 PABA 的生成,与磺胺药竞争二氢蝶酸合成酶,使磺胺药的抑菌作用减弱或消失。与甲氧苄啶合用可延缓耐药性的发生。

【临床应用】　磺胺类药物可用于治疗各种敏感菌引起的感染。

1. 全身性感染

用于流行性脑脊髓膜炎、中耳炎、泌尿道感染、呼吸道感染、伤寒、副伤寒等的治疗,可选用口服易吸收的磺胺药,如磺胺嘧啶(SD)或磺胺甲噁唑(SMZ),与甲氧苄啶合用,可产生明显的协同抗菌作用。

2. 肠道感染

用于节段性回肠炎或溃疡性结肠炎的治疗,可选用口服难吸收的磺胺药,如柳氮磺吡啶(SASP),口服给药不易吸收,但可在肠道内保持较高浓度。SASP 与肠壁结缔组织结合后可释放出磺胺吡啶和 5-氨基水杨酸盐,前者具有抗菌作用,后者可发挥抗炎和抑制免疫复合物及类风湿因子合成的作用,因此也可用于治疗类风湿性关节炎。

3. 局部感染

烧伤和创伤感染可选用磺胺米隆(SML)或磺胺嘧啶银(SD-Ag)乳膏,能有效抑制 G⁻ 或 G⁺ 菌如铜绿假单胞菌、金黄色葡萄球菌等引起的局部感染。磺胺醋酰钠(SC-Na)可用于眼科感染性疾病,如沙眼、角膜炎、结膜炎等。

【不良反应与护理对策】

1. 过敏反应

局部用药或服用长效制剂易发生,常见皮疹、药热,偶致多形性红斑和剥脱性皮炎,严重者可致死。本类药物之间有交叉过敏反应,有过敏史者禁用。

2. 泌尿系统损害

磺胺类药物及其乙酰化代谢物在酸性尿液中溶解度降低,易在肾小管中析出结晶损伤肾脏,导致血尿、疼痛和尿闭等症状。为减轻肾脏损伤,使用磺胺类药物期间需多饮水,每日不少于 2000 mL,并同服碳酸氢钠以碱化尿液,增大其溶解度。疗程超过一周者,应定期检查尿常规,并监测肝肾功能。

3. 胃肠道反应

口服可引起恶心、呕吐和食欲缺乏,餐后服或同服碳酸氢钠可减轻反应。

4. 血液系统反应

长期用药可能抑制骨髓造血功能,引起粒细胞减少、血小板减少、再生障碍性贫血,用药期间应定期检查血常规,并注意患者有无咽痛、发热、全身乏力、皮肤黏膜苍白等造血系统反应。还应注意尿色是否加深、有无皮疹反应等。对葡萄糖-6-磷酸脱氢酶缺乏者可致溶血性贫血,故需了解患者是否有葡萄糖-6-磷酸脱氢酶遗传缺陷,防止诱发溶血性贫血。

5. 肝脏损害

可发生黄疸、肝功能减退,严重者可发生急性肝坏死,应监测肝功能。

6. 神经系统反应

少数患者出现头痛、头晕、乏力、失眠等症状,从事高空作业者或驾驶人员慎用。

7. 其他

注射用磺胺嘧啶钠刺激性强,宜远离神经深部肌注,静注液浓度应小于 5%,不能漏到皮下,以避免刺激。

肝肾功能不全、新生儿、早产儿、孕妇、有遗传缺陷者禁用。

【药物相互作用】 合用尿碱化药可增加本品在碱性尿中的溶解度,使排泄增多。磺胺类不宜与普鲁卡因、丁卡因等局麻药及酵母片、神曲配伍,以防降低磺胺药效力。与口服抗凝药、口服降血糖药、甲氨蝶呤、苯妥英钠和硫喷妥钠合用时,上述药物需调整剂量,因本品可取代这些药物的蛋白结合部位,或抑制其代谢,以致药物作用时间延长或毒性发生。可干扰青霉素类药物的杀菌作用,应避免合用。

二、常用磺胺类药物

磺胺甲噁唑

磺胺甲噁唑(sulfamethoxazole,SMZ,新诺明)的 $t_{1/2}$ 为 10～12 h。脑脊液中浓度低于 SD,但仍能用于流行性脑脊髓膜炎的防治。尿中浓度与 SD 相似,故也适用于大肠埃希菌等敏感菌诱发的泌尿系统感染,如膀胱炎、肾盂肾炎、单纯性尿道炎等。临床主要与甲氧苄啶合用,产生协同抗菌作用,扩大临床适应证范围。

复方磺胺甲噁唑[基]

甲氧苄啶(trimethoprim,TMP)抗菌谱和磺胺药相似,对多种 G+ 和 G− 细菌有效,对铜绿假单胞菌无效。由于单用易产生耐药性,临床上常与磺胺类药物联合应用,故又称为抗菌增效剂。其抗菌作用机制是抑制细菌二氢叶酸还原酶,阻碍四氢叶酸的合成。与磺胺类合用,可双重阻断细菌的叶酸代谢,有协同作用,使抗菌活性增强数倍至数十倍,甚至出现杀菌作用,减少耐药菌株的产生。TMP 常与 SMZ 或 SD 组成复方制剂。

复方磺胺甲噁唑(cotrimoxazole,SMZco,复方新诺明)为临床最常用的磺胺复方制剂,由 SMZ 和 TMP 按 5:1 的比例组成。两药联合用药其抗菌效果明显增强,抗菌谱变广,减少细菌耐药的产生。对磺胺药耐药的细菌，如大肠埃希菌、伤寒沙门菌和志贺菌对 SMZco 敏感。临床主要用于治疗敏感菌所致的呼吸道感染、尿路感染、肠道感染、伤寒和其他沙门菌属感染等。

磺 胺 嘧 啶[基]

磺胺嘧啶(sulfadiazine,SD)口服易吸收，生物利用度达 70% 以上，可透过血脑屏障，在脑脊液中的浓度可达血药浓度的 50%～80%。$t_{1/2}$ 为 8～13 h。SD 为防治流行性脑脊髓膜炎的首选药，也用于治疗诺卡菌属引起的肺部感染、脑脓肿和脑膜炎及敏感菌所致的上呼吸道感染和泌尿道感染。与甲氧苄啶合用产生协同作用。

磺胺嘧啶银[基]

磺胺嘧啶银(sulfadiazine silver,SD-Ag,烧伤宁)具有 SD 的抗菌作用和银盐的收敛作用。抗菌作用不受脓液 PABA 的影响，抗铜绿假单胞菌作用较强。临床用于预防和治疗轻度烧伤或烫伤的创面感染，并可促进创面干燥、结痂及愈合。

柳氮磺吡啶[基]

柳氮磺吡啶(sulfasalazine,SASP)口服后少量在胃肠道吸收，通过胆汁可重新进入肠道(肠-肝循环)。未被吸收的部分被回肠末段和结肠的细菌分解为 5-氨基水杨酸与磺胺吡啶。磺胺吡啶有较弱的抗菌作用，5-氨基水杨酸与肠壁结缔组织络合后较长时间停留在肠壁组织中起到抗菌消炎和免疫抑制作用，可抑制大肠埃希菌和梭状芽孢杆菌，同时抑制前列腺素、白三烯等炎症介质的合成。主要用于炎症性肠病，即 Crohn 病和溃疡性结肠炎，也可用于类风湿关节炎和强直性脊柱炎的治疗。

磺 胺 米 隆

磺胺米隆(sulfamylon,SML,甲磺灭脓)抗菌谱广，对铜绿假单胞菌、金葡菌和破伤风梭菌有效，抗菌活性不受脓液和坏死组织中 PABA 的影响。药物迅速渗入创面和焦痂，适用于烧伤或大面积创伤后的创面感染，并能提高植皮的成功率。但是，用药局部有疼痛及烧灼感，大面积使用其盐酸盐可能导致中毒，应选用其醋酸盐。

磺胺醋酰钠

磺胺醋酰(sulfacetamide,SA)钠盐溶液呈中性，几乎不具有刺激性，穿透力强，适用于眼科感染性疾病如结膜炎、睑缘炎和沙眼衣原体感染的辅助治疗。

第三节　其他合成抗菌药

利 奈 唑 胺

噁唑酮类抗菌药物是继磺胺类和氟喹诺酮类之后的一类新型化学合成抗菌药，具有抑

制多重耐药 G^+ 菌的作用。利奈唑胺(linezolid)是第一个用于临床的该类药物,也是目前唯一上市的产品。

利奈唑胺可与细菌 50S 亚基的 23S 核糖体 RNA 上的位点结合,阻止 70S 初始复合物的形成,抑制细菌蛋白质合成,与其他类别的抗菌药物无交叉耐药性。对多重耐药的 G^+ 球菌,包括 MRSA、MRSE、PRSP、CRSP,尤其是对万古霉素耐药的肠球菌最有效。但对多数 G^- 需氧菌或厌氧菌无效。主要用于控制耐万古霉素的粪肠球菌引起的感染及并发的菌血症、院内获得性肺炎、复杂皮肤或皮肤软组织感染、社区获得性肺炎及并发的菌血症。口服吸收良好,但高脂饮食可降低本品血药浓度,$t_{1/2}$ 约为 5 h,代谢物有 30% 由尿液排泄。常见腹泻、头痛和恶心等不良反应,也可引起口腔念珠菌病、阴道念珠菌病、高血压、消化不良、腹痛、瘙痒等。

呋喃妥因[基]

呋喃妥因(nitrofurantoin,呋喃坦啶)为硝基呋喃类药物。口服易吸收,血药浓度低,但在尿液中浓度高,且在酸性尿液中抗菌活性增强。抗菌作用机制为干扰细菌体内氧化还原酶系统,阻断其代谢过程。主要用于大肠埃希菌、肠球菌属、葡萄球菌属以及克雷伯菌属、肠杆菌属等敏感细菌所致的急性单纯性下尿路感染,也可用于预防尿路感染。主要不良反应为恶心、呕吐及腹泻等胃肠道反应,亦可发生皮疹、药热、头痛、头晕和嗜睡等反应,严重者可发生周围神经炎。长期使用可引起间质性肺炎和肺纤维化,葡萄糖-6-磷酸脱氢酶缺乏者可发生溶血性贫血。新生儿、足月孕妇、肾功能减退者禁用。

甲硝唑[基]

甲硝唑(metronidazole)又名灭滴灵,为硝基咪唑类药物,其分子内硝基在细胞内无氧环境下可被还原为氨基,进而抑制病原体 DNA 合成,发挥抗厌氧菌作用。对需氧菌或兼性需氧菌无效,对滴虫、阿米巴滋养体亦有较强的杀灭作用。本品口服吸收良好,体内分布广泛,可进入感染病灶和脑脊液。临床主要用于治疗厌氧菌引起的口腔、腹腔、女性生殖系统、下呼吸道、骨和关节等部位的感染,对耐四环素的难辨梭状芽孢杆菌所致的假膜性肠炎以及幽门螺杆菌引起的消化性溃疡均有较好疗效,也是治疗滴虫病、阿米巴虫病和破伤风(与破伤风抗毒素合用)的首选药。用药期间和停药一周内,禁饮含乙醇的饮料,并减少钠盐摄入量。不良反应较轻,包括过敏反应、胃肠道反应、周围神经炎等。

替硝唑

替硝唑(tinidazole)抗厌氧菌及原虫的活性较甲硝唑强,口服血药浓度高,维持时间长,$t_{1/2}$ 为 12~14 h,临床应用及不良反应同甲硝唑,为治疗阿米巴肝脓肿的首选药。替硝唑在乳汁中浓度与血中浓度相似,哺乳期应避免使用。若必须用药,应暂停哺乳,并在停药 3 日后方可授乳。可透过胎盘屏障,妊娠 3 个月内禁用。12 岁以下患者禁用。

奥硝唑

奥硝唑(ornidazole)为第三代硝基咪唑类衍生物,口服 2 h 后血药浓度达峰值,生物利用度约为 90%,体内分布广泛,作用于厌氧菌、阿米巴原虫、贾第鞭毛虫和毛滴虫细胞的 DNA,使其螺旋结构断裂或阻止其转录复制而导致致病菌死亡。主要在肝脏代谢,经尿液和粪便排泄,$t_{1/2}$约为 14 h。用于厌氧菌感染引起的多种疾病:男女泌尿生殖道毛滴虫、贾第鞭毛虫感染引起的疾病;还可用于消化系统阿米巴虫病如阿米巴痢疾、阿米巴肝脓肿等。可引起轻度胃部不适、口中异味、胃痛、头痛及困倦等,偶致眩晕、颤抖、四肢麻木、痉挛、皮疹和精神错乱等。

制剂与用法

1. 诺氟沙星(norfloxacin)。片剂:0.1 g。胶囊:0.1 g。注射剂:0.1 g/2 mL,0.2 g/2 mL,0.2 g/10 mL,0.4 g/20 mL。软膏:0.1 g/10 g。滴眼液:24 mg/8 mL。口服,0.4 g/次,2 次/天。静脉滴注,0.2～0.4 g/次,2 次/天。局部用药,适量,2 次/天。滴眼,1～2 滴/次,3～6 次/天。

2. 盐酸环丙沙星(ciprofloxacin hydrochloride)。片剂:0.25 g。胶囊剂:0.25 g。注射剂:0.1 g/100 mL,0.2 g/100 mL,0.25 g/250 mL。口服,0.5～1.5 g/d,分 2～3 次。静脉滴注,0.2 g/次,1 次/12 h。

3. 氧氟沙星(ofloxacin)。片剂:0.1 g,0.2 g。胶囊:0.1 g。注射剂:0.1 g/2 mL,0.2 g/5 mL,0.2 g/10 mL。口服,0.3 g/次,2 次/天。静脉滴注,0.2～0.3 g/次,2 次/天。

4. 盐酸左氧氟沙星(levofloxacin hydrochloride)。片剂:0.1 g。胶囊剂:0.1 g。注射剂:0.1 g/2 mL,0.2 g/2 mL,0.3 g/5 mL。滴眼剂:15 mg/5 mL。口服,0.1～0.2 g/次,2 次/天。静脉滴注,0.2 g/次,2 次/天。滴眼,1 滴/次,3 次/天。

5. 莫西沙星(moxifloxacin)。片剂:0.4 g。注射剂:0.4 g/20 mL。口服,0.4 g/次,1 次/天。静脉滴注,0.4 g/次,用 5%葡萄糖和生理盐水稀释,1 次/天。

6. 加替沙星(gatifloxacin)。片剂:0.1 g,0.2 g,0.4 g。胶囊:0.1 g,0.2 g。注射剂:0.1 g/2 mL,0.2 g/5 mL,0.2 g/20 mL,0.4 g/5 mL。口服,0.4 g/次,1 次/天。静脉滴注,0.2 g/次,2 次/天。

7. 苹果酸奈诺沙星(nemonoxacin malate)。胶囊:0.25 g。口服,0.5 g/次,1 次/天。

8. 洛美沙星(lomefloxacin)。片剂:0.4 g。注射剂:0.1 g/2 mL,0.2 g/100 mL。口服,0.4 g/次,1 次/天。静脉滴注,0.2 g/次,2 次/天。

9. 氟罗沙星(fleroxacin)。胶囊剂:0.2 g,0.4 g。口服,0.2～0.4 g/次,1～2 次/天。

10. 磺胺嘧啶(sulfadiazine)。片剂:0.2 g,0.5 g。口服,1.0 g/次,2 次/天,首剂加倍。

11. 复方磺胺甲噁唑(cotrimoxazole)。片剂:每片含 SMZ 0.4 g,TMP 0.08 g。口服,2 片/次,1 次/12 h,首剂加倍。

12. 柳氮磺砒啶(sulfasalazine)。片剂:0.25 g。栓剂:0.5 g。口服,2～3 g/d,分 3～4 次口服,如无胃肠道反应或过敏反应,则逐日增至一日 4～6 g,分 4 次服,待症状好转后,可逐渐减至维持量,一日 1.5 g,分 3 次服。直肠给药,重症患者每日早、中、晚排便后各用 1 粒,中或轻症患者早、晚排便后各用 1 粒,症状明显改善后,改用维持量,每晚或隔日晚用 1 粒。

13. 磺胺嘧啶银(sulfadiazine silver)。软膏:1%。乳膏:1%。涂敷创面。

14. 磺胺米隆(sulfamylon)。软膏:5%～10%。涂敷创面。

15. 磺胺醋酰钠(sulfacetamide sodium)。滴眼液:10%～30%。滴眼,1～2 滴/次,3～5 次/天。

16. 利奈唑胺(linezolid)。片剂:0.6 g。注射剂:0.6g/300 mL。口服,0.6 g/次,2 次/天。静脉滴注,0.6g/d,2 次/天。

17. 呋喃妥因(nitrofurantoin)。片剂:0.05 g,0.1 g。口服,0.05～0.1 g/次,3～4 次/天。

18. 甲硝唑(metronidazole)。片剂:0.2 g。注射剂:0.05 g/10 mL,0.1 g/20 mL,0.5 g/

100 mL。口服,0.2~0.4 g/次,3 次/天。静脉滴注,0.5 g/次,3 次/天。

19. 替硝唑(tinidazole)。片剂:0.25 g,0.5 g。注射剂:0.4 g/200 mL,0.8 g/400 mL。口服,1~2 g/次,2 次/天。静脉滴注,1.6 g/d,分 1~2 次。

20. 奥硝唑(ornidazole)。片剂:0.25 g。注射剂:0.25 g/5 mL。口服,0.5 g/次,2 次/天。静脉滴注,0.5~1.0 g/d,2 次/天。

(王雅娟　郑书国)

第四十一章 抗结核病及抗麻风病药

第一节 抗 结 核 药

结核病是由结核分枝杆菌引起的慢性传染病,可侵入人体全身各种器官,以肺脏受累最为多见。抗结核病药物能够抑制结核分枝杆菌生长,控制疾病发展。目前临床上抗结核病的药物种类很多,通常把疗效高、不良反应少、患者较易耐受的药物称为一线抗结核病药,包括异烟肼、利福平、乙胺丁醇、链霉素、吡嗪酰胺等;将毒性大、疗效差、主要用于对一线抗结核病药产生耐药性或用于与其他抗结核药配伍使用的称为二线抗结核病药,包括对氨基水杨酸、氨硫脲、卡那霉素、乙硫异烟胺、卷曲霉素等。

一、一线抗结核病药

异 烟 肼[基]

异烟肼(isoniazid,雷米封)是异烟酸的肼类衍生物,因其杀菌力强、不良反应少、价格低廉等特点,为临床上常用的抗结核药物。

【体内过程】 口服或注射吸收快而完全,1~2 h血药浓度达峰值,广泛分布于全身体液和组织,包括脑脊液和胸水中。药物穿透力强,可渗入关节腔、胸、腹水以及纤维化或干酪化的结核病灶中,也易透入细胞内作用于已被吞噬的结核杆菌。异烟肼主要在肝内代谢,由乙酰化酶代谢为乙酰异烟肼和异烟酸等,代谢产物为少量原形药最后从肾排出。由于乙酰化酶的表型与人种有明显关系,异烟肼的代谢分为快、慢两种代谢型。前者尿中乙酰化异烟肼较多,后者尿中的游离异烟肼较多。在白种人中快代谢型占20%~30%,慢代谢型占50%~60%;在中国人中快代谢型约占50%,慢代谢型约占26%。

【药理作用及机制】 异烟肼对结核分枝杆菌有高度选择性,能抑制结核分枝杆菌独有的分枝菌酸合成,使细菌丧失耐酸性、疏水性和增殖力,最终导致细菌死亡。异烟肼具有低浓度抑菌、高浓度杀菌作用,对细胞内外的结核分枝杆菌具有同等杀灭作用,对静止期的结核分枝杆菌,提高药物浓度或延长接触时间也有杀菌作用。单用易产生耐药性,联合用药可延缓耐药性产生,并增强疗效。异烟肼与其他抗结核病药无交叉耐药性。

【临床应用】 异烟肼为治疗结核病的首选药物,适用于各种类型的结核病,如肺、淋巴、骨、肾、肠等结核以及结核性脑膜炎、胸膜炎、腹膜炎等。为了预防和延缓耐药性的产生,应将异烟肼与其他一线抗结核药联合应用。静脉滴注大剂量异烟肼可治疗急性粟粒性肺结核。异烟肼也可作为与活动性肺结核患者接触人群的预防性药物。

【不良反应与护理对策】

1. 神经系统

常见反应为周围神经炎,初期表现为四肢末梢感觉异常,多为两侧对称性改变,进而出现指(趾)末端麻木针刺感、烧灼感、手脚疼痛、四肢无力和关节软弱。少数患者有视力模糊或视力减退,合并或不合并眼痛(视神经炎)。偶可因神经毒性引起抽搐,其原因为异烟肼结构与维生素 B_6 相似,可使维生素 B_6 排泄增加,中枢 γ-氨基丁酸(GABA)减少,从而引起中枢过度兴奋。因此使用异烟肼期间应注意补充维生素 B_6,中毒时可用大剂量维生素 B_6 对抗。疗程中出现视神经炎症状,应立即进行眼部检查,并定期复查。有精神病、癫痫病史者应慎用。

2. 胃肠道反应和肝脏毒性

治疗量可有轻度胃肠道反应,如食欲不振、恶心、呕吐等(肝毒性的前驱症状)。大剂量可损害肝脏,引起转氨酶暂时性升高,严重者可出现肝细胞性黄疸,表现为深色尿、眼或皮肤黄染。快乙酰化、35 岁以上及嗜酒者较易发生。因此,用药期间,应定期检查肝功能,一旦发现宜停药,并给予对症处理和保肝治疗。治疗期间应避免饮酒,以免诱发肝脏毒性反应。

3. 其他

可出现发热、皮疹、血细胞减少及男性乳房发育等反应,长期应用应定期检查血象。

【药物相互作用】

(1) 异烟肼为肝药酶抑制剂,与香豆素类抗凝血药、阿芬太尼、卡马西平、苯妥英钠、氨茶碱等合用,可使上述药物代谢减慢,血药浓度升高。

(2) 与利福平合用可增加肝毒性的危险,尤其是已有肝功能损害者或为异烟肼快乙酰化者,因此在疗程的前 3 个月应密切随访有无肝毒性征象出现。与其他肝毒性药合用或饮酒也可增加肝毒性,应避免合用。

(3) 异烟肼为维生素 B_6 的拮抗剂,可增加维生素 B_6 经肾排出量,因而可能导致周围神经炎,服用异烟肼时应补充维生素 B_6。

(4) 与肾上腺皮质激素(尤其泼尼松龙)合用时,可增加异烟肼在肝内的代谢及排泄,导致后者血药浓度降低而影响疗效,在快乙酰化者更为显著,应适当调整剂量。

(5) 与咪康唑或酮康唑合用,可使后者血药浓度降低。含铝制酸药可延缓并减少口服异烟肼的吸收,使血药浓度减低,故应避免两者同时服用,或在口服制酸剂前至少 1 h 服用异烟肼。

利 福 平[基]

利福平(rifampicin)是利福霉素的人工半合成品,为橘红色结晶粉末。

【体内过程】 口服吸收完全,用药后 1~2 h 血药浓度达峰值,进食影响药物吸收,血浆蛋白结合率达 80%~90%。体内分布广泛,易渗入机体组织、体液、脑脊液中,口服常用剂量有效浓度可维持 6 h。主要经肝脏代谢,除药物原形外,其代谢物也具有抗菌活性。利福平大部分经胆汁排泄,约 1/3 由尿排泄,尿中药物浓度可达治疗水平。$t_{1/2}$ 为 3~5 h,反复用药

后可缩短至 $2\sim3\,h$。服药后尿、唾液、汗液等排泄物均可呈橘红色。

【药理作用及机制】 利福平抗菌谱广,能特异性与细菌依赖 DNA 的 RNA 多聚酶结合,阻碍细菌的 mRNA 的合成。对结核分枝杆菌和麻风分枝杆菌均有明显的杀菌作用。此外,对多种 G^+ 和 G^- 菌如金黄色葡萄球菌、脑膜炎奈瑟菌、大肠埃希菌、变形杆菌、流感嗜血杆菌等也有一定的抗菌作用。对沙眼衣原体、性病淋巴肉芽肿及鹦鹉热等病原体均具抑制作用。利福平抗菌强度与其浓度有关,低浓度抑菌、高浓度杀菌。利福平单独使用易产生耐药性,这与细菌的 RNA 多聚酶基因突变有关。

【临床应用】 与其他抗结核药合用治疗肺结核和其他各种类型结核病。与异烟肼合用治疗初发患者,可降低结核性脑膜炎的病死率和后遗症的发生;与乙胺丁醇及吡嗪酰胺合用对复发患者产生良好的治疗效果。此外,利福平可用于麻风病、耐红霉素的军团菌肺炎、耐青霉素或万古霉素的链球菌、金黄色葡萄球菌引起的骨髓炎、心内膜炎等。局部用药可治疗沙眼、敏感菌引起的急性结膜炎和病毒性角膜炎。

【不良反应与护理对策】

1. 胃肠道反应

最为多见,口服后可出现恶心、呕吐、上腹不适、腹泻等,一般可耐受。

2. 肝脏毒性

在疗程最初数周内,少数患者可出现血清氨基转移酶升高、肝肿大和黄疸,多无症状,一般可自行恢复。老年人、酗酒者、营养不良者、原有肝病或其他因素造成肝功能异常者较易发生。治疗开始前、治疗中需严密监测肝功能,一旦出现肝损害,应立即停药。用药期间禁止饮酒,严重肝功能不全、胆道阻塞者禁用。

3. 变态反应

大剂量间歇疗法后偶可出现"流感样症候群",表现为发热、寒战、呼吸困难、头昏、嗜睡及肌肉疼痛等。发生率与剂量大小、间隔时间有明显关系。一旦出现,应立即停药,可合用地塞米松、阿司匹林或吲哚美辛以减轻流感症状。偶可发生急性溶血或肾衰竭,目前认为其产生机制属过敏反应。

4. 其他

患者服用本品后,尿液、唾液、痰液、泪液等可呈橘红色。偶见白细胞减少、凝血酶原时间缩短、头痛、眩晕、视力障碍等,并可导致齿龈出血和感染、伤口愈合延迟等。此时应避免做拔牙等手术,用药期间应定期检查周围血象。

【药物相互作用】

(1)利福平为肝药酶诱导剂,可加快香豆素类抗血凝药、口服降糖药、洋地黄类、皮质激素、奎尼丁、氨茶碱、氨苯砜等药物的代谢而降低疗效。

(2)与异烟肼、对氨基水杨酸钠合用,肝毒性发生危险增加,尤其是原有肝功能损害和异烟肼快乙酰化患者。饮酒可致利福平性肝毒性发生率增加,并加快利福平代谢。

(3)对氨基水杨酸盐可影响本品的吸收,导致其血药浓度减低;如必须联合应用,两者服用间隔至少 $6\,h$。

(4)本品可促进雌激素的代谢或减少其肠肝循环,降低口服避孕药的作用,导致月经不规则、月经间期出血和意外妊娠。

乙 胺 丁 醇[基]

乙胺丁醇(ethambutol)是人工半合成的乙二胺衍生物。

【体内过程】 口服吸收快,生物利用度为 $75\%\sim80\%$,$2\sim4$ h 血药浓度可达峰值。广泛分布于全身各组织和体液中,但脑脊液中浓度较低。红细胞内药浓度与血浆浓度相等或为其 2 倍。大部分以原形经肾脏排泄,少部分在肝脏内转化为醛及二羧酸衍生物由尿中排出,有肾脏毒性。$t_{1/2}$ 为 $3\sim4$ h,肾功能减退者可延长至 8 h。

【药理作用及机制】 乙胺丁醇可与 Mg^{2+} 等形成配合物,阻止菌体内亚精胺与 Mg^{2+} 结合,干扰细菌 RNA 的合成,抑制结核分枝杆菌的生长。本品只对繁殖期的结核分枝杆菌有效,单独使用易产生耐药性。

【临床应用】 用于各型肺结核和其他结核病,与异烟肼和利福平合用可治疗结核病初期患者,与利福平和卷曲霉素合用治疗复发患者,尤其适用于经链霉素和异烟肼治疗无效的患者。

【不良反应与护理对策】

1. 胃肠道反应

表现为恶心、呕吐、腹泻等反应,与食物同服可减轻上述症状。

2. 视神经炎

发生率较高,连续大剂量应用可产生球后视神经炎,表现为视力模糊、眼痛、红绿色盲或视力减退、视野缩小等,可为单侧或双侧。停药后大部分患者可缓慢恢复。在用药前、疗程中每日检查一次视野、视力、红绿鉴别力等,如出现异常应立即停药,并给予大剂量 B 族维生素进行治疗。

3. 痛风

少数患者出现畏寒、关节肿痛(尤其大趾、踝、膝关节)、病变关节表面皮肤有发热拉紧感(急性痛风、高尿酸血症),其原因是本品可使血清尿酸浓度增高。用药期间应注意定期测定血尿酸水平。

4. 其他

极少数患者有触觉减弱、四肢麻木感、针刺感、烧灼痛等周围神经炎症状,营养不良和糖尿病患者大剂量应用更易发生。轻者停药数日症状可消失,重者需要用 B 族维生素进行治疗。偶见皮疹、发热、关节痛等过敏反应。

【药物相互作用】 乙胺丁醇与乙硫异烟胺合用可增加不良反应。与神经毒性药合用,易致视神经炎或周围神经炎。氢氧化铝能减少乙胺丁醇的吸收。

吡 嗪 酰 胺[基]

吡嗪酰胺(pyrazinamide,PZA)又称异烟酰胺,是结构类似烟酰胺的抗结核病药物。口服易吸收,体内分布广泛,其中细胞内和脑脊液中浓度较高。主要在肝脏代谢,经肾脏排泄,$t_{1/2}$ 为 6 h。用于治疗各型肺结核和其他结核病,单独使用易产生耐药性,与异烟肼和利福平合用具有协同作用。常见不良反应有食欲不振、恶心、呕吐等,长期大剂量应用可发生中毒性肝炎。部分患者可表现为关节酸痛、肿胀、活动受限等痛风症状。肝功能不良及 3 岁以下儿童禁用。

链 霉 素[基]

链霉素(streptomycin)是第一个有效的抗结核病药物,仅有抑菌作用,疗效不及异烟肼和利福平。穿透力较弱,不易渗入细胞及纤维化、干酪样病灶,疗效较差。链霉素口服吸收少,肌内注射吸收快,有效抑菌浓度可维持 12 h。主要经肾脏排泄,$t_{1/2}$ 为 5~6 h。不能透过血脑屏障,故对结核性脑膜炎疗效最差。链霉素在体内穿透力较弱,仅能抑制结核分枝杆菌生长而无杀菌作用,所以单独使用疗效较差,常与其他抗结核病药物合用。

二、二线抗结核病药

对氨基水杨酸钠[基]

对氨基水杨酸钠(sodium para-amino salicylate,PAS)口服易吸收,可分布于全身组织和体液(脑脊液除外)。主要在肝脏代谢,经肾脏排泄,$t_{1/2}$ 为 0.5~1.5 h。对氨基水杨酸钠能竞争性抑制二氢蝶酸合成酶,阻止二氢叶酸的合成,使细菌蛋白质合成受阻,发挥抑菌作用,疗效较一线抗结核病药差。常与异烟肼、链霉素等合用,以增强疗效并延缓耐药性产生。不宜与利福平合用,因其可影响利福平的吸收。常见恶心、呕吐、腹痛、腹泻等不良反应,偶见皮疹、剥脱性皮炎、关节酸痛、哮喘、高热、白细胞减少等。

卷 曲 霉 素

卷曲霉素(capreomycin)为多肽类抗生素,体内分布广泛,主要以原形经肾排泄,肾功能损害患者可发生药物蓄积。卷曲霉素抑制结核分枝杆菌蛋白质合成,作用较卡那霉素强。单用易产生耐药性,常与异烟肼、对氨基水杨酸钠及乙胺丁醇等合用治疗结核病,也可用于一线抗结核病药治疗失败者。常见不良反应为耳毒性、肾毒性,也可引起呼吸困难、嗜睡、心律失常、肌痛或肌痉挛等神经肌肉阻滞症状。

丙硫异烟胺

丙硫异烟胺(protionamide)为异烟酸的衍生物,口服吸收迅速,广泛分布于全身组织和体液,主要在肝内代谢,经肾排泄,$t_{1/2}$ 约 3 h。低浓度抑菌、高浓度具有杀菌作用,其机制可能与抑制结核杆菌分枝菌酸或肽类合成有关。仅对分枝杆菌有效,与其他抗结核病药联合用于结核病经一线药物治疗无效者。可引起抑郁、手足疼痛、麻木、针刺感、视力模糊、视力减退等反应。用药过程中应定期进行眼部检查、肝功能检查等。

三、新一代抗结核病药

利 福 定

利福定(rifandin)为人工合成的利福霉素衍生物。口服吸收良好,2~4 h 血药浓度达峰值。体内分布广泛,以肝脏和胆汁中为最高,其次为肾、肺、心、脾,在脑组织中含量甚微。抗菌谱及抗菌机制同利福平,对结核分枝杆菌、麻风分枝杆菌的抗菌活性强于利福平。此外,对金黄色葡萄球菌有良好作用,对部分大肠杆菌、沙眼衣原体也有一定抗菌活性。临床主要用于肺结核和其他结核病、麻风病、化脓性皮肤病、结膜炎、沙眼等。对胃肠道刺激轻微,偶有恶心、呕吐、腹泻等。偶见白细胞增加,以及 AST、ALT 升高。肝、肾功能不全者及孕妇慎用。

利 福 喷 丁

利福喷丁(rifapentine)为人工合成的利福霉素衍生物。口服易吸收,体内分布广泛,其中肺、肝、肾脏分布较多,骨组织和脑组织中也有较高浓度。抗菌谱与利福平相同,对结核分枝杆菌的抗菌活性为利福平的 7 倍。主要用于肺结核及其他结核病、麻风病、化脓性皮肤病、结膜炎、沙眼等治疗。常见不良反应为头昏、失眠、皮疹及胃肠道反应等,偶见白细胞或血小板减少、转氨酶升高、肝功能异常,一旦出现应及时停药。肝功能不良者及孕妇禁用。

贝 达 喹 啉

贝达喹啉(bedaquiline)是二芳基喹啉家族的新型药物,口服后 5 h 血药浓度达峰值,血浆蛋白结合率大于 99.9%。能抑制结核分枝杆菌 5-三磷酸腺苷(ATP)合成酶,导致结核分枝杆菌能量代谢障碍而死亡。联合用于治疗成人(≥18 岁)耐多药肺结核(MDR-TB),一般在无其他有效治疗方案时,方可使用本品。可增加心律失常和死亡风险,并可引起恶心、关节痛、头痛、胸痛、食欲减退、转氨酶升高、皮疹、血淀粉酶升高等不良反应。用药期间应监测心电图、肝功能,若出现 Q-T 间期>500 ms 或出现显著室性心律失常,应立即停药。

德 拉 马 尼

德拉马尼(delamanid)属硝基咪唑类药物,主要通过抑制结核分枝杆菌细胞壁霉菌酸的合成发挥抗菌作用,对耐药结核分枝杆菌有明显抗菌活性,联合用药治疗成人耐多药肺结核。常见 Q-T 间期延长、焦虑、感觉异常、震颤、恶心、呕吐和头晕等不良反应。

四、抗结核病药的应用原则

抗结核化学药物是治疗结核病的主要手段,合理应用化疗药物能提高药物疗效,降低不良反应。合理用药原则包括:

1. 早期用药

未接受过抗结核治疗的患者,在确诊后应立即进行治疗。因结核病早期,病变部位的肺泡壁充血,血液供应良好,有利于药物渗透进入病灶。同时,早期病变部位的结核杆菌处于生长旺盛期,对抗结核药敏感,细菌易被抑制或杀灭。

2. 联合用药

两种及两种以上的抗结核药物同时应用,可增强抗菌作用、延缓或减少结核分枝杆菌耐药性的产生。临床常根据病情采取二联、三联甚至四联用药方案,一般轻症多选用异烟肼和利福平联合应用,重症则采用四联或更多药物联合应用。

3. 适宜剂量

剂量过小既不能有效发挥抗菌作用,又易诱发细菌产生耐药性。剂量过大则可能产生严重不良反应,影响药物的继续使用。因此,采用适宜剂量,以实现既能发挥有效抗菌作用,又尽量减少不良反应的发生。

4. 坚持规律全程用药

结核病容易复发,过早停药会使已被抑制的细菌再度增殖或迁移,导致治疗失败。因此,结核病的治疗必须坚持规律全程用药,不能随意改变药物剂量或品种。一般轻症肺结核应持续治疗 9~12 个月,中度和重度肺结核持续治疗 18~24 个月,或根据病情调整用药方案。

第二节 抗麻风病药

麻风是由麻风分枝杆菌引起的一种慢性传染病,主要病变在皮肤、黏膜和周围神经。临床表现为麻木性皮肤损害,神经粗大,严重者甚至肢端残疾。麻风病大多数是结核样型麻风病,若能早期治疗,病情消退快,可完全恢复健康;少数病人属瘤型麻风病,对药物反应较差,难治愈。抗麻风病的主要药物有氨苯砜、利福平、氯法齐明、沙利度胺等。

氨 苯 砜[基]

氨苯砜(dapsone,DDS)为目前治疗麻风病的首选药物。

【体内过程】 口服吸收缓慢而完全,4～8 h 血药浓度达高峰。广泛分布于全身组织和体液中,其中肝脏和肾脏浓度较高,其次为皮肤和肌肉。氨苯砜主要由肝脏代谢,以乙酰化物形式经胆汁排泄,也可经尿排出。本品存在肝肠循环,所以排泄缓慢,$t_{1/2}$ 为 10～50 h。

【药理作用及机制】 本品对麻风杆菌有较强的抑菌作用,大剂量显示杀菌作用。其作用机制与磺胺类药物相似,作用于细菌的二氢蝶酸合成酶干扰叶酸的合成。两者的抗菌谱相似,均可为对氨基苯甲酸所拮抗。此外,本品尚具免疫抑制作用。长期单用易产生耐药性,与利福平合用可延缓耐药性的产生。

【临床应用】 与其他抑制麻风病药联用,治疗麻风分枝杆菌引起的各种类型麻风和疱疹性皮炎。也可用于治疗脓疱性皮肤病、坏死性脓皮病、系统性红斑狼疮的某些皮肤病变、放线菌性足分枝菌病等。可与甲氧苄啶联合治疗卡氏肺孢子虫肺炎,与乙嘧啶合用预防氯喹耐药性疟疾,也可与乙胺嘧啶和氯喹三者联用预防间日疟。

【不良反应与护理对策】 氨苯砜常见不良反应包括背痛、腿痛、食欲减退、溶血性贫血、乏力等,少数患者出现皮肤瘙痒、剥脱性皮炎、精神紊乱、周围神经炎。偶致"麻风样反应",表现为发热、不适、剥脱性皮炎、肝坏死并发黄疸、淋巴结肿大、贫血、高铁血红蛋白血症等,多于用药后 1～4 周发生。一旦出现"麻风样反应",应立即停药,并给予大剂量糖皮质激素治疗。严重贫血、葡萄糖-6-磷酸脱氢酶(G-6-PD)缺乏、肝肾功能减退、胃与十二指肠溃疡及有精神病史者慎用。

【药物相互作用】

(1) 与丙磺舒合用可减少肾小管分泌砜类药物,使砜类药物血浓度持久升高,易发生毒性反应。因此在应用丙磺舒的同时或以后需调整砜类的剂量。

(2) 与骨髓抑制药合用,可加重白细胞和血小板减少的程度,必须合用时应密切观察对骨髓的毒性。与其他具有溶血作用的药物合用可加剧溶血反应。

(3) 肝药酶诱导剂利福平可使本品血药浓度降低,故服用利福平的同时或以后应用氨苯砜时须调整后者的剂量。

(4) 与甲氧苄啶合用时,可使二者的血药浓度均升高。

氯 法 齐 明

氯法齐明(clofazimine)为一种吩嗪染料,口服吸收后全身分布广泛,大部分经胆汁排泄,也可由尿液、皮脂、汗液、乳汁排泄。能与麻风分枝杆菌的 DNA 结合,抑制依赖 DNA 的 RNA 聚合酶,阻止 RNA 合成,从而抑制细菌蛋白质合成,发挥抗菌作用。与利福平或乙硫异烟胺联合用于耐氨苯砜的菌株所致的麻风病,首选用于瘤型麻风,也可用于红斑结节性麻风反应和其他药物引起的急性麻风反应。常见的不良反应有胃肠道反应、皮肤黏膜着色、皮肤色素减退、视力减退或黄疸等。

制剂与用法

1. 异烟肼(isoniazid)。片剂:50 mg,100 mg,300 mg。注射液:50 mg/2 mL,100 mg/2 mL。口服,每天 5 mg/kg,最高 300 mg,1 次/天;或每天 15 mg/kg,最高 900 mg,2～3 次/周。静脉注射或静脉滴注,0.3～0.4 g/d 或每天 5～10 mg/kg。对于急性粟粒型肺结核或结核性脑膜炎患者,每天10～15 mg/kg,不超过 0.9 g。

2. 利福平(rifampicin)。片剂:0.15 g。胶囊:0.15 g,0.3 g。注射液:0.3 g/5 mL。口服,抗结核,0.45～0.60 g,空腹顿服,每天不超过 1.2 g。对于脑膜炎奈瑟菌带菌者,5 mg/kg,每 12 h 1 次,连续 2 d。静脉滴注,结核病,每天单次静脉滴注 600 mg 超过 2～3 h。

3. 盐酸乙胺丁醇(ethambutol hydrochloride)。片剂:0.25 g。胶囊:0.25 g。口服,结核初治,15 mg/kg,每天一次顿服;或每次口服 25～30 mg/kg,最高 2.5 g,每周 3 次;或 50 mg/kg,最高 2.5 g,每周 2 次。结核复治,按体重 25 mg/kg,每天 1 次顿服,连续 60 天,继以按体重 15 mg/kg,每天一次顿服。

4. 吡嗪酰胺(pyrazinamide)。片剂:0.25 g,0.5 g。胶囊:0.25 g,0.5 g。口服,每天 15～30 mg/kg 顿服,或 50～70 mg/kg,每周 2～3 次。每天服用者最高每天 2 g,每周 3 次者最高每次 3 g,每周服 2 次者最高每次 4 g。

5. 对氨基水杨酸钠(sodium para-aminosalicylate)。片剂:0.5 g。肠溶片:0.5 g。注射剂:2 g,4 g,6 g。口服,2～3 g/次,8～12 g/d,饭后服。静脉滴注,4～12 g/d(先从小剂量开始),以等渗氯化钠注射液或 5％葡萄糖液溶解后,配成 3％～4％浓度滴注。

6. 丙硫异烟胺(protionamide)。肠溶片:0.1 g。口服,0.25 g/次,2～3 次/天。

7. 硫酸卷曲霉素(capreomycin sulfate)。注射剂:0.5 g,1 g。肌内注射,0.75～1 g/d,1 次或分 2 次用。用药 2～4 周后,1 g/次,2～3 次/周,持续 6～12 个月。

8. 利福定(rifandin)。片剂:50 mg,100 mg,150 mg。胶囊:50 mg,100 mg,150 mg。口服,150～200 mg/d,早晨空腹 1 次服用,治疗肺结核病的疗程为 6～12 个月。

9. 利福喷丁(rifapentine)。胶囊:0.15 g,0.3 g。分散片:0.15 g。口服:600 mg/次,1 次/周,必要时,2 次/周。

10. 富马酸贝达喹啉(bedaquiline fumarate)。片剂:100 mg。口服,400 mg/次,1 次/天,用药 2 周;然后 200 mg/次,3 次/周,用药(每次服药至少间隔 48 h)22 周,治疗总持续时间是 24 周。

11. 德拉马尼(delamanid)。片剂:50 mg。口服,100 mg/次,2 次/天,连服 24 周。

12. 氨苯砜(dapsone)。片剂:50 mg,100 mg。口服,50～100 mg/次,1 次/天,与其他一种或几种抗麻风药合用。伴红斑结节麻风反应的各型麻风有神经损害或皮肤溃疡者,100～300 mg/d,控制后逐渐递减至 100 mg/d。

13. 氯法齐明(clofazimine)。软胶囊:50 mg。口服,治疗耐氨苯砜的各型麻风,50～100 mg/次,1 次/天,与其他一种或几种抗麻风药合用。对于伴红斑结节麻风反应的各型麻风有神经损害或皮肤溃疡凶兆者,每天 100～300 mg,反应控制后,逐渐递减至每天 100 mg。

(王宏婷 杨解人)

第四十二章　抗寄生虫药

第一节　抗　疟　药

疟疾是由疟原虫寄生于人体引起的传染病,按蚊是疟疾的主要传播媒介。正常人可经疟蚊叮咬或输入带疟原虫的血液而感染。疟疾夏秋季节发病较多,在热带及亚热带地区一年四季都可发病、流行。不同的疟原虫分别引起间日疟、三日疟、恶性疟及卵形疟。疟疾的主要表现为周期性规律发作,全身发冷、发热、多汗,长期多次发作后,可引起贫血和脾肿大。抗疟药主要通过以下三个方面发挥抗疟作用:① 杀灭红内期的疟原虫以控制发作;② 杀灭红外期的疟原虫以防止复发;③ 杀灭配子体以防止传播。

一、疟原虫生活史及抗疟药作用环节

疟原虫的生活史可分为雌性按蚊体内的有性生殖阶段和人体内的无性生殖阶段(图42.1),中华按蚊为疟原虫的中间宿主。现有的抗疟药中尚无一种能对疟原虫生活史的各个环节都有杀灭作用的,了解各种抗疟药对疟原虫生活史的不同环节的作用,以便正确选择药物。

(一)人体内发育阶段及药物作用环节

1. 红细胞外期(exo-erythrocytic cycle,简称红外期)

感染疟原虫的雌性按蚊刺吸人血时,子孢子随唾液进入人体,并经血流侵入肝细胞,继而在肝细胞内进行裂体增殖,形成红外期裂殖体。此期为疟疾潜伏期,一般为 $10\sim14$ d,无临床症状。间日疟原虫和卵形疟原虫子孢子进入肝脏后,部分子孢子可进入休眠期,称休眠子。伯胺喹对休眠子有较强的杀灭作用。

2. 红细胞内期(erythrocytic cycle,简称红内期)

红外期的裂殖子从肝细胞释放出来,一部分裂殖子被巨噬细胞吞噬,其余部分侵入红细胞,开始红内期发育。裂殖子侵入红细胞的过程包括以下步骤:① 裂殖子通过特异部位识别和附着于红细胞膜表面受体;② 红细胞膜在环绕裂殖子处凹入形成纳虫空泡;③ 裂殖子入侵完成后纳虫空泡密封。侵入的裂殖子先形成环状体,经滋养体、未成熟裂殖体,最后形

成含有一定数量裂殖子的成熟裂殖体。红细胞破裂后,裂殖子释出,一部分裂殖子被巨噬细胞消灭,其余裂殖子再侵入其他正常红细胞,重复其红内期的裂体增殖过程,引起临床症状反复发作。抗疟药氯喹、奎宁、甲氟喹、青蒿素等能杀灭红内期裂殖体,控制疟疾症状。

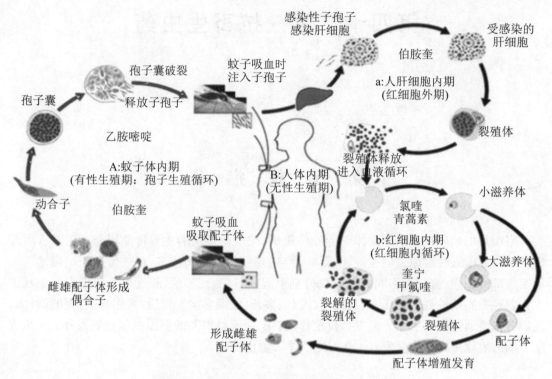

图 42.1 疟原虫生活史及抗疟药的作用环节

(二)按蚊体内发育阶段及药物作用环节

疟原虫经几代红内期裂体增殖后,部分裂殖子侵入红细胞后不再进行裂体增殖而发育成雌、雄配子体。当雌性按蚊叮吸患者血液时,红细胞内的雌、雄配子体进入按蚊体内继续发育。在蚊胃内,雌、雄配子体发育成雌、雄配子。雄配子钻进雌配子体内,受精形成合子,并于数小时后发育为能活动的动合子。动合子穿过胃壁,在胃弹性纤维膜下形成圆球形的卵囊。卵囊长大,囊内的核和胞质反复分裂进行孢子增殖,生成成千上万的子孢子。子孢子随卵囊破裂释出或由囊壁上的微孔逸出,随血淋巴进入蚊体组织,只有进入蚊唾液腺的子孢子才具有传染性。当按蚊再吸血时,子孢子即可随唾液进入人体,又开始在人体内的发育。由于配子体是疟疾流行、传播的根源,因此应用杀灭配子体或抑制配子体在按蚊体内发育的药物伯氨喹可防止疟疾传播。乙胺嘧啶对红细胞外期的子孢子有较强的杀灭作用。

(三)抗疟药分类

1. 控制症状的药物

代表药为氯喹、奎宁、甲氟喹、青蒿素等,均能杀灭红细胞内期裂殖体,控制症状发作和预防性抑制疟疾症状发作。

2. 控制远期复发和传播的药物

代表药为伯氨喹,能杀灭肝脏中的休眠子,控制疟疾的复发;并能杀灭各种疟原虫的配子体,控制疟疾传播。

3. 病因预防的药物

代表药为乙胺嘧啶,能杀灭红细胞外期的子孢子,发挥病因性预防作用。

二、常用抗疟药

(一)主要用于控制症状的药物

氯 喹[基]

氯喹(chloroquine)为人工合成的 4-氨基喹啉类衍生物。

【体内过程】 口服吸收快而完全,1~2 h 血药浓度达峰值,抗酸药可干扰其吸收。体内分布广泛,在红细胞中的浓度为血浆内浓度的 10~20 倍,被疟原虫侵入的红细胞内的氯喹浓度,比正常的高约 25 倍。在肝脏代谢,其主要代谢产物去乙基氯喹仍有抗疟作用。70% 原形药物及 30% 代谢产物从尿中排出,酸化尿液可促进其排泄,也可通过乳汁分泌排泄,$t_{1/2}$ 为 2.5~10 d,后遗效应持续数周或数月。

【药理作用与临床应用】

1. 抗疟作用

氯喹对各种疟原虫的红细胞内期裂殖体均有较强的杀灭作用,能迅速、有效地控制疟疾的临床发作,控制疟疾症状,但对子孢子、休眠子和配子体无效,不能用于病因预防以及控制远期复发和传播。氯喹具有在红细胞内尤其是被疟原虫入侵的红细胞内浓集的特点,有利于杀灭疟原虫,具有起效快、疗效高的特点。氯喹的抗疟作用机制复杂,尚未完全阐明,可能与可干扰疟原虫裂殖体 DNA 的复制与转录过程,抑制疟原虫对血红蛋白的消化,减少疟原虫生存必需氨基酸的供应有关。

2. 抗肠外阿米巴作用

氯喹能杀灭阿米巴滋养体,因其在肝脏中浓度较高,可用于阿米巴肝脓肿。

3. 免疫抑制作用

大剂量氯喹有免疫抑制作用,可用于治疗自身免疫性疾病,如系统性红斑狼疮、类风湿性关节炎、肾病综合征等。

【耐药性】 世界大部分地区的恶性疟原虫对氯喹产生耐药性,间日疟原虫对其耐药性也逐渐增多。恶性疟原虫的耐药性可能与氯喹抗性转运体 PFCRT 的突变相关。某些药物可逆转氯喹的耐药性,包括维拉帕米、地昔帕明和氯苯那敏,但其临床价值尚未确定。

【不良反应与护理对策】

1. 胃肠道反应

常见食欲减退、恶心呕吐、腹泻等,多较轻,停药后可自行消失。餐时或餐后服药可减轻胃肠道反应。

2. 视力损害

长期使用可引起角膜或视网膜病变,表现为视物模糊或视力障碍。应定期进行眼科检查。对于长期服用本品的患者,应先做眼部详细检查,排除原有病变,60 岁以上患者宜定期检查,以防视力损害。

3. 过敏反应

表现为皮肤瘙痒、紫癜、湿疹、剥脱性皮炎等。

4. 神经系统反应

表现为头晕、头痛、耳鸣、倦怠、睡眠障碍、精神错乱等。

5. 心脏毒性

偶致窦房结抑制或心律失常,严重者可发生阿-斯综合征,甚至死亡。故给药期间应进行心电监护,如发现异常,应立即停药。静脉滴注不宜过快,以防窦房结抑制引起心脏骤停。

6. 中毒反应

用量过大可引起中毒。应立即洗胃、口服活性炭,并给予葡萄糖输液及口服 10% 氯化铵溶液,以酸化尿液,加速排泄。必要时行气管切开或插管。病情缓解后嘱病人多饮水,继续服用氯化铵,连用数日,直至尿液 pH 达 4.5 左右为宜。

部分患者可见白细胞减少,如减至 $4000/\mu L$ 以下时应停药;有致畸作用,孕妇禁用。

【药物相互作用】 氯喹与伯胺喹合用,可根治间日疟。与保泰松合用,易引起过敏性皮炎。与氯丙嗪合用,可加重肝脏损害。与链霉素合用,可加重神经肌肉接头阻滞作用。与肝素或青霉胺合用,可增加出血危险。洋地黄类药物可加重氯喹引起的窦房结抑制症状,引起心脏传导阻滞。

羟 氯 喹[基]

羟氯喹(hydroxychloroquine)口服后体内分布广泛,2~4.5 h 血药浓度达峰值,红细胞中药物浓度较血浆高 2~5 倍,主要在肝脏代谢,肾脏排泄,也可经乳汁排泄,$t_{1/2}$ 约 32 d。药理作用和机制与氯喹相似,但毒性较小,临床用于控制疟疾症状,也可用于类风湿性关节炎、盘状和系统性红斑狼疮、青少年慢性关节炎及阳光引发或加剧的皮肤病变。可引起头痛、眩晕、耳鸣、耳聋、共济失调、视力损伤、皮肤反应、血细胞减少、胃肠道反应等不良反应。

青 蒿 素[基]

青蒿素(artemisinin)是从菊科植物黄花蒿中提取的有过氧基团的倍半萜内酯药物。

【体内过程】 青蒿素口服后吸收迅速,体内分布广泛,可透过血脑屏障进入脑组织,红细胞内浓度低于血浆浓度。主要从肾及肠道排出,$t_{1/2}$ 为 4 h。

【药理作用】 青蒿素在血红素或 Fe^{2+} 的催化下形成自由基破坏疟原虫红内期超微结构,阻断疟原虫营养摄取的最早阶段,使疟原虫较快出现氨基酸合成障碍,迅速形成自噬泡而死亡。对各种疟原虫红内期裂殖体有快速杀灭作用,48 h 内疟原虫基本从血中消失,但对红细胞外期疟原虫无效。由于青蒿素代谢与排泄均较快,有效血药浓度维持时间短,不利于彻底杀灭疟原虫,故复发率较高。

【临床应用】 对各类疟疾有效,尤其是用于耐氯喹的恶性疟。此外,还可用于间日疟、恶性疟的症状控制,也可用以治疗凶险型恶性疟,如脑型、黄疸型等。青蒿素还可用于系统性红斑狼疮、盘状红斑狼疮的治疗。

【不良反应与护理对策】

1. 一般反应

青蒿素毒性低，使用安全，一般无明显不良反应。少数病例出现一过性转氨酶升高、轻度皮疹、食欲减退、恶心呕吐、腹泻等胃肠道反应，多可自行恢复。

2. 局部反应

混悬剂对注射部位有轻度刺激，肌注较浅时，可引起局部疼痛和硬块，故宜深部肌注，并注意更换注射部位。

3. 特殊反应

治疗系统性红斑狼疮、盘状红斑狼疮初期可出现病情加重，全身有蚁走感。继续治疗半个月可逐渐减轻，一月左右上述症状可改善。因此，治疗前应将反应告知患者，以免患者在治疗初期出现上述反应而中断治疗。

蒿 甲 醚[基]

蒿甲醚（artemether）为青蒿素的脂溶性衍生物，口服易吸收，30 min 血药浓度达峰值。体内分布广泛，以脑中最多，肝、肾次之。蒿甲醚通过脱甲基代谢为双氢青蒿素，主要通过粪便排泄，其次为尿液排泄。对疟原虫红内期裂殖体有强大、快速的杀灭作用，其抗疟活性较青蒿素强 6 倍。适用于各型疟疾，但主要用于抗氯喹的恶性疟和凶险型恶性疟的抢救。治疗疟疾复发率较高，与伯氨喹合用可降低复发率。个别患者可出现门冬氨酸氨基转移酶、丙氨酸氨基转移酶轻度升高、网织红细胞一过性减少等不良反应。

青 蒿 琥 酯[基]

青蒿琥酯（artesunate）是青蒿素的水溶性衍生物。体内分布广泛，以肠、肝、肾较高。主要在肝脏代谢，仅少量原形药由尿、粪便排泄，$t_{1/2}$ 为 30 min。青蒿琥酯对疟原虫有较强的杀灭作用，能迅速控制疟疾发作，适用于脑型疟及各种危重疟疾的抢救。治疗间日疟、恶性疟原虫转阴时间快于氯喹。可出现外周网织红细胞一过性降低。

双氢青蒿素[基]

双氢青蒿素（dihydroartemisinin）为青蒿素衍生物，口服吸收良好，起效迅速。口服后 1.33 h 血药浓度达峰值，血浆 $t_{1/2}$ 为 1.57 h。体内分布广泛，代谢和排泄迅速。对疟原虫红内期有强大且快速的杀灭作用，能迅速控制临床发作及症状，适用于各型疟疾，主要用于抗氯喹的恶性疟和凶险型恶性疟的抢救。

奎 宁

奎宁（quinine）是从金鸡纳树皮中提取的生物碱，为喹啉类衍生物。

【体内过程】　口服吸收迅速、完全，吸收后广泛分布于全身各组织，以肝脏浓度最高，血浆蛋白结合率约为 80%。主要在肝脏代谢，代谢产物及少量原形药经肾排泄，$t_{1/2}$ 为 8.5 h。

【药理作用及机制】　奎宁能与疟原虫的 DNA 结合形成复合物，从而抑制 DNA 的复制和 RNA 的转录，进而抑制原虫的蛋白合成，但作用较氯喹弱。能降低疟原虫氧耗量，抑制疟原虫内的磷酸化酶而干扰其糖代谢，导致被寄生红细胞早熟破裂，从而阻止裂殖体成熟。长疗程服用可根治恶性疟，但对恶性疟的配子体无直接作用，故不能中断传播。奎宁有减弱心肌收缩力、兴奋子宫平滑肌、轻度阻断神经肌肉接头和微弱的解热镇痛作用。

【临床应用】 用于耐氯喹和耐多种药物虫株所致的恶性疟,也可用于治疗间日疟。

【不良反应与护理对策】

1. 金鸡纳反应

奎宁每日用量超过 1.0 g 或连用较久,可出现耳鸣、头痛、恶心、呕吐、视力、听力减退等症状,严重者产生暂时性耳聋,停药后常可恢复。

2. 视神经损害

短时间大剂量应用奎宁,可直接损害神经组织并收缩视网膜血管,出现视野缩小、复视、弱视等,长期服用应定期眼科检查,以防视力损害。

3. 特异质反应

少数患者可出现白细胞减少或急性溶血、血管神经性水肿等。故用药前应详细询问病史,一旦出现上述症状应立即停药。

长期应用可出现 QRS 增宽、ST 段延长、T 波改变等心电图改变,还可引起皮疹、瘙痒等。奎宁有催产作用,可通过胎盘屏障,引起胎儿听力及中枢神经系统损害。

【药物相互作用】 与抗凝药合用,抗凝作用增强。与肌肉松弛药如琥珀胆碱、筒箭毒碱等合用,可能会引起呼吸抑制。与奎尼丁合用,金鸡纳反应增加。尿液碱化剂如碳酸氢钠等,可增加肾小管对奎宁的重吸收,导致奎宁血药浓度与毒性的增加。制酸药及含铝制剂能延缓或减少奎宁的吸收。

甲　氟　喹

甲氟喹(mefloquine)是由奎宁改变结构而获得的 4-喹啉-甲醇衍生物。口服易吸收,体内代谢较慢,主要经肾脏及肠道排出,$t_{1/2}$ 约 30 d。可杀灭红内期疟原虫,用于恶性疟原虫、间日疟原虫引起的疟疾,也可用于耐氯喹疟原虫感染的治疗。甲氟喹起效较慢,与乙胺嘧啶合用可增强疗效、延缓耐药性的产生。主要不良反应为恶心、头晕、发热、头痛、幻觉、意识错乱等。与氯喹、奎宁合用可增加癫痫患者发作的频率,有癫痫病史者忌用。

咯　萘　啶

咯萘啶(malaridine)口服和肌注吸收迅速,体内分布广,在肝中浓度最高。主要经肾脏和肠道排泄,$t_{1/2}$ 为 2~3 d。对各种疟原虫的红内期裂殖体均有杀灭作用,对耐氯喹的恶性疟原虫也有较强作用。用于治疗脑型、凶险型及耐氯喹虫株所致的恶性疟,也用于治疗间日疟。口服可见恶心、腹痛、胃部不适、头痛等不良反应,一般较轻微,停药后即消失。偶见窦性心动过缓等心律失常。

(二)控制复发和传播的药物

伯　氨　喹[基]

伯氨喹(primaquine)是人工合成的 8-氨基喹啉类衍生物,为阻止复发、中断传播的有效药物。

【体内过程】 口服吸收快而完全,2~3 h 内血药浓度达高峰,生物利用度约为 96%。体内分布广泛,以肝中浓度较高。主要在肝内代谢,由尿中排出,$t_{1/2}$ 为 3~6 h。有效血药浓度维持时间短,需每天给药。

【药理作用及机制】 可杀灭间日疟、三日疟、恶性疟和卵形疟组织期的虫株,尤以间日疟为著,也可杀灭各种疟原虫的配子体,对恶性疟作用尤强,使之不能在蚊体内发育,阻止疟疾传播。对间日疟和卵形疟肝脏中的休眠子有较强的杀灭作用,是防治疟疾远期复发的主要药物。与红内期抗疟药合用,能根治良性疟,减少耐药性的产生。抗疟机制可能与干扰DNA 合成有关。此外,其体内代谢产物喹啉醌衍生物,具有较强氧化性能,能将红细胞内的还原型谷胱甘肽(GSH)转变为氧化型谷胱甘肽(GSSH),干扰辅酶Ⅱ的还原过程,使辅酶Ⅱ减少,破坏疟原虫的糖代谢及氧化过程。

【临床应用】 对恶性疟作用最强,但对红内期疟原虫作用较弱。用于根治间日疟、控制疟疾传播及恶性疟。

【不良反应与护理对策】

1. 一般反应

治疗剂量下不良反应较少,可引起恶心、呕吐、腹痛等胃肠道反应,停药后可自行恢复。餐时给药或加服抗酸药,可预防或减轻对胃肠道的刺激。患者还可出现粒细胞减少、药热等过敏反应。

2. 特异质者反应

少数患者因红细胞内缺乏葡萄糖 6-磷酸脱氢酶(G-6-PD),可发生急性溶血性贫血和高铁血红蛋白血症。如出现立即停药,给予地塞米松,严重者应输血治疗。用药前仔细询问有无蚕豆病及其他溶血性贫血的病史及家族史、有无 G-6-PD 缺乏及烟酰胺腺嘌呤二核苷酸还原酶(NADH)缺乏等病史。用药期间定期检查红细胞计数及血红蛋白量。

G-6-PD 缺乏、系统性红斑狼疮及类风湿性关节患者禁用。肝、肾、血液系统疾患、急性细菌和病毒感染及糖尿病患者慎用。

(三)病因性预防的药物

乙 胺 嘧 啶

乙胺嘧啶(pyrimethamine)为疟疾病因性预防的首选药物。

【体内过程】 口服吸收缓慢但完全,4～6 h 血药浓度达峰值。体内分布广泛,主要存在于肾、肺、肝、脾等脏器。以原形及代谢物形式经尿排出,部分药物可经乳汁分泌,$t_{1/2}$ 为80～100 h,一次给药维持有效血药浓度 2 周。

【药理作用及机制】 为二氢叶酸还原酶抑制药,阻止二氢叶酸转变为四氢叶酸,进而影响嘌呤及嘧啶核苷酸的生物合成,使核酸合成减少,对疟原虫酶的亲和力远大于对人体的酶,从而抑制疟原虫的增殖,对已发育成熟的裂殖体则无效,常需在用药后第 2 个无性增殖期才能发挥作用,故控制临床症状起效缓慢。

【临床应用】 对恶性疟及间日疟原虫红细胞前期有效,也能抑制疟原虫在蚊体内的发育,主要用于疟疾预防,也可用于治疗弓形虫病。

【不良反应与护理对策】 口服治疗量时,毒性很低,较为安全。

1. 急性中毒

过量可致急性中毒,可引起惊厥、抽搐,甚至死亡。中毒急救应立即洗胃、催吐,给予葡萄糖输液及利尿药,加速药物排泄。痉挛、抽搐患者可给予抗惊厥药。

2. 慢性中毒

大剂量长期应用可出现叶酸缺乏,出现味觉改变或丧失、舌疼痛、红肿、烧灼感、口腔溃疡、白斑、吞咽困难、恶心、呕吐、腹痛、腹泻、巨幼红细胞性贫血、白细胞减少等症状。如发生应及早停药,停药后可自行恢复,或应用甲酰四氢叶酸钙改善骨髓功能。大剂量治疗时每周应检测白细胞及血小板2次。

可透过胎盘屏障,进入乳汁,干扰叶酸代谢引起胎儿畸形和婴幼儿发育障碍,孕妇和哺乳妇女禁用。

【药物相互作用】 与磺胺多辛合用可杀灭抗氯喹疟原虫。与砜类如氨苯砜或二甲酰氨苯砜等合用,可提高抗疟效果。与叶酸合用,可降低乙胺嘧啶的作用。

磺胺类与砜类

磺胺类与砜类能与对氨基苯甲酸竞争二氢蝶酸合成酶,抑制二氢蝶酸合成酶的活性,从而阻止疟原虫二氢叶酸的合成,主要用于耐氯喹的恶性疟,单用疗效差,仅抑制红内期疟原虫,对红外期疟原虫无效。与乙胺嘧啶或甲氧苄啶等二氢叶酸还原酶抑制剂合用,可增强疗效。常用药物有磺胺多辛和氨苯砜。

(四) 抗疟药的合理应用

1. 抗疟药的选择

① 控制症状:对氯喹敏感疟原虫选用氯喹;② 脑型疟:选用磷酸氯喹、二盐酸奎宁、青蒿素类注射剂以提高脑内药物浓度;③ 耐氯喹的恶性疟:选用奎宁、甲氟喹、青蒿素类;④ 休止期:乙胺嘧啶和伯氨喹合用;⑤ 预防用药:乙胺嘧啶预防发作和阻止传播,氯喹能预防性抑制症状发作。

2. 联合用药

现尚无药物对疟原虫生活史的各个环节都有杀灭作用,因此宜联合用药。氯喹与伯氨喹合用于发作期的治疗,既控制症状,又防止复发和传播。乙胺嘧啶与伯氨喹合用于休止期患者,可防止复发。不同作用机制的药物联合应用,可增强疗效,减少耐药性发生,如乙胺嘧啶与磺胺类可协同阻止叶酸合成,对耐氯喹的恶性疟使用青蒿素与甲氟喹联合治疗。有些抗疟药则表现为拮抗作用,如青蒿素和氯喹或乙胺嘧啶合用会影响药效。

第二节 抗阿米巴病药及抗滴虫药

一、抗阿米巴病药

阿米巴病是由阿米巴包囊引起的肠道内和肠道外感染。阿米巴包囊在消化道发育成滋养体,通过其膜上的凝集素附着结肠上皮细胞。滋养体可溶解宿主细胞,侵袭黏膜下层组织,引起肠阿米巴病,表现为痢疾样症状或慢性肠道感染;也可随血流侵入肝脏或其他部位,引起肠道外阿米巴病,表现为各脏器的脓肿,以阿米巴肝脓肿和肺脓肿最常见。部分被感染者即包囊携带者可无症状,但包囊可随粪便排出体外,成为阿米巴病的传染源。包囊在外界潮湿环境中可存活 1 周。目前的治疗药物主要有甲硝唑、二氯尼特等。

甲 硝 唑^[基]

甲硝唑(metronidazole,灭滴灵)为人工合成的 5-硝基咪唑类化合物。

【体内过程】 口服吸收迅速,1～3 h 血药浓度达峰值,生物利用度达 95% 以上。体内分布广泛,可渗入全身组织和体液,也可通过胎盘和血脑屏障,脑脊液中药物可达有效浓度。主要在肝脏代谢,代谢产物与原形药主要经肾脏排泄,亦可经乳汁排泄,$t_{1/2}$ 为 8～10 h。

【药理作用与临床应用】 甲硝唑的作用机制未明,可能由于甲硝唑的甲基被还原后生成细胞毒性还原物,作用于细胞中大分子物质(DNA、蛋白质或膜结构),抑制 DNA 合成,促进 DNA 降解,从而干扰病原体的生长、繁殖,最终导致细胞死亡。

1. 抗阿米巴作用

甲硝唑对肠内、肠外阿米巴滋养体有强大杀灭作用,治疗急性阿米巴痢疾和肠道外阿米巴感染效果显著,为首选药物。但对肠腔内阿米巴原虫和包囊则无明显作用。主要用于组织感染,无根治肠腔病原体的作用,也不用于治疗无症状的包囊携带者。

2. 抗滴虫作用

甲硝唑是治疗阴道毛滴虫感染的首选药物,口服后可分布于阴道分泌物、精液和尿液中,对阴道毛滴虫有直接杀灭作用,而对阴道内的正常菌群无影响,对男女感染患者均有良好的疗效。

3. 抗厌氧菌作用

甲硝唑对 G^+ 或 G^- 厌氧杆菌和球菌都有较强的抗菌作用,对脆弱拟杆菌感染尤为敏感。常用于厌氧菌引起的产后盆腔炎、败血症和骨髓炎等的治疗,也可与抗菌药合用预防妇科手术、胃肠外科手术时的厌氧菌感染。

4. 抗贾第鞭毛虫作用

甲硝唑是治疗贾第鞭毛虫病的有效药物,治愈率达 90%。

【不良反应与护理对策】

(1) 可见恶心、呕吐、厌食、腹痛、腹泻、便秘、口干、味觉改变等,可于餐时或餐后给药,以减轻胃肠道反应。如反应严重,应减量或停药。

(2) 偶见皮疹、荨麻疹、红斑、瘙痒等过敏反应。静脉滴注时,罕见过敏性休克,如出现休克症状,应立即停药,并及时给予肾上腺素、异丙嗪及地塞米松等治疗。

(3) 大剂量和长疗程使用时,可出现头痛、眩晕、嗜睡、失眠、共济失调、精神错乱和肢体感觉异常等神经系统症状,一旦出现,应立即停药。

(4) 少数患者可发生暂时性和可逆性粒细胞减少,故治疗中和治疗后,应检查血象,特别是白细胞分类。

(5) 哺乳期妇女、妊娠 3 个月内孕妇、活动性中枢神经系统疾病、有硝基咪唑过敏史及血液病患者禁用。妊娠 3 个月以上孕妇及假丝酵母菌感染、肝病、酒精中毒者慎用。可干扰乙醛代谢,用药期间饮酒,易发生酒精中毒。

硝基咪唑类药物除第一代甲硝唑外,临床常用的还有第二代替硝唑(tinidazole)、第三代奥硝唑(ornidazole)和第四代塞克硝唑等,它们作用更强,且半衰期更长、毒性更小、安全性更高。

依米丁和去氢依米丁

依米丁(emetine,吐根碱)是从茜草科吐根属植物中提取的异喹啉生物碱,去氢依米丁(dehydroemetine)为其衍生物,药理作用相似,毒性略低。口服引起强烈恶心、呕吐,只能深部肌注。药物主要分布于肝、肾、脾和肺,以肝脏内浓度最高。经肾脏缓慢排泄,停药1~2月后仍可在尿中检出,连续用药可引起蓄积中毒。其作用机制可能为抑制肽酰基 tRNA 的移位,抑制肽链延伸,阻碍蛋白质合成,从而干扰滋养体的分裂与繁殖。

两种药物对溶组织内阿米巴滋养体有直接杀灭作用,治疗急性阿米巴痢疾与阿米巴肝囊肿,能迅速控制临床症状。因毒性大,仅限于甲硝唑治疗无效或禁用者。对肠腔内阿米巴滋养体无效,不适用于症状轻微的慢性阿米巴痢疾及无症状的阿米巴包囊携带者。

本品的不良反应多,毒性大。主要不良反应为心脏毒性,常表现为心前区疼痛、心动过速、低血压、心律失常,甚至心力衰竭;心电图改变表现为 T 波低平或倒置,Q-T 间期延长。故注射前后 2 h,应让病人卧床休息,并注意检查心脏与血压的变化。用药后患者如有心电图变化,应立即停药,否则可致急性心肌炎而引起死亡。孕妇、儿童和患有心、肝、肾疾病者禁用。其他易引起心律异常的药物可加重本品的心脏毒性,用药时需注意。

二 氯 尼 特

二氯尼特(diloxanide)为二氯乙酰胺类衍生物,通常用其糠酸酯(diloxanide furoate),为目前最有效的杀包囊药。口服吸收迅速,1 h 血药浓度达高峰,分布于全身组织。对无症状或轻微症状的排包囊者有良好疗效。单用对急性阿米巴痢疾疗效差,用甲硝唑控制症状后,再用本药可肃清肠腔内包囊,有效防止复发。对肠外阿米巴病无效。不良反应轻,偶有恶心、呕吐和皮疹等,如出现上述不良反应,一般对症处理,无需停药。大剂量时可致流产,故孕妇禁用。

巴 龙 霉 素

巴龙霉素(paromomycin)为氨基糖苷类抗生素,口服吸收少,肠道内浓度高。可抑制蛋白质合成,直接杀灭阿米巴滋养体;间接抑制肠内阿米巴共生菌,影响阿米巴生存与繁殖,临床用于治疗急性阿米巴痢疾。

氯　　喹

氯喹(chloroquine)为抗疟药,对阿米巴滋养体亦有杀灭作用。口服吸收迅速完全,肝脏中药物浓度远高于血浆药物浓度,而肠壁的分布量很少。对肠内阿米巴病无效,用于治疗肠外阿米巴病,仅用于对甲硝唑无效的阿米巴肝囊肿,应与肠内抗阿米巴病药合用,以防复发。

二、抗滴虫病药

抗滴虫病药用于治疗阴道毛滴虫引起的阴道炎、尿道炎和前列腺炎。目前认为甲硝唑是治疗滴虫病最有效的药物,并且简便、经济、安全,适合集体治疗。也可口服同类药物替硝唑、奥硝唑等。

阴道毛滴虫也可寄生于男性尿道,夫妻应同时治疗,以保证疗效。治疗过程中必须注意个人卫生,每日洗换内裤,消毒洁具。

第三节　抗血吸虫病药和抗丝虫病药

一、抗血吸虫病药

寄生于人体的血吸虫有日本血吸虫、曼氏血吸虫、埃及血吸虫等,主要分布于亚洲、非洲、拉丁美洲。我国流行的是日本血吸虫病,疫区主要分布于长江流域及其以南的 12 个省、市、自治区。血吸虫病严重危害人类健康,药物治疗是消灭该病的重要措施之一。吡喹酮具有安全有效、使用方便的特点,是当前治疗血吸虫病的首选药物。

吡　喹　酮[基]

吡喹酮(praziquantel,环吡异喹啉)是人工合成的吡嗪异喹啉衍生物。

【体内过程】　口服吸收快而完全,2 h 左右血药浓度达高峰,生物利用度约为 80%,在脑脊液中浓度可达到血浆浓度的 14%～20%,血浆蛋白结合率达 80%。主要在肝脏代谢为单羟基和多羟基代谢产物,经肾脏(60%～80%)和胆汁(15%～35%)排泄,$t_{1/2}$ 为 0.8～1.5 h。

【药理作用及机制】　吡喹酮对日本血吸虫、埃及血吸虫、曼氏血吸虫单一感染或混合感染均有良好疗效,对血吸虫成虫有迅速而强效的杀灭作用,对幼虫也有作用,但较弱;对其他吸虫如华支睾吸虫、姜片吸虫、肺吸虫有显著杀灭作用;对各种绦虫感染和其幼虫引起的囊虫病、包虫病也有不同程度的疗效。在有效浓度时,可提高肌肉活动,引起虫体痉挛性麻痹,失去吸附能力,导致虫体脱离宿主组织,如血吸虫从肠系膜静脉迅速移至肝脏。在较高治疗浓度时,可引起虫体表膜损伤,暴露隐藏的抗原,在宿主防御机制参与下,导致虫体破坏、死亡。吡喹酮损伤虫体表膜也可引起一系列生化变化,如谷胱甘肽 S-转移酶、碱性磷酸酶活性降低,抑制葡萄糖的摄取、转运等。吡喹酮的作用有高度选择性,对哺乳动物细胞膜无上述作用。

【临床应用】　为广谱抗吸虫和绦虫药物,适用于各种血吸虫、华支睾吸虫病、肺吸虫病、姜片虫病以及绦虫病和囊虫病等。

【不良反应与护理对策】

(1) 常见头昏、头痛、恶心、腹痛、腹泻、乏力、四肢酸痛等反应,一般程度较轻,持续时间较短,不影响治疗,无需处理。治疗寄生于组织内的寄生虫如血吸虫、肺吸虫、囊虫等,由于虫体被杀死后释放出大量的抗原物质,可引起发热、嗜酸粒细胞增多、皮疹等,偶可引起过敏性休克,须注意观察。

(2) 少数患者出现心悸、胸闷等症状,心电图显示 T 波改变和期外收缩,偶见室上性心动过速、心房纤颤。如果出现,立即停药。

(3) 少数病例可出现一过性转氨酶升高。故治疗中和治疗后,应检查肝肾功能。偶可诱发精神失常、眩晕、嗜睡等,故治疗期间和停药后 24 h 内避免驾车和高空作业。

(4)眼囊虫病患者禁用。合并眼囊虫病时,须先手术摘除虫体,而后进行药物治疗。脑囊虫病患者需住院治疗,并辅以防治脑水肿和降低高颅压(应用地塞米松和脱水剂)或防治癫痫持续状态的治疗措施,以防发生意外。

二、抗丝虫病药

寄生于人体的丝虫有 8 种,我国仅有班氏丝虫和马来丝虫两种。丝虫病是由丝虫寄生于人体淋巴系统引起的一系列病变,早期主要表现为淋巴管炎和淋巴结炎,晚期出现淋巴管阻塞所致的症状。目前乙胺嗪是治疗丝虫病的首选药物。

乙 胺 嗪

乙胺嗪(diethylcarbamazine)又名海群生,药用其枸橼酸盐。

【体内过程】 口服吸收迅速,1~2 h 血药浓度达峰值。均匀分布于各组织,大部分在体内氧化失活,原形药及代谢物主要经肾脏排泄,部分经肠道排泄。$t_{1/2}$ 为 8 h。反复给药无蓄积性,酸化尿液可促进其排泄。

【药理作用及机制】 乙胺嗪对班氏丝虫和马来丝虫均有杀灭作用,且对马来丝虫的作用优于班氏丝虫,对微丝蚴的作用胜于成虫。在体外,乙胺嗪对两种丝虫的微丝蚴和成虫并无直接杀灭作用。表明其杀虫作用依赖于宿主防御机制的参与。乙胺嗪分子中的哌嗪部分可使微丝蚴的肌组织超极化产生弛缓性麻痹而从寄生部位脱离,迅速"肝移",并易被网状内皮系统捕获。乙胺嗪也可破坏微丝蚴表膜的完整性,暴露抗原,使其易遭宿主防御机制破坏。

【临床应用】 用于治疗马来丝虫、班氏丝虫和罗阿丝虫感染,也可用于盘尾丝虫病。对前三者一次或多次治疗后可根治,但对盘尾丝虫病,因本品不能杀死成虫,故不能根治。

【不良反应与护理对策】 不良反应轻微,常见厌食、恶心、呕吐、头痛、乏力、失眠等,通常在几天内均可消失。但因成虫和微丝蚴死亡释出大量异体蛋白引起的过敏反应则较明显,表现为畏寒、发热、头痛、肌肉关节酸痛、皮疹、瘙痒等,可用地塞米松缓解症状。偶见过敏性喉头水肿、支气管痉挛、暂时性蛋白尿、血尿、肝肿大和压痛等。在重度罗阿丝虫感染者采用乙胺嗪治疗后可发生脑病和视网膜出血等,预先给予肾上腺皮质激素可减少副作用。

呋 喃 嘧 酮

呋喃嘧酮(furapyrimidone)对成虫作用强,对棉鼠丝虫、马来丝虫和班氏丝虫的成虫与微丝蚴具有强大的杀灭作用,杀虫活性和疗效均优于乙胺嗪。口服吸收迅速,30 min 达血药浓度峰值,$t_{1/2}$ 约为 1 h。吸收后分布于各组织,代谢迅速,代谢物随尿液排泄,无蓄积作用。不良反应与乙胺嗪相似。

第四节 抗肠蠕虫药

在肠道寄生的蠕虫有线虫、绦虫和吸虫等,在我国肠蠕虫病以线虫,如蛔虫、蛲虫、钩虫、鞭虫感染最为普遍。抗肠蠕虫药是驱除或杀灭肠道蠕虫类的药物。

一、常用抗肠蠕虫药

甲 苯 咪 唑

【体内过程】 口服吸收不完全,首过效应明显,生物利用度约为 20%,与高脂肪食物同服生物利用度增加,血浆蛋白结合率达 90% 以上。主要在肝脏代谢,经尿液和粪便排泄,$t_{1/2}$ 为 3~6 h。

【药理作用和临床应用】 广谱驱肠虫药对蛔虫、钩虫、蛲虫、鞭虫、绦虫和粪类圆线虫等肠道蠕虫均有效。本品影响虫体多种生化代谢途径,与虫体微管蛋白结合抑制微管聚集,从而抑制分泌颗粒转运和其他亚细胞器运动;抑制虫体对葡萄糖的摄取,导致糖原耗竭;抑制虫体线粒体延胡索酸还原酶系统,减少 ATP 生成,干扰虫体生存及繁殖而死亡。这种干扰作用需要一定时间才能产生,因此药效缓慢,数日后才能将虫体排出。甲苯达唑还对蛔虫卵、钩虫卵、鞭虫卵及幼虫有杀灭和抑制发育作用,用于治疗上述肠蠕虫单独感染或混合感染。

【不良反应】 不良反应少,驱虫后由于大量虫体排出可引起短暂的腹痛和腹泻。大剂量偶见转氨酶升高、粒细胞减少、血尿、脱发等。动物实验有胚胎毒性和致畸作用,孕妇禁用。肝、肾功能不全者禁用。2 岁以下儿童不宜使用。

【药物相互作用】 与西咪替丁合用时,可能会抑制甲苯咪唑的代谢,引起本品血药浓度升高,尤其在疗程较长时。建议在长疗程治疗中,依据血药浓度调整本品给药剂量。不应与甲硝唑合用。

阿 苯 达 唑[基]

阿苯达唑(albendazole,丙硫咪唑)为甲苯咪唑的同类物,是高效、低毒的广谱驱肠虫药。能杀灭多种肠道线虫、绦虫和吸虫的成虫及虫卵,用于多种线虫混合感染,疗效优于甲苯咪唑。该药也可用于治疗棘球蚴病(包虫病)与囊虫病,对肝片吸虫病及肺吸虫病也有良好疗效。抗虫机制同甲苯咪唑。短期治疗胃肠道蠕虫病不良反应较少,偶有腹痛、腹泻、恶心、头痛、头晕等。少数患者可出现血清转氨酶升高,停药后可恢复正常,严重肝功能不全者慎用。动物实验有胚胎毒性和致畸作用,孕妇禁用。

哌 嗪

哌嗪(piperazine)为常用驱蛔虫药,临床常用其枸橼酸盐,称驱蛔灵。对蛔虫、蛲虫具有较强的驱虫作用,对钩虫、鞭虫作用不明显。体外实验证明,哌嗪能阻断乙酰胆碱对蛔虫肌肉的兴奋作用。本药能改变虫体肌细胞膜对离子的通透性,引起膜超极化,导致虫体弛缓性麻痹,虫体随粪便排出体外;也能抑制琥珀酸合成,干扰虫体糖代谢,使肌收缩的能量供应受阻。对虫体无刺激性,可减少虫体游走移行,主要用于驱除肠道蛔虫,治疗蛔虫所致的不完全性肠梗阻和早期胆道蛔虫。对蛲虫病有一定疗效,但用药时间长,现少用。

本药不良反应轻,大剂量时可出现恶心、呕吐、腹泻、上腹部不适,甚至可见神经症状如嗜睡、眩晕、眼球震颤、共济失调、肌痉挛等。动物实验有致畸作用,孕妇禁用。有肝肾功能不良和神经系统疾病者禁用。

左 旋 咪 唑

左旋咪唑(levamisle)为四咪唑的左旋异构体,对多种线虫有杀灭作用,其中对蛔虫的作用较强。左旋咪唑作用机制为抑制虫体琥珀酸脱氢酶活性,阻止延胡索酸还原为琥珀酸,减少能量生成,使虫体肌麻痹,失去附着能力而排出体外。用于治疗蛔虫、钩虫、蛲虫感染,对丝虫病和囊虫病也有一定疗效。

治疗剂量偶有恶心、呕吐、腹痛、头晕等症状。大剂量或多次用药,偶见粒细胞减少、肝功能减退等不良反应。严重的不良反应为脱髓鞘脑病,表现为嗜睡、意识模糊、定向力障碍、昏迷、表情淡漠、认知障碍、记忆力下降、口齿不清、共济失调、肢体感觉异常、瘫痪等神经精神症状,发病机制未明,可能是其毒性或免疫反应的结果。可用激素治疗,能改善症状和体征。妊娠早期及肝肾功能不全者禁用。

噻 嘧 啶

噻嘧啶(pyrantel)为人工合成四氢嘧啶衍生物,为广谱抗肠蠕虫药。噻嘧啶抑制虫体胆碱酯酶,使神经肌肉接头处乙酰胆碱堆积,神经肌肉兴奋性增强,肌张力增高,随后虫体痉挛性麻痹,不能附壁而排出体外。对钩虫、绦虫、蛲虫、蛔虫等均有抑制作用,用于蛔虫、钩虫、蛲虫单独或混合感染。本药治疗剂量时不良反应较少,偶有发热、头痛、皮疹和腹部不适。少数患者出现血清转氨酶升高,故肝功能不全者慎用。孕妇及 2 岁以下儿童禁用。因与哌嗪有拮抗作用,不宜合用。

氯 硝 柳 胺

氯硝柳胺(niclosamide,灭绦灵)为水杨酰胺类衍生物。对多种绦虫成虫有杀灭作用,对牛肉绦虫、猪肉绦虫、鱼绦虫、阔节裂头绦虫、短膜壳绦虫感染均有效。抗虫机制为抑制虫体细胞内线粒体氧化磷酸化过程,ATP 生成减少,使绦虫的头节和邻近节片变质,虫体从肠壁脱落随粪便排出体外。对虫卵无效。死亡节片易被肠腔内蛋白酶消化分解,释放出虫卵,有致囊虫病的危险。本药对钉螺和日本血吸虫尾蚴亦有杀灭作用,可防止血吸虫传播。不良反应少,仅见胃肠不适、腹痛、头晕、乏力、皮肤瘙痒等。

吡 喹 酮

吡喹酮(praziqtlantel,环吡异喹啉)为广谱抗吸虫药和驱绦虫药,不仅对多种吸虫有强大的杀灭作用,对绦虫感染和囊虫病也有良好效果。本药是治疗各种绦虫病的首选药,治愈率可达 90% 以上。治疗囊虫病,有效率为 82%~98%。治疗脑型囊虫病时,可因虫体死亡后的炎症反应引起脑水肿、颅内压升高,宜同时使用脱水药和糖皮质激素以防意外。

二、抗肠蠕虫病药的合理应用

抗肠蠕虫病药的应用除根据药品的疗效、安全性外,还应考虑药品的价格、来源,以及患者病情特点等因素。常见抗肠蠕虫病药选用见表 42.1。

表 42.1 常见肠蠕虫病的药物选用

常见肠虫感染	首选药物	次选药物
蛔虫感染	甲苯咪唑、阿苯达唑	噻嘧啶、哌嗪、左旋咪唑
蛲虫感染	甲苯咪唑、阿苯达唑	噻嘧啶、哌嗪
钩虫感染	甲苯咪唑、阿苯达唑	噻嘧啶
鞭虫感染	甲苯咪唑	
绦虫感染	吡喹酮	氯硝柳胺
囊虫病	吡喹酮、阿苯达唑	
包虫病	阿苯达唑	吡喹酮、甲苯咪唑

制剂及用法

1. 磷酸氯喹(chloroquine phosphate)。片剂:0.075 g,0.25 g。注射液:322 mg/5 mL。口服,间日疟,口服首剂 1 g,第 2、3 日各 0.75 g。抑制性预防疟疾,口服每周 1 次,每次 0.5 g。治疗肠外阿米巴病,口服每天 1 g,连服 2 天后改为每日 0.5 g,总疗程为 3 周。静脉滴注,治疗脑型疟,第 1 天 18～24 mg/kg,第 2 天 12 mg/kg,第 3 天 10 mg/kg。

2. 青蒿素(artemisinin)。栓剂:400 mg,600 mg。直肠给药,首次 0.6 g,4 h 后 0.6 g,第 2、3 天各 0.4 g。

3. 双氢青蒿素(dihydroartemisinin)。片剂:20 mg。口服,60 mg/次 1 次/天,首次剂量加倍,连用 5～7 d。

4. 青蒿琥酯(artesunate)。片剂:50 mg,100 mg。注射剂:30 mg,60 mg。口服,首剂 100 mg,第 2 天起 50 mg/次,2 次/天,连服 5 d。静脉注射,60 mg/次,首次剂量后 4 h,24 h,48 h 各重复注射 1 次。

5. 蒿甲醚(artemether)。胶囊:25 mg,40 mg。胶囊:40 mg,100 mg。注射液:40 mg/0.5 mL,80 mg/1 mL。口服,首剂 160 mg,第 2 日起 80 mg/次,1 次/天,连服 5～7 d。肌内注射,首剂 160 mg,第 2 天起 80 mg/次,1 次/天,连用 5 d。

6. 硫酸奎宁(quinine)。片剂:0.3 g。口服,1.8 g/d,分次服用,疗程 14 d。

7. 二盐酸奎宁(quinine dihydrochloride)。注射液:0.25 g/1 mL、0.5 g/1 mL。静脉滴注,5～10 mg/kg,加入氯化钠注射液 500 mL 中静脉滴注,4 h 滴完,12 h 后重复 1 次。

8. 甲氟喹(mefloquine)。片剂:0.25 g,0.5 g。口服,1.0～1.5 g,顿服。

9. 磷酸咯萘啶(malatidine phosphate)。肠溶片:100 mg。注射液:80 mg/2 mL。口服,第 1 天 0.3 g/次,2 次/天;第 2、3 天 0.3 g/次,1 次/天。静脉滴注,3～6 mg/kg,2 次/天,间隔 4～6 h。肌注,2～3 mg/kg,2 次/天,间隔 4～6 h。

10. 磷酸伯氨喹(primaquine phosphate)。片剂:13.2 mg。口服,根治间日疟,39.6 mg/d,连服 7 d。用于杀灭恶性疟配子体时,26.4 mg/d,连服 3 d。

11. 乙胺嘧啶(pyrimethamine)。片剂:6.25 mg。预防用药,于进入疫区前 1~2 周开始服用,一般宜服至离开疫区后 6~8 周,每周服 4 片。治疗耐氯喹虫株所致的恶性疟,1 片/次,2 次/天,疗程为 3 d。治疗弓形虫病,50~100 mg/d,顿服,共 1~3 d(视耐受力而定),然后每天服 25 mg,疗程为 4~6 周。

12. 甲硝唑(metronidazole,灭滴灵)。片剂:0.2 g。栓剂:0.5 g,1.0 g。洗液:0.5 g/250 mL,1 g/500 g。口服,治疗肠道阿米巴病,0.4~0.6 g/次,3 次/天,疗程为 7 d;治疗肠道外阿米巴病,0.6~0.8 g/次,3 次/天,疗程为 20 d。治疗滴虫病,0.2 g/次,4 次/天,疗程为 7 d;可同时用栓剂,每晚 0.5 g 置入阴道内,连用 7~10 d。栓剂,阴道给药,一次 0.5 g,每晚一次,连用 7~10 d。

13. 替硝唑(tinidazole)。片剂:0.5 g。胶囊:0.2 g,0.25 g,0.5 g。栓剂:0.2 g,0.25 g,0.5 g。含片:2.5 mg,5 mg。口服,滴虫病单剂量 2 g 顿服,饭时服用。治疗贾第鞭毛虫病,单剂量 2 g 顿服,饭时服用。治疗阿米巴肠病,成人推荐剂量是每日 2 g,饭时服用,服用 3 d。治疗阿米巴肝脓肿,每日 2 g,饭时服用,服用 3~5 d。治疗厌氧菌感染,第 1 天起始剂量为 2 g,以后 1 g/次,1 次/天,一般疗程为 5~6 d。口腔局部含用,1 片/次,每次口腔滞留时间为 20~30 min,4 次/天,连用 3 d。

14. 硫酸巴龙霉素(paromomycin sulfate)。片剂:0.1 g,0.25 g。口服,治疗肠阿米巴病,0.5 g/次,3 次/天,共 7 d。治疗隐孢子虫病,0.5~0.75 g/次,3 次/天。对于结肠手术前准备及肝昏迷患者,1 g/次,3 次/天。

15. 盐酸依米丁(emetine hydrochloride)。注射液:30 mg/1 mL,60 mg/1 mL。深部皮下或肌内注射,每日 1 mg/kg,最大剂量不超过 60 mg/d,1 次/天,疗程为 4~6 d,如需第 2 疗程时必须间隔 6 周。

16. 吡喹酮(praziquantel)。片剂:0.2 g。口服,治疗各种慢性血吸虫病,采用总剂量 60 mg/kg 的 1~2 日疗法,每日量分 2~3 次餐间服。治疗急性血吸虫病,总剂量为 120 mg/kg,每日量分 2~3 次服,连服 4 d。治疗华支睾吸虫病,总剂量为 210 mg/kg,3 次/天,连服 3 d。治疗肺吸虫病,25 mg/kg,3 次/天,连服 3 日。治疗姜片虫病,15 mg/kg,顿服。治疗牛肉和猪肉绦虫病,10 mg/kg,清晨顿服,1 h 后服用硫酸镁。治疗短小膜壳绦虫和阔节裂头绦虫病,25 mg/kg,顿服。治疗囊虫病,总剂量 120~180 mg/kg,分 3~5 d 服,每日量分 2~3 次服。

17. 枸橼酸乙胺嗪(diethylcarbamazine citrate)。片剂:50 mg,100 mg。治疗班氏丝虫病及重度感染马来绦虫病,总量 4.2 g,7 d 疗法。即每日 0.6 g,分 2~3 次服,7 d 为一疗程。间隔 1~2 个月,可应用 2~3 疗程。治疗马来绦虫病,可用大剂量短疗程法,即 1~1.5 g,夜间顿服,也可间歇服用 2~3 疗程。

18. 呋喃嘧酮(furapyrimidone)。肠溶片:50 mg,100 mg。口服,用于班氏丝虫病,每天 20 mg/kg,分 3 次餐后服用,7 d 为 1 个疗程,总剂量为 140 mg/kg。用于马来丝虫病,每天 15~20 mg/kg,分 3 次餐后服用,连续 6 d 为 1 个疗程,总剂量为 90~120 mg/kg。

19. 甲苯咪唑(mebendazole)。片剂:50 mg,100 mg。口服,治疗蛔虫和蛲虫病,200 mg 顿服。治疗钩虫和鞭虫病,200 mg/次,2 次/天,连服 3 d;第一次未见效果 2 周后再给予第二疗程。治疗绦虫病,300 mg/次,3 次/天,连服 3 d。

20. 阿苯达唑(albendazole)。片剂:0.1 g,0.2 g。颗粒:0.1 g,0.2 g。胶囊:0.1 g,0.2 g。咀嚼片:0.1 g。口服,治疗蛔虫和蛲虫病,400 mg/d,顿服。治疗钩虫和鞭虫病,400 mg/次,2 次/天,连服 3 d。治疗绦虫病,300 mg/次,3 次/天,连服 3 d。治疗囊虫病,200~300 mg/次,3 次/天,

10 天为一疗程。一般给予 2～3 个疗程,疗程间隔 15～21 d。

21. 枸橼酸哌嗪(piperazine citrate)。片剂:0.5 g。颗粒:0.16 g。糖浆:16%。口服,驱蛔虫,成人一次 2.5～3.0 g,极量 4 g/d;儿童一次 80～130 mg/kg,极量 2.5 g/d,睡前顿服,连服 2 d。驱蛲虫,成人每次 1.5～2.0 g,小儿 60 mg/kg,2 次/天,连服 7 d。12 岁以下儿童用量减半。

22. 磷酸哌嗪(piperazine phosphate)。片剂:0.5 g。驱蛔虫,成人常用量一次 2.5～3 g,睡前顿服,连服 2 d。儿童一次按体重 80～130 mg/kg,一天量不超过 2.5 g,睡前顿服,连服 2 d。驱蛲虫,成人常用量一天为 1.5～2 g,分 2 次服,连服 7～10 d。儿童按体重一日 50 mg/kg,分 2 次服,一天量不超过 2 g,连服 7～10 d。

23. 双羟萘酸噻嘧啶(pyrantel pamoate)。片剂:0.3 g。颗粒:0.15 g。栓剂:0.2 g。口服,治疗钩虫病 5～10 mg/kg,顿服,连服 2～3 d。治疗蛔虫病,剂量同上,疗程为 1～2 d。治疗蛲虫病,剂量同上,连服 1 周。栓剂,直肠给药,1 枚/次,1 次/天,睡前使用,连续 3～5 d。

24. 氯硝柳胺(niclosamide)。片剂:0.5 g。口服,驱牛带绦虫和猪带绦虫,空腹口服,应嚼碎后服下,成人常用量 1 g/次,隔 1 h 再服 1 g,2 h 后导泻,并可进食。儿童 10～35 kg 体重 1 g,小于 10 kg 体重 0.5 g。

25. 盐酸左旋咪唑(levamisole hydrochloride)。片剂:25 mg,50 mg。栓剂:25 mg,50 mg,75 mg,100 mg,150 mg。驱蛔虫,口服,成人 1.5～2.5 mg/kg,空腹或睡前顿服,儿童剂量为 2～3 mg/kg。驱钩虫:口服,1.5～2.5 mg/kg,每晚 1 次,连服 3 d。治疗丝虫病:4～6 mg/kg,分 2～3 次服,连服 3 d。直肠给药,栓剂,治蛲虫、蛔虫病,1 岁内用 50 mg,3 岁内用 75 mg,5 岁内用 100 mg,10 岁内用 150 mg,1 粒/次,1 次/天,连用 3 d 为一疗程。治钩虫病 1～4 岁用 25 mg,5～12 岁用 50 mg,13～15 岁用 100 mg,1 粒/次,1 次/天,连用 3 d 为一疗程。

(李先伟　杨解人)

第四十三章　抗恶性肿瘤药

恶性肿瘤又称癌症（cancer），是严重威胁人类健康的常见病、多发病，尚无满意的防治措施。治疗恶性肿瘤的方法主要是手术切除、放射治疗和化学治疗，其中化学治疗在肿瘤综合治疗中占有重要地位。近年来，随着肿瘤分子生物学的发展，新型抗肿瘤药物单克隆抗体、细胞分化诱导剂、生物反应调节剂、分子靶向药物等陆续出现，提高了恶性肿瘤治疗的疗效，减少了不良反应的发生。

第一节　肿瘤化疗概述

一、肿瘤细胞的增殖周期及药物作用

肿瘤细胞根据其增殖规律，可分为增殖细胞群、静止细胞群、无增殖能力细胞群。三群细胞处于动态变化中，抗肿瘤药物对不同时期的肿瘤细胞的作用不同（图 43.1）。

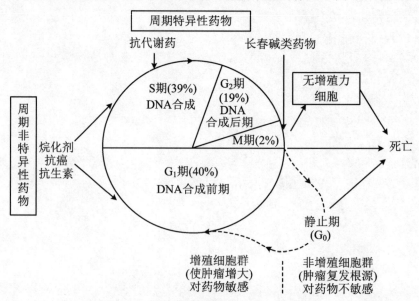

图 43.1　细胞增殖周期及药物作用示意图

1. 增殖期细胞

细胞从一次分裂结束到下一次分裂结束的时间称为细胞周期,共经历 4 个时相,即 G_1 (DNA 合成前期)、S(DNA 合成期)、G_2(DNA 合成后期)和 M(有丝分裂期)四期。肿瘤组织中增殖细胞群与全部肿瘤细胞群之比,称为生长比率(growth fraction,GF)。生长比率高的肿瘤,瘤体增大 1 倍所需的倍增时间(doubling time,DT)较短,对抗恶性肿瘤药的敏感性较高。

2. 静止期细胞

为有能力进入增殖周期的后备细胞,此期细胞对抗肿瘤药敏感性低,是肿瘤复发的主要原因。

二、抗恶性肿瘤药的分类

抗肿瘤药种类繁多且发展迅速,目前尚无统一的分类方法,一般可分为细胞毒类抗肿瘤药和非细胞毒类抗肿瘤药,也可根据药物作用机制、药物来源及化学结构等进行分类。

1. 根据抗肿瘤药对生物大分子的作用机制分类

(1) 干扰核酸生物合成的药物。

(2) 直接影响 DNA 结构与功能的药物。

(3) 干扰转录过程和阻止 RNA 合成的药物。

(4) 干扰蛋白质合成与功能的药物。

(5) 影响激素平衡的药物。

2. 根据抗肿瘤药对各周期肿瘤细胞的敏感性分类

(1) 细胞周期非特异性药物(cell cycle non-specific agents,CCNSA)。可杀灭增殖周期各时相的细胞甚至包括 G_0 期细胞的药物,如烷化剂等。此类药物对恶性肿瘤细胞的作用较强且快,能迅速杀死肿瘤细胞,其杀伤作用呈剂量依赖性。

(2) 细胞周期特异性药物(cell cycle specific agents,CCSA)。仅对增殖周期的某些时相敏感而对其他时相和 G_0 期细胞不敏感的药物,如羟基脲、阿糖胞苷等抑制核酸合成的药对 S 期作用显著,长春碱类影响微管蛋白的药物主要作用于 M 期。此类药物对肿瘤细胞的作用较弱而慢,需要一定时间才能发挥杀伤作用,达到一定剂量后即使增加剂量作用也不再增强。

3. 根据抗肿瘤药的化学结构和来源分类

(1) 烷化剂。氮芥类、乙烯亚胺类、亚硝脲类、甲烷磺酸酯类等。

(2) 抗代谢药。叶酸、嘧啶、嘌呤类似物等。

(3) 抗肿瘤抗生素。蒽环类抗生素、丝裂霉素、博莱霉素类、放线菌素类等。

(4) 抗肿瘤植物药。长春碱类、喜树碱类、紫杉醇类、三尖杉生物碱类、鬼臼毒素衍生物类。

(5) 激素。肾上腺皮质激素、雌激素、雄激素等激素及其拮抗药。

(6) 杂类。铂类配合物和酶等。

4. 根据抗肿瘤药的细胞毒性分类

(1) 细胞毒类抗肿瘤药,即传统化疗药物,主要通过影响肿瘤细胞的核酸和蛋白质结构与功能,直接抑制肿瘤细胞增殖和(或)诱导肿瘤细胞凋亡(apotosis)。

（2）非细胞毒类抗肿瘤药，是一类发展迅速的具有新作用机制的药物，该类药主要以肿瘤分子病理过程的关键调控分子为靶点，如分子靶向药物等。

第二节 常用细胞毒类抗恶性肿瘤药物

一、影响核酸生物合成的药物

影响核酸生物合成的药物又称抗代谢药，是模拟正常代谢物质，如叶酸、嘌呤碱、嘧啶碱等的化学结构所合成的类似物，与有关代谢物质发生特异性拮抗作用，从而干扰核酸，尤其是 DNA 的生物合成，阻止肿瘤细胞的分裂繁殖。该类药物为细胞周期特异性药物，主要作用于 S 期。根据药物主要干扰的生化步骤或酶的不同，可进一步分为：① 胸苷酸合成酶抑制剂，如 5-氟尿嘧啶等；② 二氢叶酸还原酶抑制剂，如甲氨蝶呤等；③ 阻止嘌呤类核苷酸形成的物质，如 6-巯嘌呤等；④ 核苷酸还原酶抑制剂，如羟基脲等；⑤ DNA 多聚酶抑制剂，如阿糖胞苷等；⑥ 嘧啶类似物，如阿扎胞苷等。

（一）胸苷酸合成酶抑制剂

氟 尿 嘧 啶[基]

氟尿嘧啶（fluorouracil, 5-FU）是尿嘧啶 5 位的氢被氟取代的衍生物。

【体内过程】 口服吸收不完全，常静脉给药。分布于全身体液，肝和肿瘤组织中浓度较高，易进入脑脊液内。主要经肝代谢，大部分分解为 CO_2 和尿素，分别由呼气和尿液排出。

【药理作用】 氟尿嘧啶在细胞内转变为 5-氟脱氧尿嘧啶核苷酸而抑制胸腺嘧啶核苷酸合成酶，阻止脱氧尿苷酸甲基化转变为脱氧胸苷酸，影响 DNA 合成。此外，5-FU 在体内可转化为 5-氟尿嘧啶核苷，以伪代谢物形式掺入 RNA 中干扰蛋白质合成，故对其他各期细胞也有作用。

【临床应用】 对多种肿瘤有效，主要用于治疗消化系统肿瘤（食管癌、胃癌、结直肠癌、胰腺癌、肝癌），或较大剂量氟尿嘧啶治疗绒毛膜上皮癌。亦常用于治疗乳腺癌、卵巢癌、肺癌、宫颈癌、膀胱癌及皮肤癌等。

【不良反应与护理对策】

1. 胃肠道反应

包括食欲缺乏、恶心、呕吐、腹部不适、腹泻、口腔及胃肠道黏膜炎和溃疡。应嘱患者用药期间勿饮酒或合用阿司匹林类对消化道有影响的药物，同时建议患者积极进行口腔护理，防止口腔黏膜二重感染。

2. 骨髓抑制

可引起贫血、白细胞和血小板减少、嗜酸性粒细胞增多，停药后 3～4 周可恢复。

3. 局部反应

静脉推注或静滴时可致静脉炎或动脉内膜炎。本品注射应特别小心,不可穿破血管而致药液外溢。如外溢应立即停止注射,另换血管,并在局部做冰敷,以减轻药液对局部的损害。

4. 神经系统毒性

长期用药可出现欣快感、失眠、共济失调等。出现以上症状后,应迅速减量,症状严重时应立即停药。

5. 其他

有脱发、皮肤色素沉着等。偶见肝、肾功能损害与心绞痛、心电图变化。给药期间应注意观察和随访患者用药不良反应,定期检测血象、肝肾功能与心电图。

营养不良、患有水痘、带状疱疹及骨髓抑制明显患者与孕妇和哺乳期妇女禁用。骨髓抑制与做过大剂量放疗患者、白细胞低于 $3.5\times10^9/L$ 以下、血小板计数小于 $50\times10^9/L$、感染、出血、有肝肾功能损害、肠道梗阻、水与电解质紊乱者以及育龄男女慎用。

去氧氟尿苷

去氧氟尿苷(doxifluridine,脱氧氟尿苷)为 $5'$-脱氧-5-氟尿嘧啶核苷,在体内经过嘧啶磷酸化酶转化为 5-FU 发挥抗肿瘤作用。口服后胃肠道吸收良好,血药浓度较高,代谢物经肾脏排出。主要用于胃癌、结直肠癌等消化道肿瘤。

替　加　氟

替加氟(tegafur,FT-207)为氟尿嘧啶衍生物,在体外无抗肿瘤作用,在体内经肝脏细胞色素 P450 酶作用转变为氟尿嘧啶,进一步转化为氟尿嘧啶脱氧核苷酸而发挥抗肿瘤作用。脂溶性高,口服吸收良好,血药浓度维持较久,易透过血脑屏障,化疗指数约为 5-FU 的 2 倍,而毒性仅为 5-FU 的 $1/7\sim1/4$。主要用于治疗胃癌、结直肠癌、胰腺癌、肝癌等。

由替加氟、吉美嘧啶、奥替拉西钾组成的复方制剂替吉奥胶囊(tegafur, gimeracil and oteracil potassium capsules)主要用于治疗不能切除的局部晚期或转移性胃癌。其中替加氟在体内转变为 5-FU 发挥抗肿瘤作用,吉美嘧啶抑制肝脏 5-FU 分解代谢酶二氢嘧啶脱氢酶(DPD)活性增加血中 5-FU 浓度,奥替拉西钾在胃肠组织中分布浓度高,选择性抑制乳清酸磷酸核糖转移酶,抑制 5-FU 转化为 5-氟核苷酸,从而在不影响 5-FU 抗肿瘤活性的同时减轻胃肠道毒副反应。

卡　培　他　滨

卡培他滨(capecitabine)是一种新型氟尿嘧啶抗肿瘤药物,口服吸收迅速,在肝脏经羧基酯酶转化为 $5'$-脱氧-5-氟胞苷($5'$-DFCR),然后在肝脏和肿瘤组织胞苷脱氨酶作用下转化为 $5'$-脱氧-5-氟尿苷($5'$-DFUR),最后在肿瘤组织中经胸腺嘧啶磷酸化酶(TP)作用转化为 5-氟尿嘧啶发挥抗肿瘤作用。临床主要用于治疗结直肠癌、胃癌、晚期乳腺癌等。常见不良反应有腹泻、口腔黏膜炎、恶心、呕吐、手足综合征等。手足综合征表现为麻木、感觉迟钝、感觉异常、麻刺感、无痛感或疼痛、皮肤肿胀或红斑、脱屑等。

（二）二氢叶酸还原酶抑制剂

甲 氨 蝶 呤[基]

甲氨蝶呤（methotrexate，MTX）又名氨甲蝶呤（amethopterin），化学结构与叶酸相似，为抗叶酸药。

【体内过程】 口服吸收良好，1 h 内血中浓度达峰值，血浆蛋白结合率为 $50\%\sim80\%$，主要分布于肝、肾和骨髓，不易透过血脑屏障。大多以原形经肾排出，少量通过胆道排出，$t_{1/2}$ 约 2 h。

【药理作用及机制】 主要抑制二氢叶酸还原酶，使二氢叶酸不能还原成有生理活性的四氢叶酸，从而使嘌呤核苷酸和嘧啶核苷酸的生物合成受阻，抑制 DNA 合成；也可干扰 RNA 和蛋白质的合成。主要作用于细胞周期的 S 期，属细胞周期特异性药物，对 G_1/S 期的细胞也有延缓作用，对 G_1 期细胞作用较弱。

【临床应用】 用于治疗各型急性白血病，尤其是急性淋巴细胞白血病、恶性淋巴瘤、非霍奇金淋巴瘤和多发性骨髓病。也可用于治疗头颈部癌、肺癌、各种软组织肉瘤、银屑病、乳腺癌、卵巢癌、宫颈癌、恶性葡萄胎、绒毛膜上皮癌、睾丸癌等。

【不良反应与护理对策】

（1）胃肠道反应。包括口腔炎、口唇溃疡、食欲缺乏、咽炎、恶心、呕吐、胃炎、腹泻、便血甚至死亡，偶见假膜性或出血性肠炎。给药期间应每日检查口腔情况，并随访患者大便情况。如发现口腔炎症表现，应加强口腔护理；严重时应立即停药，并进行相应处理。

（2）肝损害。包括黄疸、转氨酶等增高，久用可致肝坏死、脂肪肝、肝纤维化、肝硬化或药物性肝炎。一般 $1\sim3$ d 可出现肝功能异常，治疗前先检查肝功能，治疗期间每周检查一次，且应嘱患者忌酒。

（3）骨髓抑制。可引起白细胞和血小板减少，严重可有贫血等。给药前应做血象及出血、凝血时间检查，并进行胸透，以后每周复查一次。

（4）肾脏损害。常见于高剂量时，出现血尿、蛋白尿、少尿、氮质血症、尿毒症等。治疗期间，应嘱患者多饮水，至少每 2 h 一次，使病人保持每 3 h 排尿一次，以减轻药物对膀胱的刺激，且每日饮水量至少 2000 mL。

（5）鞘内或头颈部动脉注射剂量过大时，可出现头痛、背痛、呕吐、发热及抽搐等症状。应预先告知患者，用药后应卧床休息，如有麻木、感觉异常、头痛时，应立即报告医师；同时加强监护，必要时应停止用药。

（6）其他。可引起脱发、皮炎、色素沉着及药物性肺炎，妊娠早期使用可致畸胎、死胎。少数患者有月经延迟及生殖功能减退等。

（7）本品应于临用前稀释并立即使用，不宜与任何药物混合，存放时应注意避光。静脉或动脉连续滴注毒性明显增加。

对本品高度过敏的患者、孕妇及哺乳期妇女、原有贫血或骨髓功能障碍者、全身极度衰竭者、恶病质或并发感染及心、肺、肝、肾功能不全者禁用本品。

【药物相互作用】

（1）与弱有机酸和水杨酸盐等同用，可抑制本品肾排泄导致血药浓度增高，毒性增加，应酌情减量；与抗凝药合用可增强抗凝血作用，引起肝凝血因子减少或（和）血小板减少症；

与保泰松和磺胺类药物竞争血浆蛋白结合,引起本品血浓度的增高而导致毒性反应。

（2）与 5-FU 合用有拮抗作用,如先用本品,4～6 h 后再用 5-FU 则可产生协同作用。与左旋门冬酰胺酶合用疗效降低,如后者用药 10 d 后再用本品,或于本品用药后 24 h 内给左旋门冬酰胺酶,则可增效并减少胃肠道和骨髓的毒副作用。

（3）本品可引起尿酸水平增高,对于痛风或高尿酸血症患者应相应增加别嘌醇等药物的剂量。不宜与他药混合,现用现配,避光存放。

（三）嘌呤核苷酸互变抑制剂

巯　嘌　呤[基]

巯嘌呤（mercaptopurine,6-MP）是腺嘌呤 6 位上的氨基（—NH_2）被巯基（—SH）取代的衍生物。口服吸收良好,体内分布广泛。主要在肝内经黄嘌呤氧化酶等氧化及甲基化作用后分解为硫尿酸等产物而失去活性。

【药理作用及机制】　在体内先经酶的催化变成硫代肌苷酸,阻止肌苷酸转变为腺苷酸和鸟苷酸,干扰嘌呤代谢,阻碍核酸合成,对 S 期细胞作用最为显著,对 G_1 期有延缓作用。肿瘤细胞对 6-MP 可产生耐药性,因耐药性细胞内 6-MP 不易转变成硫代肌苷酸或产生后迅速降解。

【临床应用】　适用于绒毛膜上皮癌、恶性葡萄胎、急性淋巴细胞白血病及急性非淋巴细胞白血病,也可用于慢性粒细胞白血病急变期。

【不良反应与护理对策】
（1）胃肠道反应。表现为食欲减退、恶心、呕吐、腹泻、口腔炎、口腔溃疡。

（2）骨髓抑制。白细胞和血小板下降,严重者可有全血象抑制。用药期间,每周应定期检查 1～2 次血象及出血、凝血时间。如血细胞在短时间内急剧下降,应每日检测血象。

（3）少数患者有肝功能损害,可出现黄疸;敏感患者可有血尿酸过高、尿酸结晶尿及肾功能障碍。用药期间,应定期检查肝肾功能。同时增加患者水摄入量（2000～3000 mL/d）,并使尿液保持碱性。

（4）其他。可见口腔炎、腹泻,偶见间质性肺炎及肺纤维化。服用本品时应尽量避免用手直接接触药品或经呼吸道吸入,以免引起毒性反应。

【药物相互作用】　别嘌醇可抑制本品的代谢,增强抗肿瘤作用及毒性,注意减量。与肝毒性药物合用,可增加本品的肝毒性。与其他对骨髓有抑制的抗肿瘤药或放疗合并使用,可增加本品的疗效。与华法林合用,可拮抗后者的抗凝血作用。

硫　鸟　嘌　呤

硫鸟嘌呤（thioguanine,6-TG）为 2-氨基-6-巯基嘌呤,口服后吸收不完全,约 30%,主要经肝脏代谢与活化后,大部分代谢产物由肾脏排出。临床应用及不良反应同 6-MP。

（四）核苷酸还原酶抑制剂

羟　基　脲[基]

口服吸收良好,给药 2 h 血药浓度达峰值,主要由肾排泄。为核苷二磷酸还原酶抑制剂,可阻止核苷酸还原为脱氧核苷酸,干扰嘌呤及嘧啶碱基生物合成,选择性地阻碍 DNA 合成,对 RNA 及蛋白质合成无阻断作用。为细胞周期特异性药,对 S 期细胞敏感,可使肿瘤细胞集中在 G_1 期达到同步化。因 G_1 期细胞对放射线高度敏感,故与放疗合用可双重抑制细胞增殖周期各个环节,提高疗效。对慢性粒细胞白血病(CML)有效,并可用于对马利兰耐药的 CML。对黑色素瘤、肾癌、头颈部癌有一定疗效,与放疗联合对头颈部及宫颈鳞癌有效。

常见食欲减退、恶心、呕吐、白细胞减少、贫血等不良反应,偶见头痛、嗜睡、头晕、幻觉、惊厥等神经毒性。水痘、带状疱疹、骨髓抑制明显者及孕妇禁用。肾功能不全、严重贫血未纠正前、痛风患者慎用。

(五) DNA 多聚酶抑制剂

阿 糖 胞 苷 [基]

阿糖胞苷(cytarabine,Ara-C)为胞嘧啶与阿拉伯糖结合而成的核苷。

【体内过程】 口服吸收少,又极易被胃肠道黏膜及肝脏的胞嘧啶脱氨酶脱氨而失去活性,不宜口服。静脉注射后广泛分布于体液、组织及细胞内,可透过血脑屏障,主要在肝脏被胞苷酸脱氨酶催化为无活性的阿糖尿苷,绝大多数在给药后 24 h 经尿排出。

【药理作用】 阿糖胞苷在体内经脱氧胞苷激酶催化成二磷酸阿糖胞苷(Ara-CDP)或三磷酸阿糖胞苷(Ara-CTP),进而抑制 DNA 多聚酶活性而影响 DNA 合成;也可掺入 DNA 中干扰其复制,使细胞死亡。为细胞周期特异性药物,对处于 S 期的细胞最敏感。

【临床应用】 主要用于急性白血病,对急性粒细胞白血病疗效最好,对急性单核细胞白血病及急性淋巴细胞白血病也有效,常与其他药物联用。对恶性淋巴瘤、肺癌、消化道癌、头颈部癌有效。

【不良反应与护理对策】

1. 骨髓抑制

主要表现为白细胞、血小板减少,严重者可发生再生障碍性贫血。给药期间应定期检查血象,如白细胞低于 $2.5 \times 10^9/L$ 或血小板低于 $100 \times 10^9/L$,应立即停药,并给予相应处理。

2. 消化道反应

常见的有食欲缺乏、恶心、呕吐、腹泻。长期服用可发生口腔黏膜炎、口腔溃疡、食管炎、胃炎和胃溃疡等。部分患者可出现轻度肝功能异常及黄疸。中、大剂量用药时应注意监护随访,给药期间应定期检查肝功能并及时调整剂量。

3. 神经毒性

鞘内注射可出现头痛、周围神经炎、头晕、眼球震颤等。一旦出现,应立即停药,并及时报告医师。给予肾上腺皮质激素以减轻不良反应。

4. 其他

尚可发生皮疹、脱发、脱皮、严重心肌病、坏死性结肠炎、血栓性静脉炎、大脑或小脑功能障碍,如性格改变、肌张力减退、癫痫、语音失调、步态不稳、嗜睡、昏迷、定向力障碍等。大剂量可引起肺水肿、肺衰竭。

孕妇、哺乳期妇女禁用。骨髓抑制、白细胞或血小板显著减低、肝肾功能损害、有胆道疾病史、有痛风史、年老体弱者与婴幼儿慎用。

【药物相互作用】 可降低氟尿嘧啶的活性,两者不能联用;可使细胞部分同步化,继续应用柔红霉素、阿霉素、环磷酰胺及亚硝脲类药物可以增效。

安 西 他 滨

安西他滨(ancitabine,cyclocytidine,环胞苷)为阿糖胞苷脱水衍生物,在体内水解转化为阿糖胞苷而发挥抗肿瘤作用,半衰期较长。主要用于治疗急性白血病,尤以急性粒细胞白血病和脑膜白血病的疗效较好。毒性低于阿糖胞苷。

(六)嘧啶类似物

阿 扎 胞 苷

阿扎胞苷(azacitidine)为胞嘧啶核苷类似物,通过引起 DNA 去甲基化和对骨髓中异常造血细胞的直接细胞毒作用而产生抗肿瘤作用。主要用于治疗国际预后评分系统(IPSS)中的中危-2 及高危骨增生异常综合征、慢性粒细胞-单核细胞白血病、急性髓系白血病等。常见恶心、呕吐、贫血、血小板减少、白细胞减少、腹泻等不良反应。

二、影响 DNA 结构与功能的药物

此类药物通过破坏 DNA 结构或抑制拓扑异构酶活性,影响 DNA 的结构与功能。主要有:① DNA 交联剂,如氮芥、环磷酰胺等烷化剂;② 破坏 DNA 的铂类配合物,如卡铂;③ 破坏 DNA 的抗生素类,如丝裂霉素和博来霉素等;④ 拓扑异构酶(topoisomerase)抑制剂,如喜树碱类和鬼臼毒素等。

(一)烷化剂

烷化剂(alkylating agents)又称烃化剂,是一类化学性质活泼的化合物。它们具有活泼的烷化基团,能与细胞中 DNA 或蛋白质中的氨基、巯基、羟基和磷酸基等起作用,常可形成交叉联结或引起脱嘌呤作用,使 DNA 链断裂,在下一次复制时,又可使碱基配对错码,造成 DNA 结构和功能的损害,重者可致细胞死亡。烷化剂对 G_1、S、G_2、G_0 期细胞都有杀伤作用,属于细胞周期非特异性药物。本品在杀灭肿瘤细胞的同时,也有免疫抑制作用,并能引起造血系统抑制、胃肠道黏膜受损、致畸胎、死胎和脱发等不良反应。

氮　　芥

氮芥(chlormethine)是最早用于临床并取得良好疗效的抗肿瘤药物。选择性低,局部刺激性强,必须静脉注射。可与鸟嘌呤 7 位氮呈共价结合,产生 DNA 的双链内交叉联结或 DNA 同链内不同碱基的交叉联结,阻止 DNA 复制,造成细胞损伤或死亡。作用迅速而短暂,但对骨髓抑制作用却较久。主要用于恶性淋巴瘤,尤其是霍奇金淋巴瘤的治疗,腔内用药对控制癌性胸腔、心包腔及腹腔积液有较好疗效。常见恶心、呕吐、骨髓抑制、黄疸、眩晕、耳鸣、听力减退、脱发等不良反应。有致畸作用,孕妇禁用。

环 磷 酰 胺[基]

环磷酰胺(cyclophosphamide,CTX)为氮芥与磷酰胺基结合而成的化合物。

【体内过程】 口服吸收良好,1 h 后血药达峰浓度,迅速分布,在肝及肝癌组织分布较多。少量可通过血脑屏障。$t_{1/2}$ 为 4~6 h,17%~31%的药物以原形由粪便排出。30%以活性型由尿排出,对肾和膀胱有刺激性。

【药理作用及机制】 在体外无活性,进入体内被肝脏或肿瘤内存在的磷酰胺酶或磷酸酶水解,变为活化的磷酰胺氮芥而起作用。其作用机制与氮芥相似,与 DNA 发生交叉联结,抑制 DNA 的合成,也可干扰 RNA 的功能,抑制肿瘤细胞生长,属细胞周期非特异性药物。

【临床应用】 抗瘤谱较广,与抗代谢药物间无交叉耐药性,是多种恶性肿瘤联合化疗中最常用的烷化剂。主要用于治疗鼻咽癌、肺癌、乳腺癌、多发性骨髓瘤和白血病等。

【不良反应与护理对策】

1. 骨髓抑制

白细胞尤其粒细胞计数明显下降,对血小板影响稍轻。使用本品期间,应定期检查血象。

2. 泌尿道反应

大剂量可引起出血性膀胱炎,可能与大量代谢产物丙烯醛损伤泌尿道有关,表现为尿频、尿急、蛋白尿和血尿等,大量饮水、碱化尿液和使用尿路保护剂美司钠可减轻症状。

3. 胃肠道反应

表现为恶心、呕吐,偶致胃肠道黏膜溃疡。注射后 1~3 h 反应明显,可于给药前 1 h 给予镇静、止吐药。

4. 其他不良反应

有脱发、肝功能损害和过敏性湿疹;大剂量可导致心肌坏死,偶有肺纤维化;与大量液体同时给予,可发生水中毒。长期应用可抑制性腺,引起闭经或精子减少。

育龄男女、孕妇及哺乳期妇女禁用。肝、肾功能损害、严重感染、骨髓抑制、泌尿道结石、白细胞与血小板降低、曾进行放疗者慎用。

【药物相互作用】

(1) 本品可使血清假性胆碱酯酶减少,尿酸水平增高,与抗痛风药如别嘌醇、丙磺舒等同用时,应调整抗痛风药的剂量。本品可加强琥珀胆碱的神经肌肉阻滞作用,导致呼吸暂停延长。与具有心脏毒性的药物合用可使心脏毒性相加。与地高辛合用,会降低地高辛血药浓度。

(2) 巴比妥类、皮质激素类药物可影响环磷酰胺的代谢,增加其急性毒性。肝药酶抑制剂可降低环磷酰胺活化程度。氯喹可增强环磷酰胺毒性。

异环磷酰胺[基]

异环磷酰胺(ifosfamide,IFO)水溶液性质较稳定,体外无抗肿瘤活性,体内活化过程与环磷酰胺相似,$t_{1/2}$ 为 7 h。适用于治疗睾丸癌、卵巢癌、乳腺癌、肉瘤、恶性淋巴瘤和肺癌等。有骨髓抑制、泌尿系统、消化系统、中枢神经系统毒性;长期用药可产生免疫抑制、垂体功能低下、不育症和继发性肿瘤等不良反应。严重骨髓抑制患者、对本品过敏者、妊娠及哺乳期妇女禁用。

苯丁酸氮芥

苯丁酸氮芥(chlorambucil)为氮芥衍生物,口服吸收完全,生物利用度大于 70%,$t_{1/2}$ 为

1~2 h。作用与环磷酰胺相似,起效缓慢,服药后 2~6 周才呈现治疗作用。对淋巴组织有一定的选择性抑制作用,是目前治疗慢性淋巴细胞白血病首选药物之一,也用于恶性淋巴瘤、卵巢癌、乳腺癌、多发性骨髓瘤及巨球蛋白血症等。恶心、呕吐、骨髓抑制等不良反应较氮芥轻,偶见肝毒性。

硝　卡　芥

硝卡芥(nitrocaphane)为苯丙氨酸氮芥类抗肿瘤药,可抑制 DNA 和 RNA 的合成,对 DNA 合成的抑制更为显著。属细胞周期非特异性药物,对增殖和非增殖细胞都有作用。主要用于治疗癌性胸、腹水、恶性淋巴瘤、肺癌、精原细胞瘤、多发骨髓瘤、鼻咽癌及食道癌等。不良反应有骨髓抑制和胃肠道反应等。

卡　莫　司　汀

卡莫司汀(carmustine,卡氮芥)静脉注射后迅速分解,$t_{1/2}$ 为 15~30 min,可通过血脑屏障。由肝脏代谢,代谢物可在血中停留数日,造成延迟骨髓毒性。卡莫司汀及其代谢物可通过烷化作用与 DNA 交联,也可对蛋白质和 RNA 产生烷化作用,为细胞周期非特异性药物。主要用于治疗脑瘤(恶性胶质细胞瘤、脑干胶质瘤、成神经管细胞瘤、星形胶质细胞瘤、室管膜瘤)、脑转移瘤和脑膜白血病,也可用于治疗恶性淋巴瘤、多发性骨髓瘤,与其他药物合用对恶性黑色素瘤有效。不良反应同其他烷化剂。

同类药物洛莫司汀(lomustine)和司莫司汀[基](semustine)脂溶性高,临床应用及不良反应同卡莫司汀。

白　消　安[基]

白消安(busulfan,马利兰)属甲烷磺酸酯类,口服吸收良好,体内分布迅速,主要经肝脏代谢,肾脏排泄,$t_{1/2}$ 为 2~3 h。进入体内后磺酸酯基团的环状结构打开,通过对细胞 DNA 鸟嘌呤烷化作用而破坏 DNA 的结构与功能。其细胞毒作用几乎完全表现在对造血功能的抑制,其中对粒细胞生成抑制作用最明显,其次是血小板和红细胞,对淋巴细胞抑制作用弱。主要用于慢性粒细胞白血病的慢性期,对缺乏费城染色体 Ph1 的患者效果不佳。也可用于治疗原发性血小板增多症、真性红细胞增多症等慢性骨髓增殖性疾病。长期用药或剂量过大可出现肺纤维化、男性乳房女性化、睾丸萎缩、女性月经不调等。

塞　替　派

塞替派(thiotepa)结构中含三个乙撑亚胺基,能与 DNA 的碱基结合,影响肿瘤细胞的分裂。其选择性较高,抗瘤谱较广,主要用于乳腺癌、卵巢癌、癌性体腔积液的腔内注射以及膀胱癌的局部灌注等,也可用于胃肠道肿瘤等。对骨髓有抑制作用,可引起白细胞和血小板减少,但较氮芥轻。

(二) 破坏 DNA 的铂类配合物

顺　铂[基]

顺铂(cisplatin)为二价铂同 2 个氯原子和 2 个氨基结合而成的金属配合物。

【体内过程】 口服无效,静脉注射、动脉注射或腔内给药后广泛分布于肝、肾、前列腺、膀胱、卵巢,亦可达胸、腹腔,极少通过血脑屏障。血浆蛋白结合率为90%。在血浆中消失迅速,呈双相型,$t_{1/2\alpha}$为25~49 min,$t_{1/2\beta}$为58~73 h。主要以原形经肾缓慢排泄,有蓄积性肾毒性。腹腔给药腔内器官浓度相当于静脉给药的2.5~8倍,有利于治疗卵巢癌。

【药理作用与临床应用】 顺铂进入体内后,先解离出所含氯,然后与DNA链上的碱基形成交叉联结,从而破坏DNA的结构和功能,对RNA和蛋白质合成的抑制作用较弱,属细胞周期非特异性药物。抗瘤谱广,为治疗多种实体瘤的一线用药。

【临床应用】 起效快,但缓解期较短,为多种联合化疗方案的主要组成药。对非精原细胞性睾丸瘤最有效,对头颈部磷癌、卵巢癌、前列腺癌、肺癌和膀胱癌疗效好,对宫颈癌、乳腺癌、子宫内膜癌、肾上腺皮质癌、胃癌、儿童神经母细胞瘤也有一定的疗效。

【不良反应与护理对策】

(1) 常见恶心、呕吐、白细胞减少、蛋白尿、管型尿、尿素消除率降低、肾浓缩功能下降和尿毒症、耳鸣、听力减退。用药期间应定期检查血、尿、肝肾功能、听力。多饮水,同时备好肾上腺素、皮质激素、抗组胺药,以便急救。

(2) 神经毒性。多见于总剂量大于300 mg/m^{2}时,以周围神经损害多见,偶可引起癫痫、运动失调、心脏毒性、过敏样反应、低血镁、低血钙、低血钾、高尿酸血症等。

(3) 对本品过敏、肾功能损害、严重骨髓抑制、听力损害、有痛风病史者以及小儿、孕妇和哺乳期妇女禁用。有肾病、肾结石、中耳炎、用过其他耳毒性或肾毒性药物者慎用。

【药物相互作用】 可减少博莱霉素的肾排泄而增加其肺毒性;与氨基糖苷类抗生素合用可发生肾衰,并可能加重耳毒性。抗组胺药、吩噻嗪类等可掩盖本品的耳毒性。

卡 铂[基]

卡铂(carboplatin,CBP,碳铂)为第二代铂类配合物,作用机制与顺铂类似,但抗肿瘤活性较强,毒性较低,主要用于实体治疗瘤如小细胞肺癌、卵巢癌、睾丸肿瘤、头颈部癌及恶性淋巴瘤等,也可用于治疗子宫颈癌、膀胱癌及非小细胞肺癌等。主要不良反应为骨髓抑制。

奥 沙 利 铂[基]

奥沙利铂(oxaliplatin)为第三代铂类抗肿瘤药,可与DNA链形成链内和链间交联,阻断DNA的复制和转录。与其他铂类药物无交叉耐药。适用于经氟尿嘧啶治疗失败后的结、直肠癌转移患者,可单用或与氟尿嘧啶合用。不良反应包括:① 胃肠道反应:恶心、呕吐、腹泻;② 神经系统毒性:为本品的剂量限制性毒性,表现为感觉迟钝、感觉异常,遇冷加重;③ 骨髓抑制:贫血、白细胞减少、粒细胞减少及血小板减少;④ 其他:少数患者可有发热、便秘和皮疹。

(三)破坏DNA的抗生素类

丝 裂 霉 素

丝裂霉素(mitomycin,自力霉素)为从链霉菌培养液中得到的一种抗生素,在体内活化后具有烷化作用,可与DNA发生交叉联结,抑制DNA合成,对RNA及蛋白合成也有一定的抑制作用,为细胞周期非特异性药物。适用于治疗胃癌、肺癌、乳腺癌,也可用于治疗肝癌、胰腺癌、结直肠癌、食管癌、卵巢癌及癌性腔内积液等。常见骨髓抑制、消化道反应、脱发、皮疹等不良反应，偶致间质性肺炎、不可逆性肾衰竭等，用药期间应定期检查肾功能。对本品过敏者、凝血功能障碍、妊娠及哺乳期、水痘或带状疱疹患者禁用。

博 来 霉 素

博来霉素(bleomycin)为放线菌产生的含多种组分的多肽类抗肿瘤抗生素，主要成分为 A2，平阳霉素[基](pingyangmycin)则为单一组分 A5。能与铁或铜离子形成配合物并嵌入 DNA，引起 DNA 单链和双链断裂，阻止 DNA 复制，干扰细胞分裂繁殖，属细胞周期非特异性药物，但对 G_2 期细胞作用较强。适用于治疗鳞状上皮癌(头颈、口腔、食管、阴茎、外阴、宫颈等)、霍奇金淋巴瘤、睾丸癌及癌性胸腔积液等。有较轻骨髓和免疫抑制及胃肠道反应，少数患者用药后发热、脱发、皮肤色素沉着，最严重的是肺纤维化。应定期检查肺功能，发现肺功能明显下降，应立即停药。对本品过敏患者禁用，肾功能或肺功能损害者慎用。

(四) 拓扑异构酶(topoisomerase)抑制剂

喜 树 碱

喜树碱(camptothecine，CPT)是从我国所特有的珙桐科植物喜树(camptotheca acuminata)的根皮、果实中提取的生物碱。羟喜树碱(hydroxy-camptothecine，HCPT)为喜树碱的羟基衍生物，托泊替康(topotecan，TPT)、伊立替康(irinotecan)为新型人工合成的喜树碱衍生物。

【药理作用】　喜树碱类能与拓扑异构酶Ⅰ及 DNA 形成复合物，即药物-拓扑异构酶Ⅰ-DNA 复合物，特异性抑制拓扑异构酶Ⅰ活性，使 DNA 不能复制，造成不可逆的 DNA 链破坏，从而导致细胞死亡。与其他常用抗肿瘤药无交叉耐药性。

【临床应用】　羟喜树碱主要用于原发性肝癌、胃癌、头颈部癌、膀胱癌及直肠癌等；喜树碱可外用治疗寻常型银屑病；托泊替康用于小细胞肺癌、晚期转移性卵巢癌经一线化疗失败者；伊立替康主要用于成人转移性大肠癌的治疗。

【不良反应与护理对策】

(1) 骨髓抑制最常见，表现为白细胞减少，对红细胞及血小板无明显影响。治疗期间，每周应检查全血细胞计数。

(2) 胃肠道反应主要表现为食欲缺乏、恶心、呕吐或腹泻。如有腹泻应及时停药，并予补液和纠正电解质紊乱。

(3) 少数患者可出现脱发、心电图异常；另外本品刺激膀胱黏膜可出现尿频和血尿症状。治疗期间采用以下措施可减轻泌尿道毒性：① 多饮水，并在用药后 2h 使膀胱尽量排空；② 加服碳酸氢钠；③ 肾功能不佳、有泌尿道感染的患者应慎用。

鬼 臼 毒 素 类

鬼臼毒素(podophyllotoxin)是从小檗科植物华鬼臼根和茎中提取的木脂类化合物，并在此基础上合成了依托泊苷[基](etoposide)、替尼泊苷(teniposide)等衍生物。鬼臼毒素能与微管蛋白结合，抑制微管聚合，从而破坏纺锤丝的形成。依托泊苷和替尼泊苷则主要抑制 DNA 拓扑异构酶Ⅱ的活性，从而干扰 DNA 结构和功能，属细胞周期非特异性药物。

鬼臼毒素临床主要用于治疗外生殖器及肛门周围部位的尖锐湿疣。依托泊苷主要用于治疗小细胞肺癌、恶性淋巴瘤、恶性生殖细胞瘤、白血病等,对神经母细胞瘤、横纹肌肉瘤、卵巢癌、非小细胞肺癌、胃癌和食管癌等有一定疗效。替尼泊苷主要用于治疗恶性淋巴瘤、急性淋巴细胞白血病、中枢神经系统恶性肿瘤如神经母细胞瘤、胶质瘤和星形细胞瘤及转移瘤、膀胱癌等。不良反应有骨髓抑制及胃肠道反应等。重度骨髓抑制、对本品有过敏史者禁用。

三、干扰转录过程和阻止 RNA 合成的药物

放线菌素 D

放线菌素 D(dactinomycin,DACT,更生霉素)为放线菌产生的多肽类抗肿瘤抗生素。

【体内过程】 静脉注射后迅速分布至全身组织,10 min 即可在主要脏器如肝、肾、颌下腺中出现,难以透过血脑屏障。体内代谢少,12%～20%经尿排出,50%～90%经胆道随粪便排出。$t_{1/2}$约为 36 h。

【药理作用及机制】 能嵌入 DNA 双螺旋链中相邻的鸟嘌呤和胞嘧啶(G—C)碱基对之间,与 DNA 结合成复合体,干扰 RNA 多聚酶功能,从而阻止 RNA 特别是 mRNA 转录与蛋白质的合成,抑制肿瘤细胞生长。属细胞周期非特异性药物,但对 G_1 期作用较强,且可阻止 G_1 向 S 期的转变。

【临床应用】 抗瘤谱较窄,对霍奇金淋巴瘤及神经母细胞瘤疗效突出,尤其是控制发热。对无转移的绒癌疗效较好,对睾丸癌及儿童肾母细胞瘤有效。

【不良反应与护理对策】

(1) 胃肠道反应。主要有食欲缺乏、恶心、呕吐或腹泻,偶有口腔溃疡。

(2) 骨髓抑制。最为常见,表现为白细胞和血小板明显减少,严重反应常在用药后 10～14 d 出现。应定期检查血象,骨髓抑制明显时应减量或停药。

(3) 少数患者可出现脱发、皮炎、发热和肝功能异常,应定期检查肝肾功能。静脉注射可引起静脉炎,漏出血管引起疼痛、局部硬结及溃破。注射时药液不得漏出,一旦渗漏,立即停止注射,并以 0.9%氯化钠注射液稀释,或以 1%普鲁卡因注射液做局部封闭,同时温湿敷或冷敷。本品不可用葡萄糖液及酸性药物溶液稀释,用等渗盐水稀释后须立即注射,不宜放置过久。

水痘、骨髓明显抑制者及孕妇、哺乳期妇女禁用。有肾病或肾结石史、肝功能不良者慎用。

【药物相互作用】 维生素 K 可降低其效价,故用本品时慎用维生素 K 类药物;有放疗增敏作用,但有可能在放疗部位出现新的炎症,应予注意。

多 柔 比 星[基]

多柔比星(doxorubicin,adriamycin,ADM,阿霉素)为蒽环类抗生素,能嵌入 DNA 碱基对之间,并紧密结合到 DNA 上,抑制 RNA 转录,也阻止 DNA 复制,属细胞周期非特异性药物,对 S 期细胞更为敏感。

抗瘤谱广,用于治疗急性白血病(淋巴细胞性和粒细胞性)、恶性淋巴瘤、乳腺癌、肺癌

（小细胞和非小细胞肺癌）、卵巢癌、骨及软组织肉瘤、肾母细胞瘤、神经母细胞瘤、膀胱癌、甲状腺癌、前列腺癌、头颈部鳞癌、睾丸癌、胃癌、肝癌等。最严重的毒性反应为心肌退行性病变和心肌间质水肿，心脏毒性的发生可能与多柔比星生成自由基有关，右丙亚胺（dexrazoxane）可作为化学保护剂预防心脏毒性。此外，还有骨髓抑制、胃肠道反应、皮肤色素沉着及脱发等不良反应。严重骨髓抑制、水痘和疱疹患者、妊娠和哺乳期禁用；心脏病、肝功能不全及老年患者慎用。

柔 红 霉 素[基]

柔红霉素（daunorubicin，DRB，正定霉素）为放线菌产生的蒽环类抗生素，作用机制与多柔比星相似，属细胞周期非特异性药物，但对 G_2 期细胞作用最明显。临床主要用于急性粒细胞白血病和急性淋巴细胞白血病，以及慢性急变者，也可用于淋巴瘤、骨肉瘤及其他类型白血病。主要不良反应为骨髓抑制、心脏毒性、胃肠道反应和脱发。部分患者可出现过敏，药物渗出血管外可导致局部组织坏死。本品不宜与酸性、碱性药物配伍，以防失效。

四、影响蛋白质合成与功能的药物

（一）微管蛋白活性抑制剂

长 春 碱 类

长春碱类为夹竹桃科植物长春花（*Vinca rosea* L.）所含的生物碱主要有长春碱（vinblastin，长春花碱，VLB）及长春新碱[基]（vincristine，VCR）。半合成品有长春地辛（vindesine，VDS）和长春瑞滨（vinovelbine，NVB）。

【体内过程】　长春碱、长春新碱和长春地辛口服吸收差，静脉注射后迅速分布至各器官，但很少透过血脑屏障。在肝内代谢，代谢物主要由尿排出。长春瑞滨在组织中的药物浓度明显高于长春地辛和长春新碱，在肝、肺组织中浓度较高，持续时间亦较久，而在脂肪和胃肠道组织各药浓度差别较小。

【药理作用及机制】　长春碱类可与微管蛋白结合，抑制微管蛋白聚集，干扰纺锤丝形成，使细胞有丝分裂停止于中期，长春碱作用强于长春新碱。为细胞周期特异性药物，主要作用于 M 期细胞。此外，该类药物还可干扰 RNA 及蛋白质合成，对 G_1 期细胞也有作用。

【临床应用】　长春碱主要用于实体瘤的治疗，对恶性淋巴瘤、睾丸肿瘤、绒毛膜上皮癌疗效较好，对肺癌、乳腺癌、卵巢癌、皮肤癌、肾母细胞瘤及单核细胞白血病也有一定疗效。长春新碱主要用于治疗急性白血病尤其是儿童急性白血病、恶性淋巴瘤、生殖细胞瘤、小细胞肺癌、乳腺癌等，长春地辛主要用于治疗非小细胞肺癌、小细胞肺癌、恶性淋巴瘤、乳腺癌、食管癌及恶性黑色素瘤等，长春瑞滨主要用于治疗非小细胞肺癌、乳腺癌、卵巢癌和淋巴瘤等。

【不良反应与护理对策】
（1）长春碱类的毒性和剂量有关，对骨髓抑制作用强度依次为 VLB、VDS、VCR。可使白细胞与血小板下降，因此用药期间应定期检测血象。
（2）神经系统毒性，主要表现为外周神经症状，包括感觉异常、指端麻木刺痛、膝及腱反射减弱或消失、共济失调等,发生率以 VCR 最高,其次为 VLB、VDS 及 NVB。注意观察患者用足跟行走的能力与以上不良反应的出现和严重程度。

(3)静脉注射可导致血栓性静脉炎。在注射前,注射针头或导管放于恰当位置极为重要,并注意在静脉注射时勿渗漏至周围组织。

(4)胃肠道反应表现为食欲不振、恶心、呕吐、腹痛及便秘等。便秘可能是此类反应的早期表现,可给予缓泻剂处理,并嘱患者在用药前多饮水。

严重骨髓抑制、老年人恶病质、孕妇及哺乳期妇女禁用。肝、肾功能损害、严重感染、骨髓抑制、有尿路结石、白细胞与血小板降低者慎用。

【药物相互作用】 可降低地高辛、苯妥英的血药浓度;与丝裂霉素合用,可增加呼吸系统不良反应;与具有耳毒性药物合用,可导致听力丧失。门冬酰胺酶能降低长春碱类的肝脏清除率,两者合用可导致神经毒性增加;异烟肼也可加重本品的神经系统毒性。

紫 杉 醇[基]

紫杉醇(paclitaxel)是从短叶紫杉(*Taxus brevifolia*)或我国红豆杉树皮中提取的二萜生物碱类化合物。作用机制不同于长春新碱类,能促使微管蛋白组装成微管,抑制微管解聚,破坏组装与解聚之间的平衡,从而使纺锤体失去正常功能,细胞有丝分裂停止。主要用于治疗卵巢癌和乳腺癌,对肺癌、食管癌、大肠癌、黑色素瘤、头颈部癌、淋巴瘤、脑瘤也都有一定疗效。不良反应主要包括骨髓抑制、神经毒性、脱发、心脏毒性和过敏反应等。

多西他赛(docetaxel)为从欧洲红豆杉针叶中提取的巴卡丁(baccatin)经半合成改造而成,其基本结构与紫杉醇相似,其来源广泛,水溶性较高。作用机制和临床应用与紫杉醇相似,但不良反应较少。

(二)干扰核糖体功能的药物

三尖杉生物碱类

三尖杉酯碱(harringtonine)和高三尖杉酯碱[基](homoharringtonine)是从三尖杉属植物的枝、叶和树皮中提取的生物碱,可抑制蛋白质合成的起始阶段,使核糖体解离,释出新生肽链,属细胞周期非特异性药物。对急性粒细胞白血病疗效较好,对恶性淋巴瘤、急性单核细胞白血病和慢性粒细胞性白血病等也有效。不良反应包括骨髓抑制、胃肠道反应、心脏毒性等,偶见脱发、过敏反应等。

(三)影响氨基酸供应的药物

门冬酰胺酶[基]

门冬酰胺酶(asparaginase)为来自埃希菌或欧文菌的酶制剂类抗肿瘤药物,可将血液中门冬酰胺水解为门冬氨酸和氨。由于肿瘤细胞不能合成生长必需的门冬酰胺,因而生长受到抑制。而机体正常细胞能合成门冬酰胺,故较少受影响。主要用于急性淋巴细胞性白血病(急淋)、急性粒细胞性白血病、急性单核细胞性白血病、慢性淋巴细胞性白血病、霍奇金淋巴瘤及非霍奇金淋巴瘤、黑色素瘤等。常见过敏反应、胃肠道反应、肝功能损害、急性胰腺炎、凝血功能异常等不良反应。

培门冬酶(pegasparagase)为左旋门冬酰胺酶与一定量的活化态聚乙二醇(PEG)5000通过共价结合而制得的酶制剂,临床用于儿童急性淋巴细胞白血病的一线治疗。可致过敏反应、血栓形成、肝功能损害、恶心、呕吐、发热等不良反应。既往使用左旋门冬酰胺酶出现急性血栓、胰腺炎、严重出血患者禁用。

第三节 非细胞毒类抗肿瘤药物

一、调节体内激素平衡的药物

某些组织的正常生长发育受激素控制,而激素失调能诱发某些肿瘤。因此应用某些激素或其拮抗药,可改变激素失调状态,抑制激素依赖性肿瘤的生长,且无细胞毒类抗肿瘤药的骨髓抑制等毒性作用。但因激素作用广泛,使用不当也会对机体造成不良反应。

(一)肾上腺糖皮质激素与抗肾上腺皮质激素类

肾上腺糖皮质激素

肾上腺糖皮质激素能抑制淋巴组织,使淋巴细胞溶解。对急性淋巴细胞白血病及恶性淋巴瘤疗效较好,起效快而短暂,且易产生耐药性。对慢性淋巴细胞白血病除减少淋巴细胞数目外,还可缓解伴发的自身免疫性贫血。对其他肿瘤无效,且可能因抑制免疫功能而助长癌瘤扩展。仅在癌瘤引起发热不退、毒血症状明显时可少量短期应用以改善症状,常用药物有泼尼松、泼尼松龙等。

米 托 坦

米托坦(mitotane,氯苯二氯乙烷)能选择性地使肾上腺皮质的束状带与网状带坏死与萎缩,还能抑制皮质的葡萄糖-6-磷酸脱氢酶,阻断氢化可的松合成。用于治疗肾上腺皮质癌、肾上腺皮质增生及肿瘤所致的皮质醇增多症等。

氨 鲁 米 特

氨鲁米特(aminoglutethimide)为镇静催眠药格鲁米特的衍生物,在肾上腺皮质内阻止胆固醇转变为孕烯醇酮,从而抑制肾上腺皮质中激素的生物合成。在周围组织中具有强力的芳香化酶抑制作用,阻止雄激素转变为雌激素。能特异性抑制使雄激素转化为雌激素的芳香化酶活性。绝经期女性的雌激素主要来源是雄激素,氨鲁米特可以完全抑制雌激素的生成。本品还能诱导肝脏混合功能氧化酶系活性,促进雌激素的体内代谢。主要用于治疗绝经后晚期乳腺癌,雌激素受体阳性者效果更好。也可用于治疗皮质醇增多症。

（二）雌激素、抗雌激素与孕激素及生长抑素类

雌 激 素 类

雌激素（estrogens）可通过抑制下丘脑及脑垂体,减少垂体前叶促间质细胞激素的分泌,从而减少睾丸间质细胞分泌睾酮,减少肾上腺皮质分泌雄激素。雌激素也可直接对抗雄激素促进前列腺癌组织生长发育的作用,故对前列腺癌有效。也可用于绝经后及男性晚期乳腺癌不能进行手术治疗者。临床常用己烯雌酚（diethylstilbestrol）。

他 莫 昔 芬[基]

他莫昔芬（tamoxifen,TAM）为人工合成的抗雌激素类药物,可与雌激素竞争雌激素受体,阻断雌激素促进 DNA 和 mRNA 合成作用,从而抑制雌激素依赖性肿瘤细胞增殖。口服吸收迅速,在肝脏代谢,代谢产物也有抗雌激素活性。主要用于女性复发转移性乳腺癌,也可用作乳腺癌术后辅助治疗,预防复发。主要不良反应有皮肤潮红干燥、月经失调、闭经、外阴瘙痒等。

孕 激 素

孕激素（progestrones）可通过对垂体促性腺激素分泌的影响,控制卵巢滤泡的发育及生长,从而减少雌激素的产生。主要用于晚期乳腺癌和晚期子宫内膜癌,对肾癌、前列腺癌和卵巢癌也有一定疗效。临床所用为黄体酮（progesterone）的衍生物,如甲地孕酮（megestrol）、甲羟孕酮（medroxyprogesterone）等。

戈 舍 瑞 林

戈舍瑞林（goserelin）为人工合成的促黄体生成素释放激素类似物,长期使用可抑制垂体促黄体生成素的分泌,从而引起男性血清睾酮和女性血清雌二醇水平下降。初期用药时可暂时增加男性血清睾酮和女性血清雌二醇的水平。主要用于:① 可用激素治疗的前列腺癌;② 可用激素治疗的绝经前及围绝经期乳腺癌;③ 子宫内膜异位症,减轻疼痛并减少子宫内膜损伤。

亮 丙 瑞 林

亮丙瑞林（leuprorelin）为促黄体生成素释放激素高活性衍生物,首次给药后可立即产生一过性垂体-性腺系统兴奋作用（急性作用）,随后抑制垂体生成和释放促性腺激素。还可进一步抑制卵巢和睾丸对促性腺激素的反应,从而降低雌二醇和睾酮生成（慢性作用）。主要用于前列腺癌、绝经前且雌激素受体阳性的乳腺癌,也可用于子宫内膜异位症、中枢性性早熟等。

奥 曲 肽

奥曲肽（octreotide）为人工合成的八肽化合物,是十四肽人生长抑素类似物。药理作用与天然激素相似,但其抑制生长激素、胰高血糖素和胰岛素的作用较强,且较持久。主要用于胃肠胰内分泌肿瘤、肝硬化所致食管-胃静脉曲张出血、预防胰腺术后并发症及肢端肥大

症等。最常见不良反应为疼痛、皮疹等局部反应和恶心、呕吐、腹痛、腹泻等胃肠道症状。

氟 他 胺

氟他胺(flutamide,氟硝丁酰胺)为口服非甾体类雄激素拮抗剂。氟他胺及其代谢产物2-羟基氟他胺可与雄激素竞争受体,并与雄激素受体结合成复合物,进入细胞核,与核蛋白结合,抑制雄激素依赖性前列腺癌细胞生长。还能抑制睾丸微粒体 17-α-羟化酶和 17,20-裂合酶的活性,因而能抑制雄性激素的生物合成。主要用于治疗前列腺癌。

托 瑞 米 芬

托瑞米芬(toremifene)为他莫昔芬衍生物,可与雌激素受体结合,产生雌激素样作用、抗雌激素作用或同时产生两种作用。在乳腺癌细胞质内与雌激素竞争性结合雌激素受体,阻止雌激素诱导的肿瘤细胞 DNA 合成及细胞增殖,抑制雌激素受体阳性的乳腺癌生长,主要用于治疗绝经女性雌激素受体阳性转移性乳腺癌。

来 曲 唑[基]

来曲唑(letrozole)为非甾体类选择性芳香化酶抑制剂。在绝经后女性中,雌激素主要来自于芳香化酶的作用,它可将肾上腺产生的雄激素(主要是雄烯二酮和睾酮)转换为雌酮和雌二醇。来曲唑通过竞争性地与细胞色素 P450 酶亚单位的血红素结合,从而抑制芳香化酶,使雌激素在所有组织中的生物合成减少。主要用于绝经后雌激素和(或)孕激素受体阳性的早期或晚期乳腺癌。

阿 那 曲 唑

阿那曲唑(anastrozole)为高效、高选择性非甾体类芳香化酶抑制药,减少循环中雌二醇水平,从而间接抑制肿瘤生长。适用于绝经后受体阳性的晚期乳腺癌;对于雌激素受体阴性,但他莫昔芬治疗有效的患者也可考虑使用;也可用于绝经后受体阳性的早期乳腺癌的辅助治疗。

(三)雄激素及同化激素类

雄激素(testicoid)可抑制垂体前叶分泌促卵泡激素,使卵巢分泌雌激素减少,并可对抗雌激素作用。可用于治疗晚期乳腺癌,尤其骨转移者疗效较佳。雄激素的蛋白质同化作用也有利于改善患者的主观症状,增加体重,促进红细胞生成,保护骨髓。常用于恶性肿瘤治疗的有丙酸睾酮(testosterone propionate)、甲睾酮(methyltestosterone)和氟甲睾酮(fluoxymesterone)等。

(四)甲状腺素

促甲状腺激素(TSH)与甲状腺癌的发生有相关性,甲状腺癌患者手术或(和)放射治疗后,要长期服用甲状腺素制剂,如甲状腺片(thyroid tablets)、左甲状腺素钠等,可通过负反馈作用抑制促甲状腺素的分泌。

二、分子靶向药物

分子靶向药物主要针对恶性肿瘤发生、发展的关键靶点进行治疗干预，其作用机制和不良反应类型与细胞毒类药物有所不同，与常规化疗、放疗合用可产生更好的疗效。近年来，随着对肿瘤相关分子靶点认识的逐步深入，分子靶向药物有了迅猛的发展，主要分为两类，小分子化合物和单克隆抗体。

（一）小分子化合物类

单靶点小分子化合物介绍如下：

伊马替尼[基]和尼洛替尼

伊马替尼（imatinib）为酪氨酸激酶 BCR-ABL 抑制剂。多数慢性粒细胞白血病（chronic myeloid leukemia，CML）的发生与 t(9；22)染色体异位有关，该染色体异位使得位于 9 号染色体上的部分 ABL 基因与 22 号染色体上的 BCR 基因融合。ABL 基因编码的 Abl 蛋白是一个调控细胞增殖的重要信号分子，BCR-ABL 的基因融合使得具有酪氨酸激酶活性的 Abl 分子处于持续的激活状态，因而导致了粒细胞的持续增殖和慢性粒细胞白血病（CML）的发生。伊马替尼与 ABL 酪氨酸激酶 ATP 位点结合，抑制激酶活性，阻止 BCR-ABL 阳性细胞的增殖并诱导其凋亡，用于治疗 CML 急变期、加速期或 α-干扰素治疗失败后的慢性期患者。此外，伊马替尼对 c-Kit 受体酪氨酸激酶的抑制作用亦用于临床治疗胃肠道间质瘤。最常见的不良反应是下肢水肿、皮疹和消化不良；较严重的不良反应主要为血液系统毒性和肝损伤。

尼洛替尼（nilotinib）与伊马替尼相似，用于对既往治疗（包括伊马替尼）耐药或不耐受的费城染色体阳性的慢性髓性白血病慢性期或加速期患者。

吉非替尼[基]和厄洛替尼

吉非替尼（gefitinib）为选择性表皮生长因子受体酪氨酸激酶抑制剂（EGFR-TKI），可与受体细胞内激酶结构域结合，阻断 EGFR 的激酶活性及其下游信号通路。主要用于 EGFR 敏感突变的晚期或转移性非小细胞肺癌。常见不良反应为皮疹和腹泻。服药期间出现不可解释的气短、咳嗽应及时行影像学检查以排除间质性肺病。厄洛替尼（erlotinib）临床应用及不良反应与吉非替尼相似。

埃 克 替 尼[基]

埃克替尼（icotinib）为 EGFR 酪氨酸激酶抑制剂，口服吸收迅速，体内分布广泛，主要在肝脏代谢，通过粪便和尿液排泄。临床应用和不良反应与吉非替尼相似。

阿 法 替 尼

阿法替尼（afatinib）为 EGFR 酪氨酸激酶抑制剂，通过与 EGFR（ErbB1）、HER2（ErbB2）和 HER4（ErbB4）激酶结构域共价结合，不可逆地抑制酪氨酸激酶自身磷酸化，从而导致 ErbB 信号下调。临床用于治疗 EGFR 19 外显子缺失或 21 外显子（L858R）突变的转移性非小细胞肺癌。常见不良反应有腹泻、大疱性和剥脱性皮肤疾病、间质性肺病、肝毒性、角膜炎等。

奥 希 替 尼

奥希替尼（osimertinib）为高效选择性的 EGFR 抑制剂，适用于既往经 EGFR 酪氨酸激酶抑制剂治疗时或治疗后出现疾病进展，并经检测确认存在 EGFR T790M 突变的局部晚期或转移性非小细胞性肺癌成人患者的治疗。

依 维 莫 司

依维莫司（everolimus）是一种丝-苏氨酸蛋白激酶 mTOR（哺乳动物雷帕霉素靶蛋白）的抑制剂，阻断 PI3K-Akt-mTOR 信号通路和其他由 mTOR 介导的信号转导过程，抑制细胞周期进程和新生血管形成，促进细胞凋亡。用于既往接受舒尼替尼或索拉非尼治疗失败的晚期肾细胞癌成人患者。可致非感染性肺炎、感染、口腔黏膜炎等不良反应。

硼 替 佐 米

硼替佐米（bortezomib）是一种二肽硼酸盐，属可逆性蛋白酶体抑制剂，可选择性地与蛋白酶活性位点的苏氨酸结合，抑制 26S 蛋白酶体中的糜蛋白酶或胰蛋白酶样活性。26S 蛋白酶体是一种大的蛋白质复合体，可降解泛素化蛋白。蛋白水解会影响细胞内多级信号串联，破坏正常细胞内环境，导致细胞死亡。临床用于多发性骨髓瘤和套细胞淋巴瘤的治疗。常见不良反应包括疲乏、恶心、腹泻、食欲下降、血小板减少、发热等。

伊 沙 佐 米

伊沙佐米（ixazomib）为口服、高选择性蛋白酶体抑制剂，可优先结合和抑制胰凝乳蛋白酶样 20S 蛋白酶体的 β_5 亚单位的活性。临床与来那度胺和地塞米松联用，作为多发性骨髓瘤的二线疗法。常见不良反应是腹泻、便秘、血小板减少、外周神经病变、恶心、呕吐和背痛等。

伊 布 替 尼

伊布替尼（ibrutinib）是一种小分子 Bruton's 酪氨酸激酶（Bruton's tyrosine kinase，BTK）抑制剂，能够与 BTK 活性中心的半胱氨酸残基共价结合，从而抑制其活性。BTK 是 B-细胞抗原受体（BCR）和细胞因子受体通路的信号分子。临床用于既往至少接受过一种治疗的套细胞淋巴瘤（MCL）和慢性淋巴细胞白血病（CLL）的治疗。不良反应包括出血、感染、骨髓抑制、肾毒性等。

维 莫 非 尼

维莫非尼（vemurafenib）是一种小分子量的激酶抑制剂，抑制 BRAF 的丝-苏氨酸激酶 V600E 突变形式。BRAF 是人类最重要原癌基因之一，绝大部分突变发生于 V600E，从而导致下游 MEK-ERK 信号通路的持续激活，引起肿瘤的生长增殖和侵袭。临床用于 BRAF V600E 突变的不可切除或转移性黑色素瘤。常见不良反应包括关节痛、疲乏、皮疹、光敏反应、脱发、恶心、呕吐、皮肤乳头状瘤和皮肤角化症等。

多靶点小分子化合物介绍如下：

索 拉 非 尼

索拉非尼（sorafenib）为多靶点抗肿瘤药物，可抑制血管内皮生长因子受体（vascular endothelial growth factor receptor，VEGFR）1、2、3，也可抑制血小板衍生生长因子受体（platelet-derived growth factor receptor，PDGFR）、Raf、Flt3 和 c-KIT 介导的信号转导。一方面通过阻断 RAF/MEK/ERK 信号传导通路，直接抑制肿瘤细胞增殖；另一方面，又通过阻断 VEGFR 和 PDGFR 途径，抑制肿瘤新生血管的形成，间接抑制肿瘤细胞的增殖。临床用于治疗不能手术的晚期肾细胞癌和肝细胞癌。常见不良反应包括腹泻、乏力、脱发、感染、手足皮肤反应、皮疹。

舒 尼 替 尼

舒尼替尼（sunitinib）可抑制 VEGFR1、2、3 和 PDGFR、干细胞因子受体（KIT）、1 型集落刺激因子受体（CSF-1R）等多种受体酪氨酸激酶活性，抑制肿瘤生长或使肿瘤消退，或抑制肿瘤转移，也可抑制肿瘤血管生成。临床用于伊马替尼治疗失败或不能耐受的胃肠道间质瘤、不能手术的晚期肾细胞癌和胰腺癌。常见不良反应有疲乏、食欲减退、恶心、腹泻、腹痛、便秘、高血压等。

克唑替尼和塞瑞替尼

克唑替尼（crizotinib）为酪氨酸激酶受体抑制剂，可抑制人肝细胞生长因子受体（c-MET）、间变性淋巴瘤激酶（ALK）和 ROS1 等多个蛋白激酶靶点。临床用于治疗 ALK 阳性的局部晚期和转移性非小细胞肺癌。可致视觉异常、肝功能异常、恶心、腹泻、呕吐、便秘、QT 间期延长等不良反应。

塞瑞替尼（ceritinib）是第二代口服小分子 ALK 抑制剂，用于此前接受过克唑替尼治疗后进展的或者对克唑替尼不耐受的 ALK 阳性的局部晚期或转移性非小细胞肺癌。

阿 昔 替 尼

阿昔替尼（axitinib）可抑制 c-KIT、PDGFRβ 和 VEGFR 多个酪氨酸激酶，为多靶点酪氨酸激酶抑制剂。临床用于治疗既往接受过一种酪氨酸激酶抑制剂或细胞因子治疗失败的进展期肾细胞癌（RCC）的成人患者。不良反应有高血压、血栓栓塞、出血、心力衰竭、胃肠穿孔和瘘管形成、甲状腺功能不全等。

培 唑 帕 尼

培唑帕尼（pazopanib）为 VEGFR-1、2、3，PDGFR 和 c-KIT 等多种酪氨酸激酶抑制剂，具有抑制肿瘤血管生成的活性。临床用于治疗晚期肾细胞癌和既往接受化疗的晚期软组织肉瘤患者。不良反应有高血压、腹泻、恶心、呕吐等。

拉 帕 替 尼

拉帕替尼（lapatinib）可抑制 ErbB1/EGFR 和 ErbB2/HER2 的酪氨酸激酶活性，抑制肿瘤细胞增殖和转移。临床用于联合卡培他滨治疗 ErbB2 过度表达的、既往接受过包括蒽环类、紫杉醇、曲妥珠单抗(赫赛汀)治疗的晚期或转移性乳腺癌。不良反应主要为胃肠道反应、皮疹、背痛、呼吸困难及失眠等。个别患者可出现左心室射血分数下降、间质性肺炎。

安 罗 替 尼

安罗替尼(anlotinib)可有效抑制 VEGFR、PDGFR、FGFR、c-KIT 等酪氨酸激酶,具有抗肿瘤血管生成和抑制肿瘤生长的作用。临床用于治疗晚期或转移性非小细胞肺癌。常见不良反应包括高血压、乏力、手足皮肤反应、胃肠道反应、肝功能异常、甲状腺功能异常和蛋白尿等。中央型肺鳞癌或有大咯血风险的患者、重度肝肾功能不全患者、妊娠期及哺乳期女性禁用。

瑞 戈 非 尼

瑞戈非尼(regorafenib)可抑制 VEGFR1、VEGFR2、VEGFR3、KIT、PDGFR-α、PDGFR-β 等多种激酶,抑制肿瘤形成、肿瘤血管生成、远处转移及肿瘤免疫逃逸等。临床用于肝细胞癌二线治疗,转移性结直肠癌(mCRC)和胃肠道间质瘤(GIST)三线治疗。常见不良反应有疲乏、食欲减低、手足皮肤反应、腹泻、口腔黏膜炎、高血压等。

(二)单克隆抗体类

作用于细胞膜分化相关抗原的单克隆抗体如下:

利妥昔单抗[基]

利妥昔单抗(rituximab,rituxan)是一种人鼠嵌合型单克隆抗体,能特异性地与跨膜抗原 CD20 结合。CD20 抗原位于前 B 和成熟 B 淋巴细胞表面,95%以上的 B 淋巴细胞型非霍奇金淋巴瘤表达 CD20,而造血干细胞、正常血细胞或其他正常组织不表达 CD20。该抗体与 CD20 抗原特异性结合后通过补体依赖性细胞毒性(CDC)和抗体依赖性细胞毒性(ADCC)等机制引起 B 细胞溶解。利妥昔单抗是全球第一个被批准用于临床治疗 B 细胞非霍奇金淋巴瘤的单克隆抗体,主要用于 CD20 阳性的低度恶性 B 细胞淋巴瘤及弥漫大 B 细胞淋巴瘤的治疗。常见不良反应为发热、畏寒和寒战等,肿瘤负荷大的患者注意肿瘤溶解综合征样反应。

阿 仑 单 抗

阿仑单抗(alemtuzumab)为人源化单克隆抗体,可靶向结合 CD52。CD52 为高表达于正常的 T、B 淋巴细胞以及恶性淋巴细胞表面的糖蛋白,但在造血干细胞表面不表达。阿仑单抗结合至 T、B 淋巴细胞表面后,导致抗体依赖性和补体介导的细胞溶解,临床用于治疗慢性淋巴细胞性白血病。常见不良反应有寒战、发热、感染、恶心、呕吐、腹泻、失眠等。

替 伊 莫 单 抗

替伊莫单抗(ibritumomab tiuxetan)是放射性同位素与小鼠 CD20 单抗的结合物,螯合剂 tiuxetan 用于结合放射性同位素^{90}Y。该药结合单克隆抗体的靶向性和放射性同位素的放射治疗作用,通过单克隆抗体对肿瘤细胞的靶向作用将同位素^{90}Y 富集在肿瘤部位,通过放射源周围 5 mm 范围内的 β 射线杀灭肿瘤细胞。用于治疗复发性或难治性 B 细胞非霍奇金淋巴瘤。常见不良反应包括血细胞减少、恶心、腹痛、咳嗽、腹泻、发热等。

托西莫单抗

托西莫单抗(tositumomab)为[131]I标记的抗CD20鼠单克隆抗体,借助抗体将放射性[131]I靶向肿瘤细胞,通过[131]I的放射性杀伤肿瘤细胞,用于治疗非霍奇金淋巴瘤。常见不良反应包括粒细胞减少、血小板减少、贫血、感染、发热、恶心等。

作用于表皮生长因子受体的单克隆抗体如下:

曲妥珠单抗[基]

曲妥珠单抗(trastuzumab,赫赛汀,Herceptin)是重组人源化单克隆抗体,选择性地作用于人表皮生长因子受体-2(HER-2)的细胞外区域,阻断HER-2介导的PI3K和MAPK信号通路,抑制HER-2过表达的肿瘤细胞增殖。临床用于治疗HER-2过表达的晚期乳腺癌以及早期乳腺癌术后的辅助治疗。主要不良反应有发热、寒战、头痛、皮疹等。

西妥昔单抗

西妥昔单抗(cetuximab,爱必妥,Erbitux)是人鼠嵌合型单克隆抗体,可特异性结合表皮生长因子受体(EGFR)以阻止EGF激活受体,抑制下游信号转导从而干扰肿瘤生长、侵袭和转移等。临床用于治疗转移性结直肠癌、头颈部鳞癌。常见不良反应有皮疹、腹泻、腹痛、便秘等。

帕妥珠单抗

帕妥珠单抗(pertuzumab)为重组人源化单克隆抗体,也是首个HER二聚化抑制性单克隆抗体。通过结合原癌基因HER-2,阻滞了HER-2与其他HER受体的杂二聚,从而减缓了肿瘤的生长。临床主要用于治疗HER-2阳性的转移性乳腺癌。

作用于血管内皮生长因子(VEGF)的单克隆抗体如下:

贝伐珠单抗

贝伐珠单抗(bevacizumab,安维汀,Avastin)为重组的人源化单克隆抗体,可选择性地与人血管内皮生长因子(vascular endothelial growth factor,VEGF)结合,抑制VEGF与其位于肿瘤血管内皮细胞上的受体结合,抑制肿瘤血管生成,从而抑制肿瘤生长,用于治疗转移性结直肠癌。不良反应主要有头痛、高血压、心肌梗死、脑血管意外、蛋白尿、胃肠穿孔、影响伤口愈合等。

(三) 其他

重组人血管内皮抑制素

重组人血管内皮抑制素(recombinant human endostatin,恩度)为血管生成抑制类生物制品,其作用机制是通过抑制血管内皮细胞的迁移达到抑制肿瘤血管的生成、阻断肿瘤细胞的营养供给,从而达到抑制肿瘤增殖或转移目的。临床主要用于联合长春瑞滨和顺铂化疗方案用于治疗初治或复治的Ⅲ/Ⅳ期非小细胞肺癌。心脏毒性为其主要不良反应,也可致腹泻、肝功能异常、皮疹等。

三、肿瘤免疫治疗药物

肿瘤免疫治疗是以激发和增强机体的免疫功能，以达到控制和杀灭肿瘤细胞的目的。肿瘤免疫治疗药物可提高肿瘤细胞的免疫原性和对效应细胞杀伤的敏感性，激发和增强机体抗肿瘤免疫应答，协同机体免疫系统高效杀伤肿瘤细胞。

伊匹木单抗

伊匹木单抗（ipilimumab）是一种单克隆抗体，能有效阻滞细胞毒性 T 淋巴细胞抗原-4（CTLA-4）的分子。CTLA-4 是免疫球蛋白超家族的成员，是细胞毒性 T 淋巴细胞表面受体之一，参与免疫反应的负调节。阻断 CTLA-4 可增加 T 细胞激活和增殖。适用于治疗不可切除的或转移性的黑色素瘤。最常见的不良反应为疲乏、腹泻、皮肤瘙痒和皮疹等，免疫介导的不良反应可能累及多个器官系统，如结肠炎、肝炎、皮炎、神经病变和内分泌病变等，根据反应的严重程度可给予皮质激素。

纳武利尤单抗

纳武利尤单抗（nivolumab，Opdivo）是一种作用于程序性死亡受体-1（programmed death-1，PD-1）的单克隆抗体，通过阻断 PD-1 与其配体 PD-L1 和 PD-L2 间相互作用，从而阻断 PD-1 通路介导的免疫抑制反应，激活肿瘤患者体内的免疫效应细胞杀瘤效应。适用于治疗表皮生长因子受体（EGFR）基因突变阴性和间变性淋巴瘤激酶（ALK）阴性、既往接受过含铂方案化疗后疾病进展或不可耐受的局部晚期或转移性非小细胞肺癌（NSCLC）成人患者。最常见的不良反应是皮疹，免疫介导的不良反应包括肺炎、结肠炎、肝炎、肾炎和肾功能不全等，治疗过程中需监测肝、肾、甲状腺功能。妊娠期、哺乳期禁用。

帕博利珠单抗

帕博利珠单抗（pembrolizumab，Keytruda）是一种人源化 PD-1 单克隆抗体，适用于经一线治疗失败的不可切除或转移性黑色素瘤。最常见不良反应有疲劳、咳嗽、恶心、瘙痒、皮疹、食欲减低、便秘、关节痛和腹泻。免疫介导的不良反应和纳武利尤单抗类似，根据反应的严重程度可给予皮质激素。

阿替利珠单抗

阿替利珠单抗（atezolizumab）是 PD-L1 单克隆抗体，与卡铂和依托泊苷联合用于广泛期小细胞肺癌（ES-SCLC）患者的一线治疗，也可用于非小细胞肺癌、三阴性乳腺癌、膀胱癌等。最常见不良反应包括疲乏、食欲减退、恶心、尿路感染、发热和便秘等。

度伐利尤单抗

度伐利尤单抗（durvalumab，Imfinzi）是 PD-L1 单克隆抗体，适用于在接受铂类药物为基础的化疗同步放疗后未出现疾病进展的不可切除、Ⅲ期非小细胞肺癌（NSCLC）患者的治疗。

特瑞普利单抗

特瑞普利单抗(toripalimab)为PD-1单克隆抗体,可与T细胞表面PD-1结合,阻断其与配体PD-L1和PD-L2的结合,从而消除PD-1信号通路免疫抑制,促进T细胞增殖,激活T细胞功能,抑制肿瘤生长。适用于既往接受过全身系统治疗失败的不可切除或转移性黑色素瘤的治疗。可见皮疹、瘙痒、发热、食欲下降、恶心、呕吐、血小板减少、肢体疼痛等及免疫相关性不良反应。

信迪利单抗

信迪利单抗(sintilimab)为PD-1受体单克隆抗体,可与PD-1结合,阻断其与PD-L1和PD-L2之间的相互作用,阻断PD-1通路介导的免疫抑制反应,包括抗肿瘤免疫反应,抑制肿瘤生长,适用于至少经过二线系统化疗的复发或难治性经典型霍奇金淋巴瘤的治疗。

第四节　细胞毒抗肿瘤药应用的药理学原则

临床上根据抗肿瘤药物的作用机制和细胞增殖动力学,设计联合用药方案,可以提高疗效、延缓耐药性、降低毒性。联合化疗的药理学原则是:① 联合应用作用于不同周期和时相的药物,发挥药物的顺序抑制、联合抑制或互补抑制效果,更有效地杀灭处于不同周期和时相的肿瘤细胞;② 联合应用毒性不同或出现毒性时间不同的药物,有可能减低毒性而增加疗效;③ 烷化剂与阻止DNA修复的药物联用,可阻断嘌呤互变而增效;④ 作用于代谢过程中相继步骤的药物联用,如抑制DNA多聚酶的阿糖胞苷和硫鸟嘌呤联用可明显增效而降低毒性。细胞毒抗肿瘤药一般根据以下原则联合用药。

一、根据细胞增殖动力学规律用药

1. 招募(recruitment)作用

即采取细胞周期非特异性药物和细胞周期特异性药物序贯应用方法。① 增长缓慢的实体瘤 G_0 期细胞较多,一般先用细胞周期非特异性药物,杀灭增殖期及部分 G_0 期细胞,使瘤体缩小而驱动 G_0 期细胞进入增殖周期。继用细胞周期特异性药物将其杀灭。② 对生长比率高、增长快的肿瘤如急性白血病,宜先用细胞周期特异性药物(作用于S期或M期的药物),以后再用细胞周期非特异性药物杀灭其他各期细胞。待 G_0 期细胞进入周期时,可重复上述疗程。此外,瘤细胞群中的细胞往往处于不同时相,若将作用于不同时相的药物联合应用,还可收到各药分别打击各期细胞的效果。

2. 同步化(synchronization)作用

即先用细胞周期特异性药物,将肿瘤细胞阻滞于某时相(如 G_1 期),当药物作用消失后,肿瘤细胞即进入下一时相,再选用作用于后一时相的药物。

二、根据抗肿瘤药物的作用机制用药

不同作用机制的抗肿瘤药合用可能增强疗效,如甲氨蝶呤和巯嘌呤的合用。

三、根据药物抗瘤谱用药

胃肠道腺癌宜用氟尿嘧啶、噻替派、环磷酰胺、丝裂霉素等。鳞癌可用博莱霉素、消卡芥、甲氨蝶呤等。肉瘤可用环磷酰胺、顺铂、阿霉素等。

四、根据药物的毒性用药

1. 减少毒性的重叠

多数抗肿瘤药均可抑制骨髓,而泼尼松、长春新碱、博莱霉素的骨髓抑制作用较少,可合用以降低毒性并提高疗效。

2. 降低药物的毒性

如用美司钠(mesna)可以减轻环磷酰胺引起的出血性膀胱炎。

制剂及用法

1. 氟尿嘧啶(5-fluorouracil)。注射剂:0.25 g,0.5 g。片剂:50 mg。静脉注射,每日 10～12 mg/kg,连用 5～10 d,总量 5～10 g 为一疗程。胸腹腔内注射,0.75～1 g/次,5～7 天 1 次。口服,0.15～0.3 g/d,分 3～4 次服用,疗程总量为 10～15 g。

2. 去氧氟尿苷(doxifluridine)。胶囊:0.2 g。片剂:0.2 g。分散片:0.2 g。口服,一天总量 0.8～1.2 g,分 3～4 次服用。

3. 替加氟(tegafur)。片剂:50 mg。胶囊:0.1 g,0.2 g。栓剂:0.5 g。注射剂:0.2 g/5 mL。口服,每天 0.8～1.2 g,分 3～4 次服用。直肠用药,500 mg/次,1～2 次/天。静脉滴注,0.8～1.0 g/d,总量 20～40 g 为一疗程。

4. 卡培他滨(capecitabine)。片剂:0.15 g,0.5 g。口服,每次 1250 mg/m²,2 次/天,治疗 2 周后停药 1 周,3 周为一疗程。

5. 甲氨蝶呤(methotrexate)。片剂:2.5 mg。注射剂:5 mg,50 mg,100 mg,1000 mg。口服,5～10 mg/次,1 次/天,1～2 次/周。静脉滴注,10～20 mg/d,5～10 次为一疗程。

6. 巯嘌呤(mercaptopurine)。片剂:25 mg,50 mg。口服,治疗白血病,每天 1.5～2.5 mg/kg,分 2～3 次口服,病情缓解后用原量 1/3～1/2 维持。治疗绒癌,每天 6.0～6.5 mg/kg,10 d 为一疗程,隔 3～4 周后可再重复疗程。

7. 硫鸟嘌呤(tioguanine,6-TG)。片剂:25 mg。口服,开始 2 mg/(kg·d)或 100 mg/m²,每天一次或分次服用,5～7 d 为一疗程。如 4 周后临床未见改进,可慎将剂量增至 3 mg(kg·d),维持量 2～3 mg/(kg·d)或 100 mg/m²。

8. 羟基脲(hydroxycarbamide)。片剂:0.25 g,0.5 g。胶囊剂:0.25 g。口服,治疗 CML,每天 20～60 mg/kg,每周两次,6 周为一疗程。治疗头颈癌、宫颈鳞癌等每次 80 mg/kg,每 3 天 1 次,需与放疗合用。

9. 盐酸阿糖胞苷(cytarabine hydrochloride)。注射剂:50 mg,100 mg,500 mg。静脉注射或静脉滴注,1～3 mg/(kg·d),10～14 d 为一疗程。

10. 安西他滨(ancitabin hydrochloride)。注射剂:100 mg。静脉滴注、静脉注射或肌内注射,100～400 mg/d,分 1～2 次注射,5～14 d 为一疗程,疗程间歇为 7～14 d。

11. 阿扎胞苷(azacitidine)。注射剂:100 mg。皮下注射,起始剂量 75 mg/m^2,1 次/天,共 7 d,每 4 周为一治疗周期。

12. 盐酸氮芥(chlorethamine hydrochloride)。注射剂:5 mg/1 mL,10 mg/2 mL。酊剂:25 mg/50 mL。静脉注射,0.1 mg/kg,每周 1 次,连用 2 次,休息 1～2 周重复。外用,适量。

13. 环磷酰胺(cyclophosphamide)。片剂:50 mg。注射剂:0.1 g,0.2 g,0.5 g,0.8 g。口服,每天 2～4 mg/kg,连用 10～14 d,休息 1～2 周重复。静脉注射,单药按体表面积每次 500～1000 mg/m^2,加生理盐水 20～30 mL,每周 1 次,连用 2 次,休息 1～2 周重复。联合用药 500～600 mg/m^2。

14. 异环磷酰胺(ifosfamide)。注射剂:0.5 g,1.0 g。静脉注射,单药治疗按体表面积每次 1.2～2.5 g/m^2,连续 5 d 为一个疗程。联合用药按体表面积每次 1.2～2.0 g/m^2,连续 5 d 为一疗程。

15. 苯丁酸氮芥(chlorambucil)。片剂:2 mg。口服,每天 0.1～0.2 mg/kg,1 次/天或分 3～4 次口服,连用 3～6 周。

16. 美法仑(melphalan)。片剂:2 mg。注射剂:50 mg。口服,每天 0.15 mg/kg,分次服用,连用 4 d,6 周后重复下一疗程。

17. 卡莫司汀(carmustine)。注射剂:125 mg。静脉注射,100 mg/m^2,1 次/天,连用 2～3 d;或 200 mg/m^2,用一次,每 6～8 周重复。

18. 司莫司汀(semustine)。胶囊剂:10 mg,50 mg。口服,单用为 200～225 mg/m^2,每 6～8 周给药一次,或 36 mg/m^2,每周 1 次,6 周为一疗程。

19. 达卡巴嗪(dacarbazine)。注射剂:100 mg,200 mg,400 mg。静脉滴注,每次 200 mg/m^2,1 次/天,连用 5 d。

20. 白消安(busulfan)。片剂:0.5 mg,2 mg。注射液:60 mg/10 mL。口服,总量 4～6 mg/m^2,1 次/天。中心静脉导管给药,0.8 mg/kg,输注 2 h,每 6 h 一次,连续 4 d,共 16 次。

21. 噻替派(thiotepa)。注射剂:10 mg/1 mL。静脉注射、动脉注射或肌内注射,每次 0.2 mg/(kg·d),连用 5～7 d,以后改为每周 2～3 次,总量为 200～400 mg。

22. 顺铂(cisplatin)。注射剂:10 mg,20 mg,30 mg,50 mg。静脉注射或静脉滴注,每次 20～30 mg,或 20 mg/m^2,溶于生理盐水 20～30 mL 中静脉注射,或溶于 5‰ 葡萄糖注射液 250～500 mL 中静脉滴注,连用 5 d 为 1 周期,一般 3～4 周,可间断用药 3～4 个周期。

23. 卡铂(crarboplatin)。粉针剂:50 mg,100 mg。静脉滴注,每次 0.3 g～0.4 g/m^2,每 3～4 周给药一次。

24. 奥沙利铂(oxaliplatin)。注射剂:50 mg,100 mg。静脉滴注,每次 130 mg/m^2,每 3 周给药一次。

25. 丝裂霉素(mitomycin)。注射剂:1 mg,10 mg。口服:每日 2～6 mg,100～150 mg 为一疗程。静脉注射,每日 4～6 mg,每周 1～2 次。

26. 盐酸博来霉素(bleomycin hydrochloride)。注射剂:1.5 万 U。静脉或肌内注射,1.5 万～3 万 U/次,每日或隔日一次,总量为 300～600 mg 为一疗程。

27. 喜树碱(camptothecine,CPT)。软膏:3 mg,9 mg。外用,适量,1 次/天。

28. 羟喜树碱(hydroxycamptothecine)。注射剂：2 mg,5 mg,8 mg,10 mg。静脉注射,10~30 mg/次,1 次/天,每周 3 次,每疗程为 6~8 周。

29. 鬼臼毒素(podophyllotoxin)。软膏：0.5%。外用,适量。

30. 依托泊苷(etoposid, vepesid, VP16)。软胶囊：50 mg。注射剂：40 mg/2 mL,100 mg/5 mL。口服,日剂量 70~100 mg/m²,连续 5 d。静脉注射,每天剂量 50~100 mg/m²,连续 3~5 日,每疗程 3~4 周。

31. 放线菌素 D(dactinomycin)。注射剂：0.2 mg。静脉注射或静脉滴注,0.2~0.4 mg/次,每天或隔天 1 次,一疗程总量为 4~6 mg。

32. 多柔比星(doxorubicin hydrochloride)。注射剂：10 mg,50 mg。静脉注射、滴注或动脉注射,50~60 mg/m²,每 3~4 周 1 次或每天 20 mg/m²,连用 3 d,停用 2~3 周后重复。

33. 盐酸柔红霉素(daunorubicin hydrochloride)。注射剂：20 mg。静脉滴注,每次 30~40 mg/m²,每 3~4 周连用 2~3 d,总量为 400 mg/m²。

34. 硫酸长春新碱(vinblastine sulfate)。注射剂：1 mg。静脉注射,1~2 mg/次,1 次/周。

35. 酒石酸长春瑞滨(vinovelbine, NVB)。胶囊：20 mg。注射剂：10 mg,20 mg,50 mg。口服,每次 60 mg/m²,1 次/周。静脉滴注,每次 25 mg/m²,1 次/周,每个疗程总量为 60~80 mg。

36. 硫酸长春地辛(vindesine sulfate)。注射剂：1 mg,4mg。静脉注射,3 mg/m²,1 次/周,每个疗程为 4~6 周。

37. 紫杉醇(paclitaxel, taxol)。注射剂：30 mg/5 mL,60 mg/10 mL。静脉滴注,135~175 mg/m²。为了防止发生严重的过敏反应,给药前应事先给予预防用药,可口服地塞米松 20 mg。

38. 多西他赛(docetaxel)。注射剂：20 mg/0.5 mL,20 mg/1 mL,40 mg/1 mL,60 mg/1.5 mL。静脉滴注,70~75 mg/m²,每三周一次。接受多西他赛治疗前必须口服糖皮质激素类药物,如地塞米松,滴注一天前服用,每天 16 mg,持续至少 3 d,以预防过敏反应和体液潴留。

39. 高三尖杉酯碱(homoharringtonine)。注射剂：1 mg/1 mL,2 mg/2 mL。静脉滴注,1~4 mg/d,加入 5% 葡萄糖注射液 250~500 mL,缓慢滴入 3 h 以上,4~6 d 为一个疗程,间歇 1~2 周再重复用药。

40. 三尖杉酯碱(harringtonine)。注射剂：1 mg/1 mL,2 mg/2 mL。静脉滴注,每日 0.1~0.2 mg/kg,7 d 为一疗程,停 2 周后再用。

41. 门冬酰胺酶(L-asparaginase)。注射剂：5000 U,10000 U。肌内或静脉注射,每次 20~200 U/kg,每天或隔天一次,10~20 次为一疗程。

42. 培门冬酶(pegasparagase)。注射剂：1500 U/2 mL。肌内注射,2500 U/m²,每 14 d 给药一次。

43. 醋酸戈舍瑞林(goserelin acetate)。缓释植入剂：3.6 mg,10.8 mg。注射埋置,腹前壁皮下,28 d 1 次。

44. 醋酸亮丙瑞林(leuprorelin acetate)。微球：3.75 mg。皮下注射,3.75 mg/次,1 次/4 周。

45. 醋酸奥曲肽(octreotide acetate)。注射剂：0.05 mg/1 mL,0.1 mg/1 mL,0.3 mg/1 mL。皮下注射,0.05~0.1 mg/次,3 次/天。

46. 枸橼酸他莫昔芬(tamoxifen citrate)。片剂：10 mg。口服,20~40 mg/d,分 1~2 次服用。

47. 来曲唑(letrozole)。片剂：2.5 mg。口服,2.5 mg/次,1 次/天。

48. 阿那曲唑(anastrozole)。片剂：1 mg。口服,1 mg/次,1 次/天。

49. 甲磺酸伊马替尼(imatinib mesylate)。片剂：100 mg。胶囊剂：100 mg。口服,400 mg/次,1 次/天。

50. 尼洛替尼(nilotinib)。胶囊剂:150 mg,200 mg。口服,400 mg/次,2次/天。

51. 吉非替尼(gefitinib)。片剂:250 mg。口服,250 mg/次,1次/天。

52. 盐酸厄洛替尼(erlotinib hydrochloride)。片剂:25 mg,100 mg,150 mg。口服,150 mg/次,1次/天。

53. 盐酸埃克替尼(icotinib hydrochloride)。片剂:125 mg。口服,125 mg/次,3次/天。

54. 马来酸阿法替尼(afatinib dimaleate)。片剂:40 mg。口服,40 mg/次,1次/天。

55. 甲磺酸奥希替尼(osimertinib dimaleate)。片剂:40 mg,80 mg。口服,80 mg/次,1次/天。

56. 依维莫司(everolimus)。片剂:2.5 mg,5 mg。口服,10 mg/次,1次/天。

57. 硼替佐米(bortezomib)。粉针剂:1.0 mg,3.5 mg。静脉注射3～5 s,剂量1.3 mg/m^2,每周给药两次(第1、4、8、11天给药),之后休息1周,3周为1周期。

58. 枸橼酸伊沙佐米(ixazomib citrate)。胶囊剂:2.3 mg,3 mg,4 mg。口服,起始剂量4 mg,在28天疗程的第1、8、15天给药。

59. 伊布替尼(ibrutinib)。胶囊剂:140 mg。口服,治疗慢性淋巴细胞白血病,420 mg/次,1次/天。治疗套细胞淋巴瘤,560 mg/次,1次/天。

60. 维莫非尼(vemurafenib)。片剂:240 mg。口服,960 mg/次,2次/天。

61. 甲苯磺酸索拉非尼(sorafenib tosylate)。片剂:200 mg。口服,400 mg/次,2次/天。

62. 舒尼替尼(sunitinib)。胶囊剂:12.5 mg,25 mg,50 mg。口服,50 mg/次,1次/天,6周为1疗程,服药4周,停药2周。

63. 克唑替尼(crizotinib)。胶囊剂:200 mg,250 mg。口服,200 mg/次,2次/天。

64. 赛瑞替尼(ceritinib)。胶囊剂:150 mg。口服,450 mg/次,1次/天。

65. 阿昔替尼(axitinib)。片剂:5 mg。口服,5 mg/次,2次/天。

66. 帕唑帕尼(pazopanib)。片剂:200 mg。口服,800 mg/次,1次/天。

67. 甲苯磺酸拉帕替尼(lapatinib ditosylate)。片剂:250 mg。口服,1250 mg/次,1次/天。

68. 盐酸安罗替尼(anlotinib hydrochloride)。胶囊剂:8 mg,10 mg,12 mg。口服,12 mg/次,1次/天。连续服药2周,停药1周,3周为一个疗程。

69. 瑞戈非尼(regorafenib)。片剂:40 mg。口服,160 mg/次,1次/天,第1～21天,每28天重复。

70. 利妥昔单抗(rituximab)。注射剂:100 mg/10 mL,500 mg/50 mL。静脉滴注,推荐剂量为375 mg/m^2,每周1次,每4～8次为一疗程。

71. 曲妥珠单抗(trastuzumab)。注射剂:440 mg。静脉滴注,初次负荷剂量4 mg/kg,滴注90 min,维持剂量每周2 mg/kg。

72. 西妥昔单抗(cetuximab)。注射剂:100 mg/20 mL。静脉滴注,每周1次,初始剂量400 mg/m^2,滴注时间120 min,以后每周剂量250 mg/m^2,滴注时间1 h。

73. 贝伐珠单抗(bevacizumab)。注射剂:100 mg/4 mL,400 mg/16 mL。静脉滴注,治疗转移性结直肠癌,5 mg/kg,每两周一次;治疗非小细胞肺癌,15 mg/kg,每3周一次;治疗神经胶质瘤和转移性肾癌,10 mg/kg,每两周一次。

74. 重组人血管内皮抑制素(recombinant human endostatin)。注射液:静脉滴注,7.5 mg/m^2,滴注时间3～4 h,1次/天,连续给药14天,休息一周。

75. 易普利姆玛(ipilimumab)。注射剂:50 mg/10 mL,200 mg/40 mL。静脉滴注,3 mg/kg,每3周1次,4次为一疗程。

76. 纳武利尤单抗(nivolumab)。注射剂:40 mg/4 mL,100 mg/10 mL。3 mg/kg,静脉滴注60

min,每 2 周 1 次,直至疾病进展或不可接受毒性。

77. 帕博利珠单抗(pembrolizumab)。注射剂:100 mg/4 mL。静脉滴注,每 3 周给予 2 mg/kg。

78. 阿替利珠单抗(atezolizumab)。注射剂:1200 mg/20 mL。每 3 周给予 1200 mg,静脉滴注 60 min。

79. 度伐利尤单抗(durvalumab)。注射剂:120 mg/2.4 mL,500 mg/10 mL。每 2 周给予 10 mg/kg,静脉滴注 60 min。

80. 特瑞普利单抗(toripalimab)。注射液:80 mg/2 mL,24 mg/6 mL。静脉滴注,3 mg/kg, 1 次/2 周。

81. 信迪利单抗(sintilimab)。注射液:100 mg/10 mL。静脉滴注,200 mg/次,1 次/3 周。

（吴向华　丁伯平）

第四十四章 影响免疫功能的药物

免疫系统(immune system)是机体执行免疫应答及免疫功能的重要系统,由免疫器官、免疫细胞和免疫活性物质组成,是机体防御病原体入侵最有效的武器。正常的免疫功能对维持机体的防御反应、自我稳定及免疫监视等诸方面至关重要,而调节疾病状态下免疫系统的失衡是免疫性疾病治疗的关键。影响免疫功能的药物是一类通过影响免疫应答反应和免疫病理反应,进而防治机体免疫功能异常所致疾病的药物,可分为免疫抑制剂和免疫增强剂。

第一节 免疫抑制剂

免疫抑制药(immunosuppressant)是一类具有免疫抑制作用的药物,临床主要用于器官移植的排斥反应和自身免疫反应性疾病。大多数免疫抑制药主要作用于免疫反应的感应期,抑制淋巴细胞增殖,也有一些作用于免疫反应的效应期。免疫抑制药物可大致分为以下几类:① 抑制 IL-2 生成及其活性的药物,如环孢素、他克莫司等;② 抑制细胞因子基因表达的药物,如糖皮质激素;③ 抑制嘌呤或嘧啶合成的药物,如硫唑嘌呤等;④ 阻断 T 细胞表面信号分子,如单克隆抗体等。近年来,针对鞘氨醇-1-磷酸(S1P)、淋巴细胞特异性酪氨酸蛋白激酶(Lck)、Janus 激酶 3(JAK3)、哺乳类动物雷帕霉素靶蛋白(mTOR)等特异靶点开发的活性高、副作用小的新型免疫抑制剂正在深入研究中。

环 孢 素[基]

环孢素(cyclosporin)又名环孢霉素 A(cyclosporin A,CsA),是由真菌的代谢产物提取的含 11 个氨基酸的环状多肽,现已能人工合成。其具有潜在的免疫抑制活性,但对急性炎症反应无作用。

【体内过程】 环孢素可口服或静脉注射给药。口服吸收慢而不完全,生物利用度为 $20\%\sim50\%$,$3\sim4$ h 达峰值。在血液中约 50% 被红细胞摄取,30% 与血红蛋白结合,血浆中游离药物仅 5%,$t_{1/2}$ 为 24 h,主要在肝脏代谢,自胆汁排出,有明显肠肝循环,体内过程有明显的个体差异。此外,环孢素的有效浓度与中毒浓度接近,临床应用时需进行血药浓度监测。

【药理作用及机制】 环孢素对多种细胞类型均有作用,与免疫抑制相关的作用主要包括以下几方面:选择性抑制 T 细胞活化,使 Th 细胞明显减少并降低 Th 与 Ts 的比例。抑制效应 T 细胞介导的细胞免疫反应如迟发型超敏反应。对 B 细胞的抑制作用弱,可部分抑制 T 细胞依赖的 B 细胞反应。环孢素能进入淋巴细胞和环孢素结合蛋白(cyclophilin)结合,进而与钙调磷酸酶结合形成复合体,抑制钙调磷酸酶活性,从而抑制 Th 细胞的活化及相关基因表达。此外,环孢素还可增加 T 细胞内转化生长因子(transforming growth factor-β,TGF-β)的表达,TGF-β 对 IL-2 诱导的 T 细胞增殖有强大的抑制作用,也能抑制抗原特异性细胞毒 T 细胞的产生。

【临床应用】

1. 器官移植

可用于抑制肾、肝、心、肺、角膜和骨髓等组织的移植排异反应,常单用或与小剂量糖皮质激素联用。

2. 自身免疫性疾病

经其他免疫抑制剂治疗无效的狼疮肾炎、难治性肾病综合征等自身免疫性疾病,对银屑病也有效。

【不良反应与护理对策】 不良反应发生率较高,其严重程度与用药剂量、用药时间及血药浓度有关,多具可逆性。

1. 肾毒性

肾毒性是最常见的不良反应,发生率为 70%～100%。用药时应控制剂量,并密切监测肾功能,血清肌酐水平超过用药前 30%,即应减量或停用。

2. 肝损害

多见于用药早期,表现为高胆红素血症,转氨酶、乳酸脱氢酶、碱性磷酸酶升高。多数可于减量后缓解,用药期间应定期检查肝功能。

3. 神经系统毒性

多见于长期用药,表现为震颤、惊厥、癫痫发作、神经痛、精神错乱、共济失调等。减量或停药后可缓解。

4. 胃肠道反应

常见恶心、呕吐、食欲减退等。与食物同用可减轻。

5. 其他

常见齿龈增生、多毛症等。一般无需处理,停药后可逐渐恢复。

有恶性肿瘤史、未控制的高血压、肾功能减退、免疫缺陷者以及孕妇和哺乳期妇女禁用。肝功能不良、高钾血症者以及老年人慎用。

【药物相互作用】 与苯妥英钠、苯巴比妥、利福平等肝药酶诱导剂合用可降低本品血药浓度。与酮康唑、红霉素等肝药酶抑制剂合用可提高本品血药浓度。与两性霉素 B、氨基糖苷类抗生素、复方新诺明等合用时加重肾毒性。

他 克 莫 司

他克莫司(tacrolimus)是一种强效免疫抑制剂,从链霉菌属(*Streptomyces tsukubaensis*)分离而得,化学结构属 23 元环大环内酯类。

【体内过程】 口服吸收快,吸收部位主要在小肠上段,血药浓度达峰时间为 1～2 h,生物利用度为 25%。$t_{1/2}$ 为 5～8 h,有效血药浓度可维持 12 h。经肝脏 CYP3A4 脱甲基和羟化代谢后,经肠道排泄。

【药理作用及机制】 他克莫司作用于细胞 G_0 期,能抑制不同刺激所致的淋巴细胞增殖,包括刀豆素 A、T 细胞受体的单克隆抗体、CD3 复合体等,但对 IL-2 刺激而引起的淋巴细胞增殖无抑制作用。本品还能抑制 Ca^{2+} 依赖性 T 和 B 淋巴细胞的活化,抑制 T 细胞依赖的 B 细胞产生免疫球蛋白。

【临床应用】 主要用于抑制器官移植排斥反应,如肝、肾和骨髓移植。对肝移植疗效最好,可降低急性排异反应的发生率和再次移植率,减少糖皮质激素的用量。还可以用于类风湿性关节炎、肾病综合征等自身免疫性疾病。

【不良反应与护理对策】

1. 中枢神经系统反应

轻者可出现头痛、震颤、失眠、畏光、感觉迟钝等症状,重者可出现运动不能、缄默症、癫痫发作等,减量或停用后多可消失。

2. 肾毒性

可出现肾功能异常,如肌酐和尿素氮升高、尿量减少等。用药期间应监测肾功能,出现异常应立即停药。

3. 内分泌系统反应

对胰岛细胞具有毒性作用,可导致高血糖和糖尿病。用药期间应监测血糖,糖尿病患者慎用。

孕妇、哺乳期妇女及对大环内酯类药物过敏者禁用。肝肾功能不良者慎用。

【药物相互作用】 他克莫司与环孢素合用可延长其 $t_{1/2}$,肾毒性累加。与巴比妥类药物、苯妥英钠、利福平、卡马西平、异烟肼等肝药酶诱导剂合用,可降低血药浓度。与溴隐亭、可的松、红霉素、奥美拉唑等肝药酶抑制剂合用,可抑制本品代谢,增加本品的血药浓度及毒性。与肾毒性药物,如氨基糖苷类抗生素、两性霉素 B、万古霉素等合用,可增加肾毒性。

咪 唑 立 宾

咪唑立宾(mizoribine,MZ)是从土壤霉菌的培养液中获得的咪唑类抗生素。作为免疫抑制剂,可作为肾移植后的常规免疫抑制药物。与同类药物硫唑嘌呤相比,肝毒性和骨髓抑制作用较小。主要不良反应是胃肠道反应、血液系统障碍和过敏症状,偶见骨髓抑制和急性肾衰竭。

糖皮质激素类

糖皮质激素(glucocorticoids)为一类具有多种生物活性的非选择性免疫抑制药,毒副作用大。常用泼尼松、泼尼松龙和地塞米松等,作用广泛而复杂,且随剂量不同而异。生理情况下所分泌的糖皮质激素主要影响物质代谢过程,超生理剂量则发挥抗炎、抑制免疫等药理作用。

【体内过程】 口服、注射均可吸收。口服可的松或氢化可的松后 $1\sim2$ h 血药浓度达峰值,一次给药药效持续 $8\sim12$ h。药物吸收后,主要在肝脏代谢,与葡萄糖醛酸或硫酸结合,经尿排出体外。

【药理作用】 作用于免疫反应的各期,通过抑制转录因子、降低其对多种炎症因子转录的上调,进而减少炎症因子的生成。具有抗炎、免疫抑制、抗毒和抗休克等作用。其抑制免疫反应的机制包括:抑制巨噬细胞对抗原的吞噬和处理,抑制 IL-1 的合成和分泌;抑制淋巴细胞 DNA 合成和有丝分裂,破坏淋巴细胞,使外周淋巴细胞数量减少;抑制辅助性 T 细胞和 B 细胞,使抗体生成减少;抑制细胞因子如 IL-2、IL-6 等基因表达,减轻效应期的免疫性炎症反应等。

【临床应用】　主要用于器官移植的抗排斥反应、自身免疫疾病和变态反应性疾病。用于抗慢性排斥反应时,常将泼尼松与环孢素等其他免疫抑制剂合用,于器官移植前 1~2 d 开始给药。对于抗急性排斥反应,多采用泼尼松大剂量给药。

【不良反应】　诱发或加重感染为主要不良反应。较大剂量易引起糖尿病、消化道溃疡等。长期应用后突然停药可引起反跳现象。患有严重精神病、癫痫、糖尿病、活动性溃疡病以及新近胃肠手术者和孕妇禁用。

抗 代 谢 药

硫唑嘌呤[基](azathioprine,Aza)、甲氨蝶呤(methotrexate,MTX)、巯嘌呤(mercaptopurine,6-MP)是常用抗代谢药,其中 Aza 最为常用,通过干扰嘌呤代谢的所有环节,抑制嘌呤核苷酸合成,进而抑制细胞 DNA、RNA 及蛋白质的合成,发挥抑制 T、B 淋巴细胞及自然杀伤细胞(NK)的效应,故能同时抑制细胞免疫和体液免疫反应,但不抑制巨噬细胞的吞噬功能。T 细胞较 B 细胞对该类药物更为敏感,但不同亚群 T 细胞的敏感性有差别。主要用于肾移植排斥反应和类风湿性关节炎、系统性红斑狼疮等多种自身免疫性疾病的治疗。最主要的不良反应为骨髓抑制,其他毒性反应包括胃肠道反应、口腔食管溃疡、皮疹及肝损害等。用药时应常规监测肝肾功能。

吗替麦考酚酯[基]

吗替麦考酚酯(mycophenolatemofetil,霉酚酸酯)又名麦考酚吗乙酯,是一种真菌抗生素的半合成衍生物。口服吸收迅速,生物利用度较高,血浆药物浓度 1 h 左右达峰值,有明显肠肝循环,$t_{1/2}$ 为 16~17 h。在体内可转化成霉酚酸(mycophenolic acid,MPA),而 MPA 是次黄嘌呤单核苷磷酸脱氢酶(inosine 5-monophosphate dehydrogenase,IMPDH)的抑制剂,能抑制经典途径中嘌呤的合成,导致鸟嘌呤生成减少。可抑制 T 细胞和 B 细胞的增殖与抗体生成,抑制细胞毒性 T 细胞的产生;能快速抑制单核-巨噬细胞的增殖,减轻炎症反应;减少细胞黏附分子,抑制血管平滑肌的增殖。主要用于肾移植和其他器官的移植。不良反应为腹泻,减量或对症治疗可消除,无明显的肝、肾毒性。

单克隆抗体

巴利昔单抗(basiliximab)和达珠单抗(daclizumab)是 IL-2 受体的单克隆抗体,可以阻断 Th 细胞 IL-2 受体,从而发挥免疫抑制效应。用于预防肾移植术后的早期急性器官排斥,常与环孢素和皮质类固醇激素为基础的二联免疫抑制剂治疗方案(成人和儿童)或长期的环孢素、皮质类固醇激素和硫唑嘌呤/吗替麦考酚酯为基础的三联免疫抑制剂治疗方案(仅成人)联合使用。不良反应主要表现为寒战、发热、呕吐、呼吸困难等。

利妥昔单抗(rituximab)是一种嵌合鼠/人的单克隆抗体,该抗体与前 B 和成熟 B 淋巴细胞膜的 CD20 抗原特异性结合,并引发 B 细胞溶解。适用于治疗非霍奇金淋巴瘤、慢性淋巴细胞白血病和自身免疫性疾病。不良反应主要表现为与输液相关的不良反应、腹泻、消化不良等,也可出现心脏、神经系统不良反应。

环 磷 酰 胺

环磷酰胺(cyclophosphamide,CTX)为常用的烷化剂,不仅杀伤增殖期淋巴细胞,而且影响某些静止细胞,故使循环中淋巴细胞数目减少。B细胞较T细胞对该药更为敏感,因而能选择性地抑制B细胞。还可以明显降低NK细胞的活性,从而抑制初次和再次体液与细胞免疫反应。临床常用于防止排异反应与移植物抗宿主反应,以及长期应用糖皮质激素不能缓解的多种自身免疫性疾病。不良反应有骨髓抑制、胃肠道反应、出血性膀胱炎及脱发等。

来 氟 米 特

来氟米特(leflunomide)为具有抗增殖活性的异噁唑类免疫抑制药,口服吸收后,在肠道和肝脏内迅速转化为活性代谢产物A771726,后者可抑制二氢乳清酸脱氢酶(DHODH)活性,阻断嘧啶的从头合成途径,影响DNA和RNA的合成,使活化的淋巴细胞处于G1/S交界处或S期休眠。来氟米特具有选择性抑制活化T细胞的功能,此外还可阻断活化的B细胞增殖,减少抗体生成。不仅有免疫抑制作用,还有明显的抗炎作用。临床主要用于治疗类风湿关节炎、抗移植排斥反应及其他自身免疫性疾病。不良反应少,主要有腹泻、可逆性转氨酶升高、皮疹,由于其半衰期较长,可产生蓄积毒性。

雷公藤多苷[基]

雷公藤多苷(tripterygium glycosides,TG)是从卫矛科植物雷公藤根中提取精制而成的一种脂溶性混合物。

【药理作用及作用机制】 具有较强的抗炎和免疫抑制作用。① 抗炎作用:通过抑制多种炎症因子IL-1、IL-6、IL-8、TNF-α的产生而发挥抗炎作用;② 免疫抑制作用:在细胞免疫方面,大剂量(60 mg/kg)TG可使动物胸腺萎缩,治疗剂量TG可抑制T细胞增殖反应和T细胞对刀豆素A的增殖反应。

【临床应用】

1. 类风湿关节炎

TG抑制类风湿关节炎患者外周血单核细胞体外培养产生PCE_2的作用,这可能也是其抗炎机制之一。TG联合小剂量甲氨蝶呤用于治疗老年性类风湿性关节炎。

2. 系统性红斑狼疮

TG联合环磷酰胺治疗难治性狼疮肾炎的疗效确切。

3. 肾脏疾病

TG治疗肾炎、肾病综合征、肾小球疾病,对狼疮模型的肾小球硬化具有明确的保护作用。

4. 其他疾病

治疗重症肌无力、皮肌炎、银屑病、急性前葡萄膜炎、溃疡性结肠炎等,TG可降低子宫内膜异位症术后复发率,也是治疗过敏性紫癜的有效药物。

【不良反应与护理对策】 主要有皮肤过敏反应、心血管系统、消化系统、造血系统、泌尿系统、神经系统不良反应,也可引起脱发、色素沉着、腰痛等。用药期间应注意定期随诊并检查血、尿常规及心电图和肝肾功能，必要时停药并给予相应处理。儿童、育龄期有孕育要求者、孕妇和哺乳期妇女禁用，心、肝、肾功能不全、严重贫血、白细胞和血小板降低者禁用。

抗胸腺细胞免疫球蛋白

抗胸腺细胞球蛋白（antithymocyte golbulin，ATG）系由人胸腺细胞免疫动物获得。ATG 含有细胞毒性抗体，能与人 T 淋巴细胞表面 CD2、CD3、CD4、CD25 等分子结合，在血清补体参与下，使外周血淋巴细胞裂解。对 T 细胞、B 细胞均有破坏作用，但对 T 细胞的作用较强。主要用于防治器官移植排斥反应，与其他免疫抑制剂如糖皮质激素等联用，可使同种异体肾移植的一年存活率提高 10%～15%，还可明显减少糖皮质激素的用量。亦可用于治疗白血病、多发性硬化症、重症肌无力、溃疡性结肠炎、类风湿性关节炎等疾病。常见不良反应有寒战、发热、血小板减少、关节疼痛和血栓性静脉炎等。静脉注射可引起血清病及过敏性休克。重复肌内注射，可致注射部位剧烈疼痛，可以少量多次深部肌内注射，或加用局部麻醉药，亦可通过理疗、超声波按摩等措施加速吸收，缓解疼痛。

第二节　免疫增强剂

免疫增强剂（immunostimulants）是一类能激活免疫活性细胞，增强机体免疫功能，使低下的免疫功能恢复正常，或具有佐剂作用，增强抗原的免疫原性，加速诱导免疫应答反应的药物。临床主要用于免疫缺陷性疾病、恶性肿瘤及难治性细菌或病毒感染。免疫增强药种类繁多，包括提高巨噬细胞吞噬功能的药物如卡介苗等，提高细胞免疫功能的药物如左旋咪唑、转移因子及其他免疫核糖核酸、胸腺素等，提高体液免疫功能的药物如丙种球蛋白等。

干　扰　素[基]

干扰素（interferon，IFN）是一族可诱导的分泌性糖蛋白，主要分为 α、β、γ 三类。对酸、碱、热有较强耐受性，但易被蛋白酶等破坏。哺乳动物的淋巴细胞、巨噬细胞及成纤维细胞均可因病毒感染或其他刺激产生 IFN。IFN 具有高度的种属特异性，现已采用 DNA 重组技术生产重组人干扰素。

【体内过程】　口服不吸收，肌内或皮下注射，α 干扰素吸收率在 80% 以上，而 β 及 γ 干扰素的吸收率较低。全身给药后，可再分布至呼吸道分泌物、脑脊液、眼和脑。IFN-α、IFN-β 和 IFN-γ 血浆消除 $t_{1/2}$ 分别为 2 h、1 h 和 0.5 h，注射 4～8 h 血药浓度达峰值。

【药理作用及机制】　干扰素具有抗病毒、抗肿瘤和免疫调节作用。IFN-α 与 IFN-β 的抗病毒作用强于 IFN-γ。IFN-γ 具有免疫调节作用，能活化巨噬细胞，表达组织相容性抗原，介导局部炎症反应。IFN-γ 对免疫应答的总效应取决于剂量和注射时间，致敏前或大剂量给药可抑制免疫，致敏后或小剂量给药可增强免疫，其机制可能是通过不同的细胞膜受体介导。

【临床应用】　IFN 为广谱抗病毒药，可用于预防感冒、乙型肝炎、带状疱疹、腺病毒性角膜炎等感染，也可用于肿瘤辅助治疗、抑制器官移植的排斥反应、类风湿关节炎和多发性硬化症等。

【不良反应与护理对策】 大剂量可致可逆性血细胞减少,以白细胞和血小板减少为主,故用药期间应定期检查血常规。偶有变态反应、肝功能障碍及注射局部疼痛、红肿等。过敏体质、严重肝及肾功能不全、白细胞及血小板减少患者慎用。

白介素-2

白介素-2(interleukin-2,IL-2)是由白细胞或其他细胞产生并介导白细胞间相互作用的一类细胞因子,也称为 T 细胞生长因子。现应用基因工程技术生产,称重组人白介素-2。

【药理作用及机制】 IL-2 能激活细胞毒性 T 淋巴细胞(CTL),促进其他细胞因子合成,增强 NK 细胞活性,并对 CTL 和巨噬细胞有预激活作用。部分淋巴细胞经 IL-2 刺激后可转化为具有广谱杀伤肿瘤细胞和淋巴因子激活的杀伤细胞。同时,IL-2 可直接作用于 B 细胞,促进其增殖、分化和分泌免疫球蛋白。

【临床应用】

1. 抗肿瘤

IL-2 可增强机体对肿瘤的免疫力。常与其他细胞因子或化疗药物联用,治疗肾细胞癌、黑色素瘤、非霍奇金淋巴瘤、结肠癌、膀胱癌、卵巢癌、多发性骨髓瘤、肝癌等。

2. 感染性疾病

IL-2 本身无直接抗病毒作用,但可通过增强 CTL、NK 细胞的活性,以及诱导 IFN-γ 产生而介导抗病毒作用,对某些因细胞免疫功能低下的病毒感染患者有效。对活动性肝炎和单纯疱疹病毒感染等也有一定的疗效。

【不良反应与护理对策】 常见有发热、寒战等流感样症状,一般无需处理,严重时可静脉注射派替啶控制寒战,用对乙酰氨基酚退热。大剂量用药,可引起毛细血管渗漏综合征、严重低血压,并可产生致命性心血管毒性,一旦发生,应立即停药,并及时对症处理。严重低血压、严重心肾功能不全、高热者禁用,孕妇慎用。

胸 腺 肽

胸腺肽(thymopolypeptides)是从动物胸腺中分离的一组活性多肽。主要作用为促进 T 细胞分化成熟,并可调节胸腺细胞的末端脱氧核苷酸转移酶水平,刺激 IFN、IL-2 及其受体产生,纠正免疫缺陷,与其他调节剂如 IFN-α、IL-2、胸腺因子等有协同作用。临床主要用作肿瘤及慢性活动性肝炎的免疫调节。少数患者用药后出现过敏反应,注射前应做皮试。也可引起白细胞减少,用药期间应定期检查白细胞数,若有粒细胞减少,应立即停药。

转 移 因 子

转移因子(transfer factor,TF)是从健康猪或牛脾脏中提取的多肽、氨基酸和多核苷酸等,不被 RNA 酶、DNA 酶及胰酶破坏,无抗原性。TF 对细胞免疫功能呈双向调节作用,但对体液免疫无影响,还能促进干扰素的释放。主要用于原发或继发性细胞免疫缺陷病、难治性病毒或真菌感染以及肿瘤的辅助治疗。但对原发性淋巴细胞功能障碍、胸腺发育不全或 T 细胞活性完全缺如的患者,单用无效。先天性低丙种球蛋白血症患者经 TF 治疗后,IgG 的生成能得到改善。

不良反应较少。注射局部有酸、胀、痛感,个别病例出现皮疹、皮肤瘙痒、短暂发热。慢性活动性肝炎患者用药可使肝损伤加重。

左 旋 咪 唑

左旋咪唑(levamisole,LMS)为口服免疫调节药物,口服易吸收,主要在肝内代谢,经肾排泄的原形不到 5%。本品及其代谢物的消除 $t_{1/2}$ 分别为 4 h 和 16 h,但单次剂量的免疫调节作用可持续 5～7 d,故目前常用每周一次的治疗方案。

左旋咪唑的免疫调节作用具有双向性,对免疫功能低下者,可促进抗体生成和恢复低下的细胞免疫功能,增强巨噬细胞的趋化和吞噬功能;对自身免疫性疾病患者,可减少其抗体的生成,但对正常人无明显影响。主要用于免疫功能低下者恢复免疫功能,增强机体抗病能力。与抗癌药物合用治疗肿瘤,可巩固疗效,减少复发和转移,延长缓解期。可改善多种自身免疫疾病如类风湿关节炎、系统性红斑狼疮等免疫功能异常症状。不良反应发生率较低,主要有恶心、呕吐、腹痛等,少数有发热、头痛、乏力等现象。

卡 介 苗

卡介苗(bacillus calmette-guerin,BCG)又名结核菌素,是牛型结核杆菌的减毒活疫苗,为非特异性免疫增强剂。

【药理作用及机制】　BCG 具有免疫佐剂作用,能增强与其合用的抗原的免疫原性,加速诱导免疫应答,提高细胞和体液免疫的功能;并能刺激多种免疫细胞如巨噬细胞、T 细胞、B 细胞和 NK 细胞活性,增强机体的非特异性免疫功能。研究表明预先或早期应用 BCG,可增强小鼠对病毒或细菌感染的抵抗力,延长荷瘤动物的生存时间,减慢肿瘤增长速度及减少转移,降低死亡率。

【临床应用】　主要用于肿瘤的辅助治疗,如恶性黑色素瘤、白血病及肺癌,亦可用于乳腺癌、消化道肿瘤,可延长患者的存活期。也用于膀胱癌术后灌洗,可预防肿瘤的复发。

【不良反应与护理对策】　注射局部可见红斑、硬结和溃疡,可用 1% 龙胆紫涂抹以防感染,一般 8～12 周可结痂愈合。反复瘤内注射可发生过敏性休克或肉芽肿性肝炎,一旦发生,应立即停药,对症处理。剂量过大可降低免疫功能,促进肿瘤生长。

依 那 西 普

依那西普(etanercept)是由肿瘤坏死因子(tumor necrosis factor,TNF)受体的 P75 蛋白的膜外区与人 IgG 的 Fc 段融合构成的二聚体。依那西普与血清中可溶性 TNF-α 和 TNF-β 有较高的亲和力,可结合 TNF-α 和 TNF-β,并由此阻断二者与细胞表面的 TNF 受体结合,抑制由 TNF 受体介导的异常免疫反应及炎症过程。中度至重度活动类风湿性关节炎的成年患者对包括甲氨蝶呤在内的 DMARD(改善病情的抗风湿药)无效时,可用依那西普与甲氨蝶呤联用治疗。重度活动性强直性脊柱炎的成年患者对常规治疗无效时可使用依那西普治疗。常见不良反应包括注射部位疼痛、肿胀、瘙痒、红斑、上呼吸道感染、支气管炎、膀胱感染、皮肤感染等。也可引起血液系统、神经系统、免疫系统等严重反应。

免疫核糖核酸

免疫核糖核酸(immunogenic RNA,IRNA)是动物经抗原免疫后从其免疫活性细胞(如脾细胞、淋巴结细胞)中提取的核糖核酸,作用类似于转移因子,可以传递对某些抗原的特异免疫活力,使未致敏的淋巴细胞转为免疫活性细胞,传递细胞免疫和体液免疫。临床用于恶性肿瘤的辅助治疗,并适用于流行性乙型脑炎和病毒性肝炎的治疗。

制剂与用法

1. 环孢素(cyclosporin)。胶囊:25 mg。软胶囊:25 mg,50 mg。口服溶液:5 g/50 mL。注射液:250 mg/5 mL。口服,一天 10~15 mg/kg,于器官移植前 3 h 开始应用并持续 1~2 周,然后逐渐减至维持量 5~10 mg/kg。静脉滴注,可将 50 mg 以生理盐水或 5% 葡萄糖注射液 200 mL 稀释后,于 2~6 h 缓慢静脉滴注,剂量为口服剂量的 1/3。

2. 他克莫司(tacrolimus)。胶囊:1 mg,5 mg。软膏:0.03%、0.1%。口服,成人每天 150~250 μg/kg,儿童每天 200~300 μg/kg,分 3 次服。静脉注射,成人每天 25~50 μg/kg,儿童每天 50~100 μg/kg。外用,在患处皮肤涂上一薄层软膏,轻轻擦匀,并完全覆盖,2 次/天,持续至特应性皮炎症状和体征消失后一周。

3. 吗替麦考酚酯(mycophenolate mofetil)。片剂:0.25 g,0.5 g。注射剂:0.5 g。胶囊:0.25 g,0.5 g。分散片:0.25 g,0.5 g。口服,1.0 g/次,2 次/天,对于肾移植患者,应在肾移植前 72 h 给予。对于肝脏移植患者,0.5~1.0 g/次,2 次/天。

4. 巴利昔单抗(basiliximab)。注射剂:20 mg。静脉给药,总剂量为 40 mg,分 2 次给予,每次 20 mg。首次 20 mg 应于术前 2 h 内给予,第 2 次 20 mg 应于移植术后 4 d 给予。

5. 利妥昔单抗(rituximab)。注射液:100 mg/10 mL,500 mg/50 mL。治疗滤泡性非霍奇金淋巴瘤,推荐剂量为 375 mg/m² BSA(体表面积),静脉给入,每周 1 次,22 d 的疗程内共给药 4 次。治疗弥漫大 B 细胞性非霍奇金淋巴瘤,应与 CHOP 化疗联合使用,推荐剂量为 375 mg/m² BSA,每个化疗周期的第 1 天使用。

6. 来氟米特(leflunomide)。片剂:5 mg,10 mg。口服,开始 3 d 给予负荷剂量 50 mg/次,1 次/天,之后根据病情给予维持剂量一天 10 mg 或 20 mg。

7. 雷公藤多苷(leigongtengduogan)。片剂:10 mg。口服,按体重每 1 kg 每天 1~1.5 mg,分 3 次饭后服用。

8. 卡介苗(bacillus calmette-guerinvaccine)。剂量:0.25 mg,0.5 mg。上臂外侧三角肌中部略下处皮内注射。

9. 重组人白介素-2(recombinant human interleukin-2)。注射液:5 万 U、10 万 U、20 万 U、50 万 U、100 万 U。静脉滴注,一次用本品 10 万~80 万 U,加入 500 mL 氯化钠注射液中,静脉滴注 2~3 h,1 次/天,4~6 周为一疗程。皮下注射,一次 50 万~100 万 U,用 2 mL 氯化钠注射液溶解,皮下注射一周 2~3 次,6 周为一疗程。

10. 盐酸左旋咪唑(levamisole hydrochloride)。片剂:25 mg,50 mg。口服,治疗肿瘤,50 mg/次,3 次/天,每两周用药 3 d 或每周用药 2 d。治疗自身免疫性疾病,50 mg/次,2~3 次/天,连续用药。

11. 胸腺肽(thymopolypeptides)。肠溶片:5 mg,10 mg,20 mg。肠溶胶囊:5 mg,15 mg。注射液:5 mg/2 mL,10 mg/2 mL,20 mg/2 mL。口服,5~30 mg/次,1~3 次/天。皮下或肌内注射,10~20 mg/次,1 次/天。静脉滴注,20~80 mg/次,溶于 500 mL 0.9% 氯化钠注射液或 5% 葡萄糖注射液,1 次/天。

12. 转移因子(transfer factor)。胶囊:3 mg(多肽):100 μg(核糖),6 mg(多肽):200 μg(核糖)。注射液:2 mL:3 mg(多肽):100 μg(核糖),2 mL:6 mg(多肽):200 μg(核糖)。口服,一次 3~6 mg/次,2~3 次/天。皮下注射,2~4 mL/次,1~2 次/周。

13. 依那西普(etanercept)。注射液:25 mg,50 mg。皮下注射,25 mg/次,2 次/周(间隔 72~96 h)或 50 mg/次,1 次/周。

14. 抗乙肝免疫核糖核酸(immunoglobulin ribonucleic acid of anti-hepatitis B)。注射剂:1 mg,2 mg,4 mg。肌内或皮下注射,2~4 mg/次,2~3 次/周。

15. 抗肿瘤免疫核糖核酸(immunoglobulin ribonucleic acid of anti-cancer)。注射剂:2 mg,4 mg。皮下注射,2~4 mg/次,1 次/天。

(王宏婷　杨解人)

第四十五章　维生素类药物

维生素(vitamin)是调节人体物质代谢和维持正常生理功能的一类微量有机物质。在摄入过少、机体需要量增加或吸收障碍等情况下，可引起维生素缺乏症。维生素种类较多，按其溶解性分为脂溶性和水溶性两类。

第一节　脂溶性维生素

脂溶性维生素(lipid-soluble vitamin)是疏水性化合物，能溶于脂肪及非极性有机溶剂，随脂肪经淋巴系统吸收，在血液中与脂蛋白或特异性蛋白结合而运输，并在体内有一定的储量。脂类吸收障碍或食物中长期缺乏可引起相应维生素缺乏症，摄入过多可导致中毒。临床常用药物有维生素 A、D、E 和 K，维生素 K 详见第二十八章。

维 生 素 A

维生素 A(vitamin A)是由 β-白芷酮环和两分子异戊二烯构成的多烯化合物，具有顺反异构体，其中全反式维生素 A 活性最强，也称为视黄醇(retinol)。维生素 A 在动物性食物如肝脏、肉类、蛋黄、乳制品中含量丰富。维生素 A 在空气中易氧化，遇光易变质。

【体内过程】　口服易吸收，达峰时间为 4 h。吸收后大部分贮存于肝脏，视网膜中含量也较高，少量分布于乳汁，按机体需要向血中释放。入血后 90%～95% 与维生素 A 结合蛋白结合，当给药剂量超过该蛋白的结合能力时，游离态维生素 A 增多，将引起机体毒性反应。维生素 A 几乎全部以代谢产物形式由尿及粪便排出。

【药理作用及机制】

1. 构成视杆细胞内感光物质

维生素 A 在体内可氧化成 11-顺式视黄醛和全反式视黄醛两种异构体。11-顺式视黄醛与视蛋白构成视网膜视杆细胞内的感光物质视紫红质。通过视紫红质的合成与分解，完成视循环，出现暗视觉。当维生素 A 缺乏时，视杆细胞内视紫红质合成受阻，视网膜对弱光敏感性降低，暗适应时间延长，严重时会导致夜盲症。

2. 调控细胞的生长与分化

维生素 A 参与黏多糖合成，促进基底上皮细胞分泌黏蛋白，抑制上皮组织角化，维持皮肤、结膜、角膜等正常功能。如缺乏可导致上皮细胞萎缩、角质化或黏液细胞分泌停止，同时使溶酶体增多,破坏皮肤和黏膜的完整性,出现皮肤粗糙干燥、眼干燥症及角膜软化症等。维生素A对于免疫系统细胞的分化具有重要作用,可提高机体抗过敏、抗菌、抗病毒及抗癌能力。

【临床应用】 用于维生素A缺乏所引起的皮肤粗糙与干燥、眼干燥症、角膜软化症和夜盲症等。预防婴幼儿、妊娠及哺乳期妇女维生素A缺乏。对维生素A吸收和贮存不良患者,如脂肪便、胆管闭塞、肝硬化、胃全切除者需长期服用。尚可用于上皮细胞癌和食管癌的辅助治疗。

【不良反应与护理对策】

1. 急性中毒

长期大剂量服用,成人一次超过100万U,儿童一次超过30万U可引起急性中毒。6个月～3岁的婴幼儿发生率最高,表现为口腔溃疡、齿龈出血、呕吐、腹泻、异常激动、头晕、复视、剧烈头痛、惊厥等。婴儿可出现颅内压增高、脑积水,严重者可导致死亡。一旦发生需立即停药,给予维生素C、维生素B_1和糖皮质激素,同时进行静脉补液和对症处理。

2. 慢性中毒

成人每日口服5万～50万U,婴幼儿每日口服1万U,连续数月可引起慢性中毒。主要症状为食欲缺乏、头痛、发热、腹痛、皮肤瘙痒、易激动、毛发脱落、骨关节疼痛,婴儿和儿童可有囟门膨起、颅内压增高、复视、视乳头水肿甚至失明。停药后大部分症状可于几周内消失。一旦出现上述症状应立即停药并对症处理。

3. 其他

孕妇一日量不宜超过6000U,超量服用可导致胎儿畸形,生长迟缓。过量摄入维生素A可能导致骨骼发育受损,严重者可引起骨折。

【药物相互作用】

(1) 本药属脂溶性维生素,食物中的脂肪、蛋白质与体内的胆盐和维生素E有助于维生素A吸收。因此,在服药期间要保证食物中一定量的油脂,或同时服用维生素E。大量维生素A与香豆素同服,可导致凝血酶原降低。

(2) 氢氧化铝使小肠上段胆酸减少,影响维生素A吸收。考来烯胺、矿物油、硫糖铝、液状石蜡、新霉素能干扰维生素A吸收。口服避孕药可提高血浆维生素A浓度。

维 生 素 D[基]

维生素D(vitamin D)为类固醇衍生物,包括5种亚型,其中与健康密切相关的是维生素D_3(cholecalciferol,胆骨化醇)和维生素D_2(ergocalciferol,麦角骨化醇)。动物鱼油、蛋黄、肝脏等富含维生素D_3,植物中富含维生素D_2。人的表皮中储存有维生素D_3原(7-脱氢胆固醇),在紫外线(波长290～315 nm)作用下可转变为维生素D_3。蕈菌和酵母菌中的麦角固醇可转变为维生素D_2。

【体内过程】 维生素D口服或注射均易吸收,但在胃肠道吸收时需借助胆汁酸。皮肤内合成的维生素D_3可从微血管进入血液循环。维生素D在血浆中与α-球蛋白结合分布全身,可进入乳汁,大部分贮存于肝脏。血浆$t_{1/2}$为20～30 h,其代谢产物或原型主要从胆汁经粪便排出,少量代谢物经尿排泄。

【药理作用及机制】 维生素D在肝中经25-羟化酶催化生成25-$(OH)D_3$(体内主要贮存形式),进一步在肾脏羟化成1,25-$(OH)_2D_3$(体内主要活性代谢物)。后者在靶细胞内与特异性核受体结合,调节相关基因表达而产生作用。

1. 调节血钙水平

通过调节钙结合蛋白、骨钙蛋白等基因的表达及信号传导系统使钙通道开放,发挥其对钙磷代谢的快速调节作用。维生素 D 能促进钙与磷酸盐在小肠吸收,并促进肾小管对钙、磷重吸收,减少尿中钙、磷排出;还通过与甲状旁腺素协同作用,促进骨钙游离入血,升高血钙、磷含量,有利于骨盐沉积。因此,维生素 D 通过加强钙、磷更新,有利于骨骼的正常生长和钙化。

2. 影响细胞分化

调节皮肤、心、脑、大肠、前列腺、乳腺、骨骼肌、胰腺 β 细胞、单核细胞和活化的 T 和 B 淋巴细胞等组织细胞分化,对某些肿瘤细胞还具有抑制增殖和促进分化的作用。

【临床应用】 主要用于防治佝偻病、婴儿手足搐搦症和骨质软化症,也可用于防治龋齿和用作骨折的辅助治疗。

【不良反应与护理对策】 长期过量服用维生素 D 可导致血钙过高,早期征兆包括口渴、便秘、恶心、腹痛、食欲缺乏、嗜睡、头痛及心律失常等症状;后期症状包括全身各个部位出现肌肉和软组织钙化、尿钙排出增多和肾功能损害等。如出现维生素 D 中毒症状应立即停药,采用低钙饮食,适当补充钾、钠和镁。也可使用利尿剂并大量饮水以加速尿钙排泄,保护肾脏。必要时可使用肾上腺皮质激素如泼尼松,以减少消化道钙、磷吸收,降低血钙。高钙血症、高磷血症伴肾性佝偻病者禁用。肾功能不全、对维生素 D 高度敏感者慎用。

【药物相互作用】

(1) 与强心苷类、钙剂、利尿药合用,可引起高钙血症,容易诱发心律失常。

(2) 考来烯胺、考来替泊、矿物油、硫糖铝、新霉素等能减少小肠对维生素 D 的吸收。巴比妥类药物、苯妥英钠、扑痫酮等可降低维生素 D 的生物效应。抗酸药中的镁剂与维生素 D 合用可引起高镁血症,尤其对于慢性肾衰竭患者。大量的含磷药与维生素 D 合用,可诱发高磷血症。

维 生 素 E

维生素 E(vitamin E)是一类具有生物活性、化学结构相似的酚类化合物的总称,包括生育酚(tocopherol)和生育三烯酚(tocotrienols)两类共 8 种化合物,即 α、β、γ、δ 生育酚和 α、β、γ、δ 三烯生育酚,其中 α-生育酚含量最高,生理活性也最高,主要存在于植物油、坚果、瘦肉、乳类、蛋类及果蔬之中。成人每日推荐膳食摄入量为 10～30 mg,因食物中含量丰富,肠道较易吸收,临床极少发生维生素 E 缺乏症。

【体内过程】 口服经空肠吸收,主要分布于细胞膜、血浆脂蛋白和脂库中。代谢产物在肝中与葡萄糖醛酸结合后,主要经胆汁由粪便排出。

【药理作用及机制】

1. 抗氧化

维生素 E 能抑制不饱和脂肪酸氧化成过氧化物,并能对抗生物膜上脂质过氧化所产生的自由基,维持生物膜的正常结构与功能。

2. 调节基因表达

能调控炎症、免疫系统和细胞周期相关因子表达,故具有抗炎、维持正常免疫功能和抑制细胞增殖的作用。

3. 参与酶的活动

可增强 δ-氨基-γ-酮戊酸合成酶和脱氢酶的活性,促进血红素的合成。

4. 维持和促进生殖功能

能促进腺垂体促性腺激素的分泌、精子的生成和活动,促进卵泡的生长发育、排卵和黄体生成,并促使黄体酮分泌。

5. 其他

可维持骨骼肌、心肌和平滑肌的正常结构和功能;抑制血小板聚集,防止血栓形成;改善脂质代谢,降低血中胆固醇、甘油三酯和磷脂;维持毛细血管正常通透性,增加血流量、增强御寒能力,修复血管壁损伤后的瘢痕等。

【临床应用】

1. 妇产科疾病

可用于习惯性流产、先兆流产、月经失调、妊娠毒血症、不孕症及更年期综合征等的辅助治疗。

2. 血液和心血管疾病

可用于巨幼红细胞性贫血、早产儿溶血性贫血、阵发性血红蛋白尿、动脉硬化、心绞痛和心功能不全等的辅助治疗。

3. 肌肉、神经系统疾病

可改善小腿骨骼肌痉挛、间歇性跛行、进行性肌营养不良、面部抽搐、家族性遗传性共济失调等疾病相关症状。

4. 其他

本品与维生素 K、维生素 C 合用,对急性肝炎、慢性肝炎及肝硬化有一定疗效,并可延缓衰老、调节免疫功能。

【不良反应与护理对策】 维生素 E 的不良反应少见,长期过量服用可引起恶心、呕吐、眩晕、头痛、视力模糊、皮肤皲裂、唇炎、口角炎、腹泻、乳腺肿大、乏力。本品为辅助治疗药,第一次使用本品前应咨询医师,治疗期间应定期到医院检查。如服用过量或出现严重不良反应,应立即就医。

【药物相互作用】 维生素 E 可促进维生素 A 的吸收、利用和贮存,增强维生素 A 的作用。与维生素 K 合用可使维生素 K 作用受阻,因此,对维生素 K 缺乏或用香豆素治疗的患者,合用维生素 E 可能导致出血。降血脂药考来烯胺和考来替泊、矿物油及硫糖铝等药物可干扰本品的吸收。

第二节 水溶性维生素

水溶性维生素(water-soluble vitamin)包括 B 族维生素(维生素 B_1、B_2、B_6、烟酸、叶酸、泛酸、生物素和维生素 B_{12} 等)和维生素 C,该类维生素可溶于水,过量时可随尿排出,体内很少蓄积,一般不发生中毒现象,常需从食物中摄取,若摄入量过少则较快出现缺乏症状。

<h1 style="text-align: center;">维生素 B₁^[基]</h1>

维生素 B_1（vitamin B_1）又名硫胺素或抗神经炎素，对氧和光较为稳定，主要存在于酵母、瘦肉、豆类和种子外皮（如米糠）及胚芽中。在酸性环境中稳定，碱性环境中易被破坏。临床上所用维生素 B_1 多是化学合成品。对于每日推荐膳食摄入量，男性和女性分别为 1.4 mg 和 1.3 mg。食用碾磨度不太精细的谷物，可防止维生素 B_1 缺乏。

【体内过程】 口服易吸收，分布于各组织中，成人每天约 1 mg 在体内分解，以代谢产物及原型形式从肾排出。如 24 h 尿中维生素 B_1 低于 100 μg 或血中游离维生素 B_1 低于 5 $\mu g/L$，则提示不足或缺乏。

【药理作用及机制】

1. 参与糖代谢

维生素 B_1 和三磷酸腺苷（ATP）结合形成焦磷酸硫胺素（thiamine pyrophosphate，TPP），TPP 是维生素 B_1 的活性形式，在体内作为 α-酮酸（如丙酮酸、γ-酮戊二酸）氧化脱羧酶和转酮醇酶的辅酶。维生素 B_1 缺乏时，α-酮酸氧化受阻，组织能量供应减少。

2. 维持神经冲动传导所需 ACh 的含量

通过促进丙酮酸氧化脱羧，使 ACh 合成原料乙酰 CoA 增多，同时抑制胆碱酯酶活性，ACh 水解减少，从而保证神经冲动传导正常。

【临床应用】

1. 脚气病

典型维生素 B_1 缺乏症，主要表现为末梢神经炎、感觉异常、四肢麻木、记忆减退等神经系统症状及心悸、心电图异常、心力衰竭等心血管系统症状和呼吸困难。应用维生素 B_1 治疗时应加强营养。

2. 其他

治疗多发性神经炎、脊髓灰质炎后遗症，辅助治疗小儿遗尿症、心肌炎、食欲缺乏、消化不良等，对氨基苷类抗生素所致听力障碍亦有效。补充维生素 B_1 对糖尿病性眼病具有防治作用。

【不良反应与护理对策】 不良反应少见，过量使用可出现头痛、疲倦、烦躁、食欲减退、腹泻、水肿等。注射给药偶可发生药疹、接触性皮炎，极个别可发生过敏性休克，故一般不宜静脉注射。肌注可致疼痛，每次需更换注射部位。

<h1 style="text-align: center;">维生素 B₂^[基]</h1>

维生素 B_2（vitamin B_2）又名核黄素，存在于肝、肾、心、牛奶、鸡蛋、谷物和绿色蔬菜中，干酵母中的含量更为丰富，临床应用的多为人工合成品。对于每日推荐膳食摄入量男性和女性分别为 1.4 mg 和 1.2 mg。

【体内过程】 口服在小肠上段通过转运蛋白主动吸收，吸收后在小肠黏膜黄素激酶的催化下转变成黄素单核苷酸（flavin mononucleotide，FMN），后者在焦磷酸化酶的催化下进一步生成黄素腺嘌呤二核苷酸（flavin adenine dinucleotide，FAD），FMN 和 FAD 是维生素 B_2 的活性形式，进入血液循环后分布到全身组织，$t_{1/2}$ 约为 1.1 h，几乎不在组织内贮存，易发生缺乏症。当摄入量超过需要量时，以原型从尿中排出。

【药理作用及机制】 维生素 B_2 的活化型 FMN 和 FAD 作为黄素酶类的辅酶，在生物氧化过程中起传递氢的作用,参与氧化呼吸链、脂肪酸和氨基酸的氧化以及三羧酸循环。

【临床应用】 主要用于防治维生素 B_2 缺乏所引起的口角炎、舌炎、唇炎、结膜炎和阴囊皮炎等症。与其他 B 族维生素合用治疗低血色素性贫血。可作为新生儿黄疸时因光照治疗引起维生素 B_2 破坏者的补充剂。

【不良反应与护理对策】 维生素 B_2 摄入过多可引起皮肤瘙痒、麻痹、灼热感及刺痛等。宜于餐后服用以利于吸收,服用后尿呈黄绿色。饮酒可影响肠道对本品的吸收,服药期间或易出现维生素 B_2 缺乏,患者应忌酒。不宜大剂量注射维生素 B_2 ,否则会堵塞肾小管,产生少尿等肾功能障碍。

【药物相互作用】 饮酒可影响肠道对维生素 B_2 的吸收,维生素 B_2 可使链霉素、红霉素和四环素等活性降低。长期使用吩噻嗪类及三环素类抗抑郁药的患者,维生素 B_2 的需要量增大。

烟 酸

烟酸(nicotinic acid,尼克酸)属于维生素 B_3 ,在体内可转化为烟酰胺(nicotinamide,尼克酰胺),二者合称为维生素 PP。

【体内过程】 食物中的维生素 PP 均以烟酰胺腺嘌呤二核苷酸(NAD^+ ,辅酶 Ⅰ)或烟酰胺腺嘌呤二核苷酸磷酸($NADP^+$,辅酶 Ⅱ)的形式存在,它们在小肠内被水解为游离的维生素 PP 被吸收,运输到组织细胞后再合成 NAD^+ 或 $NADP^+$,多余的维生素 PP 随尿排出。

【药理作用及机制】 NAD^+ 和 $NADP^+$ 是维生素 PP 在体内的活性形式,作为机体发生氧化还原反应的重要辅酶,起电子载体或递氢体作用,对维持正常组织的完整性具有重要意义,缺乏时可影响细胞正常呼吸和代谢而发生糙皮病。烟酸能抑制脂肪动员,使血中总胆固醇和极低密度脂蛋白合成减少,还能扩张血管、溶解纤维蛋白、防止血栓形成。烟酰胺有改善心脏房室传导、提高窦房结功能,其机制可能与促进 Ca^{2+} 内流有关。

【临床应用】

1. 烟酸缺乏症

用于治疗烟酸缺乏所引起的皮肤、消化道和中枢神经系统症状,如糙皮病、腹泻和痴呆等。

2. 降血脂

大剂量烟酸可降低血脂,对高甘油三酯血症伴 HDL-C 低水平的患者尤为适用。

3. 其他

治疗末梢血管痉挛、血管性偏头痛、血栓闭塞性脉管炎及中心性视网膜脉络膜炎等。

【不良反应与护理对策】 烟酸的副作用较大,常见皮肤潮红、瘙痒。烟酰胺肌内注射可引起疼痛。其他不良反应有恶心、呕吐、腹泻、溃疡加重等消化道症状,饭后服用可减轻此类反应。偶可出现荨麻疹、接触性皮炎、精神抑郁、血糖和糖耐量异常、血尿酸增高,严重者可出现肝功能异常,亦可引起过敏性休克。妊娠初期过量服用有致畸作用,孕妇慎用。

维生素 B_6 [基]

维生素 B_6 (vitamin B_6)包括吡哆醇、吡哆醛和吡哆胺,广泛分布于动植物体中,肉类、全谷类产品(特别是小麦)、蔬菜和坚果类中含量较高。在高温、日照及碱性溶液中易被破坏,成人每日推荐膳食摄入量为 1.2 mg。

【体内过程】 口服易吸收。在体内转变为活性形式磷酸吡哆醛和磷酸吡哆胺发挥作用。吡哆醇和吡哆胺在体内转化为吡哆醛,后者被肝的醛氧化酶氧化,生成 4-吡哆酸从尿中排出。$t_{1/2}$ 可达 15~20 d。如 24 h 尿中的 4-吡哆酸排出量低于 0.5 mg,则提示维生素 B_6 不足。

【药理作用及机制】 维生素 B_6 以活性形式磷酸吡哆醛和磷酸吡哆胺参与氨基酸的转氨基、脱羧等代谢转化,参与中枢抑制性神经递质 γ-氨基丁酸的合成和色氨酸向 5-羟色胺的转化。磷酸吡哆醛是血红素合成的限速酶 δ-氨基-γ-酮戊酸合酶的辅酶。

【临床应用】 用于维生素 B_6 缺乏症的治疗,如小儿维生素 B_6 依赖性癫痫。可防治异烟肼及其他肼类药物所引起的失眠、不安和周围神经炎。用于放射病、抗癌药、口服避孕药和妊娠所引起的恶心、呕吐、婴儿惊厥。与烟酰胺合用,治疗糙皮病。作为小细胞低色素性贫血、中毒性粒细胞缺乏症、动脉粥样硬化等的辅助用药。采用大剂量维生素 B_6 联合复方氨基酸注射液(20AA)的新疗法,救治溴敌隆、毒鼠强等鼠药中毒以及创伤所致凝血障碍的出血患者。

【不良反应与护理对策】 不良反应少见,静注剂量过大(每次 200~250 mg)可引起头痛、腹痛,偶可产生过敏反应。长期大量服用可引起一系列非特异性全身症状,如恶心、呕吐、腹泻、呼吸急促和皮疹。患者可能出现远端感觉丧失和感觉异常等神经病变。少数患者还可能出现肌无力以及跟腱反射消失症状,超大剂量(>2 g/d)可导致感觉神经元病变,使身体感觉功能严重损伤,引起感觉性共济失调。

维 生 素 C[基]

维生素 C(vitamin C)又名抗坏血酸,呈酸性,人体不能合成,需由食物供给。维生素 C 广泛存在于新鲜蔬菜和水果中,以刺梨中含量最多。成人每日推荐膳食摄入量为 100 mg,可耐受最高摄入量为 1000 mg/d。

【药理作用及机制】

(1) 参与羟化反应。维生素 C 是一些羟化酶的辅酶,参与体内多种重要物质的合成与分解,如胶原蛋白、肉碱、5-羟色胺、去甲肾上腺素、组胺、类固醇激素和其他类固醇化合物等,并促进药物和毒物的生物转化。

(2) 还原作用。维生素 C 作为抗氧化剂,参与以下氧化还原反应:① 使叶酸还原为四氢叶酸,参与 DNA 的合成。② 可使蛋白质中的—SH 保持还原状态,保护细胞膜。③ 可将 Fe^{3+} 还原成 Fe^{2+},有利于食物中铁的吸收,并能使红细胞中高铁血红蛋白还原为血红蛋白,使其恢复运氧能力。④ 影响细胞内活性氧敏感的信号转导系统(如 NF-κB 和 AP-1),从而调节基因表达和细胞功能,促进细胞分化。

(3) 增强体内 NK 细胞活性、促进淋巴细胞增殖和趋化作用,提高吞噬细胞的吞噬能力,促进免疫球蛋白的合成,增强机体免疫功能。维生素 C 可阻断致癌物 N-亚硝基化合物合成,预防癌症。此外,维生素 C 可结合许多有毒金属离子,如铅、汞、镉,故有一定的解毒作用。

【临床应用】

1. 防治坏血病

维生素 C 缺乏使骨、毛细血管和结缔组织的重要构成成分胶原的合成受阻,表现为毛细血管脆性增加易破裂、牙龈糜烂、牙齿松动、骨折以及创伤不易愈合等,称为坏血病。应用维生素 C 可改善上述症状。

2. 辅助治疗

用于心血管、病毒性疾病、各种贫血、高血脂、过敏性皮肤病、外伤、癌症和砷、汞、铅、苯等慢性中毒时肝损害的辅助治疗。

3. 补充用药

妊娠及哺乳期妇女、口服避孕药、应激状态和吸烟可增加维生素 C 的需要量,应注意补充。

【不良反应与护理对策】

(1) 不良反应少见,大剂量可有恶心、呕吐、胃灼热、腹泻等消化道症状。并使尿液酸化,尿酸、胱氨酸溶解度降低而从尿中析出,代谢产物草酸在尿中的含量增加,故长期大量摄入可致泌尿系结石。

(2) 大剂量静脉注射可引起血栓形成或血管内溶血,偶可出现过敏反应,静注速度过快时可出现头昏、眩晕。用药期间应注意观察有无过量或毒性反应,如有异常,应及时报告医生。长期大量服用应逐渐减量停药,以免引起停药后维生素 C 缺乏症。

(3) 长期大量应用可干扰某些诊断性试验的结果,如大便隐血、尿糖诊断时可致假阳性。

【药物相互作用】

(1) 维生素 C 能对抗肝素和华法林的抗凝作用,使凝血酶原时间缩短。能拮抗氯丙嗪和巴比妥类药物的中枢抑制作用,可提高雌激素的生物利用度。口服大剂量还可妨碍肠道对铜、锌等离子的吸收。

(2) 雌激素可增加维生素 C 降解并抑制其在肠道吸收,巴比妥类药物、苯海拉明、阿司匹林和四环素可增加维生素 C 在尿中排泄。

(3) 本品不宜与氨茶碱、碳酸氢钠、维生素 B_2、维生素 K、铜和铁离子等配伍使用,以免影响疗效。

制剂与用法

1. 维生素 A (vitamin A)。胶丸:5000 U。软胶囊:5000 U。口服,5000 U/次,1 次/天。

2. 维生素 D (vitamin D)。滴剂:400 U,800 U。维生素 D_2 软胶囊:400 U。维生素 D_2 片剂:5000 U,1 万 U。维生素 D_3 注射剂:15 万 U/0.5 mL,30 万 U/1 mL,60 万 U/1 mL。口服,① 治疗佝偻病,2500～5000 U/d,待症状开始消失时(1～2 个月)即改用预防量。肌内注射,30 万～60 万 U/次,必要时 1 个月后再注射 1 次,但两次总量不超过 90 万 U。② 治疗婴儿手足搐搦症,口服,2000～5000 U/d,1 个月后改为 400 U/d。③ 预防维生素 D 缺乏症,母乳喂养婴儿 400 U/d;妊娠期妇女 400 U/d。

3. 维生素 K_1 (vitamin K_1)。注射剂:10 mg/mL。片剂:5 mg,10 mg。肌内或深部皮下注射,10 mg/次,1～2 次/天。口服,10 mg/次,3 次/天。

4. 维生素 K_4 (vitamin K_3)。片剂:2 mg。口服,2～4 mg/次,3 次/天。

5. 维生素 E(vitamin E)。片剂:5 mg,10 mg。胶丸:100 mg。软胶囊:5 mg,10 mg,100 mg。注射剂:5 mg/1 mL,50 mg/1 mL。口服,10～100 mg/次,2～3 次/天。肌内注射,5～50 mg/次,1 次/天。

6. 维生素 B_1 (vitamin B_1)。片剂:5 mg,10 mg。注射剂:10 mg/1 mL,25 mg/1 mL,50 mg/

2 mL,100 mg/2 mL。口服,10～20 mg/次,3 次/天;肌内注射,50～100 mg/次,1 次/天;

7. 维生素 B_2(vitamin B_2)。片剂:5 mg,10 mg。注射剂:1 mg/2 mL,5 mg/2 mL,10 mg/2 mL。口服,5～10 mg/次,3 次/天。皮下或肌内注射,5～10 mg/次,1 次/天。

8. 维生素 B_6(vitamin B_6)。片剂:10 mg。缓释片:50 mg。注射剂:25 mg/1 mL,50 mg/1 mL,100 mg/2 mL。口服,10～20 mg/次,3 次/天(或缓释片 50 mg/次,1～2 次/天)。皮下、肌内或静脉注射,50～100 mg/次,1 次/天。

9. 烟酸(nicotinic acid)。片剂:50 mg,100 mg。注射液:20 mg/2 mL,100 mg/2 mL。缓释片:500 mg,750 mg。口服,50～100 mg/次,1～2 次/天。肌内注射,50～100 mg/次,5 次/天。

10. 烟酰胺(nicotinamide)。片剂:50 mg,100 mg。注射剂:50 mg/1 mL,100 mg/1 mL。口服,50～100 mg/次,3 次/天。静脉滴注,300～400 mg/次,1 次/天。

11. 维生素 C(vitamin C)。片剂:20 mg,25 mg,50 mg,100 mg,250 mg。咀嚼片:100 mg。泡腾片:500 mg。注射剂:100 mg/2 mL,250 mg/2 mL,500 mg/5 mL,2.5 g/20 mL。口服,0.05～0.1 g/次,2～3 次/天。肌内、静脉注射或静脉滴注,0.25～0.5 g/d,静脉滴注时用 5%～10%葡萄糖注射液稀释。

(金欢欢　杨解人)

第四十六章　抗前列腺增生药

良性前列腺增生(benign prostatic hyperplasia,BPH)主要表现为前列腺间质和腺体成分的增生、前列腺增大、下泌尿道症状和膀胱出口梗阻,是引发中老年男性排尿障碍最常见的一种良性疾病。前列腺增生治疗的短期目标是缓解下尿路症状,长期目标是延缓疾病进展、预防合并症的发生,总体目标是在减少药物副作用的同时保持较高的生活质量。

治疗良性前列腺增生的药物主要包括三类:① 5α-还原酶抑制剂,如非那雄胺、度他雄胺、爱普列特;② α-受体阻滞剂,如特拉唑嗪、坦洛新、赛洛多辛等;③ M受体拮抗剂,如托特罗定。

一、5α-还原酶抑制剂

前列腺的生长发育和良性增生依赖于双氢睾酮。5α-还原酶(5α-reductase)可催化睾酮转化为二氢睾酮,引起良性前列腺增生、痤疮、男性脱发、女性多毛等。人体内5α-还原酶有Ⅰ型和Ⅱ型两种同工酶,Ⅰ型主要分布于皮肤和肝脏,Ⅱ型主要分布于前列腺等生殖相关组织。5α-还原酶抑制剂通过抑制5α-还原酶的活性,减少二氢睾酮生成,是治疗雄激素依赖性疾病的有效手段,也是BHP非手术治疗的主要途径,包括非那雄胺、度他雄胺、爱普列特等。

非 那 雄 胺[基]

非那雄胺(finasteride)为4-氮杂甾体化合物,口服吸收良好,生物利用度约为63%,不受食物影响,血浆蛋白结合率为93%。主要在肝脏代谢,经粪便和尿液排泄,$t_{1/2}$约6 h。本品为Ⅱ型5α-还原酶的特异性抑制剂,可抑制睾酮转化为活性更强的二氢睾酮,从而抑制前列腺增生、改善排尿困难等临床症状,适用于治疗已有症状的良性前列腺增生症,能缩小前列腺体积、改善排尿困难,是治疗良性前列腺增生的首选药。

可引起男性ED、性欲减退、乳房胀痛及皮疹、瘙痒等过敏反应。使用本品前应除外和良性前列腺增生类似的其他疾病,如感染、前列腺癌、尿道狭窄、膀胱低张力、神经源性紊乱等。

度 他 雄 胺

度他雄胺(dutasteride)口服吸收迅速,生物利用度约为60%,血浆蛋白结合率达99%以上,主要在肝脏代谢,经粪便排泄,$t_{1/2}$为3~5周。可特异性竞争性抑制Ⅰ型和Ⅱ型5α-还原酶,抑制睾酮转化成二氢睾酮,抑制前列腺增生。用于中、重度症状的良性前列腺增生症患者,可降低急性尿潴留和手术的风险。不良反应与非那雄胺相似。

爱 普 列 特

爱普列特(epristeride)口服吸收迅速,3~4 h血药浓度达峰值,血浆蛋白结合率达97%,主要经消化道排泄,$t_{1/2}$约为7.5 h。可非竞争性抑制Ⅱ型5α-还原酶,降低前列腺腺组织中二氢睾酮含量,使增生的前列腺体萎缩,用于治疗良性前列腺增生症,改善相关症状。可见恶心、食欲减退、腹胀、腹泻、口干、头昏、失眠、乏力、皮疹、性欲下降、勃起功能障碍等不良反应。

二、α₁-肾上腺素受体阻断药

α₁-肾上腺素受体阻断药是治疗良性前列腺增生的常用药物。膀胱颈部、前列腺被膜及前列腺腺体存在大量的α₁受体,该类药物可通过阻滞α₁受体使肌张力降低并抑制平滑肌收缩,从而缓解流出道梗阻的动力性因素,减轻下泌尿道症状。常用药物有坦洛新、特拉唑嗪[基]和多沙唑嗪(详见第十章 肾上腺素受体阻断药)等。

坦 洛 新[基]

坦洛新(tamsulosin)为α₁肾上腺素受体亚型α₁ₐ的特异性拮抗剂,其对α₁ₐ受体阻断作用明显强于α₁ʙ受体。由于尿道、膀胱颈部及前列腺平滑肌存在的α₁受体主要为α₁ₐ受体,而血管平滑肌α₁受体主要为α₁ʙ受体,所以坦洛新在改善前列腺增生患者排尿困难等症状时对心血管系统影响较小。主要用于前列腺增生所致的排尿障碍等症状,如尿频、夜尿增多、排尿困难等。不良反应较少,偶致头晕、皮疹、胃肠道不适等。

赛 洛 多 辛

赛洛多辛(silodosin)口服吸收良好,血浆蛋白结合率达95%,通过肝脏CYP3A4等代谢,经尿液和粪便排泄。可阻断前列腺、尿道及膀胱三角区等组织的α₁ₐ肾上腺素受体,对尿道的选择性较坦洛辛高,引起前列腺、膀胱底、膀胱颈、前列腺囊和前列腺尿道平滑肌松弛,改善良性前列腺增生引起的排尿困难症状。可致性功能障碍、口干、胃部不适、腹泻、便秘、头痛、头晕、皮疹等不良反应。

三、M胆碱受体拮抗药

膀胱逼尿肌上主要分布M_2和M_3受体,其中M_3受体是调控逼尿肌收缩的主要受体亚型。M受体拮抗药阻断乙酰胆碱与M受体的结合,抑制逼尿肌的不自主收缩,从而改善膀胱储尿功能。临床常用的M受体拮抗药为托特罗定和索利那新(详见第八章 胆碱受体阻断药),对膀胱平滑肌选择性较高,抑制储尿期逼尿肌收缩。

托 特 罗 定

托特罗定(tolterodine)为竞争性M胆碱受体阻滞剂,口服首过效应明显,血浆蛋白结合率达94%,主要经肝代谢,经尿液和粪便排泄,$t_{1/2}$为2~3 h。对膀胱平滑肌M受体选择性较高,降低膀胱敏感性,缓解膀胱过度收缩所致的尿频、尿急,适用于因前列腺增生导致膀胱过度兴奋引起的尿频、尿急或紧迫性尿失禁。常见口干、头痛、便秘和腹痛、视力模糊等不良反应。

制剂与用法

1. 非那雄胺(finasteride)。片剂:5 mg。胶囊:5 mg。口服,5 mg/次,1 次/天。

2. 度他雄胺(dutasteride)。软胶囊:0.5 mg。口服,0.5 mg/次,1 次/天。

3. 爱普列特(epristeride)。片剂:5 mg。口服,5 mg/次,2 次/天。

4. 盐酸坦洛新(tamsulosin hydrochloride)。缓释片:0.2 mg。缓释胶囊:0.2 mg。口服,0.2 mg/次,1 次/天。

5. 坦索罗辛(tamsulosin)。缓释胶囊:0.1 mg;0.2 mg。口服:0.2mg/次,1 次/天,饭后服用。

6. 赛洛多辛(silodosin)。胶囊:4 mg。口服,4 mg/次,2 次/天。

7. 酒石酸托特罗定(tolterodine tartrate)。片剂:1 mg,2 mg。分散片:2 mg。胶囊:2mg。口服,2～4 mg/次,1 次/天。

（施国伟　朱玲敏）

第四十七章 其他常用药物

第一节 解 毒 药

中毒是指生物体受到一定量的毒物作用,导致机体出现功能性或器质性改变的病理状态,据其发生、发展的快慢分为急性中毒和慢性中毒。人们在日常生活、生产活动中,经常接触到的有毒物质主要为有毒的金属、灭鼠药、农业或环境杀虫剂、氰化物及过量使用的某些药物等。中毒的解救方法分为非特异性治疗和特异性治疗两类。解毒药是能清除毒物对人体的毒性作用而用于解救急性中毒的药物,分为化学性解毒药、物理性解毒药与药理性解毒药。本章重点介绍药理性解毒药中的特异性解毒药。

一、金属中毒解毒药

一般情况下,金属接触并无毒害作用,且有些金属还具有一定的生物学功能,为人体所必需的,但过量接触可引起毒性作用。目前已发现的有毒金属主要有砷、铅、汞、镉、锰、铜、铬、锌、锑、铋、镍及银等,其毒性是由于这些金属可与机体内含巯基(—SH)的酶结合,从而抑制酶活性所致。临床上用于治疗金属中毒的解毒药多为金属螯合剂,其分子上具有两个或多个供电子基团(—OH、—SH、—NH),能与金属、类金属离子结合成环状配合物,产生低毒或无毒的可溶性化合物,从尿中排出。

二 巯 丙 醇

二巯丙醇(dimercaprol,巴尔)为临床常用的配位剂解毒药。

【体内过程】 口服不吸收,肌注后 30~60 min 血药浓度达高峰,维持 2 h,4 h 后几乎完全代谢降解和排泄,主要经肾排泄。

【药理作用及机制】 本品含有两个巯基(—SH),1 分子本品可结合一个金属原子形成不溶性复合物,2 分子本品与一个金属原子结合形成较稳定的水溶性复合物。本品的巯基与金属的结合能力比酶的巯基强,可预防金属与酶的巯基结合,并可使已与金属结合的酶复活而解毒,所以在金属中毒后应尽早应用。应在血浆中保持本品与金属 2∶1 的优势并避免本品浓度过高引起的毒性反应,需要反复给药,一直用到金属排尽和毒性作用消失为止。

【临床应用】　主要用于治疗砷、汞和金等中毒,与依地酸钙钠合用治疗儿童急性铅中毒脑病。用药应坚持尽早、足量,最佳时机为在接触金属后 4 h 内给药,超过 6 h 用药效果差。

【不良反应与护理对策】　不良反应发生率较高。本品可收缩小动脉,引起血压上升、心率加快等;持续大剂量能损伤毛细血管,导致血压下降、低蛋白血症、代谢性酸中毒、血浆乳酸增高、肝损伤和肾损害等;本品有特殊气味,可导致恶心、呕吐、流泪、流涎、头痛、腹痛、视力模糊及肢端麻木等。一般不良反应多在给药后 10～30 min 出现,30～60 min 后消失。

本品禁止静脉注射,仅做深部肌内注射,可引起注射部位疼痛,严重者可致无菌性坏死,故应注意局部消毒,严格无菌操作,更换注射部位;治疗期间,应同时给予适量碳酸氢钠碱化尿液,防止肾损害;应用本品前后,应监测血压和心率。治疗期间,应定期检查肾功能、尿常规。

二巯丁二钠

二巯丁二钠(sodium dimercaptosuccinate)为二巯丙醇的水溶性类似物,水溶性不稳定,久置毒性增加,宜现配现用。口服吸收迅速,$t_{1/2}$ 为 2 h,在体内不被代谢,主要经肾排泄。

与二巯丙醇相似,分子结构含有两个巯基,能与机体组织蛋白和酶中的巯基竞争结合金属离子,并能夺取已与酶结合的金属离子,从而保护和恢复酶的活性。对酒石酸锑钾的解毒效力比二巯丙醇强 10 倍,毒性小 30 倍。用于治疗锑、汞、砷、铅、铜等金属中毒及肝豆状核变性。

毒性较小,可出现口臭、恶心、头痛、乏力、四肢酸痛等不良反应。注射速度越快症状越重,故注射速度不宜过快;少数患者可出现皮疹,以面、颈、胸前处为多见。大剂量和长疗程给药或中度以上的中毒病例,可能出现 ALT、AST 升高和黄疸,应定期检查肝功能,防止发生严重肝损害。

谷 胱 甘 肽

谷胱甘肽(glutathione)为含有巯基(—SH)的三肽类化合物,注射后主要分布在肝、肾、肌肉内,代谢后以硫醇尿酸排出,$t_{1/2}$ 为 24 h。

谷胱甘肽是甘油醛磷酸脱氢酶的辅基,也是乙二醛酶及磷酸丙糖脱氢酶的辅酶,并可激活体内的 SH 酶等,促进碳水化合物、脂肪及蛋白质的代谢,以调节细胞膜的代谢过程。谷胱甘肽参与多种外源性、内源性有毒物质结合生成减毒物质。临床用于重金属、一氧化碳及有机溶剂等的中毒解救,也可用于慢性乙肝的保肝治疗。可出现皮疹、恶心、呕吐、胃肠不适及舌苔剥脱等症状。

依地酸钙钠

依地酸钙钠(calcium disodium edetate,依地钙)是依地酸二钠与钙的配合物,依地酸二钠与铅、铜、铬、钴、镉、镍等离子的结合力均比钙强,能与上述金属结合成为稳定而可溶的配合物,由尿排出,适用于多种金属中毒的解毒。对无机铅中毒效果较好,但对四乙基铅中毒无效。与汞的结合力较弱,不宜用于汞中毒的解毒。主要用于急、慢性铅中毒,尤其对无机铅中毒效果好,也可用于铜、铬、镉、镍等金属中毒及防护放射性元素镭、铀、钍等对机体的损害。

部分患者可有头晕、头痛、恶心、食欲不振、关节酸痛、乏力、畏寒、发热等症状。大剂量应用时对肾脏有损害,超大剂量可引起肾小管上皮细胞损害,导致急性肾衰。用药期间应定期检查尿常规。可出现组胺样反应,如鼻黏膜充血、喷嚏、流涕和流泪等。静脉注射速度过快或血药浓度超过 0.5％时,可导致血栓性静脉炎。

青 霉 胺[基]

青霉胺(penicillamine)为青霉素的水溶性衍生物,为含有巯基的氨基酸。其 D 型较 L 型异构体毒性小,故临床多应用盐酸 D-青霉胺。

【体内过程】 口服后约 2 h 血药浓度达峰值,分布于全身各组织,大部分经肝脏代谢,数小时内可由尿中排出,24 h 可排出 50％,20％可随粪便排出。血浆中的青霉胺 $t_{1/2}$ 约为 90 h,停药 3 个月后,体内仍有残留。

【临床应用】 临床主要用于铜代谢障碍所致的肝豆状核变性病(Wilson 病)及铅、汞等重金属中毒,也可用于其他药物治疗无效的严重活动性类风湿关节炎。

【不良反应与护理对策】 不良反应与给药剂量相关,发生率较高且较为严重,部分患者在用药 18 个月内因无法耐受而停药。多数不良反应可在停药后自行缓解和消失。

(1) 常见厌食、恶心、呕吐、口腔炎和溃疡等,20％的服药者会出现味觉异常。除 Wilson 病患者外,可在果汁中加入 4％ 硫酸铜溶液 5～10 滴,口服,每日 2 次,促进味觉恢复。

(2) 过敏反应包括皮肤瘙痒、荨麻疹、发热、关节疼痛及淋巴结肿大,可用肾上腺皮质激素和抗组胺药治疗。

(3) 少数患者可出现白细胞减少、粒细胞缺乏症、再生障碍性贫血、嗜酸性粒细胞增多、溶血性贫血和血小板减少性紫癜等。

(4) 约 20％的服药者可出现蛋白尿,有时会出现血尿和免疫复合物膜型肾小球肾炎所致的肾病综合征。

(5) 个别服药者会出现胆汁潴留、重症肌无力、Goodpasture 综合征、脱发及耳鸣等。

本品与青霉素有交叉过敏反应,用药前应做青霉素皮试。长期服用,应补充维生素 B_6,以免引起视神经炎。对肾脏有刺激,用药时应定期检查尿蛋白。肾功能不全者、孕妇及对青霉素类药过敏的患者禁用。粒细胞缺乏症、再生障碍性贫血患者禁用。红斑狼疮患者、重症肌无力及严重的皮肤病患者禁用。

二、氰化物中毒解毒药

工业生产中使用的氰化物(如氰化钾、氰化钠、氢氰酸)毒性强、作用迅速。有些植物的果实、种子和核仁中也含有生成氢氰酸的氰苷,如桃仁、苦杏仁等含有氰苷,水解后产生氢氰酸,大量误食也可致中毒。氰化物是作用最强的毒物之一,可经呼吸道、黏膜迅速吸收,并分布至红细胞和组织,引起机体出现缺氧、发绀等中毒症状,如救治不及时,可迅速危及生命。

对于氰化物中毒的解救,除采用一般急救措施外,特殊解毒药是高铁血红蛋白生成剂和供硫剂的联合应用。最常用的是亚硝酸类和硫代硫酸钠。两药按照亚硝酸类先、硫代硫酸钠后的顺序在同一针管输注,通过各自的药理作用解除氰化物中毒。亚甲蓝解毒作用较弱,仅适用于轻度中毒患者。

亚 硝 酸 钠

亚硝酸钠(sodium nitrite)为氧化剂,是抢救氰化物中毒的主要解毒药之一。本品可将血红蛋白氧化成高铁血红蛋白,后者分子中的 Fe^{3+} 与 CN^- 的亲和力较强,能与细胞色素氧化酶竞争 CN^-,结合生成氰化高铁血红蛋白,使细胞色素氧化酶恢复活性,细胞功能恢复。主要用于氰化物及硫化氢中毒的治疗。

可引起恶心、呕吐、头痛、头晕、发绀、气急、抽搐、昏厥等不良反应,用药剂量过大时,可因形成过多的高铁血红蛋白而出现严重发绀、呼吸困难等症状。本品具有扩血管作用,可引起血压下降、头痛等,故静脉注射速度不宜过快,尤其对于有心血管疾病、动脉硬化的患者及老年人更应注意。用药期间应注意监测血压变化。本品须在中毒早期使用,对中毒时间长者无效。

亚 甲 蓝[基]

亚甲蓝(methylthioninium chloride,美蓝)是一种碱性染料,静脉注射后作用迅速,基本不经代谢即随尿排出,少量亚甲蓝通过胆汁由粪便排出。

【药理作用及机制】 亚甲蓝本身系氧化剂,根据其在体内的不同浓度,对血红蛋白有两种不同作用。小剂量($1\sim2$ mg/kg,1‰溶液 $5\sim10$ mL)时,6-磷酸葡萄糖脱氢过程中的氢离子经还原型三磷酸吡啶核苷传递给亚甲蓝,使其转变为还原型的白色亚甲蓝,后者可将高铁血红蛋白还原成血红蛋白。大剂量($5\sim10$ mg/kg,1‰溶液 $25\sim50$ mL)时,亚甲蓝不能被完全还原为白色亚甲蓝,因而起氧化作用,可将正常血红蛋白氧化为高铁血红蛋白。

【临床应用】 小剂量用于伯氨喹、亚硝酸化合物等引起的高铁血红蛋白血症治疗,大剂量可用于氰化物中毒的治疗,能暂时延迟其毒性。

【不良反应与护理对策】 静脉注射剂量过大(0.5 g)或过快时,可引起恶心、腹痛、头痛、眩晕、出汗、心前区痛等反应,应及时减量或停药;用药后尿呈蓝色,排尿时可出现尿路刺激症状如尿道口刺痛等;6-磷酸葡萄糖脱氢酶缺乏患者或小儿应用本品剂量过大时,可引起溶血。本品可引起局部组织坏死,故不宜皮下、肌内或鞘内注射,以免造成损害。肾功能不全患者慎用。

【药物相互作用】 治疗氰化物中毒,应与硫代硫酸钠交替使用,防止氰化物中毒复发;治疗高铁血红蛋白血症时,应与维生素 C、葡萄糖合用,可使疗效增加。与强碱性药物、氧化剂、还原剂及碘化合物有配伍禁忌,不能混合应用。

硫代硫酸钠[基]

硫代硫酸钠(sodium thiosulfate,大苏打)结构中具有活泼的硫原子,在转硫酶的作用下,与 CN^- 生成无毒的硫氰酸盐(SCN^-)而随尿排出。本品也能与砷、汞、铋等生成毒性低的硫化物,与碘生成碘化钠随尿排出,故也可用于砷、汞、铋、碘中毒的解救治疗。可引起恶心、呕吐、乏力、头晕等症状,静脉注射过快可使血压下降。不宜与亚硝酸钠混合注射,以免引起血压下降。不能与其他药物混合注射,否则会发生沉淀或降低疗效。

三、有机氟中毒解毒药

乙 酰 胺[基]

乙酰胺(acetamide,解氟灵)为治疗氟乙酰胺中毒的有效解毒剂,其化学结构与氟乙酰胺相似,在体内与氟乙酰胺竞争酰胺酶,使氟乙酰胺不能脱氨变成氟乙酸,从而消除氟乙酸对机体三羧酸循环的毒性作用。氟乙酰胺中毒患者应及时给予足量本品,尤其在早期。危重病例一次可给予 5～10 g。

本品酸性强,刺激性大,注射可引起局部疼痛,故本品一次量(2.5～5 g)需加普鲁卡因20～40 mg 混合注射,以减轻疼痛。剂量过大或长期用药,可引起血尿。本品可与半胱氨酸(解痉药)合用,疗效更佳。

四、抗蛇毒药

蛇毒是毒蛇所分泌的有毒物质,主要有神经毒素及血液循环毒素等。神经毒素可引起肌肉瘫痪、呼吸麻痹等,血液循环毒素可引起出血、剧痛、皮肤坏死等,甚至大量出血发生休克。人被毒蛇咬伤后,若不及时抢救,可因呼吸麻痹或休克而死亡。故在咬伤后,应立即选用相应抗蛇毒药治疗(见表 47.1)。积极抢救,并及早采取措施,如结扎止血带,每隔 15～20 min 放松 1～2 min,阻止毒素吸收,用盐水冲洗伤口,挤出或吸出毒液消除毒素等。

表 47.1　常用抗蛇毒药及临床应用

药　名	临床应用与用法
抗蛇毒血清	能中和蛇毒,用于治疗毒蛇咬伤。蝮蛇咬伤,静脉、肌内或皮下注射抗蝮蛇毒血清 6000 U,本品对竹叶青蛇和烙铁头蛇咬伤也有效。五步蛇咬伤,注射抗五步蛇毒血清 8000 U。银环蛇咬伤,注射抗银环蛇毒血清 10000 U。眼镜蛇咬伤,注射抗眼睛蛇毒血清 2000 U。以上剂量约可中和一条相应蛇的排毒量,视病情可酌情增减。注射前必须做过敏试验,阴性者才可全量注射
湛江蛇药	用于银环蛇、金环蛇、眼镜蛇、竹叶青蛇及蜈蚣等咬伤。口服,首次服 9 g,以后每隔 3 h 服 4.5 g,严重者隔 1 h 服 4.5 g
云南蛇药	用于毒蛇咬伤及毒蜂、蝎子、蜈蚣等蜇伤。口服,20～30 mL/次,4～6 次/天
青龙蛇药片	用于蝮蛇、五步蛇咬伤,首次服用 20 片,以后每 6 h 服 10 片,重症者加倍
上海蛇药片	用于蝮蛇咬伤,亦可用于五步蛇、眼镜蛇、银环蛇、蝰蛇、龟壳花蛇、竹叶青蛇等毒蛇咬伤。口服,第一次 10 片,以后 5 片/次,每 4 h 一次,如病情减轻者,5 片/次,3～4 次/天
红卫蛇药片	用于蝮蛇、五步蛇、竹叶青蛇、眼镜蛇、银环蛇等毒蛇及毒虫咬伤。口服,6 片/次,4 次/天,重症患者可酌情加服用量和次数
季德胜蛇药片	用于毒蛇、毒虫咬伤。口服,第一次 20 片,以后每隔 6 h 续服 10 片,危急重症者将剂量增加 10～20 片并适当缩短服药间隔时间。不能口服者可行鼻饲给药。外用,被毒虫咬伤后,以本品和水外搽,即可消肿止痛

第二节　消毒防腐药

消毒药(disinfectants)是能迅速杀灭病原微生物的药物,多用于房屋、用具、手术器械、环境等非生物表面的消毒。防腐药(antiseptics)是能抑制病原微生物生长、繁殖的药物,多用于抑制皮肤、黏膜、创面等生物体表微生物感染或作为食品或药品的防腐添加剂。两类药物无严格界限,主要是作用强度的差异。消毒药在低浓度时表现为抑菌作用,防腐药在高浓度时表现为杀菌作用。因此,一般统称为消毒防腐药。它们对各种生物机体的组织、细胞无明显选择性,在杀灭或抑制病原体的浓度下,往往也能损害机体,故通常不作全身用药。目前多用于体表、器械、分泌物、排泄物和周围环境的消毒,或黏膜、腔道、创面的冲洗,预防或治疗病原体所致的感染。

消毒防腐药的种类很多,其作用机制主要包括以下四个方面:① 使病原体蛋白质凝固、变性,发生沉淀,如醇类、醛类、酚类;② 干扰酶系统,影响菌体代谢功能,如含卤消毒药、重金属盐类等;③ 氧化作用,可氧化细菌体内的活性部分而产生杀菌作用,如过氧化氢、高锰酸钾等;④ 破坏细胞膜或降低表面张力,增加微生物细胞膜的通透性,使细胞分裂或溶解,如表面活性剂、洗必泰等。

一、醇类

醇类包括脂肪醇和芳香醇两类,均具有一定抗菌作用,其中脂肪醇可随碳原子数增加(限于 8 个碳原子)而作用增强;羟基数目增加,对组织的渗透性降低,其作用与毒性也减弱。具有消毒防腐作用的醇类主要有乙醇、异丙醇、三氯叔丁醇等。

乙　　醇

乙醇(alcohol,酒精)是一种效果可靠、性质稳定、应用广泛的消毒药,其本身也是一种较好的溶剂。

【药理作用及机制】　本品能渗透到细菌细胞内,使细菌蛋白变性、凝固。对大多数微生物均有杀灭作用,75%(V/V)酒精穿透力最强,杀菌力最强,2 min 内即可将皮肤表面 90%的细菌杀死,而对皮肤脂质无损害作用。对细菌芽孢无效。含量过高(超过 90%)可使菌体表面蛋白质迅速凝固而妨碍本品向内渗透,杀菌作用反而减弱。

【临床应用】

(1) 消毒。75%乙醇可用于手消毒及医疗器械、小型物品消毒,也可用于碘酊使用后脱碘。

(2) 物理降温。高热患者可用稀释乙醇(20%~30%)涂擦皮肤进行物理降温;长期卧床患者用 40%~50%的乙醇涂擦皮肤可防止褥疮发生。

(3) 本品作为神经破坏剂,可用于治疗严重及慢性疼痛。作为液态栓塞剂、硬化剂,可用于肝肾囊肿、各种恶性肿瘤及血管畸形等疾病的栓塞硬化治疗。

【不良反应与护理对策】

（1）长期使用可使人体皮肤干燥、粗糙，偶见皮肤刺激反应、过敏反应。大量误服可引起急性中毒，恶心、呕吐、头痛、中枢兴奋及抑制、昏迷，严重的可致死亡。慢性中毒可致胃炎、胃出血、脂肪肝、肝硬化、急性胰腺炎等。

（2）消毒液以 75%（V/V）最佳，浓度过高，反而影响杀菌效果。本品易挥发致其浓度降低，失去消毒作用并被污染。故必须每天测其比重，使用后瓶盖要塞紧，并注意防火。

（3）有机物可影响本品的杀菌作用，所以不宜消毒被有机物污染的物品。本品无杀灭细菌芽孢的作用，不能用作手术器械、导管、穿刺针等侵入性器械物品的浸泡消毒。

（4）不宜直接用于皮肤破裂的开放性创面消毒，因本品可使蛋白质凝固形成保护层，创面下组织达不到消毒效果，使细菌繁殖，创面恶化；也不可直接用于脓、粪便污染的表面消毒。

（5）勿用于大面积涂擦，因本品可使周围血管扩张，导致热能散失，老年人可发生体温下降。有刺激性，勿用于皮肤破损处、糜烂和渗液部位，避免接触眼睛。

二、醛类

主要有甲醛、戊二醛、三聚甲醛、多聚甲醛等。

甲　　醛

甲醛（formaldehyde）为无色或几乎无色的澄明液体，其水溶液（35%～40%）即福尔马林。

本品能直接与菌体蛋白质中的氨基、巯基、羟基或羧基结合，生成次甲基衍生物，使蛋白质变性、凝固，破坏蛋白质和酶而导致微生物死亡，同时也溶解类脂质，杀菌作用强大。对细菌、芽胞、真菌、病毒均有效。在相对湿度 75% 的条件下，甲醛蒸气对微生物作用最显著。外涂本品能使皮肤硬化、粗糙并发白，产生局部麻醉作用。主要用于消毒防腐，用于器械、手套、标本及尸体的防腐。

戊　二　醛

戊二醛（glutaraldehyde）为无色油状液体，味苦，呈酸性，有微弱的甲醛气味，但挥发性较低，易溶于水和醇。

本品具有两个活泼的醛基，能与蛋白质的氨基、巯基、羟基及羧基发生烷化反应，使蛋白质变性、凝固，产生杀菌作用。其碱性水溶液有较好的杀菌作用，对 G^+ 和 G^- 菌均有作用，对芽孢、真菌、病毒等也有效，作用较甲醛强 2～10 倍，是一种较好的灭菌剂。本品在碱性条件下呈强杀菌作用，酸性条件下呈抑菌作用。最佳抗菌 pH 为 7.5～8.5。临床用于消毒内窥镜、温度计、橡胶与塑料制品以及不能用加热法消毒的各种医疗器械，也可用于治疗脚癣、甲癣及寻常疣、多汗症等。

对人体组织具有中等毒性，对皮肤与黏膜的刺激性较甲醛小，但重复使用也可使皮肤出现接触性皮炎。对眼及呼吸道黏膜有刺激，严重时可导致肺炎。使用时应注意其蒸气的刺激作用。误服可腐蚀消化道，引起溃疡、坏死等，大量也可致死。

三、苯酚及其衍生物类

苯酚及其衍生物具有消毒防腐作用,包括苯酚、甲酚、丁香酚等。这类药物杀菌效力低,具有强致癌及蓄积毒性作用,加上对环境也可造成污染、酚臭味重等,目前已不主张大量使用。

苯　　酚

苯酚(phenol)为具有特殊气味的无色针状晶体,露置日光、空气中或碱性条件下易氧化为淡红色或更深色。本品能使菌体蛋白发生凝固或变性而杀菌。对多种细菌有杀灭作用,但对芽孢、病毒无效。本品易吸收,有毒性作用,仅供外用。本品稀溶液可使人体感觉神经末梢麻痹,产生局部麻醉作用,也可止痒。2%苯酚软膏可用于皮肤杀菌与止痒,治疗癣症、湿疹、脂溢性皮炎;3%～5%溶液用于器械、室内、排泄物的消毒。

本品局部应用对皮肤有刺激性,用量稍大或涂布不均匀,可使皮肤变白或腐蚀。5%以上水溶液有强腐蚀性,造成局部组织非致炎性坏死。误服可引起广泛组织腐蚀,引起疼痛、恶心、呕吐、出汗及腹泻,严重时可导致循环与呼吸衰竭、肺水肿、肝肾功能衰竭而死亡。本品对组织穿透力强,容易从皮肤黏膜及创面吸收,故不宜大面积长期使用,仅限于小面积皮肤使用,水溶液用于体表,浓度不宜超过2%。

甲　　酚

甲酚(cresol,煤酚)为无色、淡棕黄色的油状液体。有类似苯酚的臭气,久储或在日光下色泽变深。抗菌作用比苯酚强3倍且毒性低,主要用于手、皮肤、器械、用具及排泄物的消毒。有腐蚀性,不能用于伤口消毒。误服后会很快引起休克而致死。慢性中毒可引起消化系统及神经系统功能紊乱、昏厥、皮疹或尿毒症。应避光保存。

四、酸类

酸类包括无机酸与有机酸两类,具有不同程度的杀菌作用,主要活性部分是阴离子或非解离分子,抗菌力与解离度有密切关系。其中苯甲酸、硼酸、乳酸、水杨酸等为常用的消毒防腐药。本类药物对真菌有较强的杀灭作用。

苯　甲　酸

苯甲酸(benzoic acid,安息香酸)具有消毒防腐、抗真菌及抗细菌作用,有挥发性,pH越低,其抗菌作用越强。因苯甲酸本身具有氢离子,故能产生杀菌作用。局部用于治疗成人浅部真菌感染如体癣及手足癣,可作为二线治疗药。可引起接触性皮炎,对眼睛和黏膜有刺激性。大剂量口服可引起水杨酸类样反应。

硼　　酸

硼酸(boric acid)水溶液呈弱酸性,无刺激性,有消毒防腐、收敛、清洁黏膜及溶化黏稠分泌物等作用,对细菌和真菌有弱抑制作用。其体积分数2%～5%溶液用于洗眼、漱口及冲洗伤口；质量分数10％的软膏可有软化痂皮、润滑保护等作用。用于皮肤、黏膜损害的清洁，包括口腔炎和咽喉炎、外耳道真菌病、脓疱疮、急性湿疹和急性皮炎伴大量渗液及小腿慢性溃疡等。也可用于治疗对一线药物耐药的慢性真菌性阴道炎。

外用一般毒性不大。若用于大面积损害，吸收后可发生急性中毒，早期症状有呕吐、皮疹、腹泻和腹痛、中枢神经系统先兴奋后抑制等症状，也可有脑膜刺激症状及肾损害，严重者可导致循环衰竭或休克。致死量成人为 15～20 g，小儿为 3～6 g。

水　杨　酸[基]

水杨酸（salicylic acid）可溶解或软化角质。1％～3％水杨酸促进角化和止痒，5％～10％溶解角质，可使角质层中连接鳞状细胞间黏合质溶解，角质松开而脱屑。亦可通过去除角质层抑制真菌生长，协助其他抗真菌药物的穿透，抑制细菌生长。25％浓度具有腐蚀作用，可脱除肥厚的胼胝。本品多用于治疗寻常痤疮、脂溢性皮炎、疣、银屑病、皮肤浅表真菌病、胼胝及局部角质增生等。

外用可引起接触性皮炎。大面积使用被吸收后，可出现水杨酸全身中毒症状，如头晕、神志模糊、神经错乱、呼吸急促、持续性耳鸣、剧烈或持续头痛。避免接触眼睛或其他部位黏膜。涂药后应立即洗手。

五、氧化剂

氧化剂通过氧化细菌体内的活性基团而产生杀菌作用，常用的消毒药有高锰酸钾、过氧化氢溶液、过氧乙酸等。

过　氧　化　氢

过氧化氢溶液（hydrogen peroxide solution，双氧水）为强氧化剂，含过氧化氢体积分数2.5％～3.5％，无色澄明液体，性质不稳定，易分解成氧和水，遇氧化物或还原物即迅速分解并产生泡沫，遇光易变质。具有消毒、防腐、除臭及清洁作用。

【药理作用及机制】　在过氧化氢酶的作用下迅速分解，释放出新生态氧，形成氧化能力较强的羟自由基（OH^-），对细菌体内活性基团产生氧化，干扰其酶系统功能而发挥抑菌或杀菌作用。其中对 G^+ 菌及某些螺旋体效果较好，对厌氧菌作用更佳。但由于分解反应快，新生态氧易转变成杀菌力弱的分子态氧，而作用时间短暂。渗透力弱，当有机物质存在时其杀菌作用降低。

【临床应用】　本品局部涂抹冲洗后能产生气泡，有利于清除脓栓、血块及坏死组织。可用于清洁伤口，适用于清洗或湿敷化脓创口、溃疡、坏死组织，尤其厌氧菌感染及破伤风、气性坏疽的创面；也用于口腔含漱、阴道冲洗等。

【不良反应与护理对策】　本品高浓度对皮肤、黏膜产生刺激性灼伤，形成一疼痛性"白痂"。连续应用本品漱口可出现舌乳头肥厚，属可逆性。用过氧化氢溶液灌肠时，当含过氧化氢（H_2O_2）浓度大于 0.75％可发生气栓或肠坏疽。

使用时，应避免直接用手接触浓溶液。30％浓过氧化氢溶液较稳定，一般稀释成3％后应用。本品具有腐蚀性，不宜用于金属器械、有色织物的消毒，可使织物褪色和漂白。遇光、热、碱，易分解变质，久贮易失效，应置阴凉，密闭，避光保存。

高 锰 酸 钾

高锰酸钾(potassium permanganate,灰锰氧,PP 粉)为紫色晶体,溶于水,溶液久置失效,宜现用现配。遇有机物能释放出新生态氧而杀灭细菌,杀菌力较过氧化氢强,但其作用易被有机物减弱,故作用时间较短。在发生氧化作用的同时,本品还原生成二氧化锰,后者可与蛋白质结合而形成蛋白盐类复合物,此复合物和高锰离子均具有收敛作用。

浓度为 0.2 g/L 的水溶液用于洗胃,作为口服巴比妥、吗啡、生物碱、水合氯醛、氨基比林、有机磷农药等药物引起中毒的辅助治疗。浓度为 0.5 g/L 的水溶液漱口用于去除口臭及口腔消毒;浓度为 1 g/L 的水溶液用于冲洗溃疡、鹅口疮、脓肿、创面,也可用于水果等食物的消毒(需新鲜制备);浓度为 1.25 g/L 的水溶液用于冲洗阴道或坐浴,治疗白带过多、痔疮等;浓度为 10 g/L 的水溶液用于冲洗毒蛇咬伤的伤口。

本品结晶或高浓度溶液具有腐蚀性,其稀溶液对组织仍然有刺激性,可致皮肤发红、疼痛和烧灼感并可染成棕色,若反复多次使用亦可导致腐蚀性灼伤。阴道用药可引起腐蚀性灼伤,严重者可致阴道出血、阴道壁穿孔,甚至腹膜炎。若与眼睛接触,则可致眼部刺激和灼伤。药液需新鲜配制,避光保存,久置变为棕色而失效。需严格掌握用药浓度,针对不同适应证选用不同浓度,浓度过高的溶液具有较强的刺激性,会损伤皮肤。

过 氧 乙 酸

过氧乙酸(peroxyacetic acid)为无色或淡黄色透明液体,由浓过氧化氢与等量乙酸酐配制而成,含过氧乙酸 20%,易挥发,有刺激性气味,具有腐蚀性,加热易分解,遇有机物或金属杂质等,迅速分解。

【药理作用及机制】 本品为强氧化消毒药,遇有机物可释放出新生态氧,呈现氧化作用,显示高效、快速、广谱杀菌力,低浓度时能有效抑制病菌、霉菌的繁殖。对各种细菌繁殖体、芽孢、霉菌和部分病毒具有高度、快速的杀灭作用。

【临床应用】 医疗上通常采用喷雾法、浸泡法、熏蒸法等用于:① 伤寒、痢疾、传染性肝炎、白喉、流行性感冒等肠道与呼吸道传染病疫点环境消毒;② 医疗机构的门诊部、肠道(肝炎)专科门诊、隔离病区(室)及化验室等场所及污染物品的消毒;③ 公共场所的环境消毒及饮食服务行业的餐具、毛巾等预防性消毒。

【不良反应与护理对策】 本品性质不稳定,其稀释液分解较快,需现用现配,15～25 ℃保存不宜超过 2 d。具有腐蚀性,勿接触皮肤、衣物、金属,以免损伤皮肤或损坏物品。如触及后应立即用清水冲洗。稀释后的本品对皮肤无腐蚀作用。

六、卤素类

卤素包括氟、氯、溴、碘等,以一价非金属形式与金属或氢形成盐和酸,呈现化学活泼性。卤素可以从卤分子及其化合物中游离出来,通过卤化、氧化细菌蛋白活性基团呈现杀菌作用。作为消毒防腐药主要有氯及含氯化合物与碘及含碘化合物两部分,其中又可分为无机与有机两类药物。一般无机类药物比有机类药物杀菌作用强,显效快、刺激性与腐蚀性大,性质也不稳定。常用药物有次氯酸钠、碘、碘酊、碘伏、碘仿等。

次 氯 酸 钠

次氯酸钠(sodium hypochlorite)为白色固体,通常用其水溶液,为无色或淡黄色液体,在碱性条件下较稳定。

【药理作用及机制】 本品在水中可水解生成次氯酸,次氯酸能分解生成新生态氧和氯。生成的次氯酸不仅可与细胞壁发生作用,且因分子小、不带电荷,易侵入细胞内与蛋白质发生氧化作用或破坏其磷酸脱氢酶,使糖代谢失调而致细菌死亡;新生态氧能将菌体蛋白质氧化。对蛋白质的氧化、氯化作用,干扰了细胞的代谢,导致细菌死亡。对细菌、病毒、芽孢等均有强杀灭作用,其作用可受有机物、pH、温度等影响。

【临床应用】 主要用于医疗器械、墙壁、地面、排泄物、环境等消毒,广泛用于疫源地、医院、宾馆、家庭等的卫生消毒。

【不良反应与护理对策】 误服本品可引起严重的胃黏膜刺激、腐蚀症状,出现恶心、呕吐、疼痛,重者可发生血压降低、谵妄和昏迷。一旦误服应立即给予水、牛奶或其他缓和刺激剂,再以制酸药和1%硫代硫酸钠溶液解毒。吸入次氯酸烟雾可引起咳嗽和窒息,刺激呼吸道黏膜,重者引起肺水肿等。使用中注意避免接触眼睛。本品遇酸易分解释放出氯气和氧气。盛放消毒液的容器必须加盖盖好,不要放置太久,因氯为挥发性气体,挥发后会影响其消毒效果。

碘

碘(iodine)有强大的杀菌作用,能通过对微生物细胞蛋白质直接碘化、氧化胞质蛋白质的活性基因,并与蛋白质的氨基结合,使之变性,从而杀灭致病微生物。对细菌、芽孢、真菌、病毒和原虫等均有强大杀灭作用。可用于皮肤消毒,是治疗小伤口和擦伤的常用药物;也可用于治疗甲癣、口腔黏膜及牙龈感染等;复方碘甘油可用于治疗牙周炎、冠周炎、牙龈炎等。

长期应用碘和碘化合物可发生精神抑郁、神经过敏、失眠与黏液性水肿。服用过量碘或误服高浓度碘剂,可发生急性中毒症状,出现呕吐、腹泻、腹痛,1~3 d后发生尿闭,可因循环衰竭、喉头水肿而引起窒息、吸入性肺炎或肺水肿死亡。碘过敏时,可发生碘疹,呈轻度红斑、痤疮样疹、荨麻疹、化脓性或出血性疹等。急性碘中毒应立即采取顿服大量牛奶或淀粉浆,并继续用稀淀粉浆与1%硫代硫酸钠液洗胃等急救措施。

碘 伏

碘伏(iodophors)是单质碘与聚乙烯吡咯烷酮(povidone)的不定型结合物,后者可溶解分散9%~12%的碘,此时呈现紫黑色液体。医用碘伏通常浓度较低(1%或以下),呈现浅棕色。具有碘的广谱消毒力,能杀死病毒、细菌、芽孢、真菌、原虫。本品具有较碘酊溶液溶解度高、杀菌力强、刺激性小、易清除皮肤黄染、稳定且不易升华、药效持久、兼有去污作用等特点,用于代替碘酊进行黏膜、皮肤消毒。

七、表面活性剂

表面活性剂是指能改变两相之间界面张力的物质,根据其结构中长链烷基在水中电离所产生的离子类型,分为阳离子、阴离子、非离子、两性离子。它们均有不同程度的乳化、分散、增溶、发泡、去污等作用。其中阳离子型(季铵类)和两性离子型的表面活性剂有较强的杀菌作用。

苯 扎 溴 铵

苯扎溴铵(benzalkonium bromide),俗称新洁尔灭,为黄色胶状物,易溶于水,水溶液呈碱性,性质稳定。

【药理作用及机制】 能改变细菌胞浆膜通透性,使菌体胞浆物质外渗,阻碍其代谢而起杀灭作用,对革兰阳性细菌作用较强,对铜绿假单胞菌、抗酸杆菌及细菌芽孢无效。本品能与蛋白迅速结合,遇脓血、棉花、纤维素和其他有机物时作用显著降低。对人体组织刺激性小,作用发挥迅速,能润湿和穿透组织表面,且具有除污、溶解角质及乳化作用。

【临床应用】 主要用于手术区皮肤消毒准备,黏膜、伤口、小面积烫伤、疣、物品表面和室内环境消毒等。

【不良反应与护理对策】 毒副作用小。对皮肤、黏膜有微弱的刺激作用,严重者可发生皮疹,偶可致过敏反应。浓度过高引起皮肤黏膜损伤,甚至坏死。对皮肤黏膜有脱脂作用,长期接触可产生干裂,宜涂擦护肤油膏。

不宜用于膀胱镜、眼科器械及合成橡胶制品的消毒。不宜用于粪便、痰液、呕吐物、污水及饮用水的消毒。血液、棉花、纤维及有机物的存在,可减弱其杀菌作用。

氯 己 定

氯己定(chlorhexidine),俗称洗必泰,是一种强效表面活性剂型杀菌剂,通常用其盐类。

【药理作用及机制】 能吸附在细菌胞浆膜的渗透屏障,破坏胞浆膜的通透性,使细胞内容物漏出,低浓度时呈抑菌作用,高浓度时则呈杀菌作用。对 G^+ 菌和 G^- 菌均有效,消毒作用比苯扎溴铵强;对假单胞菌属和变形杆菌属中某些菌种不敏感。对芽孢、抗酸杆菌、真菌及病毒无效。

【临床应用】 主要用于皮肤、创面、泌尿外科、妇产科、器械等消毒及手术区皮肤消毒准备,也用作冲洗创伤伤口或滴耳、分娩时产妇外阴及周围皮肤消毒。气雾剂可用于烧伤、烫伤。也可用于牙科手术后口腔感染、急性坏死性溃疡性齿龈炎,预防和治疗癌症及白血病患者的口腔感染、义齿引起的创伤性磨损继发细菌或真菌感染等。

【不良反应与护理对策】 可引起接触性皮炎,高浓度溶液对眼结膜刺激性强;反复含漱氯己定可使牙齿、舌表面着色、变黑,味觉失调,少数人出现不同程度的黏膜剥脱,一般停药后可恢复;10～18 岁儿童和青年口腔可发生无痛性浅表脱屑损害。误用本品高浓度溶液作膀胱冲洗可导致血尿。

八、染料

染料又称色素,对各种组织有选择性亲和力,能在细胞表面高浓度蓄积,改变细胞周围氧化还原电位,使胞内外平衡失调,致使微生物的呼吸、代谢系统障碍,呈现消毒防腐作用。

甲 紫

甲紫(methylrosanilinium)又称龙胆紫,为紫色染料。杀菌力低于碘酊,高于红药水,对革兰阳性细菌有选择性作用,尤其是对葡萄球菌、白喉杆菌、白念珠菌等有较强的杀灭作用。刺激性少,对浅表创面、糜烂、溃疡、皮肤感染及脓性皮肤病等效果好,有收敛作用。常用于皮肤及黏膜的创伤感染、皮肤湿疹、鹅口疮、口腔溃疡、舌炎等,小面积的皮肤烧烫伤也可涂擦。

可使皮肤残留紫色斑痕,不宜用于较大面积的皮肤创伤,以免影响美观;还可引起接触性皮炎、口腔坏死性溃疡等。局部吸收可引起恶心、呕吐、腹痛、腹泻等。伤口已感染化脓时,不宜使用本品,因其具有收敛作用,会在伤口表面形成一层痂膜,使坏死组织中的脓液难以排出而向深部扩散,加重感染。

依 沙 吖 啶

依沙吖啶(ethacridine)又称利凡诺,为外用杀菌防腐剂。具有较强的抗菌作用,能抑制革兰阳性菌,主要是球菌,尤其是链球菌,对各种化脓性细菌有效。多用于外科创伤、皮肤黏膜的洗涤和湿敷。此外,本品能刺激子宫平滑肌收缩,使子宫肌紧张度增加,可应用于中期妊娠引产。局部外用无副作用,毒性小,对组织刺激性小。

环 氧 乙 烷

环氧乙烷(ethylene oxide)为无色气体,具有醚臭。可与菌体蛋白中的氨基、羟基、巯基等起反应,使蛋白质烷基化,阻碍微生物新陈代谢,使微生物失去活力而被杀灭。对细菌、病毒、真菌、芽孢及各种致病微生物均有效,作用强而迅速。主要用于医疗仪器、电子器材、病房、塑料及橡胶制品、文件书籍等的消毒。蒸气对皮肤、眼、鼻、呼吸道黏膜有强烈的刺激性,可引起皮肤烧灼和糜烂、恶心、呕吐、腹痛、腹泻、呼吸困难、肺水肿、肝肾损害等。本品易燃,应严格遵守消毒操作规程。

九、重金属盐类

重金属通常指密度大于 $4.5\,\mathrm{g/cm^3}$ 以上的金属,如金、银、铜、铁、汞、铅、镉等,其化合物可分为无机和有机两类,前者在水中解离度大,游离重金属离子浓度高,作用强,刺激性与毒性也大。后者在水溶液中逐渐分解释放出少量重金属离子,作用较弱,刺激性和毒性也小。

硝 酸 银

硝酸银(silver nitrate)在水中解离度大,银离子可与蛋白质结合,抑制酶系统,破坏细胞核,使细菌蛋白质凝固而死亡。具有杀菌、收敛和促进创面愈合的作用,作用强度与浓度和作用时间成正比。对淋病奈瑟菌特别敏感,对化脓性肺炎球菌、金黄色葡萄球菌、铜绿假单胞菌、变形杆菌及沙眼衣原体具有较强的抗菌活性。主要用于防止烧伤创面感染。可出现局部红斑、充血、烧灼感等皮肤刺激症状。

第三节　酸碱平衡调节药

人体内各种体液必须具有适宜的酸碱度,这是维持正常生理活动的重要条件之一。机体可通过一系列调节作用维持酸碱平衡。一些严重疾病,如休克、创伤、中毒等常会影响机体的酸碱平衡,预防和纠正酸碱平衡失调的主要手段是适量补充不足的电解质和调整体液的酸碱度。常用药物有碳酸氢钠、乳酸钠、氯化铵、氨丁三醇等。

碳 酸 氢 钠[基]

碳酸氢钠(sodium bicarbonate,小苏打)为白色细小晶体,在水中的溶解度小于碳酸钠,其固体 50 ℃以上开始逐渐分解生成碳酸钠、二氧化碳和水,440 ℃时完全分解。

【药理作用及机制】　本品口服或静脉输入后,在体内可解离成 Na^+ 和 HCO_3^-,解离的 HCO_3^- 与 H^+ 结合,使体内 H^+ 浓度降低。经肾排泄时使尿液碱化,可有效防止磺胺类药物在泌尿道析出晶体损害肾脏,可加速巴比妥类等弱酸性药物自肾排出,增强氨基糖苷类抗生素对泌尿道感染的疗效。并能碱化细胞外液,使血清钾离子转入细胞内,从而降低血清钾浓度。

【临床应用】　本品可防治代谢性酸中毒,用于碱化尿液及防治高钾血症。通常情况下,40 g/L 的本品溶液可用于冲洗阴道或坐浴,抑制真菌繁殖;30 g/L 的溶液用于滴耳,有软化耵聍作用。

【不良反应与护理对策】　对局部组织有较强刺激性,不宜肌内注射。静脉滴注或注射时勿漏出血管。过量可致碱中毒。可加重水钠潴留和低钾血症等。充血性心力衰竭、肾衰竭、缺钾或伴 CO_2 潴留患者慎用。用药期间应监测血液 pH 或 CO_2 结合力、血清 Na^+、K^+、Ca^{2+} 浓度及血压和心肺功能等。

【药物相互作用与配伍禁忌】　本品不宜与胃蛋白酶合剂、维生素 C 等酸性药物合用(因可使各自疗效降低);不宜与重酒石酸间羟胺、庆大霉素、红霉素、四环素、硫酸镁、肾上腺素、多巴酚丁胺、苯妥英钠、硫酸镁、哌替啶、氯丙嗪、钙盐等注射液混用(因可产生沉淀或分解反应)。

乳 酸 钠

乳酸钠(sodium lactate)进入人体后,经肝脏氧化、代谢,转化为碳酸根离子,可纠正代谢性酸中毒。作用不及碳酸氢钠迅速,但在高钾血症或普鲁卡因胺等引起的心律失常伴有酸中毒时,仍以本品治疗为宜。过量可致碱血症,休克、缺氧、肝功能不全者禁用。

氯 化 铵

氯化铵(ammonium chloride)进入体内,铵离子迅速经肝代谢形成尿素并随尿液排出,而氯离子与氢离子结合成高度解离的盐酸,可中和体内过量的碱储备而纠正代谢性碱中毒。多数代谢性碱血症只需滴注生理盐水即可纠正,重度碱血症可口服或静脉滴注适量氯化铵。

可用于纠正代谢性酸血症。口服剂量过大可致恶心、呕吐、胃痛等胃刺激症状,故片剂宜溶于水中,饭后服用。静脉滴注时需稀释成等渗溶液(质量溶度约 9 g/L)方可使用。

第四节 诊 断 用 药

诊断用药是用于诊断疾病的药物,其本身无防治疾病的作用,但有助于医师对疾病做出准确诊断,或对生理、病理情况做出正确判断。常见诊断药物主要包括 X 线造影剂、磁共振显像造影剂和器官功能检查用药等。

一、X 线造影剂

X 线造影剂是在 X 线检查中可使无明显密度差别的组织或器官显示出有差别影像的药物,分为阳性造影剂和阴性造影剂。阳性造影剂如硫酸钡、泛影葡胺、碘海醇、碘番酸、碘化油等,对 X 线吸收能力比人体软组织强,因此应用时 X 线下可显示阴影。阴性造影剂对 X 线吸收能力较人体软组织弱,在 X 线下与周围组织呈现出明显的对比,从而达到辅助诊断的目的。常见阴性造影剂主要有空气、氧气、二氧化碳等。

硫 酸 钡[基]

硫酸钡(barium sulfate)为无臭、无味的白色粉末,性质稳定,长期保存而不变质,不溶于水和一般溶剂。

本品可吸收大量 X 线,进入体内胃肠道等腔道后与周围组织结构在 X 线图像上形成密度对比,从而显示出这些腔道的位置、轮廓、形态、表面结构和功能活动等情况。常用于食管、胃及十二指肠、小肠、结肠的常规造影,用以诊断功能性及器质性病变。

一般无明显不良反应,偶见排便困难。为防止便秘,检查后应充分饮水,必要时可服缓泻药或使用开塞露。急性胃肠出血或穿孔者、结肠梗阻者禁用,易引起食管大出血或破裂;幽门、小肠及结肠有狭窄性病变时禁用,易发生梗阻。

泛 影 葡 胺[基]

泛影葡胺(meglumine diatrizoate)注射液为无色至淡黄色的澄明液体。静脉给药后可快速分布于细胞间隙,不能通过正常的血脑屏障,以原形经肾排出,$t_{1/2}$ 为 1~2 h。

【药理作用及机制】 本品可产生对比效果,其中牢固结合的碘可吸收 X 射线,与周围组织在 X 线下形成密度对比而显影。用直接引入法造影时,将其直接注入血管或其他腔道后,即可显示其管腔形态。用生理吸收法造影时,注入血管的造影剂可通过受损的血管内皮或血脑屏障进入病变组织而显示病灶。经肾脏排泄时可显示尿路形态。

【临床应用】 常用于泌尿系统造影、心脏血管造影、脑血管造影、其他脏器及周围血管造影、CT 增强扫描和其他各种腔道、瘘道造影,不宜用于选择性冠状动脉造影。

【不良反应与护理对策】 常见恶心、呕吐、疼痛、过敏反应,使用时应减慢注射速度,反应严重者应立即停止注射;与其他含碘造影剂具有交叉过敏反应,在使用前应做碘过敏试验;可通过胎盘分布到胎儿组织中,造影时腹部多次接受 X 线照射,对胎儿不利,孕妇使用时应权衡利弊。本品具有渗透利尿作用,可使脱水加重,对已有脱水状况、多尿、尿少或糖尿病患者需加以注意,宜在注射前补充足量水分。

碘 海 醇[基]

碘海醇(iohexol)进入体内后比周围组织结构吸收更多的 X 线,从而在 X 线图像上形成对比,显示出所在管腔轮廓及其内含结构的形态。静脉注射后 1 h 内尿中浓度最高,24 h 内几乎全部随尿液排出体外。可用于心血管造影、动脉造影、尿路造影、静脉造影、CT 增强检查,也可用于颈、胸和腰段椎管造影、经椎管蛛网膜下腔注射后 CT 脑池造影、关节造影、经内窥镜胰胆管造影、胃肠道造影等。

常见不良反应为感觉异常,如热感或暂时性的金属味觉。少数患者会有变态反应,严重者可出现休克、惊厥、昏迷、重度喉头水肿或支气管痉挛、肾衰竭、死亡等。造影剂可加重重症肌无力的症状,嗜铬细胞瘤患者进行静脉内注射时,应预防性给予 α-受体阻断剂,以避免出现高血压危象。

【药物相互作用与配伍禁忌】 β-肾上腺受体阻断剂与本品同时使用,可增加中、重度过敏反应,加重低血压等;引起低血压的药物与本品同时使用,可出现严重低血压。口服胆囊造影剂可增加本品毒性;白介素-2 会引起造影剂的迟发性变态反应,如发热、皮疹等;有肾毒性的药物与本品同时使用时,会增加肾毒性。

碘 化 油[基]

碘化油(iodinated oil,碘油)为淡黄色至黄色澄明液体,有蒜臭味。注入体内后比周围软组织结构吸收更多的 X 线,故在 X 线照射下能形成密度对比,从而显示出所在腔道的形态结构。常用于支气管、子宫、输卵管、鼻窦、腮腺管及其他腔道和瘘管造影,也可用于防治地方性甲状腺肿。对碘过敏、甲状腺功能亢进、老年结节型甲状腺肿、甲状腺癌患者及心、肝、肺疾病患者禁用。

碘 番 酸

碘番酸(iopanoic acid,三碘氨苯乙基丙酸)为有机碘化合物,无臭、无味。只供口服,不可注射。口服后在碱性肠液中溶解,通过肠黏膜吸收,再随胆汁排入胆管及胆囊,被胆囊浓缩而显影,主要用于胆囊及胆道造影。有轻度恶心、呕吐、腹泻等不良反应。对碘过敏、肾衰竭、急性胃肠道功能失调、严重甲状腺功能亢进症患者禁用。

二、磁共振显像造影剂

磁共振显像是利用生物体不同组织在外磁场影响下产生不同的共振信号成像,其信号强弱取决于组织内水的含量和水分子中质子的弛豫时间,可有效检测组织坏死、局部缺血及各种恶性病变如肿瘤,并能进行早期诊断,也能对器官移植等进行监测。磁共振造影剂可通过内外界弛豫效应和磁化率效应间接改变组织信号强度。按造影剂的生物学分布,可分为细胞外间隙非特异性分布造影剂、进入细胞内或细胞膜结合造影剂及血池分布造影剂;按增强类型可分为阳性和阴性造影剂;按照磁性中心的不同,可分为顺磁性物质、超顺磁性物质和铁磁性物质。目前临床上应用最广泛的造影剂为钆喷酸葡胺。

钆喷酸葡胺

钆喷酸葡胺(gadopentetate dimeglumine,马根维显)为无色澄明液体,是用于磁共振成像的顺磁性造影剂,能产生较高强度的磁共振信号,增强成像强度。经静脉注射后可迅速分布于细胞外液,约 1 min 后血和组织中浓度可达峰值,$t_{1/2}$ 为 20～100 min,24 h 内约 90％以原形由尿排出。临床主要用于中枢神经(脑及脊髓)、腹腔、胸腔、盆腔、四肢等人体脏器和组织的磁共振成像,也可用于肾功能评估。不良反应显著低于碘造影剂,可见轻微的一过性头痛、恶心、呕吐、头昏等,偶有注射部位烧灼感、局部水肿等。对有严重肾损害、癫痫、低血压、哮喘与其他变态反应性呼吸道疾病及有过敏倾向者慎用。对本品过敏者、严重肾损害者、婴幼儿禁用。

三、器官功能检查用药

五肽胃泌素

五肽胃泌素(gastrin pentapeptide)能促进胃酸、胃蛋白酶及内因子的分泌,其促胃酸分泌作用相当于内源性胃泌素的 1/4,作用可持续 10～40 min。临床上主要用于胃酸分泌功能的检查。可引起恶心、潮红、头痛、眩晕、胃肠痉挛和低血压等不良反应。对本品过敏及严重消化道溃疡者禁用,胰、肝、胆道疾病患者慎用。

制剂与用法

1. 二巯丙醇(dimercaprol)。注射剂:0.1 g/1 mL,0.2 g/2 mL。肌内注射,2.5～4 mg/kg,最初 2 d,每 4～6 h 一次,第 3 日 6～12 h 一次,以后 1 次/天,一疗程为 7～12 d。

2. 二巯丁二钠(sodium dimercaptosuccinate)。注射剂:0.5 g,1 g。肌内注射,0.5 g/次,2 次/天,可加入 2％普鲁卡因 2 mL 缓解疼痛。静脉注射,急性中毒首次 2 g,以注射用水 10～20 mL 稀释后注射,以后每次 1 g,1 次/天,共 4～5 次。

3. 谷胱甘肽(glutathione)。片剂:0.1 g,0.2 g。注射剂:0.3 g,0.6 g,0.9 g,1.2 g,1.8 g。口服,0.4 g/次,3 次/天。肌内或静脉注射,0.6 g/次,1～2 次/天。

4. 依地酸钙钠(calcium disodium edetate)。片剂:0.5 g。注射剂:1.0 g/5 mL。口服,1～2 g/次,2～4 次/天。肌内或皮下注射,0.25～0.5 g/次,2 次/天。静脉滴注,0.5～1 g/次。

5. 青霉胺(penicillamine)。片剂:0.125 g。口服,1 g/d,分 4 次服用。

6. 亚硝酸钠(sodium nitrite)。注射剂:0.3 g/10 mL。静脉注射,0.3～0.6 g/次。

7. 亚甲蓝(methylthioninium chloride)。注射剂:20 mg/2 mL,50 mg/5 mL,100 mg/10 mL。静脉注射,治疗亚硝酸盐中毒,一次按体重 1～2 mg/kg;治疗氰化物中毒,一次按体重 5～10 mg/kg,最大剂量为 20 mg/kg。

8. 硫代硫酸钠(sodium thiosulfate)。注射剂:0.5 g/10 mL,1 g/20 mL。肌内或静脉注射,一次 0.5～1 g。

9. 乙酰胺(acetamide)。注射剂:1 g/2 mL,2.5 g/5 mL,5 g/10 mL。肌内注射,2.5～5 g/次,

2～4 次/天。

10. 苯酚(phenol)。软膏:2%。外用,2 次/天,涂于患处。

11. 水杨酸(salicylic acid)。软膏:5%。外用,适量。

12. 高锰酸钾(potassium permanganate)。外用片:0.1 g,0.2 g。临用前配制成 1∶4000 溶液,用消毒药棉或纱布润湿后敷于患处,渗出液多时,可直接将患处浸入溶液中药浴。

13. 过氧化氢(hydrogen peroxide solution)。溶液:3%。清洁伤口,适量。

14. 过氧乙酸(peroxyacetic acid)。溶液:手消毒,使用 0.1%～0.2%浸泡 1 min。医疗器械消毒,使用 0.3%～0.5%浸泡 15 min;空气消毒,使用 0.04%熏蒸。

15. 碘伏(iodophors)。消毒液:0.5%。外用,适量。

16. 碘酊(iodine tincture)。剂量:2%。外用,适量。

17. 苯扎溴铵(benzalkonium bromide)。溶液:5%。外用,皮肤消毒使用 0.1%溶液,创面黏膜消毒用 0.01%溶液。

18. 醋酸氯己定(chlorhexidine acetate)。软膏:0.5%。溶液:0.05%。栓剂:20 mg。痔疮栓:20 mg。外用,适量。阴道给药,1 枚/次,1 次/天。肛门给药,1 枚/次,2 次/天。

19. 甲紫(methylrosanilinium)。溶液:1%。外用,适量。

20. 乳酸依沙吖啶(ethacridine lactate)。贴剂:0.4 mg/片。软膏:10 mg/10 g。溶液:0.1%。注射液:50 mg/2 mL。外用,适量。羊膜腔内注射,100 mg/次。

21. 硝酸银(silver nitrate)。软膏:0.1%。外用,适量。

22. 碳酸氢钠(sodium bicarbonate)。片剂:0.5 g。注射液:12.5 g/250 mL。口服,0.5～2 g/次,3 次/天。静脉滴注,剂量视病情而定。

23. 乳酸钠(sodium lactate)。注射剂:2.24 g/20 mL。静脉滴注,剂量视病情而定。

24. 氯化铵(ammonium chloride)。片剂:0.3 g。口服,治疗重度代谢性碱中毒,1～2 g/次,3 次/天。

25. 泛影葡胺(meglumine diatrizoate)。注射剂:0.3 g/1 mL,12 g/20 mL,30 g/50 mL,60 g/100 mL。用于心血管造影或主动脉造影,经导管注入心腔,成人常用量 40～60 mL。用于冠状动脉造影,经导管注入,成人常用量一次 4～10 mL,可重复注射,需在心电图监护下注射。静脉滴注,成人常用量按体重 2.2 mL/kg,加入等量 5%葡萄糖注射液,快速滴注。

26. 碘海醇(iohexol)。注射液:37.75 g/50 mL,48.5 g/75 mL,64.7 g/100 mL。用于泌尿系统造影,成人 40～80 mL,大剂量尿路造影可用较高剂量,儿童 3 mL/kg,剂量最多不超过 40 mL。用于心血管造影,成人左心室和主动脉根部注射 30～60 mL/次,选择性冠状动脉造影 4～8 mL/次。

27. 碘番酸(iopanoic acid)。片剂:0.5 g。口服,6 片/次。

28. 碘化油(iodinated oil)。注射剂:10 mL。用于支气管造影,经气管直接注入气管或支气管腔内,成人单侧 15～20 mL(40%),双侧 30～40 mL。用于子宫输卵管造影,经宫颈管直接注入子宫腔内,5～20 mL(40%)。

29. 钆喷酸葡胺(gadopentetate dimeglumine)。注射液:4.69 g/10 mL,7.04 g/15 mL,9.38 g/20 mL。静脉注射,成人及 2 岁以上儿童,按体重一次 0.2 mL/kg,最大用量为 0.4 mL/kg。注射后 5 min 行增强成像,其增加效果可维持 45 min。

30. 五肽胃泌素(gastrin pentapeptide)。注射液:400 μg/2 mL。皮下或肌内注射,一次 6 μg/kg,或按此量在 1 h 内静脉滴注。

（韩　军　宋建国）